H. Schramm

Ernährung zur Tumorprophylaxe und Therapiebegleitung

Henning Schramm

Ernährung zur Tumorprophylaxe und Therapiebegleitung

1. Auflage

ELSEVIER

Elsevier GmbH, Bernhard-Wicki-Str. 5, 80636 München, Deutschland
Wir freuen uns über Ihr Feedback und Ihre Anregungen an kundendienst@elsevier.com

ISBN 978-3-437-55097-3
eISBN 978-3-437-09631-0

1. Auflage 2023

Wichtiger Hinweis
Die medizinischen Wissenschaften unterliegen einem sehr schnellen Wissenszuwachs. Der stetige Wandel von Methoden, Wirkstoffen und Erkenntnissen ist allen an diesem Werk Beteiligten bewusst. Sowohl der Verlag als auch die Autorinnen und Autoren und alle, die an der Entstehung dieses Werkes beteiligt waren, haben große Sorgfalt darauf verwandt, dass die Angaben zu Methoden, Anweisungen, Produkten, Anwendungen oder Konzepten dem aktuellen Wissensstand zum Zeitpunkt der Fertigstellung des Werkes entsprechen.
Der Verlag kann jedoch keine Gewähr für Angaben zu Dosierung und Applikationsformen übernehmen. Es sollte stets eine unabhängige und sorgfältige Überprüfung von Diagnosen und Arzneimitteldosierungen sowie möglicher Kontraindikationen erfolgen. Jede Dosierung oder Applikation liegt in der Verantwortung der Anwenderin oder des Anwenders. Die Elsevier GmbH, die Autorinnen und Autoren und alle, die an der Entstehung des Werkes mitgewirkt haben, können keinerlei Haftung in Bezug auf jegliche Verletzung und/oder Schäden an Personen oder Eigentum, im Rahmen von Produkthaftung, Fahrlässigkeit oder anderweitig übernehmen.

Obwohl alle Werbemittel mit ethischen (medizinischen) Standards übereinstimmen, stellt die Erwähnung in dieser Publikation keine Garantie oder Anerkennung der Qualität oder des Wertes dieses Produkts oder der Aussagen der Herstellerfirmen dar.

Für die Vollständigkeit und Auswahl der aufgeführten Medikamente übernimmt der Verlag keine Gewähr.
Geschützte Warennamen (Warenzeichen) werden in der Regel besonders kenntlich gemacht (®). Aus dem Fehlen eines solchen Hinweises kann jedoch nicht automatisch geschlossen werden, dass es sich um einen freien Warennamen handelt.

Bibliografische Information der Deutschen Nationalbibliothek
Die Deutsche Nationalbibliothek verzeichnet diese Publikation in der Deutschen Nationalbibliografie; detaillierte bibliografische Daten sind im Internet über https://www.dnb.de abrufbar.

23 24 25 26 27 5 4 3 2 1

In ihren Veröffentlichungen verfolgt die Elsevier GmbH das Ziel, genderneutrale Formulierungen für Personengruppen zu verwenden. Um jedoch den Textfluss nicht zu stören sowie die gestalterische Freiheit nicht einzuschränken, wurden bisweilen Kompromisse eingegangen. Selbstverständlich sind **immer alle Geschlechter** gemeint.

Planung: Ingrid Puchner, München; Stefanie Schröder, München
Projektmanagement: Annekathrin Sichling, München
Redaktion: Christel Hämmerle, München
Satz: STRAIVE, Puducherry/Indien; TnQ, Chennai/Indien
Druck und Bindung: Drukarnia Dimograf Sp. z o. o., Bielsko-Biała/Polen
Zeichnungen: Stefan Elsberger, Planegg
Umschlaggestaltung: SpieszDesign, Neu-Ulm
Titelfotografie: © peangdao - stock.adobe.com

Aktuelle Informationen finden Sie im Internet unter www.elsevier.de

Vorwort

Das vorliegende Buch ist aufgrund langjähriger Forschungstätigkeit zunächst zu pflanzlichen Heilmitteln mit antitumoralen Eigenschaften, dann zu Lebensmitteln und Ernährungsweisen, die das Fortschreiten einer Krebserkrankung verlangsamen können, entstanden. Bei meiner Tätigkeit bin ich auf neuere wissenschaftliche Erkenntnisse gestoßen, die das Verständnis der Krebserkrankung grundlegend veränderten.

Krebs wurde lange als eine Störung, sozusagen als ein Defekt in den Genen der Zelle angesehen. Zahlreiche naturwissenschaftliche Studien widersprechen dieser Theorie und nach heutigen Erkenntnissen können Gendefekte höchstens einen kleinen Prozentsatz aller Karzinome bedingen. Somit sind andere Aspekte wie die Epigenetik, Immunologie und Stoffwechselentgleisungen in den Mittelpunkt der Forschung gerückt. Wir befassen uns hier mit den Stoffwechselentgleisungen und wie diese ausgeglichen und der Stoffwechsel wieder in ein Gleichgewicht gebracht werden kann. Bisher gibt es zahlreiche sogenannte Erfahrungsberichte von einzelnen Krebspatienten, die ihre Krankheit durch Umstellung ihrer Ernährung und gegebenenfalls weiteren Maßnahmen heilen oder zumindest in einen stabilen ausgeglichenen Zustand halten konnten. Daneben sind eine nicht zu überblickende Anzahl von epidemiologischen Studien weltweit zu Ernährungsfragen durchgeführt worden, die die Bedeutung der Ernährung für das Krebsrisiko und für die Prognose des Krebspatienten aufzeigen. Auf diese Studienergebnisse werden wir im vorliegenden Buch detailliert eingehen und darlegen, was der Krebspatient aus ihnen für seine tägliche Ernährung lernen kann und welche Bedeutung sie überhaupt haben, um eine Krebserkrankung in ihrer Entstehung zu verhindern.

Dieses Buch ist für den praktischen Arzt und Therapeuten, der Krebspatienten behandelt und sie in alltäglichen Lebensfragen der Ernährung und körperlicher Aktivitäten beraten möchte sowie für den Onkologen, der seinen Patienten fundierte wissenschaftliche Ratschläge zur Ernährung geben möchte, geschrieben worden. Aber auch der Patient und interessierte Laien können von verschiedenen Aspekten des Buches profitieren, wenn sie sich in die wissenschaftliche komplexe Darstellung einarbeiten können.

Ich möchte nicht versäumen, meine Lektorin Christel Hämmerle für ihre einfühlsame, kompetente und engagierte Arbeit sowie den Elsevier Verlag für seinen unternehmerischen Mut zur Aufnahme des vorliegenden Buches in seinen Verlagsprogramm danken.

Arlesheim (Schweiz), im Oktober 2022
Henning M. Schramm

Benutzerhinweise

Fehler gefunden?

https://else4.de/978-3-437-55097-3

An unsere Inhalte haben wir sehr hohe Ansprüche. Trotz aller Sorgfalt kann es jedoch passieren, dass sich ein Fehler einschleicht oder fachlich-inhaltliche Aktualisierungen notwendig geworden sind.

Sobald ein relevanter Fehler entdeckt wird, stellen wir eine Korrektur zur Verfügung. Mit diesem QR-Code gelingt der schnelle Zugriff.

Wir sind dankbar für jeden Hinweis, der uns hilft, dieses Werk zu verbessern. Bitte richten Sie Ihre Anregungen, Lob und Kritik an folgende E-Mail-Adresse: kundendienst@elsevier.com

Inhaltsverzeichnis

KAPITEL

1 Ernährung als natürlicher Schutz vor einer Krebserkrankung

1

1.1 Zuerst die Erfahrung und Evidenz, dann die Theorie

Ein guter Arzt sucht erst nach der Ursache der Krankheit, und hat er sie gefunden, so versucht er zunächst eine Kur mit Essen. Verfängt diese nicht, so verschreibt er Medizin.

Sun Ssemiao [1]

Im Gegensatz zu vielen anderen Ratgebern zu Ernährungsfragen bei einer Krebserkrankung und zu ihrer Prävention im Alter gehen wir nicht von bestimmten wissenschaftlichen oder anders entwickelten Ernährungstheorien aus, sondern stützen unsere Empfehlungen ausschließlich auf klinische und epidemiologische Studien. Experimentelle Studienergebnisse zu Fragen der antitumoralen Wirkung von bestimmten Lebensmitteln berücksichtigen wir nur in den Fällen, in denen Ergebnisse aufgrund traditionellen Wissens und einzelner Erfahrungen von Krebspatienten sehr plausibel eingestuft werden können und zudem ansonsten keine klinischen Studien vorliegen. Auf der Grundlage systematisch erfasster Erfahrungen und validierter Studienergebnissen versuchen wir dann einige Erklärungen zur Wirkungsweise von Lebensmitteln hinsichtlich ihrer antitumoralen Wirkung zu geben oder verweisen auf entsprechende Literatur.

Um das Verständnis der Studienergebnisse zu erleichtern, seien in den folgenden Kapiteln einige Erklärungsmöglichkeiten zur antitumoralen Wirksamkeit von Lebensmitteln vorausgeschickt. Sie sind also bereits Schlussfolgerungen aus den Auswertungen von Tausenden von praxisnahen Studien zu Ernährungsfragen bei Krebs, stehen aber am Anfang des Buches, um die Einordnung der Studienergebnisse insgesamt leichter zu ermöglichen und von vorne herein einen oder mehrere roten Fäden aufzuzeigen, die sich im Lauf der Auswertung von Tausenden von Studien ergeben haben.

1.2 Ernährungsfragen bewusst machen

Bevor wir auf die einzelnen Aspekte der Ernährung in Zusammenhang mit einer Krebserkrankung eingehen, wollen wir hier bereits auf dasjenige hinweisen, was wir in der Schlussbetrachtung näher behandeln werden. Patienten, die mit einer radikalen Ernährungsumstellung zur Heilung ihrer schweren Krebserkrankung beitragen konnten, geben immer an, dass sie mit der Änderung ihrer Ernährungsweise auch neue Wege in ihrer Lebenseinstellung aktiv, also aus eigener Initiative, beschritten haben. Dies wurde von Kelly A. Turner in ihrem Buch *9 Wege in ein krebsfreies Leben* eingehend an Hand von zahlreichen Krankengeschichten aufgezeigt. Es ist also nicht die radikale Ernährungsumstellung, die allein zur erstaunlichen Überwindung einer Krebserkrankung führte, sondern diese war immer verbunden mit einem **inneren Weg** der **seelisch-geistigen Selbstfindung** und einer neuen Zentrierung seines eigenen Selbst. Eine bewusste Ernährung und eine geistige Neuzentrierung des Selbst können in solchen Fällen als die zwei Seiten derselben Medaille angeschaut werden. In der Schlussbetrachtung werden wir hierauf näher eingehen.

1.3 Ernährung und körperliche Aktivität als Strategien gegen Krebs

Dass **reichlicher Fleischverzehr** krebsfördernd wirken kann, hielt am 26. Oktober 2015 die Welt Gesundheitsorganisation (WHO) in einem Kommuniqué fest. Wie kam es zu dieser Feststellung? Im Auftrage der WHO hatten 22 Experten 800 epidemiologische Studien zur Rolle des Fleischverzehres für die Krebsentwicklung ausgewertet und kamen zum Schluss, dass täglicher Fleischverzehr das Risiko für ein kolorektales Karzinom erhöhen kann. Obwohl diese Erkenntnis schon seit über 10 Jahren bekannt ist, waren die allgemeinen Reaktionen auf die WHO-Warnung, die in Zeitungen publiziert wurden, recht kontrovers, mehrheitlich ablehnend, und viele Leser bezweifelten diese Aussage. Dass Fleischverzehr einen solchen Einfluss auf die Gesundheit des Menschen ausüben soll, war für viele Autoren der veröffentlichten Leserbriefe nicht vorstellbar und wurde durch Verweis auf alle möglichen sonstigen Ursachen zur Krebsentstehung in Frage gestellt. Wir werden in unseren

Ausführungen auch auf diese Aspekte eingehen und aufgrund zahlreicher Studienergebnisse auch im Hinblick auf andere Tumorlokalisationen als das kolorektale Karzinom eine differenzierte Einstellung hierzu vertreten. In Studien zeigt sich nämlich, dass die Fragen zur krebsfördernden Wirkung von Fleisch je nach Tumorart und -lokalisation sowie nach Geschlecht unterschiedlich beurteilt werden muss. Dies zeigt bereits deutlich, dass es keine allgemein gültige antitumorale Ernährung geben kann, sondern antitumorale Ernährungsempfehlungen je nach Tumorlokalisation und individuellen Gesichtspunkten unterschiedlich ausfallen müssen.

GUT ZU WISSEN

Wissenschaftliche Untersuchungen schätzen, dass im Durchschnitt allein 30–35 % aller Todesfälle infolge einer Krebserkrankung im Zusammenhang mit einer **falschen Ernährung** stehen und weisen damit auf die entscheidende Rolle der Ernährung bei dieser Erkrankung hin. [2] Bei einzelnen Tumorarten kann der Anteil der Todesfälle durch ernährungsbedinge Faktoren sogar 70 %, bei anderen wiederum nur 10 % ausmachen. [3]

Würde eine kostenintensive Vorsorgeuntersuchung das Krebsrisiko um 70 % oder auch nur um 35 % erniedrigen, würde sie weltweit intensiv propagiert und von Krankenkassen finanziert werden. Solche spektakulären Risikoreduktionen können jedoch tatsächlich durch bestimmte Ernährungsweisen und durch Ausdauertraining bei verschiedenen Krebslokalisationen erreicht werden. Es erstaunt daher umso mehr, dass entsprechende Ernährungsumstellungen weder von den onkologischen Ärztegesellschaften noch von anderen im Gesundheitswesen tätigen Institutionen aktiv propagiert werden. Die Erkenntnisse zur Rolle der Ernährung und des Ausdauertrainings sind wohl in zahlreichen Fachzeitschriften publiziert und werden in Internetforen teilweise diskutiert, insgesamt sind sie bei den Ärzten und bei betroffenen Patienten meist jedoch nicht bekannt. Hierfür gibt es verschiedene Gründe. Ein Grund ist, dass es hier an einer finanziell starken Lobby mangelt, die sich für eine Änderung der Ernährungsweisen und der sportlichen Aktivitäten als Krebsprophylaxe einsetzen und entsprechend propagieren würde.

Weiterhin glauben viele Krebspatienten, dass ihre schwere Krankheit, insbesondere, wenn sie sich noch im Anfangsstadium befindet, nicht über die Ernährung entscheidend beeinflusst werden könnte. Allgemein herrscht auch bei vielen Ärzten die Meinung vor, dass Krebs im Anfangsstadium und selbst in seinen Vorstufen ausschließlich mit schweren therapeutischen Geschützen behandelt werden sollte. Beim Prostatakarzinom und beim Mammakarzinom beginnt aber auch eine entgegengesetzte Haltung in der Onkologie an Bedeutung zu gewinnen. [4] Gerade im Anfangsstadium eines Mammakarzinoms und eines lokalisierten Prostatakarzinoms wird zunehmend auf ein „aufmerksames Warten“ oder „aufmerksamen Beobachten“ des weiteren Verlaufs gesetzt, bevor über therapeutische Behandlungsmaßnahmen entschieden wird. Gerade in dieser Phase wäre eine gezielte und individuell abgestimmte Diät und ein entsprechendes körperliches Aktivitätsprogramm angezeigt, worauf aber häufig von ärztlicher Seite nicht hingewiesen wird und auch die entsprechenden spezifischen Kenntnisse fehlen.

Sanfte, fast alltägliche Maßnahmen, aber gezielt eingesetzt – nämlich eine **abgestimmte Ernährung** und **tägliche Bewegung** – reduzieren also nicht nur das Krebsrisiko, sie können auch die Rückfallhäufigkeit und die Mortalität nach operativer Entfernung eines Primärkarzinoms und anderer evtl. erforderlichen therapeutischen Maßnahmen deutlich senken. Hierbei zeigt sich aber, dass die optimalen diätetischen Maßnahmen je nach Tumorart und konstitutionellen Aspekten sehr unterschiedlich aussehen müssen. Es gibt wohl einige allgemeine Ernährungsempfehlungen, daneben aber sehr spezifische, die sich nach der Tumorart, der Konstitution und nach dem Geschlecht des Patienten richten. So ist z. B. beim Endometriumkarzinom eine andere Diät zu befolgen als bei einem Östrogen-Rezeptor-positiven Mammakarzinom. Wird dies nicht berücksichtigt, können die Resultate einer Ernährungsumstellung enttäuschend sein. Wenn einige Forscher eine bestimmte Anti-Krebsdiät bei allen Tumorarten empfehlen, so entspricht dies nicht den umfangreichen wissenschaftlichen Erkenntnissen auf diesem Gebiet.

Gleichwohl können selbst diätetische Maßnahmen, die auf den Tumor und auf die Konstitution des Patienten abgestimmt sind, nicht eine notwendige medikamentöse, chirurgische oder Strahlentherapie ersetzen, sondern sollen sie vielmehr ergänzen. Die hier geschilderten Resultate zu den diätetischen Maßnahmen und körperlichen Aktivitäten dürfen also nicht zu der Annahme verleiten, dass ärztliche Untersuchungen und Therapien überflüssig wären, vielmehr können diese Maßnahmen die ärztlichen Therapien sinnvoller und selbstbestimmterweise unterstützen.

1.4 Warum wissen wir so wenig über die natürlichen Waffen gegen Krebs?

Trotz umfangreicher wissenschaftlicher Erkenntnislage aus Tausenden von epidemiologischen Studien und noch mehr Laborversuchen von renommierten Universitäten weltweit wird in den onkologischen Zeitschriften für praktizierende Ärzte sowie von Krebsspezialisten bei Interviews mit der Laienpresse über Ernährungsaspekte für Krebsüberlebende kaum berichtet. Die positiven Erkenntnisse zur antitumoralen Wirkung von bestimmten Nahrungsmitteln liegen nur in spezifischen Fachzeitschriften vor, die von praktizierenden Ärzten und Onkologen kaum beachtet werden. Die Erkenntnisse schlummern so dort vor sich hin und bleiben für die Praxis weitgehend bedeutungslos.

EXKURS

Warum ist dies so? Hier ein Beispiel zur Beantwortung dieser Frage. In der Beilage des *Tagesanzeigers,* einer Tageszeitung in der Schweiz vom 4. Februar 2015, wurde für Laien schwerpunktmäßig über die Krebsbehandlung von Onkologen, praktizierenden Ärzten und pharmazeutischen Firmen berichtet. Auch die Misteltherapie wurde berücksichtigt. Die Rolle der Ernährung und Bewegung für den Krebspatienten wurde allerdings mit keinem Wort erwähnt. Warum? Die Spezialausgabe des *Tagesanzeigers* ist von der Industrie gesponsert worden, wobei sich auch die Hersteller von therapeutischen Mistelpräparaten beteiligten und deswegen in dieser Ausgabe ebenfalls berücksichtigt wurden. Für nichtmedikamentöse antitumorale Maßnahmen gibt es keinen finanzstarken Interessensverband, der eine entsprechende Berücksichtigung nicht-medikamentöser Maßnahmen finanzieren würde und somit auf solche Publikationen Einfluss nehmen könnte.

Ein anderer Grund für die mangelnden Kenntnisse über die umfangreichen Studienergebnisse zu Ernährung von Krebspatienten ist, dass die meisten Studien so verfasst sind, dass nur von der eigenen Zunft, d. h. von Epidemiologen und Ernährungswissenschaftlern verstanden werden können und dass der praktische Bezug zu den täglichen Ernährungsgewohnheiten des Patienten für den Therapeuten nicht nachvollziehbar ist. Wissenschaftler bemängeln daher, dass die zahlreichen fachlich hochstehenden Studienergebnisse zur optimalen Ernährungsweise für Krebsüberlebende und zur Verhütung von Krebs bisher in keiner Weise adäquat für die klinische Praxis übersetzt und hier entsprechend umgesetzt worden sind. [5]

Bestimmte Ernährungsgewohnheiten wie hoher Konsum von tierischen Fetten und Eiweißen, dagegen geringer Verzehr von Gemüse und Früchten, die frisch geerntet und zubereitet worden sind, werden als Hauptrisikofaktor für die meisten Krebserkrankungen angesehen, aber nicht für alle, worauf wir hier bereits hingewiesen wollen. Hinzu kommt ein weiterer Risikofaktor, nämlich ein Mangel an täglicher Bewegung, der die Entstehung und den Verlauf fast aller Krebserkrankung wesentlich beeinflussen kann.

GUT ZU WISSEN

Mangelnde Bewegung erhöht das Risiko für Brust- Lunge- Eierstock-, Magen- und Pankreaskarzinom um etwa 20–30 %. [6] Weitere länglich bekannte Risikofaktoren sind Rauchen und übermäßiger Alkoholgenuss.

Alle im Folgenden geschilderten Erkenntnisse zu den antitumoralen Wirkungen bestimmter Nahrungsmittel beruhen auf zahlreichen und umfangreichen epidemiologischen Studien. Sie haben sich also bereits bei einer großen Anzahl von Krebspatienten und bei der Vorbeugung gegen Krebs unter alltäglichen Bedingungen bewährt. Wenn wir in einzelnen Fällen auch Ergebnisse aus Tierversuchen und Zellkulturen berücksichtigen, dann erwähnen wir dies ausdrücklich. Dies geschieht aus dem Grund, weil Resultate aus Tierversuchen z. B. mit Nahrungsmitteln nur mit Vorsicht auf den Menschen übertragbar sind.

1.5 Gesetz des Lebendigen: Rhythmus

Zum Verständnis der Krebserkrankung und ihrer Vorbeugung mit natürlichen Maßnahmen müssen wir uns grundlegende Gesetze des Lebendigen vergegenwärtigen. Leben spielt sich immer in Rhythmen ab. Leben ist Rhythmus. Auch die Ernährung und die hier gemeinten Bewegungsaktivitäten verlaufen immer in Rhythmen. Wozu dient der Rhythmus? Im Rhythmus können sich Polaritäten wie z. B. das Geistige und das Körperliche ausgleichen und ineinander übergehen. Damit sich im Menschen die seelisch-geistige Dimension mit der körperlich-vitalen Seite verbinden kann, müssen sich beide Seiten in Rhythmen begegnen und miteinander verschmelzen. Der offensichtlichste Rhythmus unseres Organismus ist die Atmung. Die Atmung umfasst aber nicht nur die Atmungsorgane, sondern den ganzen Organismen. Bis in jede Zelle hinein finden **Atmungsprozesse** statt.

Bei der Krebserkrankung ist zunächst nur auf zellulärer Ebene die Atmung gestört, die physiologischerweise in den Mitochondrien der Zelle zur Energiegewinnung durchgeführt wird. [7] Was bedeutet dies? Das Geistig-Seelische und das Körperlich-Vitale können hier nicht mehr richtig zueinander finden und verschmelzen. Mit Fortschreiten der Erkrankung ergreifen die Rhythmusstörungen immer weitere Bereiche des Organismus, bis selbst das Herz in seiner Rhythmusvariabilität zunehmend eingeschränkt wird und anfängt nur noch wie im Takt zu schlagen, also vergleichbar einer Maschine. [8]

GUT ZU WISSEN

In dem zunehmenden Rhythmusverlust ausgehend von einzelnen Zellen des Epithelgewebes, welcher dann immer mehr auf den ganzen Organismus übergreift, liegt vermutlich eine der eigentlichen Ursachen der Krebserkrankung.

Anthroposophie

Rhythmische Prozesse bis hinein in die zelluläre Ebene unseres Organismus sind also die Vorrausetzung, dass das Seelisch-Geistige in allen physiologischen Lebensbereichen wirksam sein kann. Hierbei ist ein weiterer entscheidender Aspekt der Krebserkrankung zu erwähnen. Mit dem Einzug des Seelisch-Geistigen über rhythmische Prozesse in den Lebensleib wird auch Bewusstsein ermöglicht. Die Dimension des Selbstbewusstseins und der Kreativität werden uns so ermöglicht. Auf der physiologischen Seite haben die Bewusstseinsprozesse auch eine Kehrseite. Sie sind immer mit Abbauprozessen verbunden. Würden in unserem Organismus nur Aufbauprozesse wirken, dann könnten wir auch kein Bewusstsein entwickeln; wir wären wie eine Pflanze. Um Aufbau und Abbau im Gleichgewicht zu halten, braucht es daher neben den Phasen der Bewusstseinsaktivität auch Schlafphasen, in denen das Bewusstsein ausgeschaltet ist und der Körper wieder die Abbauprozesse des Tagesbewusstseins ausgleichen kann.

Rhythmische Prozesse laufen tagsüber und nachts in unterschiedlicher Weise ab. Nachts sind die höheren Wesensebenen, nämlich das Ich als das Geistige und der Astralleib (Seelenleib) als das Seelische nur sehr eingeschränkt im Organismus tätig und daher ist in dieser Phase kein Bewusstsein möglich. Auch die Verdauungsabläufe werden durch den Rhythmus von Tag und Nacht beeinflusst. Wird z. B. eine feste Mahlzeit abends zu kurz vor dem Schlafengehen regelmäßig genossen, dann kann dies das Risiko für eine Krebserkrankung erhöhen. Hierauf werden wir noch näher eingehen.

Damit kann deutlich werden, dass das Krebsgeschehen letztendlich nicht aufgrund von körperlichen Dysfunktionen allein erklärt werden kann, sondern, dass wir immer seelisch-geistige Aspekte mit einbeziehen müssen.

1.6 Ab- und Aufbauprozesse im Organismus – Bewusstsein basiert auf Abbauprozessen

Die Krebserkrankung ist durch ein dauerhaftes **Überwiegen** von **Aufbauprozessen** gegenüber Abbauprozessen im Tumorbereich gekennzeichnet. Während in einer gesunden Zelle immer ein rhythmischer Wechsel zwischen vermehrten Aufbau- und vermehrten Abbauprozessen stattfindet, sind in der Krebszelle dauerhaft die Aufbauprozesse dominant und hiermit ist verbunden, dass in den Mitochondrien, also in den Kraftwerken der Zellen, keine oder nur eine reduzierte Verbrennung stattfindet, dagegen die Energie und die Baustoffe für die Zellvermehrung durch Gärung von Glukose (Blutzucker) gewonnen wird. Der gesamte **Stoffwechsel** der **Krebszelle** verlagert sich also hin zu einer Art von **Gärung,** also zum Abbau von Substanzen, v. a. Blutzucker, ohne dass der Sauerstoff hierbei eine Rolle spielt. Damit dient dieser Abbau nicht mehr primär der Energiegewinnung, sondern ermöglicht neben der Energiegewinnung v. a. kontinuierlich einen vermehrten Substanzaufbau, der wiederum Voraussetzung für die Vermehrung der Zellen ist. [7]

So können sich die Krebszellen **ungehemmt vermehren.** Wegen des Fehlens der Abbauprozesse insgesamt ist im Bereich des Karzinoms auch keine Bewusstseinsbildung in Form von Schmerz möglich. Der wachsende Tumor, selbst wenn er wie ein Geschwür wuchert, verursacht selber keine Schmerzen. So wie die Pflanze keine Schmerzen empfindet, wenn man ihr ein Blatt abschneidet, so entstehen auch innerhalb einer Krebswucherung keine Schmerzen, selbst wenn diese noch so erschreckend aussieht. Die Schmerzen entstehen erst, wenn sie auf benachbarte gesunde Gewebe drückt und diese so in ihren Funktionen beeinträchtigt.

1.6.1 Stoffwechsel

Während der Phase des Wachseins finden im Stoffwechsel v. a. Abbauprozesse statt. Wenn wir schlafen dagegen, wenn also unser Bewusstsein ausgeschaltet ist, stellt sich der Stoffwechsel vorwiegend auf Aufbauprozess um.

EXKURS

In der Evolutionsreihe der Tiere stellt sich dieser Wechsel zwischen Auf- und Abbauprozessen im Organismus erst bei den Vögeln ein, womit gleichzeitig eine Endothermie, also eine Unabhängigkeit der eigenen Körpertemperatur von der Außentemperatur entwickelt wird. Mit Beginn der Geschlechtsreife wachsen Vögel nicht mehr, während bei Fisch und Reptilien ein lebenslanges Wachstum anhält. Mit dem Eintritt des Wachstumshalt und der Endothermie, der konstanten Eigenwärme, bei den Vögeln tritt nun u. a. die Fähigkeit zum Vogelgesang auf. Gewisse Wachstumskräfte haben sich damit in die Fähigkeit des Gesanges verwandelt. Der Gesang der Vögel und die hiermit verbundenen Sinnesfunktionen sind also der Ausdruck dafür, dass das Körperwachstum beendet ist. Dies weist auch auf die Polarität von Wachstumsprozessen und bestimmten seelischen Ausdrucksformen und Sinnestätigkeiten.

Der ständig auf Wachstum ausgerichtete Stoffwechsel der Krebszellen unterscheidet sich damit insgesamt von den übrigen Zellen, aber nicht prinzipiell bei seinen einzelnen Prozessen, da diese auch bei gesunden Zellen in rhythmischer Weise oder in Phasen auftreten. Nachts, wenn wir schlafen, zeigen also auch die gesunden Zellen mehrheitlich Aufbauprozesse, die denen der Krebszelle ähnlich sind. Doch diese werden dann regelmäßig durch Phasen des Abbaus im Wachzustand ausgeglichen. Dass Schlaf im Sinne des Krebsstoffwechsels wirken kann, zeigen folgende Studienergebnisse. Wurde die Schlafdauer nach der Diagnose eines Mammakarzinoms von z. B. bisherigen 8 Stunden auf über 9 Stunden erhöht, dann stieg ebenfalls die Mortalitätsrate dieser Krebspatientinnen. [9, 10] Werden also die Aufbauprozesse der Schlafphase nicht durch die Abbauprozesse der Wachphase voll ausgeglichen, verschlechtert sich deutlich die Prognose des Krebspatienten. Für den Krebsüberlebenden ist es daher wichtig, dass er seinen bisherigen gewohnten Schlafrhythmus beibehält und nicht zu der Meinung gelangt, ein längerer Schlaf würden seinen Organismus schonen oder gar stärken. Da der Wechsel zwischen mehr aufbauenden und mehr abbauenden Stoffwechselprozessen der Krebszelle fehlt, wird sie in ihrem Proliferationsvermögen durch eine verlängerte Schlafphase verstärkt angeregt. Bei der Krebszelle ist also kontinuierlich der gesamte Stoffwechsel zum Aufbau und zur Vermehrung hingelenkt. Damit entspricht er in seinen Grundzügen also eigentlich der Schlafphase des Organismus.

1.6.2 Fettstoffwechsel

Der Fettstoffwechsel der Krebszelle verläuft in vergleichbarer Weise. Es werden vermehrt Fette in Fettsäuren abgebaut, aber die Krebszelle führt diese Abbauprodukte genauso wenig wie diejenigen vom Blutzucker der Atmungskette der Mitochondrien zu, sondern synthetisiert sie sofort wieder mit Hilfe der Fettsäuresynthase in neue Fettsäuren, die es ihr ermöglicht, ihre Vermehrungstätigkeit aufrecht zu halten. [11] Es wird so vermutlich eine spezielle Lipidmembran der Krebszelle gebildet, welche die ständige Neubildung von Krebszellen erlaubt oder sogar bedingt.

1.6.3 Eiweiße, Eiweißstoffwechsel

Beim Krebspatienten im erwachsenen Alter geht es in der Ernährung darum, dass nicht nur Aufbauprozesse anregt werden, sondern auch Abbauprozesse. Wenden wir uns zunächst den Aspekten zu, die in der Ernährung v. a. im Stoffwechsel aufbauend wirken. Hierzu betrachten wir am besten die Ernährungsempfehlungen, denen beim Bodybuilding zur vermehrten Muskelbildung gefolgt wird. Damit der Organismus vorwiegend in einer anabolen, d. h. aufbauenden Phase verbleibt, muss die Ernährung vorwiegend auf tierischen Proteinen beruhen. Der Bodybuilder nimmt hierbei v. a. die Proteine zu sich, die aus der Milch stammen. Diese können auch zu einer Erhöhung des Wachstumsfaktor IGF-1 führen. Das Wachstumshormon regt aufbauende Prozesse an, wodurch die trainierten Muskelfasern sich vergrößern. Proteine in Form von rotem Fleisch nimmt der Bodybuilder nur beschränkt zu sich, da sie gegenüber den Milcheiweißen in etwas unterschiedlicher Weise auf das Wechselspiel von Aufbau- und Abbauprozessen wirken, worauf wir noch eingehen werden. In Zusammenhang mit einer Krebserkrankung kann ein erhöhter IGF-1 Spiegel jedoch tumorfördernd wirken. [12] Eine Kost, die vorwiegend aus tierischen Proteinen besteht, sollte daher insbesondere der eher übergewichtige Krebspatient meiden und seine Eiweißernährung vorzugweise auf pflanzliche Eiweiße umstellen. Dadurch wird v. a. beim älteren Menschen erreicht, dass Auf- und Abbauprozesse sich in Balance halten. Diese Regel trifft natürlich nicht für den Patienten zu, der bereits durch seine Erkrankung Gewicht verliert.

Die Bedeutung eines hohen IGF-1-Blutspiegels z. B. infolge einer Ernährung mit einem hohen Gehalt an tierischen Proteinen, z. B. Milchproteinen spielt je nach Tumorart eine unterschiedliche Rolle. Er ist besonders bedeutsam für Pankreas-, Endometrium-, Brust- und Prostatakarzinome. Zahlreiche Studien zeigen insbesondere beim Prostatakarzinom, dass hier z. B. eine milchreiche Ernährung, die zu erhöhten IGF-1 Werten führt, den Krankheitsverlauf verschlimmern kann. Beim Kolonkarzinom besteht dagegen eine spezielle Situation. Obwohl erhöhte IGF-1 Werte das Risiko auch für ein kolorektales Karzinom erhöhen können, zeigen zahlreiche epidemiologische Studien, dass reichlicher Milchverzehr auf diese Tumorlokalisation antitumoral wirkt. Hier müssen also andere bisher nicht bekannte Faktoren der Milch dafür verantwortlich sein, dass die protumoralen Eigenschaften von erhöhten IGF-1 Werten infolge reichlichen Milchkonsums nicht zur Wirkung kommen können, ja sogar hier in Zusammenhang mit einer antitumoralen Wirkung stehen. [13] Diese Zusammenhänge werden wir noch eingehender diskutieren.

EXKURS

Interessant und anschaulich für das Verständnis der Krebserkrankung sind auch Beispiele, wo von Natur aus im Organismus Aufbauprozesse stark eingeschränkt sind. Durch genetische Veränderungen im Organismus kann ein Mensch in seinen Aufbauprozessen stark behindert sein. Dies ist bei Liliputanern mit dem Laron-Syndrom der Fall. Sie weisen äußerst geringe IGF-1-Werte im Blut auf und verbleiben daher in ihrer Größe zeitlebens auf einer Zwergenstufe. Die stark beschränkten Aufbauprozesse bei den Laron-Zwergen haben aber auch ihre positiven Seiten: Die Zwerge erkranken praktisch nicht an Krebs und erleiden selten Diabetes und werden daher in der Regel sehr alt. [14] Das Gegenteilige ist ebenfalls durch zahlreiche Studien belegt. Je grösser ein Mensch gewachsen ist, umso höher ist sein Risiko, an Krebs zu erkranken, insbesondere bei Mamma-, kolorektalen-, Schilddrüsen-, Prostata- und Ovarialkarzinomen. [15, 16]

In diesem Buch werden wir darlegen, wie Abbauprozesse gerade in Krebszellen durch bestimmte Ernährungsweisen sich anregen lassen und diese dadurch in ihrer Proliferationskraft und Bösartigkeit gehemmt werden können.

1.7 Unterschiede im Stoffwechsel zwischen Tag und Nacht

Es ist eine allgemeine Erfahrung, dass eine reichhaltige Mahlzeit am Abend genossen eher zu Gewichtszunahme führt, als wenn diese am Mittag oder am Morgen verzehrt wird. Wenn man auf sein Gewicht achten muss, dann sollte man am Abend also nur eine kleine Mahlzeit oder keine zu sich nehmen. Wir haben im letzten Kapitel ausgeführt, dass nachts mehr aufbauende Prozesse und tagsüber eher abbauende Prozesse im Organismus stattfinden. Wir haben ebenfalls bereits dargelegt, dass die abbauenden Prozesse im Stoffwechsel unser Wachsein und unsere Bewusstseinsprozesse ermöglichen oder hiermit in Beziehung stehen, die aufbauenden dagegen mit der Schlafphase, bei der das Bewusstsein ganz ausgeschaltet ist.

Verständlich werden diese unterschiedlichen Stoffwechsellagen tags und nachts, wenn wir uns das unterschiedliche Wirken der Wesensebenen des Menschen während dieser Phasen vergegenwärtigen, wie sie in der Anthroposophie beschrieben sind. Hier greifen wir also auf geisteswissenschaftliche Aspekte zum Verständnis von Stoffwechselprozessen zurück. Auf anthroposophische Erkenntnisse werden wir wiederholt zurückgreifen, wenn sie uns naturwissenschaftliche Erkenntnisse verständlicher machen und uns erlauben, diese so in ihrem Gesamtzusammenhang zum Organismus besser beurteilen zu können. Zwischen geisteswissenschaftlichen Erkenntnissen, so wie sie der Gründer der Anthroposophie Rudolf Steiner angeregt hat, und naturwissenschaftlichen Erkenntnissen besteht kein Widerspruch, sondern erfassen unterschiedliche Ebenen des Menschseins. Sie ergänzen sich gegenseitig und können gegenseitig Zusammenhänge im menschlichen Organismus und übergeordnete Gesichtspunkte erkennbar machen.

1.7.1 Vier Wesensebenen

Anthroposophie

Tagsüber wirken alle vier Wesensebenen im Organismus, d. h. der physische Leib wird durchdrungen vom Ätherleib, vom Astralleib und von der Ich-Organisation. Mit dem Einschlafen nachts verlassen aber Astralleib und Ich-Organisation den Organismus weitgehend. Wenn also der Mensch schläft, sind im Wesentlichen nur die Gesetzmäßigkeiten des physischen Leibes und des Ätherleibs im Organismus wirksam. Da der Ätherleib die aufbauenden Stoffwechselprozesse steuert, der Astralleib dagegen mehr die abbauenden bewirkt, finden somit nachts vermehrt Aufbauprozesse statt und der Organismus kann in dieser Phase vermehrt Fett ansetzen, es dagegen weniger für Energiegewinnung nutzen. Für die Ernährung bedeutet dies, dass, wenn vermehrt Fett am Abend genossen werden, dieses nicht vollkommen umgesetzt und für die Energiegewinnung verwendet, sondern als Depot im Organismus abgelagert wird.

In der Schlafphase wirken also nach Rudolf Steiner mehr die reinen physischen Stoffwechselgesetze und die Gesetzmäßigkeiten des Ätherleibes (Lebensleibes), kaum dagegen diejenigen des Astralleibes und der Ich-Organisation. Nach Rudolf Steiner wird der Metabolismus der Kohlenhydrate von der Ich-Organisation gesteuert und der Metabolismus der Fette vom Astralleib. Wenn diese beiden Wesensebenen jedoch während der Schlafphase nur reduziert im Stoffwechsel eingreifen können, stellt sich die Frage, wie sich dies auf die Verdauung der beiden Hauptnährstoffe auswirkt. Bevor wir auf die Frage eingehen, betrachten wir zunächst die verschiedenen Schlafphasen.

Naturwissenschaftliche Untersuchungen haben die verschiedenen Phasen des Schlafes eindrücklich beschrieben und aufgezeigt, dass hierbei auch der Stoffwechsel sehr unterschiedlich verläuft. Die erste Hälfte des Schlafes ist durch eine verringerte Gehirnaktivität, Tiefschlaf und erholsame Regenerationsabläufe geprägt. In dieser Phase ist es am schwersten, den

Schlafenden zu wecken. Der Energieverbrauch und die Verbrennung von Kohlenhydraten und Fetten vermindern sich in dieser Schlafphase, in der zweiten Hälfte nehmen der Energieverbrauch und die Verbrennung von Kohlenhydraten zu. [17, 18] Die sogenannten REM-Phasen – REM steht für Rapid Eye Movement – treten in der zweiten Hälfte des Schlafes ausgeprägter und insbesondere vor dem Aufwachen auf.

1.7.2 Einfluss der Essgewohnheiten auf Schlafqualität

Der Einfluss der verschiedenen Essensgewohnheiten auf die Schlafqualität und umgekehrt der Einfluss der Schlafphasen auf den Stoffwechsel der Nahrungsmittel im Organismus ist in zahlreichen Studien untersucht worden. Dabei zeigte sich, dass ein reichlicher Verzehr von Kohlenhydraten und von Fetten vor dem Einschlafen zu verschiedenen Stoffwechselstörungen führt. Kohlenhydrate, die abends und nachts verzehrt werden, führen zum Verlust der Glukosekontrolle im Organismus während des Schlafes. Der HbA1c-Wert, der den Anteil vom verzuckerten roten Blutfarbstoff anzeigt und damit auf einen anhaltenden erhöhten mittleren Blutzuckerspiegel hinweist, befand sich im **prädiabetischen** Bereich, wenn das Abendessen regelmäßig spät erfolgte und somit der Abstand zum Einschlafen nur kurz war. [19] Es entwickelte sich während des Schlafes eine Insulinresistenz. [20] Dies führte zu erhöhtem Risiko für verschiedene Stoffwechselerkrankungen einschließlich Übergewicht, Diabetes mellitus und Krebs.

Wenn wir die Diabeteshäufigkeit weltweit betrachten, zeigt sich, dass in den meisten Ländern, in denen spät zu Nacht gegessen wird, auch die höchste Inzidenz des Typ-2-Diabetes auftritt. Nicht in den entwickelten Ländern des Westens, sondern in den unterentwickelten Ländern in Nordafrika, Asien und mittleren Osten ist die Prävalenz des Typ-2-Diabetes weltweit am höchsten. Es besteht auf der nördlichen Erdhälfte ein Nord-Süd-Gefälle, also je wärmer das Klima in einem Land ist, umso später wird auch in der Regel zu Nacht gegessen und umso höher ist die Prävalenz von Diabetes mellitus. So wird die Diabetes-Häufigkeit z. B. in Schweden auf 4 % der Bevölkerung geschätzt, in Malta oder Zypern dagegen auf um die 9 %. Die Hälfte aller Zuckerkranken kommt aus fünf Ländern: China, Indien, den USA, Brasilen und Indonesien. [21, 22] Hier sei bereits darauf hingewiesen, dass ein hoher Verzehr von Olivenöl die nachteiligen Wirkungen von späten festen Mahlzeiten kurz vor dem Schlafengehen weitgehend ausgleichen kann.

1.7.3 Kohlenhydrate

Ganz anders sieht es aus, wenn nicht am Abend, sondern am Morgen reichlich Vollkorn-Kohlenhydrate verzehrt werden. In einer entsprechenden Studie mit 120000 Versuchsteilnehmern reduzierte sich die Gesamtmortalität in der Beobachtungsperiode von 6–7 Jahren deutlich zwischen 25 und 32 %, wenn am Morgen reichlich Vollkornprodukte verzehrt wurden im Vergleich zu den Gruppen, die keine oder nur geringe Mengen an Vollkornprodukten am Morgen gegessen haben. [23]

1.7.4 Fette

Zur Bedeutung der Fette auf den Stoffwechsel, wenn sie auf die Nacht vor dem Schlafengehen gegessen werden, liegen wenige Daten vor. Im Tierversuch, aber auch in einer größeren Studie mit Menschen, zeigte sich, dass Fette in der Abendmahlzeit genossen zu Übergewicht, Hyperinsulinämie, Hypertriglizeridämie und Hyperleptinämie sowie zur Glukoseintoleranz führten. [24] Wurden entsprechende fetthaltige Mahlzeiten während der aktiven Tagesphase genossen, traten diese Erscheinungen in bedeutend geringerem Masse auf. Nicht nur die Gesamtmenge an Kalorien, die aufgenommen werden, sondern ebenso, ob sie während der aktiven Phase oder vor dem Schlafengehen genossen werden, spielen also für die Entstehung von Übergewicht eine entscheidende Rolle.

1.7.5 Eiweiße

Wie sieht es nun mit den Proteinen aus? Nach Rudolf Steiner wird ihr Stoffwechsel vom Ätherleib aus dirigiert, der auch nachts während des Schlafes voll wirksam ist. Bei den Proteinen muss zwischen pflanzlichen und Milchproteinen einerseits und tierischen Proteinen in Form von Fleisch, insbesondere dem roten Fleisch unterschieden werden.

- Fleischverzehr insbesondere in Verbindung mit raffinierten Kohlenhydraten führt auch zu einer erhöhten Insulinausschüttung, was wiederum den **Sympathikotonus aktiviert.** [25, 26] Dies äußert sich u. a. auch im Verhalten der Menschen, die reichlich rotes Fleisch verzehren. Sie sind impulsiver, wenn nicht gar aggressiver als Menschen, die sich vegetarisch ernähren. [27]
- Durch die Anregung des Sympathikus kommt es nachts zu einem unruhigen Schlaf. Dies ist dagegen nicht der Fall, wenn **Casein,** also Quark oder Molke vor dem Schlafengehen genossen wird. Diese werden vollständig während der Nacht für den Muskelaufbau verstoffwechselt, wirken also **anabol** und somit auch **vagoton.** Sie stören also nicht die Schlafphase.

Der Verzehr von Casein und Molke vor dem Schlafengehen ist also gerade bei Krebspatienten, die an Gewichtsverlust leiden, zu empfehlen. [28] Auf Ausnahmen von dieser Regel kommen wir auch noch zu sprechen, speziell, wenn wir das Prostatakarzinom behandeln.

GUT ZU WISSEN

Bei Proteinen aus dem Pflanzenreich muss darauf geachtet werden, dass bei ihrem Verzehr nicht zu viele Kohlenhydrate aufgenommen werden. Eine fruktosearme Frucht oder ein leicht verdauliches Gemüsegericht kann sich dagegen durchaus schlaffördernd auswirken.

1.7.6 Chronobiologie des Stoffwechsels

Die Forschungen zum zirkadianen Rhythmus des Stoffwechsels und die geisteswissenschaftlichen Erkenntnisse zum unterschiedlichen Wirken der Wesensebenen tagsüber und in der Schlafphase nachts sind gerade für den Krebspatienten von besonderer Bedeutung und erfordern ihre Berücksichtigung, um optimale therapeutische Ergebnisse bei der Behandlung einer Krebskrankheit zu erreichen.

Abstand zwischen Essen und Schlafengehen

Wird auf die Nacht vor dem Schlafengehen eine **feste gemischte Mahlzeit** eingenommen, erhöht sich das Risiko für eine Krebserkrankung. So zeigte eine Studie aus Spanien mit 872 männlichen und 1321 weiblichen Probanden,

- dass sich das Krebsrisiko um 20 % erniedrigt, wenn zwischen der letzten Mahlzeit des Tages und dem Schlafengehen in der Regel mehr als zwei Stunden verstrichen waren. [29]
- Bei Patienten mit Mammakarzinom resultierte eine Verlängerung des Zeitraumes zwischen letzter Mahlzeit am Nachmittag oder am Abend und erster Mahlzeit am Morgen über 13 Stunden in einer deutlichen Reduktion des Ruckfallrisikos. [19]
- Umgekehrt erhöhte sich das Risiko für ein Mammakarzinom um ungefähr 50 %, wenn nachts nach 10 Uhr noch eine feste Mahlzeit verzehrt wurde. Dies traf jedoch nicht zu, wenn allein Gemüse oder Obst als letzte Mahlzeit am Tag gegessen wurden. [30]

Je dichter also das Einschlafen auf die letzte feste Mahlzeit folgte, umso mehr verschlechterte sich die Schlafqualität [31] und damit auch die Prognose des Krebspatienten.

GUT ZU WISSEN

Insbesondere Krebspatienten ist daher zu empfehlen, einen möglichst großen Abstand zwischen der letzten Tagesmahlzeit und dem Schlafen einzuhalten. Für Krebspatienten ist die Phase eines ruhigen tiefen Schlafes äußerst bedeutsam, denn sie kann die Prognose des Patienten günstig beeinflussen.

Zusammensetzung des Abendessens

Wenn man aber auf das Abendessen nicht verzichten kann oder will, dann stellt sich die Frage, welche Zusammensetzung diese Mahlzeit aufweisen sollte, um die Schlafqualität nicht zu verschlechtern. Welche Kohlenhydrate, Früchte oder Fette oder Eiweiße stören am wenigsten den Schlaf?

Die Studienergebnisse zeigen, dass Kohlenhydrate und Fette nicht einfach alle gleich eingestuft werden können.

- **Kohlenhydrate** mit einem hohen Ballaststoffanteil wie z. B. Gemüse und bestimmte Früchte wie z. B. Kiwis, die zudem wenig Fruchtzucker enthalten, können die erholsame Schlafphase verstärken. Dagegen verschlechtern leicht verdauliche Kohlenhydrate die Schlafqualität.
- Bei den **Fetten** zeigen sich dieselben Ergebnisse, wie überhaupt bei den epidemiologischen Studien zum Krebsrisiko. Pflanzliche Fette wie sie z. B. in Nüssen vorliegen, zum Abendessen genossen, können die Schlafqualität verbessern. Tierische Fette, v. a. die gesättigten Fettsäuren, wie sie im Fleisch und Fleischprodukten vorliegen, verschlechtern die Schlafqualität. Sie führen zu einem unruhigen Schlaf. [32]
- **Milch** und **Milchproteine** vor dem Schlaf genossen, scheinen die Schlafqualität nicht negativ zu beeinflussen, wie wir bereits ausgeführt haben. Werden Milchproteine in Form von Quark oder magerem Käse vor dem Schlafen eingenommen, werden sie die ganze Nacht durch verdaut, verstoffwechselt und zum Muskelaufbau eingesetzt. Im anthroposophischen Verständnis könnte die gute Verträglichkeit von Milch und Milcheiweiß auf die Schlafqualität damit zusammenhängen, dass sie nach Rudolf Steiner vom Ätherleib verstoffwechselt werden, der auch nachts voll wirksam ist. Der zweite Grund ihrer guten Verträglichkeit nachts gegenüber Fleisch liegt wohl darin begründet, dass sie eher den Parasympathikus als den Sympathikus im autonomen Nervensystem ansprechen und damit einen besseren Tiefschlaf ermöglichen.

Was in der Naturwissenschaft als zirkadianer Rhythmus im Stoffwechsel der Hauptnährstoffe beschrieben wird, lässt sich also auch aus anthroposophischer Sicht über das unterschiedliche Wirken der Wesensebenen tagsüber und in der Nacht erklären und verstehen. Da die Krebserkrankung eng mit dem Kohlenhydratstoffwechsel verbunden ist, sind diese Erkenntnisse für die tägliche Ernährung im Tagesverlauf besonders bedeutsam.

1.8 Gewichtsabnahme oder -zunahme bei Stress – zwei Veranlagungen

Es ist eine allgemein bekannte Erfahrung, dass bestimmte Menschen unter Stress Gewicht verlieren, während andere an Gewicht zunehmen. Wie kann dies erklärt werden? Im menschlichen und tierischen Organismus bestehen **zwei unterschiedliche Stressachsen,** die genau dieses unterschiedliche Verhalten erklären können.

- Die für die „Flucht- oder Kampf- Reaktion" (Flight or Fight Reaction) bekannte Stressreaktion beruht auf der hauptsächlichen **Aktivierung** der **Hypothalamus-Nebennierenmark-Achse,** wodurch vermehrt **Adrenalin** ausgeschüttet und der Organismus augenblicklich zu körperlichen Höchstleistungen veranlagt wird. Dem gesamten willkürlichen Muskelsystem wird dabei sofort Energie zur Verfügung gestellt, während die Energiezufuhr in anderen Bereichen gedrosselt wird. Der Organismus wird so in die Lage versetzt, bei Angriff sofort sich wehren und evtl. zurückzuschlagen oder augenblicklich die Flucht ergreifen zu können. Bleibt diese Achse längere Zeit aktiv, so verringert sich die Nahrungsaufnahme mangels Hungers und es kommt zur Gewichtsabnahme.
- Ganz anders ist die Reaktion, wenn die zweite Stress-Achse dominant aktiviert wird. Dies Achse verbindet die Hypophyse mit der Nebennierenrinde, und es kommt bei ihrer Aktivierung zur vermehrten **Kortisolausschüttung,** was zu vermehrter **Fetteinlagerung** in den Geweben führt. Verbunden ist hiermit vermehrter Hunger, v. a. nach Süßigkeiten und leicht verdaulichen Speisen.

Wieso kann der Organismus auf Stress auch in dieser Weise reagieren? Die physiologischen Veränderungen bei Tieren, die einen Winterschlaf halten, können uns hierzu Hinweise geben. Beginnt bei diesen der Kältestress – womit das spätere Ausbleiben von genügenden Futterquellen und die Bedrohung durch eine übermächtige Naturgewalt verbunden ist –, beginnen sie so viel zu essen, wie nur möglich, um sich Energiereserven in Form von Fett für den Winterschlaf anzueignen. Sie wehren sich also nicht direkt gegen die übermächtige Naturgewalt der Kälte, sondern passen sich ihr durch eine Art von Unterordnung an, indem sie selber ihre Körpertemperatur während des Winterschlafes deutlich erniedrigen, nämlich von 37° C auf 7° C. So können sie die Stressperiode des Winters überstehen. Dieses Verhalten führt also nicht zu einer erhöhten Alarmbereitschaft wie bei der „Fight oder Flight Reaktion", sondern dient dazu, den ganzen Organismus auf eine physiologische Stufe zu bringen, die das Bewusstsein ausschaltet und nur die vegetativen Prozesse aufrechterhält und somit fast an eine pflanzliche Ebene grenzt, um Energie zu sparen. Nur noch die lebensnotwendigen Stoffwechselprozesse werden aufrechterhalten. Während dieser gesamten Phase ist der Kortisolspiegel erhöht. [33] Diese Reaktionsweise hat der Mensch bis heute auch in verwandelter Form bewahrt, und zwar, wenn er Stress erlebt, die sein Organismus nun als seelische Kälte und als übermächtige Bedrohung empfindet. Jetzt wird die Hypophyse-Nebennierenrinde-Achse dominant aktiviert und es kommt zu vermehrtem Hunger und vermehrter Fetteinlagerung im Organismus.

Je nach Veranlagung reagieren wir auf Stress also ganz unterschiedlich, ja entgegengesetzt. Entweder wird bei der „Fight- oder Flight-Reaktion" das Bewusstsein so erhöht, dass man augenblicklich hellwach ist und eine außerordentlich schnelle Reaktionsfähigkeit erlangt. Oder es wird im übertragenen Sinne eine „Fake-Hibernation (Überwinterungs)-Reaktion" des Stoffwechsels angeregt, so wie ich es hier nennen möchte. Der Körper unterscheidet jetzt nicht zwischen körperlicher und seelischer Kälte und stellt sich entsprechend auf einen Kältestress, in diesem Falle einen seelischen Kältestress und einer als übermächtig empfundene Bedrohung ein. Jetzt werden Fettpolster angegessen, um die Kälte im übertragenen Sinne besser überstehen zu können.

In der Regel können wir diese beiden Reaktionsweisen in unserem Organismus gar nicht willkürlich beeinflussen, sondern tragen die eine oder andere Reaktionsweise **dominant wirksam und** somit **konstitutionell veranlagt** in uns. Entweder ist man so veranlagt, dass man auf Stress Gewicht verliert und somit vermehrt Körpersubstanz verbrennt oder dass man aus Kummer oder Stress mehr isst und entsprechend mehr zunimmt.

- Die erste Reaktionsweise können wir mit der Dominanz des Seelischen im Bewusstsein und entsprechenden abbauenden Prozessen im Organismus in Verbindung bringen,
- bei der anderen Reaktionsweise ist die Dominanz im aufbauenden Stoffwechsel verankert.

Anthroposophie

In der Terminologie der Anthroposophie ist es einmal der Astralleib, der bei Stress im Organismus über den Ätherleib dominant reagiert, im anderen Falle ist der Ätherleib über den Astralleib dominant im Stoffwechsel wirksam wird, wenn eine Stressperiode gemeistert werden soll. Der Astralleib herrscht auf der körperlichen Ebene u. a. mehr über den Sympathikus, der Ätherleib mehr über den Parasympathikus. Wird der Sympathikus aktiviert, kommt es zu einer körperlichen Leistungssteigerung, zu Wachheit und auf längere Dauer zur Gewichtsabnahme. Umgekehrt ist es, wenn der Vagus, der Hauptnerv im parasympathischen autonomen Nervensystem, in seiner Aktivität gesteigert wird. Jetzt kommt es zu Gewichtszunahme, vermehrtem Hunger nach Süßem und auch zu einem tieferen Schlaf nachts. [34]

Beide Reaktionsweisen spielen beim Krebspatienten eine wichtige Rolle für den Krankheitsverlauf, worauf wir später speziell eingehen werden.

1.9 Autonomes Nervensystem und Energiegewinnung

Die beiden Reaktionsweisen, nämlich die „Flight-or-Fight-Reaktion" und die „Fake-Hybernation-Reaktion", wie wir sie hier nennen wollen, sind für das Verständnis der Stoffwechselprozesse bei der Krebsentstehung und während des Krankheitsverlaufes von entscheidender Bedeutung. Selbstverständlich finden wir in der Vorgeschichte des Krebspatienten in der Regel die eine oder andere Reaktionsweise deutlich ausgeprägt und entsprechend sind die Stoffwechselprozesse der jeweiligen Personen, welche die maligne Entartung ermöglichen und fördern, unterschiedlich.

Im Verlauf der Krebserkrankung gewinnt jedoch auch bei den Menschen, die vorher eine „Fake-Hibernation-Reaktion" auf Stress gezeigt haben und eher im Autonomen Nervensystem vagoton eingestellt sind, der Sympathikotonus die Überhand. Bei fortschreitendem Krankheitsverlauf findet also beim Vagotoniker ein Wechsel zum dominanten Sympathikotonus statt und beim Sympathikotoniker steigert sich seine Stoffwechsellage zur „Kampf- oder Flucht-Reaktion" noch mehr, also sein Sympathikotonus wird in der Aktivität noch weiter erhöht.

Beide Reaktionstypen gleichen sich also im Verlaufe ihrer Krebserkrankung in der Reaktionsweise des autonomen Nervensystems an und es herrscht mit Fortschreiten der Erkrankung bei beiden Stoffwechseltypen ein **gesteigerter Sympathikotonus** vor. [35, 36] Entsprechend treten bei beiden dieselben seelischen und körperliche Probleme im fortgeschrittenen Stadium der Erkrankung wie z. B. unruhiger Schlaf oder ständige Müdigkeit infolge Erschöpfung oder Gewichtsabnahme auf. In dieser Situation kann zusätzlich zum überhöhten Sympathikotonus auch noch die „Fake-Hibernation-Reaktion" aktiviert werden, also die zweite Stressachse, die Hypophyse-Nebennierenrinden-Achse. Es kommt im Organismus zu einem **erhöhten Kortisolspiegel.** [37] Normalerweise ist dieser am höchsten am Morgen und fällt dann im Laufe des Tages kontinuierlich ab. Bei Krebspatienten bleibt er jedoch den ganzen Tag über hoch. Es scheint, als würde der Stoffwechsel auf das **Gaspedal** und gleichzeitig auf die **Bremse** drücken.

Sollte diese Entwicklung schließlich zu Kachexie führen, zum Abbau von Muskelproteinen, dann gelten die hier gemachten Ausführungen und Empfehlung zur Ernährung nicht mehr, weil nun eine fatale „Notfallsituation" für die Ernährung eingetreten ist, in der man alles Erdenkliche versuchen wird, um den Muskelabbau zu verlangsamen. In dieser fatalen Situation kommt es zu einem Zusammenbruch der beiden Stressachsen. [38]

Die Balance im autonomen Nervensystem zwischen Sympathikus und Parasympathikotonus kann durch die Ernährung beeinflusst werden. Hier sollen einige wenige grundsätzliche Aspekte geschildert werden.

- Eine **gemüse-** und **früchtereiche** Diät mit viel Ballaststoffen sowie auch mit Bitterstoffen aktiviert eher den Vagus und wirkt in der Balance im autonomen Nervensystem entgegengesetzt zur Sympathikus-Aktivität.
- Eine Früchte-, Getreide- und Gemüsereiche Kost stellt eher eine **kohlenhydratreiche** Ernährungsweise dar und könnte damit den Insulinspiegel erhöhen. Aber gerade diese Nahrungsmittel erhalten viele Polyphenole, die den Blutzuckerspiegel wiederum senken und die Glukoseverbrennung in den Muskeln fördern.
- Eine **Cafeteria-Diät,** also eine auf Fette und kohlenhydratreiches Feingebäck basierte Ernährung, reduziert dagegen die Empfindlichkeit des Vagusnervs, was letztendlich zu Übergewicht und damit zu einem erhöhten Sympathikotonus im Organismus führt.

Ganz anders bei der **früchte- und gemüsereichen Ernährungsweise:** Trotz der erhöhten Vagusaktivität durch eine früchte- und gemüsereiche Ernährung kommt es hier nicht zu einer Gewichtszunahme, da sie ebenfalls die höheren Wesensebenen durch die Begleitstoffe der Kohlenhydrate wie z. B. der Polyphenole aktiviert und damit eine erhöhte Energieumsetzung bewirken, sodass sich die auf- und abbauenden Wirkungen bei dieser Ernährungsweise wieder ausgleichen. Unter den Polyphenolen weisen insbesondere die Flavonoide eine Steroid-ähnliche Struktur auf, wodurch sie auf den Körper gestaltend und im autonomen Nervensystem zwischen Sympathikus und Parasympathikus ausgleichend wirken.

Eine ganz andere Wirkung üben die **Kohlenhydrate** aus, die von allen Ballaststoffen und von **Polyphenolen** durch die industrielle Verarbeitung – und damit auch von verschiedenen Bitterstoffen – befreit und zu kleineren leicht resorbierbaren Zucker- oder Stärkemoleküle abgebaut worden sind.

Anthroposophie

Hier fehlen alle sekundären Pflanzeninhaltsstoffe. Diese sind insbesondere entscheidend, dass sich der gesamte Organismus, d. h. alle drei Wesensebenen unter Führung der Ich-Organisation an ihrer Verstoffwechselung beteiligen. Werden Kohlenhydrate ohne sekundäre Pflanzeninhaltsstoffe und zudem noch so aufgeschlossen, dass sie unvermittelt im Organismus in Glukose verwandelt werden können, dann wird die Ich-Organisation allein in ihrem Wohlsein, in ihrem passiven Schlaraffenland-Verhalten angesprochen. Sie engagiert sich dann nicht mehr voll im Stoffwechsel des Organismus, verbindet sich nicht mehr voll mit den Wesensebenen Astralleib und Ätherleib.

Es entsteht mit der Zeit die Insulinresistenz, Gewichtszunahme und ein erhöhtes Risiko für eine Krebserkrankung bzw. für ein erhöhtes Risiko eines Erkrankungsrückfalles. Jetzt ist der Sympathikotonus deutlich erhöht und damit auch das Krebsrisiko.

GUT ZU WISSEN

Zur Aufrechterhaltung der Gestaltung des Organismus müssen nach Rudolf Steiner im Epithelgewebe die beiden Wesensebenen Ich-Organisation und Astralleib im vollen Einklang miteinander wirken. Dies ist dann durch eine einseitige Ernährung mit raffinierten Kohlenhydraten gefährdet und es erhöht auch aus dieser Sicht das Risiko für eine Krebserkrankung, für ein Karzinom.

1.10 Langsamer Energieumsatz – schneller Energieumsatz

Wenden wir uns der Ätherebene, auch Lebensleib genannt, zu, die die aufbauenden Stoffwechselprozesse beinhaltet. Die wohl wichtigsten Funktionen dieser Ebene im Organismus ist die Bereitstellung von Baubestandteilen für den Organismus und die Energieversorgung. Jede Zelle, außer die roten Blutkörperchen, weisen kleine Kraftwerke auf, die Mitochondrien, und daneben noch kleinere Außenstellen dieser Kraftwerke, in denen in Zusammenhang mit der Energiegewinnung auch Baubestandteile dem Stoffwechsel zur Verfügung gestellt werden.

1.10.1 Verfügbarkeit von Energie

Diese Kraftwerke, die Mitochondrien, stellen je nach Veranlagung schneller oder langsamer Energie zur Verfügung. Durch körperliche Aktivitäten kann der Energieumsatz gesteigert werden und dieser ist so durch Eigenaktivität beeinflussbar. Die Energieumsatzrate in der Ruhe ist dagegen konstitutionell veranlagt und kann somit nicht wesentlich beeinflusst werden. Auch vom Alter ist sie abhängig, indem sie mit dem Älterwerden langsamer wird. Sie ist also nicht willentlich steuerbar. Diese unterschiedlichen Veranlagungen zeigen sich besonders deutlich bei Sportlern. Bei Sprintern oder Gewichtshebern, die also in einem Wettkampf sehr schnell höchste körperliche Leistungen erbringen können, erfolgt der Energieumsatz, d. h. die Verfügbarkeit von Energie für die Muskeln, augenblicklich. Meist weisen diese Sportler starke Muskelpakete auf und können zu Übergewicht neigen, wie dies in der Regel bei Gewichtshebern der Fall ist. Bei diesen Sportlern sind die schnell kontrahierenden Muskelfasern (fast-twitch muscle fibers), die sogenannte weiße quergestreifte Muskulatur, stark ausgebildet.

Ganz anders bei Sportlern, bei denen im Organismus nur langsam die Energie produziert wird. Dies ist typischerweise bei den Marathonläufern der Fall. Sie können wohl nicht augenblicklich höchste körperliche Leistungen erbringen, aber dafür dauerhaft. Während der Sprinter oder Gewichtsheber nach seiner körperlichen Höchstleistung, die wohl nur kurz andauert, vollkommen erschöpft ist, muss der Marathonläufer sich erst warmlaufen und steigert mit der anhaltenden Anstrengung seine Leistungsfähigkeit. Körperlich ist dieser Langsamverbrenner schlank, ja sogar mager. Hier herrschen im Muskelsystem die langsam sich kontrahierenden Muskelfasern (slow-twitch muscle fibers), die sogenannte rote quergestreifte Muskulatur, vor. [39]

1.10.2 Energiegewinnung

Was liegt hier stoffwechselmäßig vor? Um zu verstehen, wie hierbei das autonome Nervensystem und die Energiegewinnung je nach Veranlagung unterschiedlich zusammenwirken, kann uns das Wissen um die Wesensebenen, wie diese in der Anthroposophie verstanden werden, helfen. Der Sprinter und Gewichtsheber gewinnen ihre Energie v. a. aus Glukose, wie wir bereits ausgeführt haben. Da Glukose augenblicklich durch Glykolyse in Energie umgewandelt werden kann, steht ihnen diese auch unverzüglich zur Verfügung. Hiermit verbunden ist eine sofortige Aktivitätssteigerung des Sympathikus mit einer hohen Adrenalinausschüttung. Dies ermöglicht, dass von der Leber Glukose ins Blut ausgeschüttet wird und so den Muskelzellen zur Energiegewinnung zur Verfügung steht. Aber auch bei der langsamen Energiegewinnung durch Fettsäureverbrennung beim Marathonläufer ist die Aktivität des Sympathikus im Muskelsystem stark erhöht. Der respiratorische Quotient ist bei typisch leichtgewichtigen Marathonläufern sehr tief, was auf die Gewinnung der Energie aus Fettsäuren hinweist und gleichzeitig ist hiermit eine erhöhte sympathische Aktivität im Muskelsystem verbunden. [39, 40] Also, obwohl beim Sprinter und beim Marathonläufer die Energiegewinnung vom Sympathikus gesteuert wird, verläuft sie bei beiden unterschiedlich.

Dieses Paradoxon lässt sich nur dadurch erklären, dass bei beiden das Zusammenwirken der Wesensebenen sehr verschieden ist, beim Sprinter ist der Astralleib beweglicher und nicht dauerhaft fest in der Energiegewinnung verankert. Seelisch äußert sich dies dadurch, dass der Sprinter mehr extrovertiert ist, während der Marathonläufer mehr introvertiert veranlagt ist. Indem bei letzterem der Astralleib enger mit dem Ätherleib verbunden ist, kommt es hier überhaupt zu vermehrten Abbauprozessen, sodass der Marathonläufer konstitutionell schlank ist. Er verbrennt eben ständig sein Fett für die Energiegewinnung. Da beim Sprinter der Astralleib frei ist, nicht so eng in den Ätherleib eintaucht, können im Organismus mehr aufbauende Prozesse stattfinden. Die Energiegewinnung geschieht v. a. aus der Glukose, das Fett wird dagegen abgelagert und die Proteine werden in Muskelaufbauprozesse eingesetzt. Der respiratorische Quotient ist entsprechend hoch, gegen 1, und damit ist das Wirken des Sympathikus im Muskelsystem eher tief, verhält sich also entgegengesetzt zum Respiratorischen Quotienten, der hoch ist. [40]

1.10.3 Energieumsatz und Ernährung

Die Verbrennungsgeschwindigkeit, d. h. die Energieumsatzrate, kann neben der körperlichen Aktivität durch eine gezielte Ernährung etwas beeinflusst werden. Dies können wir an uns selber an einer alltäglichen Erfahrung beobachten. Wenn wir ein Brot ohne Butter essen, bekommen wir bald wieder Hunger, wird das Brot dagegen mit Butter bestrichen und bekommt es evtl. noch andere fettreiche Auflagen wie Käse, dann hält das Sättigungsgefühl viel länger an und der Hunger stellt sich später ein. Das Brot allein kann sehr schnell verstoffwechselt werden, so dass wir wieder Hunger verspüren, die fettreichen Auflagen dagegen, auch wenn hiermit die gleichen Kalorienzahlen wie beim Brot allein gegessen werden, stillt den Hunger für viel längere Zeit. Hier erfolgt die Energieumsetzung viel langsamer und hält damit länger an. Dies ist ein einfaches Beispiel, wie durch die Ernährung die Geschwindigkeit der Verbrennung durch eine gezielte Ernährung beeinflusst werden kann. Auch mit der Menge der Energiezufuhr verändert sich die Energieumsatzrate. Wird durch vermehrte Energiezufuhr Gewicht angesetzt, erhöht sich auch die Energieumsatzrate. Wird dagegen abgenommen, verringert sich die Energieumsatzrate, sie wird also langsamer.

GUT ZU WISSEN

Für die Krebserkrankung spielen diese Aspekte eine besondere Rolle. Tendenzmäßig weisen Menschen ein größeres Risiko auf an Krebs zu erkranken, wenn sie entweder ausgesprochene Langsamverbrenner oder Schnellverbrenner sind.

Schnellverbrenner sind eher übergewichtig, wie das Beispiel der Gewichtsheber zeigt und Langsamverbrenner sind eher untergewichtig, wie uns am Beispiel der Marathonläufer deutlich vor Augen geführt wird. Ausnahmen von dieser Regel werden wir im nächsten Kapitel behandeln. Übergewicht wird mitverantwortlich gemacht für die häufig vorkommenden Drüsenepithelkarzinome, wie z. B. kolorektales Karzinom, postmenopausales Mammakarzinom und Drüsenepithelkarzinom der Lunge. Bei anderen Tumorarten wie Basaliome, Plattenepithelkarzinome der Haut, im Mund-Rachen-Bereich, des Ösophagus, der Lunge, bei prämenopausalem Mammakarzinom sowie auch prämenopausalen Ovarialkarzinom dagegen steht das Unter- oder Normalgewicht als mitverantwortlicher Faktor im Vordergrund. [41, 42, 43] Bei diesen Krebserkrankungen stellt umgekehrt Übergewicht einen Schutz dar; Übergewichtige erkranken also seltener an diesen Tumorarten. [41, 44, 45, 46]

1.10.4 Dauerhaft erhöhter Sympathikotonus

Wenn also zwei entgegengesetzte Stoffwechselprozesse zur Krebserkrankung beitragen können, dann muss dahinter auch ein gemeinsamer Faktor zu finden sein. Diesen sehen wir in dem mit der Krebserkrankung verbundenen dauerhaft erhöhten Sympathikotonus und in einer Lockerung der Wesensebenen (➤ 1.7.1). Wie entwickelt sich der erhöhte Sympathikotonus bei so unterschiedlichen Stoffwechselverhältnissen, wie sie bei den verschiedenen Krebserkrankungen vorliegen können?

Schlanke Menschen

Bei schlanken Menschen herrscht eine **katabole Stoffwechselsituation** vor, wobei der Sympathikus verstärkt aktiviert ist. [34] Da beim Langsamverbrenner die Energiegewinnung v. a. aus der Verbrennung von Fettsäuren gewonnen wird, entsteht ein erhöhter oxidativer Stress in den Zellen. Dies trägt zu den Zellveränderungen bei, die letztendlich zum Krebsgeschehen führen können, wie es von verschiedenen Forschern angenommen wird. Da die Zellveränderungen der Krebszellen im Tumorbereich scheinbar Entzündungszellen darstellen, wird die Hypothalamus-Nebennierenmark-Stressachse noch stärker aktiviert und der bereits erhöhte Sympathikotonus steigert sich noch weiter. Dies führt zu Stoffwechselveränderungen, die dann schließlich zur malignen Entartung der Zellen beitragen, wie wir es infolge zahlreicher Studienergebnissen hypothetisch hier annehmen.

Übergewichtige Menschen

Bei Übergewicht verläuft es im Stoffwechsel anders, denn hier herrscht zunächst der **Vagotonus** mit seinen aufbauenden Prozessen vor. [34] Mit zunehmendem und andauerndem Übergewicht kommt es zu einem Umkippen im autonomen Nervensystem, der durch den Stress des Übergewichtes ausgelöst wird. Bei einem gesunden Menschen greift in der Regel der Sympathikus nur schwach in den Stoffwechsel ein, verbunden hiermit kann eine leichte Unterfunktion der Schilddrüse einhergehen (➤ 1.11). Übergewicht entsteht hier allein durch eine Ernährung, bei der bedeutend mehr Kalorien aufgenommen als sie im Organismus verbraucht werden. Fleisch, Fette und Zucker spielen hierbei die ausschlaggebenden Faktoren, die die Aktivität des Sympathikus erhöhen. Mit zunehmendem Übergewicht wird es für den Organismus immer schwieriger, seine Balance zu halten, sodass es zum Ansteigen des Sympathikotonus kommt. Dieser übernimmt die Führung im Stoffwechsel. Wohl wird weiterhin Glukose zur Energiegewinnung verwendet, zudem schüttet die Leber vermehrt Glukose ins Blut aus, aber nun überschwemmen zusätzlich inflammatorische Zytokine den Organismus und Bluthochdruck stellt sich ein, letztendlich kann es zum Metabolischen Syndrom kommen. Einerseits das Überangebot von Glukose im Blut des Übergewichtigen, zusätzlich die erhöhten inflammatorischen Zytokine, die den oxidativen Stress im Organismus erhöhen, und schließlich der erhöhte Sympathikotonus können dann gemeinsam zur malignen Entartung einzelner Zellen in prädisponiertem Epithelgewebe beitragen.

GUT ZU WISSEN

Aus diesen Erkenntnissen können wir die Hypothese ableiten, dass nicht das Gewicht und der stressbedingte Stoffwechsel mit seinen endokrinen und immunologischen Verknüpfungen an sich das Krebsrisiko allein beeinflussen, sondern ebenfalls, dass der erhöhte Sympathikotonus mitverantwortlich ist.

Es kommen noch weitere Faktoren dazu, die ebenfalls v. a. im Zentralnervensystem, also v. a. in der Steuerung der beiden Stressachsen (➤ 1.8) verbunden sind. Allgemein können wir hieraus für die Ernährung den Schluss ziehen, dass sie v. a. im autonomen Nervensystem ein Gleichgewicht, soweit wie dies möglich ist, fördern und nicht noch zum Ungleichgewicht beitragen sollte. Hierbei spielen auch andere Maßnahmen eine Rolle (➤ 7.3.6).

1.11 Schilddrüsentätigkeit als Korrektiv des Energieumsatzes

Zur Rolle der Schilddrüsentätigkeit bei der Krebsentstehung im Organismus liegen wohl zahlreiche naturwissenschaftliche Erkenntnisse vor, doch lassen diese noch viele Fragen hinsichtlich ihrer Rolle bei einer Krebserkrankung offen. Die Schilddrüsentätigkeit reguliert die Stoffwechselgeschwindigkeit, den Wärmehaushalt und die Stoffwechselabläufe des Epithelgewebes einschließlich dessen Absterbeprozess nach außen und kann somit auch eine wichtige Rolle bei der Krebsentstehung einnehmen, wie bei den Karzinomen der Haut, Leber, Brustdrüse, Kolon, Prostata und Schilddrüse selbst. [47] Hunderassen, die häufig zu einer Unterfunktion der Schilddrüse neigen wie z. B. die Golden Retrievers, sind auch besonders anfällig für Hauttumoren. [48, 49]

Die Schilddrüse reguliert über den **Grundumsatz,** ob **Gewicht** gehalten, reduziert oder erhöht wird. Erniedrigt die Schilddrüse den Grundumsatz – er wird also langsamer, wie dies bei einer Hypothyreose auftreten kann, dann besteht das Risiko für Übergewicht, was jedoch in weniger als 10 % der Übergewichtigen der Fall sein soll. [50]

Anthroposophie

Aus anthroposophischer Sicht vermittelt die Schilddrüse somit zwischen den abbauenden Kräften des Astralleibes und der Ich-Organisation einerseits und den aufbauenden Kräften des Ätherleibes und des physischen Leibes andererseits. Da eher Über- oder Untergewicht als das Normalgewicht das Risiko für eine Krebserkrankung erhöht, kann die Gleichgewichtsfunktion der Schilddrüse somit einer Krebsentstehung entgegenwirken. [47]

Der Bereich, durch den die Schilddrüsenhormone eine **vermittelnde Rolle** zwischen aufbauenden und abbauenden Stoffwechselprozessen spielt, ist der **Fettstoffwechsel.** [51] Die Schilddrüsenhormone sorgen über die Regulation des Fettstoffwechsels für ein Gleichgewicht zwischen oberen und unteren Wesensgliedern, zwischen Aufbau und Abbau, zwischen Energiegewinnung und Ablagerung.

Anthroposophie

Zur Rolle der Fette im Organismus im Zusammenhang mit der Wahrung der individuellen menschlichen Gestalt macht Rudolf Steiner folgende Aussage. Während der Stoffwechsel der Kohlenhydrate – mit ihren sekundären Pflanzeninhaltsstoffen – die äußere Gestalt gleichsam vorgibt, so wird diese Gestalt durch Fettgewebe entsprechend ausgepolstert und erhält ihre endgültige individuelle Form. Somit tragen die Schilddrüsenhormone zur Wahrung der menschlichen Gestalt entscheidend bei. Es ist daher wichtig, dass der Organismus genügend Fette in der Ernährung aufnimmt, damit die Schilddrüsenhormone ihre Funktionen ausüben können.

Bei schwacher Schilddrüsenfunktion kann diese bei sehr kohlenhydratreicher Ernährung leicht überfordert werden, denn nun fehlt ihr weitergehend das Werkzeug, nämlich die Fette, um ihre Funktionen auszuüben. Die Energiegewinnung erfolgt nun nicht mehr über die Verbrennung von Fettsäuren, sondern nur über diejenige von Glukose und über die Glykolyse, wodurch der Schilddrüse ein wichtiges Element in ihrer Balancefunktion genommen wird. Daher kann eine kohlenhydratreiche Ernährung, wie mit Kartoffeln und Brot, aber auch Nudeln und Reis und sogar verschiedene Früchte das Risiko insbesondere für ein Schilddrüsenkarzinom stark erhöhen. [52, 53, 54, 55]

Will man also ausgleichend bei einer Schilddrüsenschwäche auf ihre Funktionen über die Ernährung wirken, so kann dies einerseits durch eine

Anpassung der Energieversorgung genau an die Bedürfnisse des Organismus und andererseits durch Reduktion des Kohlenhydratanteils der Ernährung erfolgen. Um dies zu erreichen, wird es wohl in den meisten Fällen eine spezielle Diätberatung bedürfen, die die individuellen Aspekte berücksichtigt.

1.12 Krebserkrankung zwischen Stoffwechsel- und Nerven-Sinnes-System

Die beschriebene Gärung zur Energiegewinnung der Krebszelle, die **Glykolyse,** ist also eine entscheidende Voraussetzung für deren ungehemmtes Wachstum. Wieso kommt es zu dieser dauerhaften Gärung in den Krebszellen? Die Gärung in den Krebszellen, d. h. die Energiegewinnung aus Blutzucker (Glukose) durch Glykolyse verläuft ohne Verbrennung in den Mitochondrien – den Kraftwerken der Zelle ab, also ohne Sauerstoffverbrauch. Sie wird jedoch als aerob bezeichnet, weil die Glykolyse in den Krebszellen in der Regel nicht infolge von Sauerstoffmangel, sondern auch bei reichlichem Sauerstoffgehalt der Zelle hochgefahren wird. An sich ist die Glykolyse kein krankhafter Stoffwechselprozess. Zahlreiche Zellen führen diesen Prozess dauerhaft oder zeitenweise aus, wie z. B. Retinazellen, auditive Haarzellen, weiße Muskelfasern oder auch sporadisch zur schnelleren Energiegewinnung bei Leukozyten. [56, 57, 58, 59] Hierbei behält der Organismus aber immer die Kontrolle über die mit der Glykolyse verbundene Vermehrungsfähigkeit der Zellen sowie auch über die Glukoseverfügbarkeit für die Zellen. Mit zunehmendem Alter wird diese Kontrolle jedoch immer schwieriger für den Organismus, da in dieser Lebensphase eine Lockerung der Wesensebenen eintritt, die das direkte Eingreifen der höheren Wesensebenen in Stoffwechselprozesse erschwert (➤ 1.7.1).

1.12.1 Gefahr einseitiger Stoffwechselprozesse

Die Lockerung der Wesensebenen im Alter ist nur ein Risikofaktor. Daneben gibt es weitere. Wieso die Glykolyse bei Krebszellen aus dem Ruder läuft, kann auch durch einseitige Stoffwechselprozesse gefördert werden – die natürlich wiederum erst durch die Lockerung der Wesensglieder ermöglicht werden.

EXKURS

Der sogenannte Crabtree-Effekt kann uns dies verdeutlichen. Demzufolge stellen Hefezellen ihre Energiegewinnung auf die aerobe Glykolyse um, wenn sie übermäßig mit Zucker versorgt werden, was zum ersten Male 1929 von dem englischen Biochemiker Crabtree beschrieben worden ist. Die Gärung in den Hefezellen geschieht also nicht infolge eines Sauerstoffmangels, sondern infolge eines erhöhten Zuckerangebots. [60] Weil die Krebszelle ebenfalls nicht infolge eines Sauerstoffmangels die Glykolyse hochfährt, sondern dies bei normalem Sauerstoffgehalt, wie dies beim Crabtree-Effekt der Fall ist, durchführt, bezeichnen wir sie als aerob.

Wie beim Crabtree-Effekt spielt offensichtlich auch bei der Krebserkrankung die Verfügbarkeit der Glukose eine entscheidende Rolle. Wenn die Zellen im Bereich des Epithelgewebes, zu denen auch die Vorläuferzellen der Leukozyten wie z. B. die dendritischen Zellen oder Langerhans-Zellen gehören, einem erhöhten Glukosedruck ausgesetzt sind, steigt das **Risiko** ihrer **Entartung.** Sie stellen infolge eines überhöhten Glukosedruckes ihre Energiegewinnung auf aerobe Glykolyse um und entwickeln bei ihrer Vermehrung eine Eigentendenz, die sich den Gestaltungskräften des Organismus entzieht, worauf Rudolf Steiner bereits im Jahre 1920 hingewiesen hat. Dies lässt sich durch die verschiedenen Risikofaktoren für eine Krebserkrankung gut belegen. Wenn z. B. infolge einer Typ-2-Diabetes-Erkrankung der Glukosespiegel im Blut erhöht ist, steigt das Risiko für eine Krebserkrankung deutlich. [61, 62, 63]

1.12.2 Einfluss auf den Glukosegehalt

Der Glukosegehalt des Blutes unterliegt immer einem Netzwerk von Einflüssen, welche die unterschiedlichsten Bedürfnisse der einzelnen Gewebe und Organbereiche im Organismus berücksichtigen müssen. Zum Beispiel müssen sich die Leukozyten bei einem Infekt außerordentlich schnell vermehren können. Entsprechend fahren sie ihre aerobe Glykolyse hoch und weisen nun einen deutlich erhöhten Glukosebedarf auf, der befriedigt werden muss. Nach Beendigung des Infektes wird die Energiegewinnung durch die Glykolyse wieder auf die oxidative Phosphorylierung umgestellt und damit die Vermehrung der Zellen zurück in ein physiologisches Maß geführt. Hierbei bleibt der Glukosestoffwechsel der Zelle immer in einem Netzwerk von Einflüssen des Organismus verwoben und die Leukozyten können ihre latente Eigentendenz zur unbeschränkten Vermehrung nicht folgen.

Glukosehomöostase

Wieviel Glukose eine Zelle im Organismus aufnehmen kann und wie viel von ihr wieder ausgeschieden wird, steuert das Mittelhirn entscheidend mit und hält so eine Glukosehomöostase im Blut aufrecht. [64] Die zentrale Kontrolle über die Glukosehomöostase übt also das Mittelhirn und angrenzende Gehirnbereiche aus. [65] Hier werden die Bedürfnisse des Organismus für Glukose und ihre Verfügbarkeit im Blut genau kontrolliert. Dieser Bereich wacht darüber, dass der Glukosespiegel im Blut nicht übermäßig ansteigt und somit die Gefahr einer **malignen Entartung** bestimmter Zellen, die an sich schon zur Glykolyse neigen, **vermieden** wird. Andererseits darf der Glukosespiegel im Blut nicht zu tief sinken, denn das Gehirn kann im Gegensatz zum übrigen Organismus seine Energie nur aus der Glukose gewinnen und nicht auch aus Fettsäuren, wie dies für die meisten übrigen Organe des Organismus möglich ist. Bei zu tiefen Glukosewerten im Blut kann das Bewusstsein nicht aufrecht erhalten bleiben. Die Glukoseverfügbarkeit und -verwertung wird also nicht nur durch Muskel-, Leber-, Knochenstoffwechsel und Pankreastätigkeit reguliert, sondern hierbei spielen das Mittelhirn und benachbarte Gehirnbereich eine integrierende und übergeordnete Rolle.

Regulationsmechanismen

Das Gehirn kann für die Überwachungsfunktion des Glukosespiegels auf eine kaum zu überblickende Vielfalt von Regulationsmechanismen zählen. Der **Hypothalamus** mit seinen endokrinen Wirkungen über die Hypophysen-Nebennierenrinden-Achse sowie über die Hypothalamus-Nebennierenmark-Achse mit ihrer adrenergen Aktivität üben eine zentrale Rolle bei der Glukosehomöostase aus. Das **Mittelhirn** kontrolliert weiterhin über ein Netzwerk von Neurotransmittern wie Leptin, Melanocortin, Gamma-Aminobuttersäure, Dopamine und Serotonin die Glukosehomöostase und die Glukoseverwertung in den Zellen. Auch die **Epiphyse** trägt durch die Ausschüttung von Melatonin zur tagesrhythmischen Glukosehomöostase bei. Das Gehirn ist also ganz entscheidend mit der Kanzerogenese und der Progression eines Karzinoms durch den Glukosestoffwechsel verwoben. [66] Die Neurotransmitternetzwerke, wobei wir nur einige beispielhaft erwähnt haben, und Hormone sind alle bei der Krebserkrankung in ihren Funktionen verändert bzw. gestört. Dadurch gelingt es erst der Krebszelle, über unbeschränkte Mengen an Glukose für ihre ungebremste Vermehrung vom Organismus zur Verfügung gestellt zu bekommen.

1.13 Epigenetische Aspekte

Die genetische Ausstattung eines jeden Menschen wird durch die Vererbung bestimmt. Lange herrschte die Vorstellung, dass der Mensch in seinem Stoffwechsel und Aussehen, wenn nicht sogar in seiner Intelligenz und Verhaltensweise von den Genen her veranlagt wird. Diese Ansichten haben sich durch die Erkenntnisse zur Epigenetik als falsch erwiesen. Die Epigenetik ist sozusagen der Genetik vorangestellt und steuert, welche Gene abgelesen oder ausgeschaltet werden. Jede einzelne Zelle enthält in den Genen die Bauanleitung für sämtliche Eiweißstoffe, die der Körper herstellen kann. Welche dann tatsächlich hergestellt werden, das steuert die Epigenetik. Obwohl also die Epigenetik nicht im genetischen Code der DNA niedergeschrieben ist, werden die epigenetischen Eigenschaften weitervererbt. Diese Erkenntnis veränderte grundlegend das bisherige naturwissenschaftlich Menschenbild.

Das Epigenom, also die Gesamtheit der epigenetischen Ausprägungen einer Zelle, reagiert auf zahlreiche Umwelteinflüsse. Die Ernährung spielt hierbei eine wichtige Rolle und kann zahlreiche epigenetische Veränderungen hervorrufen, die dann auch vererbbar sind. Das heißt, was unsere Mutter oder sogar unser Großvater gegessen hat, kann unter Umständen ebenso Auswirkungen auf unsere Gesundheit im Alter ausüben wie die Mahlzeiten, die wir gerade einnehmen. Wir interessieren uns bei unseren Studien aber nur für die Mahlzeiten, die wir aktuell genießen, die das Epigenom verändern und damit den Stoffwechsel der Zelle beeinflussen und u. U. das Risiko für Krebs erhöhen oder erniedrigen können. Werden z. B. 8 g Broccoli gegessen, so ist nach drei Stunden später eine Veränderung im Epigenom der weißen Blutkörperchen feststellbar. [67] Bestimmte Veränderung im Epigenom von Leukozyten gehen einher mit einem erhöhten oder erniedrigten Krebsrisiko. Im Zusammenhang mit der Veränderung im Epigenom durch den Verzehr von Broccoli werden Enzyme aktiviert, die zur Tumorhemmung beitragen können. Vergleichbare Mechanismen durch Ernährungskomponenten sind für zahlreiche Nahrungsmittel wie z. B. Grüntee, Beeren, Nüsse, Kurkumin und verschiedene Kohlarten nachgewiesen worden. [68, 69]

Auf die Vorstellungen, wie die epigenetische Regulation des Zellstoffwechsels im Einzelnen abläuft, wollen wir hier nicht eingehen und verweisen auf entsprechende Fachliteratur.

1.14 Antitumorale Stoffwechselwirkungen pflanzlicher Lebensmittel

In unserer Studie interessieren uns weniger wissenschaftliche Vorstellungen zur antitumoralen Wirkungsweise von pflanzlichen Lebensmitteln, vielmehr richten wir unsere Aufmerksamkeit auf die praktischen Ernährungsempfehlungen, wie sie sich aus klinischen und epidemiologischen Studien ergeben haben. Der Vollständigkeit halber wollen wir doch zumindest darauf hinweisen, dass neben der Epigenetik die pflanzlichen Lebensmittel zahlreiche andere Stoffwechselwege beeinflussen, die sich antitumoral auswirken. Die Leber z. B. weist ein Entgiftungssystem mit zahlreichen Enzymen auf. Auf dieses System wirken die einzelnen Lebensmittel sehr unterschiedlich und können z. B. u a. verhindern, dass hier ein Pro-Onkogen zu einem Onkogen wird, dass also potentielle krebsfördernde Substanzen tatsächlich krebsfördernd im Organismus wirken können. Auf diesem Entgiftungsweg werden auch die Östrogene der Ausscheidung zugeführt und so kann über bestimmte pflanzliche Lebensmittel der Hormonhaushalt beeinflusst werden. Bei hormonell abhängigen Krebserkrankungen wie bestimmte Mammakarzinome und das Prostatakarzinom kann so über diese Lebensmittel, die wir noch näher beschreiben werden, auf den Verlauf der Erkrankung einen entscheidenden Einfluss ausgeübt werden. Auf Epigenetik und Entgiftungsprozesse werden wir im Folgenden nicht weiter eingehen, sondern uns auf Studien beschränken, aus denen wir praktische Ernährungsempfehlungen hinsichtlich antitumoraler Wirkungen ableiten können.

KAPITEL

2 Krebs als Stoffwechselerkrankung

2.1 Einfluss der Ernährung auf die Krebsentstehung

Hinweis: Wird hier von Krebs gesprochen, handelt es sich um solide Tumoren, die v. a. im Alter auftreten. Sie werden Karzinome genannt und entstehen immer nur in dem Gewebe, dem Epithelgewebe, welches unsere Körpergrenzen nach innen – zum Beispiel in der Darmschleimhaut –oder nach außen – in der Haut – bildet.

Krebs wurde lange als eine Störung, sozusagen als ein Defekt in den Genen der Zelle angesehen. Zahlreiche naturwissenschaftliche Studien widersprechen dieser Theorie und nach heutigen Erkenntnissen können Gendefekte höchsten einen kleinen Prozentsatz aller Karzinome bedingen. Somit sind andere Aspekte wie die Epigenetik, Immunologie und Stoffwechselentgleisungen in den Mittelpunkt der Forschung gerückt. Wir befassen uns hier mit den Stoffwechselentgleisungen und wie diese ausgeglichen und der Stoffwechsel wieder in ein Gleichgewicht gebracht werden können. Bisher gibt es zahlreiche sogenannte Erfahrungsberichte von einzelnen Krebspatienten, die ihre Krankheit durch Umstellung ihrer Ernährung und gegebenenfalls weiteren Maßnahmen heilen oder zumindest in einen stabilen ausgeglichenen Zustand halten konnten. Daneben sind eine nicht zu überblickende Anzahl von epidemiologischen Studien weltweit zu Ernährungsfragen durchgeführt worden, welche die Bedeutung der Ernährung für das Krebsrisiko und für die Prognose des Krebspatienten aufzeigen. Auf diese Studienergebnisse werden wir detailliert eingehen und darlegen, was der Krebspatient aus ihnen für seine tägliche Ernährung lernen kann und welche Bedeutung sie überhaupt einnehmen, um eine Krebserkrankung in ihrer Entstehung zu verhindern.

2.1.1 Eiweiße, Kohlenhydrate und Fette aus anthroposophischer Sicht

Die Naturwissenschaft beurteilt die Rolle der Hauptnährstoffe im Organismus ausschließlich unter dem Aspekt der Energiegewinnung und Substanzerhaltung. Sie schildert den Stoffwechsel der Hauptnährstoffe so, als wenn alle hiermit zusammenhängenden Prozesse auf derselben Ebene, nämlich allein auf der physiologischen Ebene, ablaufen und von hier aus auch bestimmt und dirigiert würden. Dass hierbei viele Phänomene der Ernährung nicht erklärt werden können, bleibt dabei unberücksichtigt. Wie z. B. verhält sich das Zwischenspiel zwischen Ernährung und seelischem Verhalten? Wieso fördert Fasten religiöses Empfinden? Warum hat jede Religion bestimmte Ernährungsregeln? Warum sind Völker, die sich mehr vegetarisch ernähren eher friedlich, während Völker, die eher fleischreiche Nahrung essen, eher aggressiv veranlagt? Warum verläuft der Stoffwechsel in der Tag- und Nachtphase bzw. Schlafphase so unterschiedlich? Warum bildet sich im Menschen immer individuelles menschliches Eiweiß aus tierischen und pflanzlichen Eiweißen? Wie ist diese Verwandlung der Nahrungsmittel in die individuelle Gestalt eines Menschen möglich? Solche Fragen können auf rein naturwissenschaftlicher Ebene nur unbefriedigt beantwortet werden. Um überhaupt solche Frage wissenschaftlich gezielt angehen zu können, braucht es umfassende, vielschichtige Vorstellungen zur Rolle der Ernährung im Organismus. Weiterhin braucht es zum Verständnis der Vielfalt und individuellen Gegebenheiten bei Ernährungsfragen übergeordnete Gesichtspunkte, um die richtigen Fragen für Forschungsprojekte stellen zu können.

Wenden wir zunächst uns den drei Hauptnährstoffen in ihrer Beziehung zum Gesamtorganismus zu, also auch in ihrer Beziehung zu seelischen und individuell-gestalterischen Aspekten zu.

Zum Verständnis ihrer Rolle in der Ernährung bei einer Krebserkrankung sind folgende Aspekte aufgrund geisteswissenschaftlicher Erkenntnisse von Bedeutung. Sie können auch durch naturwissenschaftliche Erkenntnisse teilweise untermauert oder zumindest durch naturwissenschaftliche Hypothesen erklärt werden. Sie überschreiten jedoch das rein naturwissenschaftliche Verständnis von Ernährungsfragen und mögen manchen Leser als spekulativ erscheinen. Da sie aber viele Erkenntnisse aus den Erfahrungsstudien, auf die wir in den späteren Kapiteln ausführlich eingehen werden, erklären und verständlich machen können, sei hier kurz auf sie hingewiesen.

GUT ZU WISSEN

Kohlenhydrate, Fette und Eiweiße müssen vom Organismus bei der Verdauung und im Stoffwechsel in ihrer Fremdartigkeit überwunden werden, damit sie in die Selbstheit des Organismus aufgenommen werden können. Erst dann können sie als individualisierte Substanz vom Organismus zum Aufbau oder Ersatz eingebaut oder energetisch verwendet werden.

Kohlenhydrate

Nach geisteswissenschaftlichen Erkenntnissen ist zur individualisierten Einverleibung der Kohlenhydrate die **Ich-Organisation** verantwortlich.

Geschieht dies nicht oder ungenügend, dann werden die Kohlenhydrate im Organismus nicht der oxidativen Phosphorylierung in den Mitochondrien, also der Verbrennung zur Energiegewinnung, zugeführt, sondern vergärt. Dies ist z. B. bei der Krebserkrankung der Fall. Wieso die Ich-Organisation die Gärung im Falle einer Krebserkrankung nicht kontrollieren kann, hierauf werden wir im Laufe unserer weiteren Darstellungen verschiedene Erklärungsmöglichkeiten aufzeigen. Im Abschluss unserer Betrachtungen werden wir am Ende des Buches auch auf das Wechselspiel zwischen seelisch-geistigen Aspekten und den Stoffwechselprozessen eingehen.

Fette

Anthroposophie

Fette werden vom Astralleib (Seelenleib) abgebaut und dann im Ätherleib (Lebensleib) umgesetzt. Sie dienen einerseits zur Ausfüllung der Gestalt. Andererseits dienen sie dem Lebensleib und der Ich-Organisation zur Erzeugung von Energie und Wärme im Organismus.

Die zahlreichen nicht zu überblickenden Signalwege und Stoffwechselreaktionen im Organismus werden so im Fluss gehalten und können schneller ablaufen. Hierbei ist aber zu beachten, dass in dieser Hinsicht tierische und pflanzliche Fette nicht gleich wirken, was wir im speziellen Kapitel über Fette darstellen werden.

Auch Fette können nur ungenügend mangels der Aktivität des Seelenleibes, z. B. während des Schlafes, in individualisierter Form in den Organismus verstoffwechselt werden. Dadurch entstehen Sauerstoffradikale und eine Art von Ranzigkeit im Organismus. Die Sauerstoffradikale entstehen u. a. in Form von Peroxiden (Malonaldehyde). Dies trifft besonders beim Typ-2-Diabetes und auch bei Krebs, insbesondere bei Plattenepithelkarzinomen zu. [70, 71] Peroxide sind hoch aktive Sauerstoffradikale, die das Risiko für eine Krebserkrankung erhöhen. Die Entstehung von Peroxiden wird vermutlich vermehrt nachts geschehen, wenn der Seelenleib sich weitgehend aus dem Organismus gelöst hat, was wir bereits näher ausgeführt haben.

Eiweiße

Anthroposophie

Eiweiße wirken nach Rudolf Steiner primär auf den Lebensleib, bzw. werden von diesem im Stoffwechsel gelenkt und werden daher nur wenig zur Energiegewinnung, sondern vielmehr zum Aufbau der Organe verwendet. Ohne Eiweiße in der Ernährung würde die Organe verkümmern und der Mensch müsste sterben.

Eiweiße müssen also vom Lebensleib überwunden und individualisiert werden, sonst würden sie im Organismus „faulen", wie dies teilweise bei Blähungen im Darm oder bei absterbendem Gewebe geschieht. Die Beziehung zur Krebserkrankung ist hier weniger offensichtlich. Bekannt ist die nachteilige Wirkung der Proteine auf die Zusammensetzung der Darmbakterien, wenn ein Überangebot an Eiweißen besteht. Die Funktionen der Darmbakterien üben wiederum einen entscheidenden Einfluss auf das Krebsrisiko aus, was wir näher in den Kapiteln zu den einzelnen Tumorentitäten ausführen werden (➤ Kap. 5).

2

2.1.2 Welche ernährungsbedingten Faktoren können zu einer Krebserkrankung beitragen?

GUT ZU WISSEN

Übergewicht, Rauchen, Alkohol und Bewegungsmangel sind für 60–90 % der Karzinomerkrankungen ursächlich verantwortlich, wenn von der Rolle des Lebensalters hierbei abgesehen wird.

Umweltverschmutzungen von Wasser und Luft sowie Rückstände von Pestiziden, die wir mit der Ernährung aufnehmen, können wohl auch zur Krebserkrankung beitragen, doch sind kaum 2 % der Krebserkrankungen auf sie zurückzuführen. Die Risikofaktoren, durch die wir mit unserer Lebensweise zur Krebsentstehung beitragen, gewinnen mit zunehmendem Alter und insbesondere im hohen Alter immer mehr an Gewicht. Wir können also einen Teil der Faktoren, die zu einer Krebserkrankung führen, nicht beeinflussen, nämlich v. a. diejenigen, die durch das Lebensalter selber bedingt sind, den anderen Teil, jedoch durchaus. Unsere Lebensweise kann also eine Karzinomerkrankung wesentlich fördern, und es liegt in vielen Fällen bei uns selber, ob wir an Krebs erkranken bzw. ob wir mit einer Krebsdisposition fertig werden, oder ob wir ihr erliegen.

Regionale Unterschiede

Woher kommen diese Erkenntnisse und wie verlässlich sind sie? Auslöser für die Erforschung von Risikofaktoren für eine Krebserkrankung waren die frappierenden Unterschiede in der Krebshäufigkeit zwischen einzelnen Regionen und Ländern. Während in manchen Regionen der USA mehr als 100 von 100000 Frauen an einem Mammakarzinom erkranken, ist dies in Thailand nur bei 8 von 100000 Frauen der Fall. Das Gleiche gilt für das Kolonkarzinom. Während in manchen Regionen des Westens 50 von 100000 Personen von dieser Krebsart befallen sind, trifft dies nur für 5 von 100000 Indern zu. Noch grösser ist die Kluft beim Prostatakarzinom. Zehnmal weniger Japaner und sogar hundertmal weniger Thailänder als Bewohner der westlichen Welt erkranken prozentual daran.

Zunächst nahmen die Wissenschaftler an, dass die Unterschiede in der Krebshäufigkeit auf genetische Veranlagungen zurückzuführen seien. Diese Vorstellung erwies sich jedoch als falsch, nachdem die Forscher auch die Krebshäufigkeit von Auswanderern untersuchten. In dieser Untersuchung wurde die Häufigkeit von bestimmten Krebserkrankungen bei Japanern in Japan und bei nach Hawaii ausgewanderten Japanern mit der hawaiischen Bevölkerung europäischer Abstammung verglichen. Während beispielsweise das Prostatakarzinom damals in Japan wenig verbreitet war, stieg die Häufigkeit dieser Krebsart bei den japanischen Auswanderern auf das Zehnfache an und glich sich der Häufigkeit der weißen Hawaiianer an. Umgekehrt nimmt die hohe Magenkarzinomrate, die für die japanische Bevölkerung charakteristisch ist, merklich ab und nähert sich ebenfalls der Rate der Hawaiianer. Ähnliche Phänomene wurden bei japanischen Frauen beobachtet, bei denen die niedrigen Raten an Mamma- und Gebärmutterkarzinom beträchtlich stiegen, wenn sich ihre Lebensweise infolge Emigration drastisch änderte.

Im Übrigen haben sich bei den Ernährungsgewohnheiten der Japaner auch ohne Emigration in den letzten fünfzig Jahren bedeutende Veränderungen vollzogen, die ebenfalls die Rolle der Ernährung bei der Entstehung von Krebs verdeutlichen. Während der Verzehr von Fleisch noch vor vierzig Jahren in Japan extrem niedrig war, ist er im Laufe der letzten Jahre um das Siebenfache gestiegen. Parallel hierzu hat sich die Kolonkarzinomrate bei den Japanern verfünffacht und entspricht nun der Häufigkeit in westlichen Ländern.

Zwillingsstudien

Auch Untersuchungen mit Zwillingen bestätigten, dass die **Krebshäufigkeit** durch **Ernährung** und **tägliche Bewegung** entscheidend beeinflusst wird und nicht durch genetische Faktoren. Diese Erkenntnisse brachten es mit sich, dass weltweit Gruppen- und Fallstudien, die wir hier einheitlich als epidemiologische Studien bezeichnen werden, durchgeführt wurden, um die Rolle von Ernährung und Bewegungsaktivität für das Risiko einer Krebserkrankung sowie für den Verlauf einer Krebserkrankung abzuklären. Tausende von solchen epidemiologischen

Studien liegen heute vor, die mehrheitlich belegen, dass im Durchschnitt die Krebshäufigkeit durch eine vorwiegend pflanzliche vielseitige Ernährung bis zu etwa 30–40 % reduziert werden kann. Auch tägliches Bewegungstraining von etwa einer Stunde kann das Krebsrisiko bis zu etwa 30–40 % reduzieren. Beide Effekte können sich teilweise addieren, wenn beide Maßnahmen zusammen durchgeführt werden. Die Reduktionsraten beziehen sich auf Vergleiche mit Probanden oder Patienten, die keine Diät bzw. kein Bewegungstraining befolgten.

2.1.3 Die Ost-West-Kluft in der Ernährung

Um zu verstehen, wieso in einigen östlichen Ländern bestimmte Krebsarten bedeutend seltener vorkommen als in westlichen Ländern und dies offensichtlich mit der Ernährungsweise zusammenhängt, sei hier näher auf diese Thematik eingegangen. Menschen im Osten, in asiatischen Ländern, und im Westen, in Europa und Nordamerika, nehmen üblicher Weise die Rolle der Ernährung für ihr Wohlergehen ganz unterschiedlich wahr.

In **westlichen Ländern** wird heute die Ernährung als Energie- und Baustofflieferant für den Organismus verstanden. Aspekte der Kalorienzufuhr und der Eiweißaufnahme spielen dabei eine wichtige Rolle. Die Ernährung basiert hier v. a. auf Fleisch, tierischen Fetten, Milchprodukten und leicht verdaulichen Kohlenhydraten. Die Ernährung wird also naturwissenschaftlich als eine rein stofflich-energetische Angelegenheit angesehen.

In den **östlichen Kulturkreisen** nimmt die Ernährung eine viel umfassendere Bedeutung ein. Die Ernährung soll die eigene Mitte stärken, wobei die Mitte als ein Zentrum von geistigen, seelischen und körperlichen Aspekten verstanden wird. Aus der uralten Tradition heraus hat die Ernährung also auch eine spirituelle Dimension und entsprechende Zeremonien sind mit der Nahrungsaufnahme vielfach verbunden. In Japan wird eine Teezeremonie zelebriert, worin sich auch rituelle Aspekte ausdrücken. Im Osten wird Obst und Gemüse reichlich konsumiert, die Hauptzufuhr an Proteinen liefern oft Hülsenfrüchte, insbesondere Soja, also pflanzliche Proteine, sowie Fisch und Geflügel. Die Mahlzeiten sind dabei noch in spezieller und scharfer Weise gewürzt. Im Westen dagegen wird die Ernährung rein auf die Gesundung der körperlichen Ebene bezogen, wobei der Gedanke der Mitte im Organismus zum Verständnis der Rolle der Ernährung keinen Platz mehr hat. Dass dies nicht immer so war, davon zeugt das Wort Lebensmittel. Es beinhaltet aus einem alten Verständnis heraus das Wort «mittel(n)». Die Ernährung sollte den Organismus «mitteln». Die Mitte sollte gestärkt werden, wobei die Mitte den Ausgleich zwischen Gegensätzen wie zum Beispiel das Geistige und das Körperliche bildet. Auch das Tischgebet vor den Mahlzeiten, wie es früher in vielen Familien üblich war, entspricht diesem Verständnis der Ernährung. In der westlichen Ernährungslehre ist dieses Verständnis inzwischen weitgehend verschüttet worden.

In der **traditionellen chinesischen Medizin (TCM)** wird die Rolle der Ernährung für die Gesunderhaltung und für das Ansprechen einer therapeutischen Maßnahme als unabdingbar eingestuft. Nahrungsmittel wirken in aus Sicht der TCM unserem Körper wie Arzneimittel und können Disharmonie-Zustände hervorrufen, ebenso wie sie sie auch heilen können. Die einzelnen Nahrungsmittel werden z. B. in ihren Wärme- und Kältequalitäten eingestuft und entsprechend in der Ernährung so zusammengesetzt, dass sie im Organismus ein Gleichgewicht zwischen Wärme- und Kälteprozessen oder im Geschmack zwischen Süß und Sauer hervorrufen. Eine ähnliche Beurteilung von Heilpflanzen war im Zusammenhang mit der Humoralpathologie auch lange in Europa üblich. Ihr Verständnis ging aber im Lauf des 18. Jahrhunderts verloren.

GUT ZU WISSEN

Man kann beobachten, dass jene europäischen und asiatischen Länder, die ihre traditionelle Ernährungsweise zugunsten amerikanischer Essgewohnheiten umgestellt haben, von einer drastischen Zunahme von Übergewicht, Kolon- und Prostatakarzinom sowie Herz- und Kreislauferkrankungen betroffen sind.

2.2 Stoffwechselgeschehen bei Krebspatienten

Jeder Mensch hat seine individuellen Schwachstellen im Organismus, die dann bei Belastungen am ehesten körperliche Beschwerden auslösen. Jemand kann an einer Schwäche der Lunge leiden, bei einem anderen sind die Gelenke betroffen, beim Nächsten die Haut oder Magen, wobei Stresssituationen dann zu Erkrankungen an diesen körperlichen Schwachstellen führen können. Um einer Erkrankung vorzubeugen, könnte in solchen Fällen eine Ernährung ausgewählt werden, welche die Schwachstellen im Organismus gezielt unterstützt und stärkt. Hierzu könnten Gesichtspunkte der funktionellen Dreigliederung, wie sie Rudolf Steiner beschrieben hat, bei der Auswahl der Nahrungsmittel helfen.

Anthroposophie

Nach Ausführungen Rudolf Steiners haben Salze, andere mineralische Komponenten und Wurzeln in der Ernährung eine besondere Beziehung zum Nerven-Sinnes-System und der Haut, Salate und Gemüse zum rhythmischen System, also v. a. zur Lungen- und Kreislauffunktionen, und Früchte und Obst zum Stoffwechsel-Gliedmaßen-System, also z. B. zum Magen oder zur Leber.

2.2.1 Nahrungsmittel und Organwirkung

Anthroposophie

Aus anthroposophischer Sicht lassen sich so auch spezielle Zusammenhänge zwischen bestimmten Nahrungsmitteln und Organwirkungen beim Krebsgeschehen erklären. Rudolf Steiner machte darauf aufmerksam, dass z. B. das Rhythmische System im Menschen eine innere Entsprechung zur Blattbildung der Pflanze aufweist.

Daher können wir durch eine Diät mit krautartigen grünen Blättern, als Salat und Gemüse zubereitet, vorzugsweise Herz und Lungentätigkeit stärken. So zeigen auch zahlreiche Studien, dass die Blätter der süßen Kartoffel, von Kohlarten und Spinat einen guten Schutz gegenüber einem Bronchialkarzinom, v. a. einem Adenokarzinome der Lunge, weniger dagegen bei Plattenepithelkarzinomen der Lunge ermöglichen. [72–74, 75] Es ist auffällig, dass sich hier gerade Wintergemüse wie Kohlkopf, Blumenkohl und Rosenkohl sowie Blattgemüse besonders protektiv erwiesen haben. Werden dagegen übermäßig Kartoffeln gegessen, so wird die Lungenstoffwechsel geschwächt und das Risiko für eine Krebserkrankung der Lunge steigt, wie ebenfalls durch mehrere epidemiologische Studien aufgezeigt werden konnte. [76, 77, 78]

Anthroposophie

Unabhängig vom Gesichtspunkt der funktionellen Dreigliederung erweist sich spezifisch das Wintergemüse am stärksten antitumoral wirksam, dabei nicht nur im Rhythmischen, sondern auch im Stoffwechsel- und Nerven-Sinnes-System. Das Wintergemüse hat mit vielen antitumoralen Heilpflanzen wie z. B. der Mistel oder dem Helleborus niger gemeinsam, dass es im Widerspruch zu den meisten übrigen Pflanzen, die im Jahreslauf im Winter ihre grünen Blätter verlieren, in dieser Jahreszeit ihr vegetatives Leben voll entfaltet. Die Kohlgemüsearten weisen zum Jahreslauf als Pflanze eine Antitendenz auf und hiermit scheint eine antitumorale Wirkung verbunden zu sein.

Krebs ist nicht eine lokale Erkrankung, wie wir dies bereits begründet haben, sondern der gesamte Organismus in seiner Polarität zwischen Nerven-Sinnes-System und Stoffwechsel-Gliedmaßen-System ist hierbei betroffen. Die Krebserkrankung, auch wenn sie sich in einem bestimmten Bereich der funktionellen Dreigliederung des Organismus manifestiert, betrifft immer den gesamten Organismus. Die funktionelle Dreigliederung steht für das therapeutische Verständnis bei Vorliegen einer Krebserkrankung daher nicht im Vordergrund. Die Idee und Erkenntnis Rudolf Steiners zur Beziehung der Ernährung zur funktionellen Dreigliederung des Menschen kann daher nur als Anregung für den Gesunden dienen, bewusster bestimmte Lebensmittel nach den eigenen konstitutionellen Schwächen im täglichen Menüplan zu berücksichtigen, jedoch in der Regel nicht für den Krebspatienten.

2.2.2 Stoffwechsel der Krebszelle

Wir haben bereits darauf hingewiesen, dass die Krebszelle einen besonderen Stoffwechsel hat, der sie von den meisten übrigen Zellen im Organismus unterscheidet (➤ 1.6.1, ➤ 1.12.1). Der deutsche Forscher und Nobelpreisträger Otto Heinrich Warburg stellte 1934 fest, dass die Krebszellen Glukose nicht durch Verbrennung, also mit Hilfe von Sauerstoff abbauen, sondern dies in einer Art Gärung – ohne Sauerstoff – durchführen und so Energie gewinnen. Das Besondere hierbei ist, dass die Krebszellen an keinem Mangel an Sauerstoff leiden und deswegen auf die anaerobe Energiegewinnung umstellen würden. Die Umstellung erfolgt also aus anderen Gründen.

Erhöhter Blutzuckerspiegel

Diese ungewöhnliche Art der Energiegewinnung der Krebszelle ist im Hinblick auf die Energieausbeute sehr unrentabel. Durch die Energiegewinnung über den fermentativen Weg wird nur ein Achtzehntel der Energie gewonnen gegenüber der Sauerstoffverbrennung in der Atmungskette – also 2 ATP anstelle von 36 ATP. Entsprechend mehr Glukose muss umgesetzt werden, um auf eine der Verbrennung vergleichbaren Energiemenge zu kommen. Die Konsequenz ist, dass die Krebszelle **ungewöhnlich viel Glukose aus den Blutbahnen entnehmen muss,** um genügend Energie zu gewinnen. Ein erhöhter Blutzuckerspiegel, wie er pathologisch beim Diabetes mellitus auftritt, kommt daher dem Stoffwechsel der Krebszelle sehr entgegen. Je mehr die Krebszelle an Zucker verbraucht, umso rascher vermehrt sie sich und umso aggressiver verhält sie sich. [79, 80] Ein erhöhter Blutzuckerspiegel ist daher für den Krankheitsverlauf ungünstig und verkürzt die Lebenserwartung.

Gestörte Fettoxidation

Aber nicht nur der Glukosestoffwechsel ist im Tumor gestört, auch der **Fettstoffwechsel** ist aus den Fugen geraten. In vielen Krebszellen ist auch die Verbrennung (Beta-Oxidation) der Fettsäuren gehemmt, um die Bildung von zellschädigenden Sauerstoffradikalen in der Krebszelle zu reduzieren. Aber gerade bei Drüsenepithelkarzinomen, Gliomen und in einigen Plattenepithelkarzinomen wie im Mund oder in der Blase tritt dennoch genau das Gegenteil ein. [81, 82] Die Verbrennung von Fettsäuren in der Beta-Oxidation ist bei diesen Tumorarten stark gesteigert, die dabei gewonnene Energie wird aber nicht in Wärme umgewandelt, sondern dient dazu, den übermäßigen zellschädigenden oxidativen Stress in der Krebszelle abzubauen. [83] Dabei passiert etwas Eigenartiges: Die abgebauten Fettsäuren werden dann nicht der Atmungskette zugeführt, sondern durch die Aktivität der Fettsäuresynthase, eines Enzyms, welches die Bildung von Fettsäuren fördert, wieder neu gebildet. Diese Krebszellen nehmen also die Fettsäuren aus dem Blut auf, verkleinern sie zunächst zu kurzkettigen Fettsäuren, danach zu noch kleineren Bausteinen, um schließlich aus ihnen wieder langkettige Fettsäuren mit Hilfe der Fettsäuresynthase neu herzustellen. Durch die ständige Bildung von neuen Fettsäuren verändert sich die Zusammensetzung der Zellmembran der Krebszelle, und dies ist vermutlich notwendig, damit sie sich fortlaufend vermehren kann. [84] Wird die Fettsäuresynthase gehemmt – was bis zu einem gewissen Grad durch bestimmte Flavonoide, die mit einer gemüse- und früchtereichen Ernährung aufgenommen werden – geschehen kann, dann stirbt auch die Krebszelle ab. Dies zeigen jedenfalls Versuche mit Krebszellkulturen. [85, 86]

Bestimmte Krebszellen wie die des Östrogenrezeptors positiven Mammakarzinoms und beim Prostatakarzinom können auch in ihrem Stoffwechsel und Wachstum hormonell gesteuert werden und hierbei spielt dann wieder der Fettstoffwechsel eine besondere Rolle. Wir gehen hierauf bei den Ernährungshinweisen zu den einzelnen Karzinomen

(➤ Kap. 5) je nach Lokalisation und histologischen Typus ausführlich ein.

2.2.3 Nicht gelingende Überwachung der Glukoseverfügbarkeit

Das Mittelhirn nimmt nicht nur einfach den Glukosespiegel im Blut wahr und reguliert ihn z. B. über die Hypophysen-Nebennierenrinden-Achse entsprechend (➤ 1.12.2), sondern lässt uns dies bei erhöhter Anflutung von Glukose zudem als ein Wohlgefühl erleben. Dies tritt besonders bei einem schnellen Glukose- und Insulinanstieg im Blut auf. Hierbei wird Dopamin, welches im Mittelhirn gebildet wird, vermehrt ausgeschüttet, und dies löst ein Wohl- oder sogar Glücksgefühl im Organismus aus. [87] Dopamin wird daher als Glückshormon bezeichnet. Im Mittelhirn greifen auch Drogen wie Alkohol, Nikotin oder Heroin ein, führen dabei noch stärker als der schnell ansteigende Blutzuckerspiegel zur Dopaminausschüttung. Im physiologischen Sinne wird hier so im Nerven-Sinnes-System die Sucht ausgelöst und damit kann dieser Bereich zu transzendentalen Aspekten des menschlichen Daseins in Verbindung gebracht werden.

In den Industrieländern wird dieses Glukoseüberwachungssystem durch die dauerhaft übermäßige Zuckeraufnahme und durch die Aufnahme von industriell verarbeiteten leichtverdaulichen Kohlenhydraten in der Ernährung vor besonderen Herausforderungen, wenn nicht Überforderungen gestellt. Das Mittelhirn wird dadurch ständig in einem Erregungszustand versetzt und in seiner eigentlichen Funktion bei der Überwachung der Glukosehomöostase gestört. [88] Damit treten je nach Ernährung und Konstitution größere Schwankungen im Glukosespiegel auf und übermäßige Glukoseerhöhungen werden immer häufiger. Verbunden mit lokalen Gegebenheiten, wie chronischen Entzündungen in bestimmten Bereichen des Organismus, Zellstoffwechselstörungen durch z. B. erhöhtem oxidativen Stress, Sauerstoffmangel oder andere nicht näher bekannte Ursachen, welche die Glykolyse in den betroffenen Zellen aktivieren, kann sich dann dieser Zellbereich aus den Gestaltungskräften des Organismus verabschieden und seine Eigentendenz entwickeln. Auf weitere Faktoren, die hierbei eine Rolle spielen, werden wir später eingehen.

Im Frühstadium eines erhöhten Drucks der Glukose auf die Zellen kann der Organismus eine Art Notbremse ziehen. Je nach Veranlagung löst das Mittelhirn bestimmte Stoffwechselveränderungen aus, indem es eine zentrale Insulinresistenz auslöst, die dann zur Entstehung einer peripheren Insulinresistenz führt, also zum Typ-2-Diabetes. [89] Nun ist den Zellen die Glukoseaufnahme verwehrt und damit das Risiko einer malignen Entartung erstmals gestoppt oder zumindest reduziert.

Anthroposophie

Gesamtheitlich spielt sich somit das Tumorgeschehen im Organismus in einer dysfunktionellen Polarität zwischen Nerven-Sinnes-System und Stoffwechselsystems ab. Das dysfunktionelle Mittelhirn und angrenzende Gebiete wie der Hypothalamus sind also neben lokalen Aspekten entscheidend am Tumorgeschehen beteiligt.

2.2.4 Rolle der Kohlenhydrate

Die geschilderten Aspekte weisen deutlich auf die Rolle der Ernährung, insbesondere der Kohlenhydrate bei der Krebsentstehung hin. Hieraus jedoch die Empfehlung abzuleiten, dass Kohlenhydrate zu meiden oder deutlich in der Ernährung zu reduzieren seien, wie es verschiedene Krebsdiäten empfehlen, halten wir für eine zu allgemeine, zu wenig differenzierte Schlussfolgerung. Die Ernährungsfragen für die Krebsprophylaxe und den Krebspatienten müssen bedeutend differenzierter beurteilt werden, was wir im Folgenden, insbesondere bei den einzelnen Tumorentitäten ausführen werden.

Nicht Mutationen von Genen oder epigenetische Veränderungen sind in den meisten Fällen die eigentliche Ursache der Erkrankung, sondern diese sind eher als Folgen von neuronalen, endokrinen, vegetativen und immunologischen Veränderungen einzustufen, die im direkten Zusammenhang mit der Ernährung und Bewegungsmangel stehen können. Die genetischen Mutationen und epigenetischen Veränderungen der Krebszellen sind aus dieser Sicht ganz anders zu beurteilen, als es in unzähligen naturwissenschaftlichen Publikationen geschildert wird. Sie sind mehr als Symptom denn als Ursache anzusehen. Wird der maligne Tumor, das Karzinom, mit seinen genetisch veränderten Zellen operativ entfernt, ist gerade im fortgeschrittenen Stadium der Patient noch nicht geheilt, da die eigentlichen Ursachen der Erkrankung von viel allgemeinerer, auf den gesamten Organismus bezogener Natur sind.

STUDIEN

Wir wollen hier noch auf einen besonderen Aspekt der neuronalen Aktivität in Zusammenhang mit den Krebsgeschehen hinweisen, den wir bereits erwähnt haben, um das Krebsgeschehen in seiner Malignität zu verstehen. Dies ist die adrenerge Hyperinnervation des Tumors, wodurch er wie ein Wundgebiet mit einer besseren Durchblutung versehen und vermehrt mit Nährstoffen versorgt wird. Auch die Immuntoleranz ist hiermit verbunden und zudem wird das maligne Geschehen so chronifiziert. Diese Aspekte spielen zum Verständnis der Rolle der antiinflammatorischen Wirkungen von körperlichen Aktivitäten und der antitumoralen Ernährungsweisen, um das Krebsrisiko bzw. das Rückfallrisiko zu vermindern, eine wichtige Rolle.

„Köstliche Gerichte verbannen Tabletten und Pillen, Nahrhafte Speisen sind das Mittel gegen alle Leiden.“
Chinesisches Sprichwort

2.3 Drüsenepithelkarzinome und Plattenepithelkarzinome

Aufgrund der Histologie lassen sich zwei große Gruppen von Krebsarten unterscheiden: die Plattenepithelkarzinome und die Drüsenepithelkarzinome. Auch innerhalb dieser Gruppen ist ein Karzinom nicht gleich Karzinom. Jedes Karzinom verhält sich sehr spezifisch gemäß der Tumorlokalisation und kann durch zahlreiche Faktoren wie Bewegung, Ernährung, Rauchen, Alkoholgenuss, Body-Mass-Index, Bauchfett, Körpergröße und andere Faktoren in unterschiedlicher Weise beeinflusst werden.

- **Plattenepithelkarzinome** treten in der Haut, im Mund- und Rachenbereich, teilweise in der Lunge, im Ösophagus und im Gebärmutterhals auf. Im Plattenepithelgewebe liegen die Epithelzellen wie Platten nebeneinander und ein Karzinom, welches hier entsteht, wird Plattenepithelkarzinom genannt. Wenn in der Haut dagegen in der untersten Schicht in der Basalschicht ein Tumor entsteht, wird es Basalzellkarzinom oder Basaliom genannt, das deutliche Unterschiede im Stoffwechsel und Verhalten zum Plattenepithelkarzinom der Haut aufweist – hierzu mehr im Kapitel zu den Karzinomen der Haut.
- **Drüsenepithelkarzinome** entwickeln sich im Magen-Darm-Bereich und in anderen Organen, wo Hohlräume mit Drüsenepithel ausgekleidet sind.

Beide Karzinomtypen, die Plattenepithel- und die Drüsenepithelkarzinome, verhalten sich sehr unterschiedlich in ihrem Stoffwechsel, was sich in der entgegengesetzten Risikoerhöhung im Zusammenhang mit Über- und Untergewicht für beide Tumorarten äußert. Je übergewichtiger ein Mensch ist, umso grösser wird das Risiko für ihn, an einem Drüsenepithelkarzinom zu erkranken. Umgekehrt verhält es sich bei einem Plattenepithelkarzinom: Je magerer ein Mensch ist, umso mehr steigt für ihn das Risiko für die Erkrankung an einem Plattenepithelkarzinom. Im Bereich des Normalgewichtes überschneiden sich beide Tumorarten in ihrem Auftreten. Geht das Gewicht jedoch in die eine oder andere extreme Richtung, steigt das Risiko übermäßig an einem Plattenepithel- bzw. an einem Drüsenepithelkarzinom zu erkranken. Damit die eine oder die andere Tumorart einseitig vermehrt auftritt, müssen also die Stoffwechselbedingungen sehr unterschiedlich sein.

Das Krebsrisiko wird bei bestimmten Tumorlokalisationen auch durch das **Geschlecht** beeinflusst und die Bedeutung des Über- oder Untergewichtes tritt zurück. Beispielsweise bei Frauen spielt das Übergewicht hinsichtlich eines Kolonkarzinomrisikos eine bedeutend geringere Rolle als bei Männern. Das Geschlecht beeinflusst auch überhaupt die Häufigkeit des Auftretens von Drüsen- und Plattenepithelkarzinomen. Plattenepithelkarzinome treten insgesamt häufiger beim Mann auf, Drüsenepithelkarzinome dagegen häufiger bei der Frau.

Eine besondere Rolle nimmt das **Mammakarzinom** ein. Entwicklungsgeschichtlich weist die Brustdrüse einen zweifachen Ursprung auf. Einerseits entsteht die Brustdrüse aus dem gleichen ursprünglichen Gewebe wie die Haut, andererseits hat sie Anteile, die demselben Embryonalgewebe entspringen wie das Fettgewebe. Beide Anteile können maligne (bösartig) entarten und verhalten sich dann hinsichtlich der Metastasierung und anderer Aspekte sehr unterschiedlich.

2.3.1 Magerkeit und Übergewicht als risikofördernde Faktoren

Erst seit etwa 40 Jahren wächst der Anteil an Übergewichtigen und Fettleibigen in den westlichen Ländern rasant. Vor hundert Jahren waren die Menschen in der westlichen Welt weniger übergewichtig als heute und daher standen damals andere Tumorarten im Vordergrund als heute. In verschiedenen Entwicklungsländern hat sich der Ernährungszustand nicht so rasant geändert und Übergewicht tritt auch heute dort selten auf. Entsprechend hat sich dort die Häufigkeit der Krebsarten nicht geändert. So machen heute noch auf dem indischen Subkontinent und in anderen Teilen Asiens zum Beispiel Krebserkrankungen (Plattenepithelkarzinome) des Mund- und Rachenbereiches 40–50 % aller Krebsarten aus, während z. B. in Schweden nur etwa 1 % aller Krebserkrankungen im Mund auftreten. [97]

Übergewicht ist heute für die Krebserkrankung einer der bedeutendsten Risikofaktoren. [2] So werden Todesfälle zum Beispiel infolge eines Kolonkarzinoms bis zu etwa 70 % auf Übergewicht zurückgeführt. Das Drüsenepithelkarzinom (Adenokarzinom) tritt an folgenden Organen auf: Ösophagus (teilweise), Endometrium, Pankreas, Kolon, Rektum, Leber, Gallenblase und Niere, Prostata, Ovarien, Schilddrüse, Zervix (teilweise), Brust (teilweise), Bronchien (teilweise). Durchschnittlich wird bei 35 % der Karzinome Übergewicht als ausschlaggebender Faktor angesehen. [90] Wissenschaftlich ist heute nachgewiesen, dass Übergewicht mit dem Zustand einer chronischen allgemeinen Entzündung im Organismus einhergeht, weil Fettzellen kontinuierlich entzündungsfördernde Botenstoffe aussenden. Auch ein erhöhter Sympathikotonus tritt mit der Zeit ein (➤ 1.9, ➤ 1.10.4) Auch dies wiederum fördert das Risiko, an Krebs zu erkranken.

Der magere Mensch verbrennt eher Fett zur Energiegewinnung, der Übergewichtige eher Glukose. [91] Es gibt natürlich auch hier eine Mittellage, und dies führt dann eher zum Normalgewicht, das im Allgemeinen das niedrigste Krebsrisiko aufweist. Zucker wird bei konstitutionell mageren Menschen zum Teil gar nicht erst vom Darm aufgenommen. Durch die erhöhte Verbrennung von Fettsäuren zur Energiegewinnung in den Zellen entstehen jedoch vermehrt Sauerstoffradikale, welche zu einem erhöhten Risiko für eine Krebserkrankung beitragen können. So weisen prämenopausale Frauen mit festem Brustdrüsengewebe, die eher schlank sind, einen erhöhten Wert an Sauerstoffradikalen in Form von Peroxiden auf. [92, 93] Entsprechend zeigen magere Menschen ein erhöhtes Risiko für eine Krebserkrankung. Diese treten v. a. als Plattenepithelkarzinome auf und damit an der Haut, im Mund-Rachen- und Kehlkopfbereich, sowie zum Teil in der Lunge, auch im Ösophagus und an der Zervix und am Anus. Magere Menschen, die rauchen, zeigen ein deutlich erhöhtes Risiko, an einem Plattenepithelkarzinom der Lunge zu erkranken, während Übergewichtige und insbesondere Adipöse ein bedeutend geringeres Risiko aufweisen. Gegenüber Normalgewichtigen ist ihr Risiko, für ein Plattenepithelkarzinom der Lunge um 50 % reduziert. [94] Hier stellt also Fettleibigkeit einen Schutzfaktor gegenüber einer Krebserkrankung und zwar gegenüber einem Plattenepithelkarzinom der Lunge dar. Rauchen erhöht den Sympathikotonus und damit die Energieumsatzrate. Daher ist der Raucher meist schlank. [95] Wenn jedoch Überwicht bei Rauchern vorliegt, dann kann offensichtlich der Sympathikotonus nicht auf den Energieumsatz einwirken. Die entsprechenden Rezeptoren weisen bei diesen Menschen eine andere Konfiguration auf. Im Sinne der Wesensglieder gesprochen, ist hier der Lebensleib mit seinem aufbauenden Stoffwechselprozesse überwiegend und dominant tätig, sodass der Seelenleib nicht in ihm hemmend und abbauend hineinwirken kann, was offensichtlich gegenüber dem Plattenepithelkarzinom der Lunge protektive Wirkungen ausübt. [44] Diese Interpretation unterstreicht die Rolle des Sympathikotonus und sein Wirken in den Stoffwechsel der Zellen bei der Krebsentstehung.

Auch bei prämenopausalen Frauen kann Übergewicht einen Schutzfaktor gegenüber einem Östrogenrezeptor-positiven Mammakarzinom darstellen. [96] Übergewichtige Frauen weisen ein geringeres Risiko auf, hieran zu erkranken. Wir erklären dies damit, dass bei diesen Frauen ein verringerter Sympathikotonus und ein erhöhter Vagotonus vorherrscht, was krebsschützend wirken kann. Erst wenn durch Übergewicht auch ein erhöhter Sympathikotonus ausgelöst wird, steigt auch das Krebsrisiko.

GUT ZU WISSEN

Aus den Studien zu den Risikofaktoren wie Über- und Untergewicht ergibt sich die Schlussfolgerung, dass ein spezifischer einseitiger evtl. krankhafter Stoffwechsel mit der Krebserkrankung einhergeht. Krebs kann also auch als eine Art von Stoffwechselerkrankung angesehen werden.

2.3.2 Antitumorale Wirkung einer gezielten Diät

Die erstaunlichen Resultate, die mit gezielten Diäten bei Krebspatienten erreicht wurden, überraschten viele Forscher und stoßen auch zum Teil auf Skepsis hinsichtlich ihrer Interpretation. Skeptiker vermuten, dass die Patienten, die sich gesund ernähren, überhaupt gesünder sind und von daher prognostisch besser abschneiden als die Patienten, die keine besondere Diät berücksichtigen. Somit läge es gar nicht an der gezielten Diät, die die Überlebenszeit und die Lebensqualität der Krebspatienten verbesserte, sondern die Studien würden über die gezielte Diät Patienten erfassen, die sowieso gesünder sind und daher auch eine bessere Prognose hätten. Die Patienten in den verschiedenen Gruppen wären also gar nicht miteinander vergleichbar. Zudem erfassen epidemiologische Studien keine kausalen Zusammenhänge und können sie somit auch nicht belegen, nämlich, dass die Ernährung ursächlich eine antitumorale Wirkung ausübe. Dieser Einwände sind wohl nicht ganz von der Hand zu weisen, sie können aber durch zwei Aspekte entkräftet werden.

- Erstens: In Tierversuchen, mit Krebszellkulturen und einigen pharmakologischen Untersuchungen mit Krebspatienten wurde eindeutig nachgewiesen, dass die Inhaltsstoffe der Pflanzen, die wir beschrieben haben, signifikante antitumorale Wirkungen haben. Hierzu sind so viele Studienergebnisse von verschiedenen Forschungsinstituten publiziert worden, dass diese Ergebnisse von Wissenschaftlern nicht mehr in Frage gestellt werden. [98, 99, 100, 101, 102, 103, 104] Damit ist auch ein kausaler Zusammenhang in den hier referierten epidemiologischen Studien nicht mehr auszuschließen, auch wenn er damit in der Praxis noch nicht belegt ist. Auch lässt sich in vielen epidemiologischen Studien eine Dosis-Wirkungs-Beziehung aufzeigen, was eher auf eine kausale Beziehung hinweist.
- Zweitens: Wenn eine Selektion der prognostisch günstigeren Fälle über eine Ernährung erfolgte, müsste diese Ernährung durchwegs gute antitumorale Resultate erbringen. Dies ist aber nicht der Fall, wie wir bereits ausgeführt haben. Je nach Tumorart zeigen einzelne vegetarische Nahrungsmittel besonders günstige, andere wiederum nicht oder sogar nachteilige Wirkungen bei Krebspatienten und in der Karzinomprävention. Es zeigen sich in der erwähnten Adventisten-Studie deutliche Unterschiede in der antitumoralen Wirkung bei bestimmten Tumorentitäten, je nachdem, ob sich jemand z. B. ovo-lakto-vegetarisch oder vegan oder pesco-vegetarisch ernährt. Dies stimmt auch mit Ergebnissen anderen Studien überein. Dass durch diese Unterscheidung prognostisch günstigere Fälle selektioniert werden, ist unwahrscheinlich und deutet auf eine **ursächliche antitumorale Wirkung** hin. Auch die unterschiedlichen Wirkungen der einzelnen pflanzlichen Nahrungsmittel wie z. B. **Zitrone** oder **Apfel** hinsichtlich der Krebshäufigkeit und der Rückfallhäufigkeit lässt einen ursächlichen Zusammenhang zwischen Nahrungsmittel und Tumorerkrankung wahrscheinlich erscheinen. Weiterhin belegen **Zwillingsstudien** mit Zwillingsbrüdern und Zwillingsschwestern, einen engen Zusammenhang zwischen Ernährung und Krebserkrankung.

Wir können Folgendes zusammenfassen. Eine allgemein pflanzliche Ernährung wirkt oft erniedrigend auf das Krebsrisiko und positiv auf die Prognose von Krebsüberlebenden. Zudem gibt es jedoch auch eine gezielte spezifische Wirkung bestimmter Gemüsearten und Früchte sowie anderer Nahrungsmittel auf bestimmte Krebsarten und Krebslokalisationen. In klinischen Studien, bei denen dies nicht berücksichtigt wurde und auch nachträglich nicht mehr überprüft werden konnte, zeigten sich in den Endergebnissen keine eindeutigen Wirkungen der Diät auf die Rückfallhäufigkeit und Krebsmortalität.

TIPP

Verschiedene Gemüsearten, Früchte, Tees, Kaffee, Milchprodukte, Nüsse und Vollkorngetreide wirken also nicht nur grundsätzlich allgemein gesundend bei Krebspatienten, sodass alle davon gleich profitieren würden, sondern die Studienergebnisse deuten auch auf spezifische antitumorale Wirkung einzelner Nahrungsmittel je nach Tumorlokalisation hin.

Da die Tumorarten auch offensichtlich mit speziellen Stoffwechselsituationen im Organismus verbunden sind, scheint hier eine über die allgemeine Fitnessstärkung hinausgehenden Wirkung vorzuliegen. Der Vorwurf, dass die positiven Resultate der zahlreichen epidemiologischen Studien allein auf die ungleiche Auswahl der Patienten in den Vergleichsgruppen zurückzuführen seien, greift unserer Meinung nach zu kurz.

Nicht nur die Zelle, sondern das Terrain

EXKURS

Prof. T. Colin Campbell von der Cornell Universität, USA, ist Verfasser einer der größten Studien über die Beziehung von Krebs und Ernährungsgewohnheiten. Er vergleicht die drei Stadien des Tumorwachstums (Initiation, Promotion und Progression) mit dem Wachstum von Unkraut. Die Initiation ist der Augenblick, in dem ein Samenkorn in den Boden gelangt. Die Promotion ist die Phase, in der das Samenkorn eine Pflanze wird. Und die Progression ist die Phase, in der es zum Unkraut wird, unkontrolliert wächst, in Blumenbeeten eindringt, Gartenwege durchwuchert und sich bis zum Bürgersteig ausbreitet. Eine Pflanze, die nicht wuchert, ist kein Unkraut. In dem Buch, das Campbell über seine 35-jährigen Forschungen zur Rolle der Ernährung bei Krebs geschrieben hat, kommt er zum Schluss: „Das Wachstum (von Krebs) ist reversibel, je nachdem, ob der frühe Mikrotumor die erforderlichen Bedingungen vorfindet oder nicht. Auf diesem Niveau spielt die Ernährung eine so wichtige Rolle. Bestimmte Faktoren (Förderer) begünstigen das Krebswachstum. Andere (Anti-Förderer) hemmen es. Der Krebs gedeiht, wenn er auf mehr Förderer als Antiförderer trifft. Es wächst langsamer oder hört auf zu wachsen, wenn die Antiförderer überwiegen. Es ist ein Mechanismus wie bei der Waage. Wir können gar nicht genug betonen, wie wichtig die Reversibilität ist."

Wir können hier hinzufügen, dass in dieses Geschehen ganz entscheidend die **Ernährungsweise** sowohl als **Förderer** wie auch **Antiförderer** eingreifen kann. Durch die heute zahlreichen Ergebnisse aus epidemiologischen Studien zu den einzelnen Nahrungsstoffen kennen wir heute die Förderer und Antiförderer beim Krebsgeschehen gut genug, um hieraus praktische Folgerungen für die tägliche Ernährung zu ziehen.

Prof. Richard Beliveau von der Universität in Montreal, Kanada, der ebenfalls die Zusammenhänge zwischen Krebs und Ernährung seit über 30 Jahren erforscht und hierzu zahlreiche Bücher publiziert hat, kommt zum gleichen Schluss. Er formuliert es so: „Damit eine Krebserkrankung überhaupt entstehen kann, muss die einzelne Krebszelle sich auf die Kollaboration ihres umgebenden Gewebes verlassen können. Wir haben fast alle Krebs, aber in den meisten Fällen bleiben diese als Mikrotumoren verborgen und erreichen nie das Stadium einer Krebserkrankung. In anderen Worten, wir sind alle biologisch prädisponiert für eine Krebsbildung, aber gleichzeitig weisen wir biologisch Stoffwechselmechanismen auf, die das Fortschreiten dieser Mikrotumoren in eine bösartige Krebserkrankung verhindern. Diese Mechanismen können wir durch bestimmte Ernährungsmaßnahmen entscheidend beeinflussen." [105]

Stellenwert der Studien

Ermöglichen es also die inzwischen kaum noch in ihrer schieren Menge überblickbaren epidemiologischen Studienergebnisse, gezielte diätetische Empfehlungen zu Ernährungsfragen für einen bestimmten Krebspatienten oder krebsgefährdeten Menschen zu geben? Wir meinen ja, wenn auch deutlich folgende Einschränkungen gemacht werden müssen. Diese treffen aber ebenso für alle klinischen Studien zu.

Die epidemiologischen wie auch klinischen Studien erlauben immer nur Aussagen für ein Kollektiv. Ob die Erkenntnisse dieser Studien auch auf einen einzelnen Patienten mit seinen individuellen

Gegebenheiten übertragen werden können, muss in jedem Falle einzeln beurteilt werden. Gerade bei Ernährungsfragen spielen individuelle Aspekte wie Verträglichkeit, Konstitution, Alter, hormoneller Status, Essgewohnheiten, Arbeitsverhältnisse und vieles mehr, was die Krebsdisposition und Gefährdung erhöhen oder erniedrigen kann, eine ganz besondere Rolle und die Raster, welche die epidemiologischen Studien anwenden, können hiervon immer nur einen Bruchteil erfassen. Hieraus könnte der Schluss gezogen werden, dass man die Studienergebnisse der epidemiologischen Studien für den einzelnen Menschen für wenig aussagekräftig hält. Hierbei wird aber verkannt, dass die Studienergebnisse in ihrer Masse, in ihrer länderspezifischen Vielfalt und in ihren differenzierten und zum Teil konträren Schlussfolgerungen dann doch bei **kritischer** und **sachverständiger Beurteilung** für den einzelnen Patienten Schlussfolgerungen hinsichtlich seiner Ernährungsweise erlauben, die seinen Krankheitsverlauf entscheidend beeinflussen können. Bei ihrer Beurteilung braucht es also gewisse Gesichtspunkte, die wir versuchen auch unter Berücksichtigung der anthroposophischen Menschenkunde heraus zu arbeiten.

2.4 Geschmackspräferenzen der Organe – die Bedeutung von Bitterstoffen

Jedes Organ im Organismus reagiert unterschiedlich bei der Verstoffwechselung von verschiedenen Nahrungsmitteln. Während z. B. Milch sich als prognostisch günstig bei Kolonkarzinom erweist, verhält es sich genau umgekehrt beim Prostatakarzinom. Die Prostata reagiert also ganz anders auf Milch als der Dickdarm im Falle einer Krebserkrankung. Dies trifft ebenfalls im gesunden Zustand zu, denn auch das Krebsrisiko wird durch Milch in beiden Organen entgegengesetzt beeinflusst. Auch für die anderen Organe, wie Lunge, Magen, Ovar, Mamma, Gehirn lassen sich unterschiedliche Reaktionen auf z. B. Gemüse und Früchte, auf Nüsse, auf Fleisch und vieles mehr nachweisen.

2.4.1 Geschmacksknospen der Organe

Wie nehmen die Organe die einzelnen Lebensmittelkomponenten wahr? Die naturwissenschaftliche Forschung steht hier erst am Anfang, uns Antworten auf diese Frage zu geben. Forschungen zeigen, dass vermutlich jedes Organ zahlreiche Geschmacksnerven aufweist. Nicht nur auf der Zunge im Mund sind **Geschmacksknospen** lokalisiert, sondern auch im **gesamten Organismus.** Geschmacksknospen zur Wahrnehmung von Bitterstoffen wurden in der Brustdrüse, Lunge, Nasennebenhöhlen, Gehirn, Haut, neuroendokrinen Organen, im Magen-Darm-Trakt, in der Bauchspeicheldrüse, Haut, Plazenta und im Hoden nachgewiesen. Auch Geschmacksnerven zur Wahrnehmung von süßen Lebensmitteln wurden in der Lunge nachgewiesen. Im Zusammenhang mit einer Krebserkrankung ist aber gerade die Wahrnehmung von Bitterstoffen von besonderer Bedeutung. Viele Bitterstoffe, wie z. B. Chloroquin, Quinidine, Bitter Lemon Extract, Cucurbitacins, Bitterstoffe im Espresso, Chicorée, Endivien haben sich als antitumoral wirksam erwiesen.

2.4.2 Bitterstoffe

Bitterstoffe können bei Krebszellen den programmierten Selbstuntergang (Apoptose) induzieren. Bezeichnenderweise entziehen sich Krebszellen daher der Wirkung von Bitterstoffen, indem sie die Anzahl der Geschmacksnerven für Bitterstoffe reduzieren. Dies konnte bei Krebszellen von verschiedenen Mammakarzinomen nachgewiesen werden. [106] Die verminderte Anzahl von Geschmacksnerven für Bitterstoffe geht auch mit einer Erhöhung der Chemoresistenz von Karzinomzellen der Bauchspeicheldrüse einher. [107] Hiermit wird aufgezeigt, dass Bitterstoffe eine wichtige Komponente in unserer täglichen Ernährung sind, um das Krebsrisiko zu vermindern. In industriell hergestellten Lebensmitteln wird häufig die Entfernung von Bitterstoffen angestrebt, weil diese einer genüsslichen Geschmackwahrnehmung entgegenstehen. In vielen Kulturpflanzen sind die Bitterstoffe zunehmend herausgezüchtet worden, damit sie mehr unseren Geschmackspräferenzen entsprechen.

2

GUT ZU WISSEN

Bitterstoffe kommen heute vorwiegend in Wildpflanzen und in einigen speziellen Pflanzen vor, die häufig auch Heilmittelcharakter aufweisen, wie Artischocken, Hopfen, Ingwer, Enzian, Löwenzahn, Olivenblatt.

Während das Süße, Salzige oder das Saure den Vagustonus erniedrigt, gemessen an der Herzfrequenzvariabilität, und damit auf eine Krebsentwicklung förderlich wirken können, hatte der bittere Geschmack hierauf keinen Einfluss. [108] Bitterstoffe wirken auch beruhigend und entzündungshemmend wie z. B. Hopfen.

Anthroposophie

Mit der Aufnahme von Bitterstoffen werden aus anthroposophischer Sicht die höheren Wesensebenen enger mit den unteren verbunden. Der Mensch erlebt sich durch die Wahrnehmung von Bitterstoffen in seinen Organismus gefestigter und bewusster. Dies sind entscheidende Faktoren, um verschiedenen Krankheiten entgegenzuwirken, u. a. auch Krebs, bei denen eine grundsätzliche Lockerung der Wesensebenen vorliegt.

2.5 Stellenwert antitumoraler Ernährungsdiäten?

Von verschiedenen Wissenschaftlern und Ärzten wird eine Low-Carb-Diät, ähnliche Diätformen oder die weitergehende ketogene Diät nicht nur bei einer Krebserkrankung, sondern auch bei Morbus Alzheimer, Morbus Parkinson und bei Adipositas empfohlen. Kohlenhydratreduzierte Diäten sind z. B. als Atkins Diät, Coy Diät, Low-Carb-Diät, Diät der Steinzeitjäger, Logi Methode oder einfach als Anti-Krebs-Diät bekannt und werden häufig von Krebspatienten angewendet.

Wir befassen uns eingehender mit der ketogenen Ernährungsweise, weil bei dieser Diät deutlich wird, dass individuelle Aspekte bei einer Krebserkrankung für den Erfolg oder für das Misslingen dieser Diät entscheidend sind. Zudem liegen zu diesen Diäten zahlreiche Publikationen vor, wobei wissenschaftlich-klinische Studien hinsichtlich der antitumoralen Wirksamkeit dieser Ernährungsform nur im sehr beschränkten Masse vorhanden sind.

2.5.1 Ketogene Diät

GUT ZU WISSEN

Die ketogene Diät ist eine Ernährungsweise, bei der auf Kohlenhydrate weitgehend verzichtet wird. Erreicht wird diese Umstellung durch die fast ausschließliche Ernährung mit Fetten und einen begrenzten Anteil an Eiweißen. Die Reduktion der Kohlenhydrate in der ketogenen Ernährung erfolgt von 50 % auf 5–9 %. Der Organismus kann daher seinen Energiebedarf nur noch aus Fett und den aus ihnen entstehenden Ketonkörpern gewinnen.

Die Ketonkörper ersetzen die Glukose, die sich bei gewöhnlicher Ernährung aus den Kohlenhydraten bildet oder direkt als Süßstoff aufgenommen wird, bei der Energiegewinnung. Die Organe wie z. B. das Gehirn, die zur Energiegewinnung v. a. Glukose benötigen, können bei Mangel an Glukose auf die Verbrennung von Ketonkörpern umstellen. Diese diätetische Ernährung führt zu einer dem Hungerstoffwechsel vergleichbaren Energiegewinnung, jedoch ohne Kalorieneinschränkung. Eine ketogene Diät wird therapeutisch v. a. bei Kindern mit pharmakoresistenter Epilepsie eingesetzt.

Charakteristika

Bei der ketogenen Diät geht es nicht nur darum, die leicht verdauliche Form von Kohlenhydraten zu vermeiden, sondern überhaupt, also auch Vollkornprodukte und stärkehaltige Früchte und Gemüsearten stark zu reduzieren. Während in unserer westlichen Ernährungsweise etwa 50 % der aufgenommen Hauptnährstoffe **Kohlenhydrate** sind, machen sie bei der ketogenen Diät nur 5–9 % der aufgenommenen Nährstoffe aus. Dagegen weitet sich der Anteil der **Fette** bei der ketogenen Diät auf 70–75 % der aufgenommenen Hauptnährstoffe aus. Die anderen Low Carb-Diäten liegen zwischen diesen beiden

Extremen bei der Kohlenhydrataufnahme. Bei einer 2000 Kalorien/Tag sieht die Zusammensetzung der ketogenen Diät dann so aus: Kohlenhydrate werden bei der ketogenen Diät in der Regel täglich in der äußerst geringen Menge von ca. 25 Gramm (100 Kalorien – 5 % der Gesamtkalorien), dagegen Fette in der beträchtlichen Menge von etwa 165 Gramm (1500 Kalorien – 75 % der Gesamtkalorien) und Proteine in der erhöhten Menge von 100 Gramm (400 Kalorien – 20 % der Gesamtkalorien) verzehrt. Eine Scheibe Schwarzbrot wiegt bereits etwa 35 Gramm und lässt für die Einhaltung der möglichen täglichen Aufnahme an Kohlenhydraten wenig weiteren Spielraum, sodass bei dieser Diät kohlenhydratarme Brote gegessen werden, für deren Herstellung v. a. gemahlene Mandeln anstatt von Getreide genommen werden.

Die ketogene Diät blickt auf eine lange therapeutische Anwendungstradition bei jugendlicher Epilepsie und bei Diabetes mellitus zurück. Bevor es Antidiabetika gab, war sie die Therapie der Wahl bei Diabetes mellitus. Hier können die Stoffwechselschäden durch die ketogene Diät reduziert werden. Die ketogene Diät wird heute noch bei jugendlicher Epilepsie eingesetzt und hat sich hierbei in vielen Fällen als wirksam erwiesen. Sie hat wiederholt zur Ausheilung dieser Erkrankung geführt.

Die Rolle der **ketogenen Diät** in der Therapie einer **Krebserkrankung** wird von Fachleuten sehr unterschiedlich beurteilt.

- Während einige Wissenschaftler von der ketogenen Diät zur **Prognoseverbesserung** von Krebspatienten oder Risikominderung gegenüber Rückfällen bei einer Krebserkrankung voll überzeugt sind,
- raten andere mit derselben Vehemenz von dieser Diätform ab und stufen sie als eine **Mangelernährung** ein, die den Körper auf längere Sicht schaden und unter Umständen auch einen **nachteiligen Einfluss** auf die Krebserkrankung ausüben könnte.

Diese Schwarz-Weiß-Fronten stehen sich fast wie Glaubenskrieger gegenüber. Wir wollen hier versuchen, die Fronten etwas aufzuweichen, indem wir aufgrund von klinischen Studien und Einzelverläufen sowie anhand von Stoffwechselcharakteristika der Patienten wie auch des Tumors ein differenziertes Verständnis herausarbeiten.

Auswirkungen auf das Stoffwechselgeschehen

Was bewirkt die ketogene Diät? Indem keine Kohlenhydrate mehr aufgenommen werden, erniedrigen sich der **Blutzuckerspiegel** und die **Insulinwerte.** Der Blutzuckerspiegel wird bei gesunden Menschen durch eine ketogene Diät auf dem lebensnotwendigen Niveau („Nüchternzucker") konstant gehalten. Die Energiegewinnung erfolgt nun v. a. durch Beta-Oxidation von **Fettsäuren.** Infolge des gesteigerten Fettstoffwechsels werden nach kurzer Zeit, wenn die Glukosereserven im Organismus aufgebraucht sind, in der Leber aus Abbauprodukten der Fettsäuren Ketonkörper gebildet. Ihre Werte steigen im Blut an und es entsteht eine **Ketose.** Die Ketonkörper können im Gegensatz zu Glukose und Fettsäuren von allen Zellen im Körper als Energiequelle genutzt werden. Auch Nervenzellen, die ausschließlich Glukose als Energiequelle benötigen und keine Beta-Oxidation von Fettsäuren durchführen, können ihre Energie in dieser besonderen Ernährungssituation ebenfalls zu 80 % aus Ketonkörpern gewinnen. Auf diese Weise ernähren sich Nervenzellen sonst nur beim Fasten, denn hierbei steigen ebenfalls die Ketonkörper im Blut an. Beim Herz geschieht die Energiegewinnung umgekehrt. Hier werden v. a. die Fettsäuren zur Energiegewinnung gebraucht, es kann aber ebenfalls seine Energie aus den Ketonkörpern erzeugen. Da der Organismus überschüssige Ketonkörper nicht im Körper wie Fett ablagern kann, scheidet er sie im Urin aus. Hier können sie mit Teststäbchen nachgewiesen werden und dies dient als Kontrolle, wieweit eine Ketose im Stoffwechsel durch die Diät eingetreten ist.

Die Ketonkörper sind im Gegensatz zu den Fettsäuren wasserlöslich und nehmen damit eine gewisse Mittelstellung zwischen Fettsäuren und Glukose ein.

Auswirkungen bei Krebserkrankungen

Die Wirkung der ketogenen Diät wird bei einer Krebserkrankung meist mit der Annahme begründet, dass das Krebsgeschehen seine Energie ausschließlich durch Glukose gewinnen kann, die durch die reduzierte Zufuhr von Kohlenhydraten dem Körper entzogen wird. In der Tat ist Krebs auf Unmengen von Glukose aus dem Blut angewiesen. Es gibt jedoch Ausnahmen – Ausnahmen sind hierbei das Prostatakarzinom, bestimmte Mammakarzinomtypen und vielleicht Karzinome der Nierenrinden, die v. a. aus Fettsäuren Energie und ihre Baubestandteile gewinnen.

Glukose und wachstumsfördernde Wirkung

Beim Östrogenrezeptor-positiven Mammakarzinom von prämenopausalen Frauen geht die wachstumsfördernde Wirkung vermehrt von hormonellen Einflüssen aus und der Einfluss von einer erhöhten Glukoseverfügbarkeit tritt für die Malignität zurück. Studien zur Häufigkeit von Krebsarten bei einer Typ-2-Diabetes-Erkrankung können uns folgende Hinweise geben:

- Folgende Tumorarten reagieren auf eine erhöhte Glukosezufuhr mit **Wachstum:** Tumoren der Gebärmutter, Blase, des Pankreas, Kolons, Rektums, der Leber, Lunge (Adenokarzinom und kleinzelliges Lungenkarzinom) und der postmenopausalen Brustdrüse. [109, 110]
- Dagegen wurde bisher **keine risikoerhöhende** Beziehung zwischen erhöhten Blutglukosewerten und Karzinomen bei der Haut und bei Plattenepithelkarzinomen, prämenopausaler Brustdrüse (Östrogenrezeptor-positive Mammakarzinome) und Gehirntumoren festgestellt. [110, 111, 112, 113, 114, 115]

Das Risiko, an einem Prostatakarzinom und an einem Melanom zu erkranken, ist sogar ebenfalls bei Diabetikern erniedrigt. [113, 116] Hier liegen also andere Stoffwechselprozesse vor als bei den Karzinomen, die gehäuft bei Diabetikern auftreten.

Bei den Tumorentitäten, für deren Entstehung keine Beziehung zu einer erhöhten Glukoseverfügbarkeit festgestellt wurde, wäre nach unserer Hypothese auch eine ketogene Diät zurzeit kaum vertretbar. Bei den Tumorarten, wo dieser Zusammenhang jedoch besteht und z. T. auch klinische Studien zur Unbedenklichkeit und auch Hinweise zur antitumoralen Wirksamkeit dieser Diätform vorliegen, könnte eine ketogene Diät also durchaus vom Patienten als eine diätetische Unterstützung seiner Therapie in Betracht gezogen werden. Bei diesen Tumorarten steht die Glykolyse für ihre Vermehrung der Krebszellen im Vordergrund, wie dies z. B. beim triple-negativen Mammakarzinom und Gebärmutterkarzinom aufgezeigt werden konnte. Hier geht mit einer deutlich erhöhten Glykolyse meist eine Erhöhung der inflammatorischen Tumorprozesse einher.

Ein Hauptargument zur antitumoralen Wirksamkeit der ketogenen Diät ist, dass der Tumor durch diese Ernährungsweise von seiner Glukosezufuhr abgeschnitten und damit in seinem Wachstum gehemmt wird. Gemäss der Vorstellung von verschiedenen Wissenschaftlern und Ärzten soll der Krebs durch eine weitgehend kohlenhydratfreie Ernährung gleichsam ausgehungert oder zumindest auf Magerkost gesetzt werden.

GUT ZU WISSEN

Der Erfolg einer ketogenen Diät setzt also voraus, dass Krebszellen auch bei Mangel an Glukose nicht auf andere Energiequellen wechseln und somit auch nicht überleben können. Diese Hypothese trifft jedoch nicht allgemein zu, wenn wir die Erkenntnisse mit Zellkulturen und In-vivo-Versuchen mit Krebstiermodellen als allgemein gültig ansehen. [117, 118, 119, 120] Eine Krebszelle allein oder in Symbiose mit ihren tumorassoziierten Fibroblasten kann in Ermangelung von Glukose ihren Stoffwechsel so umstellen, dass sie von der Glukosezufuhr aus dem Blut weitgehend unabhängig wird. [121]

Hintumoren

Mehrere klinische Studien versuchen die Wirksamkeit der ketogenen Diät bei Patienten mit Gliomen nachzuweisen. Warum gerade bei dieser Tumorart? Bei Gliomen ist die oben erwähnte symbiontische Beziehung zwischen Krebszelle und tumorassoziierten Fibroblasten so nicht gegeben, da hier die Krebszellen mit den Neuronen eine Symbiose bilden. [122] Diese weisen keine Beta-Oxidation auf und können damit aus Fettsäuren keine Energie gewinnen, die sie dann den Krebszellen evtl. zur Verfügung stellen könnten. Somit wäre denkbar, dass Gehirntumoren etwas empfindlicher auf einen Glukosemangel reagieren würden als andere Tumorarten. Bei In-vitro-Versuchen mit Gliomazellen waren diese unfähig, einen Mangel an Glukose durch Verstoffwechselung von Ketonkörpern auszugleichen. [123] In Tierversuchen der Forschergruppe um Seyfried zeigte sich, dass jedoch allein eine ketogene Ernährung noch nicht zu einer Reduktion des implantierten Gehirntumors führt. Um dies zu erreichen, muss die Diät noch eine Futterbeschränkung, d. h. Kalorienrestriktion, beinhalten. Die ketogene Diät allein hatte in diesem Tierversuch auf das Gliomwachstum keinen Einfluss, wenn die Tiere zum Futter freien Zugang hatten. Erst wenn die Kalorienzufuhr so beschränkt wurde, dass sie durch den Grundumsatz im Stoffwechsel der Tiere ganz verbraucht wurde, macht sich die komplette Einschränkung der Kohlenhydrate durch eine Reduktion des Wachstums der Gliome bemerkbar. [124, 125] Da auch bei Diabetikern kein höheres Auftreten von Gehirntumoren festgestellt werden konnte, ja eher das Gegenteil, nimmt offensichtlich auch bei dieser Tumorart die Glukoseverfügbarkeit nicht eine dominante Rolle für ihr Wachstum ein. [111] Die Resultate könnten daher so interpretiert werden, dass eher die Nahrungsbeschränkung als der erniedrigte Glukosespiegel zu einer Reduktion des Wachstums der Gliome führte.

Da aber die Gliomzellen wie viele andere Karzinomzellen ebenfalls die Fettsäuresynthase deutlich aktiviert haben, können wir annehmen, dass sie im Zusammenhang mit dem Umbau der Fettsäuren auch Energie gewinnen können. [126] Wird ihre Fettsäuresynthase gehemmt, dann sterben die Gliomzellen ab. Es ist also durchaus denkbar, dass auch die Gliomzelle, die bisher v. a. glykolytisch gelebt hat, sich in Ermangelung von Glukose ihre Verstoffwechselung der Fettsäuren hochfährt und somit mit der Glukosemangelsituation fertig werden kann.

Ausweichen auf andere Nährstoffe

Weiterhin legen Untersuchungen nahe, dass die Krebszelle alle Nährstoffe, die ihre tumorassoziierten Fibroblasten liefern, auch nutzen kann. [121] So kann die Krebszelle – gemäß den Tier- und Zellkulturversuchen mit einem Mammakarzinommodell – aus Ketonkörpern und aus Laktat, die die Fibroblasten den Krebszellen zur Verfügung stellen, ihre Energie gewinnen, wie dies ganz normal zwischen Gehirnzellen und Astrozyten vor sich geht. [122]

GUT ZU WISSEN

Die Krebszellen werden durch diese Art von Versorgung sogar noch aggressiver. Beide Zelltypen des Tumors, die tumorassoziierten Fibroblasten und die Krebszellen, helfen sich ständig gegenseitig aus, sollte einer von ihnen in Bedrängnis kommen. Der Tumor hat damit mehrere Köpfe. Wird der eine abgeschlagen, dann sorgt der andere dafür, dass dieser Kopf schnell nachwachsen kann.

Krebszellen können weiterhin auch Eiweiß als Energiequelle nutzen. Diesen Aspekt wollen wir aber hier nicht behandeln, da er vermutlich erst im fortgeschrittenen Stadium der Krebserkrankung eine bedeutsame Rolle spielt.

Aus diesen Versuchen und aus klinischen Studien können wir folgern, dass die ketogene Diät im besten Falle die Ernährung und Energieversorgung von ausgesprochen glykolytisch gesteuerten Karzinomen erschweren, aber nicht unterbinden kann. Die Vorstellung, dass der Tumor durch eine ketogene Diät sozusagen ausgehungert werden könnte, steht also auf schwachen Beinen.

Weitere Wirkungen bei Krebserkrankungen

Die ketogene Diät weist aber noch andere Eigenschaften auf, die beim Patienten antitumoral wirken könnten.

- Um die Konstanz des Glukosewertes im Blut trotz mangelnder Kohlenhydrataufnahme aufrechtzuerhalten, erhöht sich der Kortisolspiegel unter einer ketogenen Diät. [127, 128] Hierdurch und evtl. durch andere Faktoren wirkt die ketogene Diät auch **antiinflammatorisch.** Bei Tumoren mit hohen inflammatorischen Prozessen wie beim triple-negativen Mammakarzinom, beim Endometriumkarzinom oder Kolonkarzinom könnte eine entzündungshemmende Wirkung der ketogenen Diät dazu beitragen, dass das Risiko der Karzinogenese erniedrigt wird, bzw. die Prognose des Krebspatienten verbessert wird. Die ketogene Diät könnte so die Aggressivität des Tumors mildern.
- Weiterhin erhöht die ketogene Diät den **Vitamin-D-Spiegel,** der bei verschiedenen Tumoren erniedrigt ist und ein Risikofaktor darstellen

könnte. Die Zusammenhänge werden aber bisher nicht verstanden. Bestimmte Tumoren wie wiederum das triple-negative Mammakarzinom stehen mit erniedrigtem Vitamin-D-Werten in Beziehung. Eine Normalisierung des Vitamin-D-Wertes könnte vielleicht hier eine antitumorale Wirkung ausüben.

- Der weitgehende Verzicht auf Kohlenhydrate führt zu einer **Erniedrigung der IGF-1-Werte,** was bei bestimmten Tumorarten ausgesprochen tumorhemmend wirken kann, die vermehrt Insulinrezeptoren exprimieren.

Umstellung auf Fastenstoffwechsel

Die ketogene Diät ruft noch eine weitere Veränderung im Stoffwechsel des Organismus hervor, die insbesondere für das Befinden und die Leistungsfähigkeit des Krebspatienten von besonderer Bedeutung sein könnten. Durch eine ketogene Diät wird der Stoffwechsel des Organismus so umgestellt, als ob er fasten würde, jedoch ohne Kalorieneinschränkung. Der Organismus fährt die **katabolen Prozesse** hoch und regt die Energiegewinnung unter Sauerstoffverbrauch im gesamten Organismus wieder an. Vor allem die roten quergestreiften Muskeln, die für unsere aufrechte Haltung und körperlichen Ausdauertätigkeiten zuständig sind, werden wieder in ihrer Atmungstätigkeit angeregt, wodurch unter anderem der Organismus seine innere Wärme besser stabil halten und die übermäßige krebsbedingte Müdigkeit und Schwäche evtl. deutlich mindern kann. Auch diese Umstellung auf die oxidative Phosphorylierung in der roten quergestreiften Muskulatur kann dazu beitragen, dass der Nährboden für eine Krebserkrankung ungünstig wird. Hierauf werden wir im zweiten Teil dieses Buches unter Ausdauertraining ausführlicher eingehen.

Da verschiedene experimentelle Studien wie auch einzelne klinische Erfahrungen aufzeigen, dass **Fasten** während einer **Chemotherapie** diese nicht nur deutlich verträglicher, sondern auch ihre Wirksamkeit steigert, könnte eine ketogene Diät vor Beginn und während einer Chemotherapie dieselbe Wirkung zeigen. Hierbei wird ähnlich wie beim Fasten einige Tage vor der Chemotherapie mit der ketogenen Diät begonnen und dann im Verlaufe der Chemotherapie fortgesetzt. In Tierversuchen wurde gezeigt, dass Fasten die Verträglichkeit einer Chemotherapie in ungewohntem Masse verbesserte. Auch Krankheitsverläufe bei einzelnen Patienten zeigten diese Wirkung. Zurzeit laufen hierzu zahlreiche klinische Studien, in denen die bisherigen Ergebnisse überprüft werden.

Durch Fasten wird der gesamte Stoffwechsel auf **katabole Abläufe** umgestellt, was dem Stoffwechsel der Krebszellen entgegenwirkt. Das maligne Wachstum basiert auf ununterbrochenem anabolen Stoffwechselvorgängen. Der katabole Stoffwechsel der nicht- entarteten Zellen, also der gesunden Zellen, und die damit verbundenen niedrigen IGF-1- und Insulin-Werte im Plasma erlauben, dass nun die Chemotherapeutika hier schneller abgebaut werden können, während dies in den malignen Zellen nicht möglich ist, da sie grundsätzlich anabol in ihrem Stoffwechsel verbleiben. Dies könnte die günstige Wirkung des Fastens bei einer Chemotherapie erklären.

GUT ZU WISSEN

Die ketogene Diät könnte also vielleicht anstelle des Fastens treten, wenn dieses nicht möglich ist, weil der Patient bereits geschwächt ist oder sie von ihm nicht durchgehalten werden kann.

Wie das Fasten aber nur eine gewisse beschränkte Zeit durchgeführt wird, so sollte auch in indizierten Fällen die ketogene Diät für einen beschränkten Zeitraum eingehalten werden und dann zu einer Vollwerternährung schrittweise übergegangen werden.

Liegen klinische Erfolge bei Krebserkrankung mit der ketogenen Diät vor?

- Die meisten Studien befassen sich mit **Gehirntumoren.** Einzelne gute Verläufe unter ketogener Diät werden bei Gehirntumoren berichtet, aber größere klinische Studien sind hierzu bisher nicht durchgeführt worden. Wir sind also weitgehend auf Hypothesen angewiesen, auf einzelne gute Krankheitsverläufe und grundsätzliche Charakteristika im Stoffwechsel der Karzinome, um die Karzinomtypen auszuwählen, bei denen die ketogene Diät vielleicht therapeutisch wirken könnte.
- Im Kapitel zum Mammakarzinom (➤ 5.2) schildern wir eine Krankengeschichte einer jungen Frau mit triple-negativem Mammakarzinom,

welche durch eine ketogene Diät nach konventioneller Therapie ihren Gesundheitszustand jetzt während sechs Jahren stabil halten konnte. Dieser Tumortyp wird ausgesprochen glykogen gelenkt und ist daher stark abhängig von der Glukoseverfügbarkeit. Die andere Tumorlokalisation, bei denen eine starke glykogen gesteuerte Stoffwechsellage vorliegt, haben wir bereits erwähnt.

- Bei **übergewichtigen Menschen** kann eine ketogene oder Low-Carb-Diät seine Berechtigung haben, wenn eine Insulinresistenz vorliegt. Diese Menschen weisen häufig einen größeren Hüftumfang auf, was auf ein deutlich ausgeprägtes Fettpolster im Bauch hinweist. Bei Insulinresistenz werden alle Nahrungsstoffe, die nicht gerade für die Energieumsetzung gebraucht werden, als Fettpolster im Bauch abgelegt. Dieser Stoffwechseltyp könnte daher von einer Kohlenhydratreduktion in seiner Ernährung profitieren und seine Ernährung sollte sich den Empfehlungen für Typ-2-Diabetiker nähern.
- Auch eine **entschlackende Wirkung** der ketogenen Diät ist möglich. Nach jahrzehntelanger Ernährung mit raffinierten Kohlenhydraten, also im Sinne einer Cafeteria-Diät, entstehen im Organismus Zuckereiweißschlacken. Es ist denkbar, dass durch die Umstellung des Organismus bei der Energiegewinnung die Schlacken nun teilweise abgebaut werden. So hat z. B. die ketogene Diät in einzelnen Fällen bei Alzheimer-Patienten zu einer deutlichen und kaum für möglich gehaltenen Steigerung der kognitiven Leistungen geführt.

2.5.2 Kehrseiten der ketogenen Diät

Kommen wir zu den Aspekten, die deutlich die antitumorale Wirksamkeit der ketogenen Diät infrage stellen. Bei zahlreichen Tumorarten sprechen die Ergebnisse von epidemiologischen Studien **gegen** eine **ketogene Diät.** So erniedrigt z. B. eine erhöhte Kohlenhydrataufnahme das Risiko für ein **Mammakarzinom** bei prämenopausalen schlanken Frauen, also bei einer Tumorart, die vorwiegend hormonell gesteuert ist. Auch bei einer erhöhten Brustfestigkeit, die ein höheres Risiko für eine Erkrankung an einem Mammakarzinom darstellt, ist dies der Fall. Eine erhöhte Kohlenhydrataufnahme reduzierte ebenfalls das Risiko für ein Plattenepithelkarzinom der Speiseröhre. [129, 130]

Auch bei der am häufigsten auftretenden Tumorart des Mannes, beim **Prostatakarzinom,** sieht es nicht anders aus. Die vegane Diät bewirkt besonders beim Prostatakarzinom eine deutliche Risikoreduktion. Eine früchte- und gemüsereiche vegane Ernährung ist in der Regel auch eine kohlenhydratreiche Ernährung, es sei denn, es werden sehr viel Hülsenfrüchte und Sojabohnen gegessen. Dies deutet alles darauf hin, dass hier die Glukoseverfügbarkeit nicht die ausschlaggebende fördernde Rolle für die Tumorentstehung spielt und für den Verlauf der Erkrankung verantwortlich ist. Hierfür spricht auch, dass Typ-2-Diabetiker ein geringeres Risiko aufweisen, an einem Prostatakarzinom zu erkranken als Nicht-Diabetiker. Die kohlenhydratreichen Ballaststoffe der veganen Ernährungsweise lassen u. a. mittelkettige Fettsäuren im Darm entstehen, die antitumoral auf diese Tumorlokalisation wirken.

Art der Kohlenhydrate

Die Qualität und Art der Kohlenhydrate spielen dabei eine wichtige Rolle, wie folgende Studie zeigt. In einer randomisierten kontrollierten Studie mit Prostatakarzinompatienten wurde etwa 50 % des Energiebedarfes durch Vollkornroggenbrot abgedeckt. Üblicherweise wird der Energiebedarf in der westlichen Welt meist zu 25–30 % aus Stärke (raffinierte Kohlenhydrate) und zu 20 % aus Zucker in der Ernährung gewonnen. In der Kontrollgruppe der Studie wurden raffinierte Weizenprodukte und Ballaststoffe in Form unverdaulicher Zellulose anstelle der Vollkornprodukte aus Roggengetreide gegessen. Nach sechs Wochen hatte sich in der Roggengruppe der PSA-Werte um 14 % reduziert im Vergleich zur Weizengruppe. Eine Erhöhung der PSA-Werte wird als ein Fortschreiten der Krebserkrankung eingestuft, eine Erniedrigung eher als eine Verbesserung der Prognose. Weiterhin waren in der Roggengruppe die Insulinwerte im nüchternen Zustand reduziert. Besonders deutlich unterschieden sich die Lignanwerte, die in der Roggengruppe signifikant erhöht waren. Die Autoren interpretieren die Ergebnisse so, dass der Krankheitsverlauf mit der Vollkorndiät aus Roggengetreide gemildert werden konnte und dies bereits innerhalb von sechs Wochen, immer im Vergleich zur Weizengetreide-Gruppe. [131]

2

GUT ZU WISSEN

Alle im Bereich der Ernährung tätigen Wissenschaftler sind sich einig, dass eine früchte- und gemüsereiche Ernährung, d.h. in der Regel also eine kohlenhydratreiche Ernährung, die Prognose der meisten Krebspatienten verbessern kann.

Eine vollwertige **kohlenhydratreiche Ernährung** kann also durchaus **tumorhemmend** wirken, wie unzählige epidemiologische Studien wie auch kontrolliert randomisierte Studien aufzeigen. Wenn Kohlenhydrate in Form von Vollkornbrot oder Früchten und Gemüse mit einem hohem Ballaststoff- und Bitterstoffanteil aufgenommen werden, reduziert sich das Risiko für eine Krebserkrankung signifikant und der Verlauf einer bestehenden Krebserkrankung kann gemildert werden, ja sogar zur Tumorreduktion und Redifferenzierung von Krebszellen führen.

STUDIEN

Bei folgenden Tumorlokalisationen wurden epidemiologische Studien durchgeführt, in denen die Ernährung mit Vollkorngetreide in Beziehung zum Auftreten einer Krebserkrankung untersucht wurde: Mund, Kehlkopf, Ösophagus, Gehirn, Lunge, Kolon Rektum, Magen, Gallenblase, Leber, Pankreas, Prostata, Brust, Gebärmutter, Eierstock, Blase, Niere, Haut und Schilddrüse. Bei allen Tumorlokalisationen außer bei der Schilddrüse führte ein hoher Verzehr an Vollkornprodukten zu einer Reduktion der Krebshäufigkeit. Umgekehrt verhielt es sich jedoch, wenn die Rolle von raffinierten Getreideprodukten, also z.B. Weißbrot, oder Snacks, also eine sogenannte Cafeteria-Diät im Hinblick auf das Krebsgeschehen untersucht wurden. Ihr Verzehr erhöhte das Risiko für eine Krebserkrankung. Besonders übergewichtige Menschen und Patienten sollten diese leicht verdaulichen Kohlenhydrate meiden, evtl. überhaupt den Kohlenhydratanteil in ihrer Ernährung deutlich reduzieren.

Übergewicht

Eine kohlenhydratreiche Ernährung kann bei übergewichtigen Menschen das Risiko für bestimmte Karzinomerkrankungen des Kolons und Rektums sowie für bestimmte Mammakarzinome, Prostata- und Schilddrüsenkarzinome erhöhen. Dies deckt sich mit den allgemeinen Studienergebnissen, dass leicht verdauliche Kohlenhydrate das Risiko für eine Krebserkrankung insbesondere bei übergewichtigen Menschen erhöhen. Übergewichtige Menschen weisen häufig eine Insulinresistenz auf, sodass Kohlenhydrate, die nicht für die Energiegewinnung verbraucht werden, schnell in Fett umgewandelt und als Energiedepot im Bauchfett abgelagert werden. Dies führt dann zu erhöhten Entzündungswerten im Organismus und kann somit wiederum zur einer Risikoerhöhung für bestimmte Krebsarten führen. Diese Menschen sollten eine fettreiche und kohlenhydratarme Ernährungsweise für einige Zeit folgen. Das Verhältnis von Kohlenhydraten, Fetten und Eiweißen in einer Low-Carb-Diät sollte etwa sein: 12:59:28. [132] Entscheidend ist, dass hierbei die Fette vorwiegend pflanzlicher Natur sein sollten, wie von Avocado, Nüssen, Oliven- und Kokosnussöl. Fettige Milchprodukte wie z.B. Butter und Käse wären ebenfalls vertretbar. Es können sich dann die Entzündungswerte und andere Komponenten des metabolischen Syndroms, also der Stoffwechselstörung, die mit dem erhöhten Bauchfett, Übergewicht, Bluthochdruck und Dyslipidämie einhergeht, wieder normalisieren. Werden dagegen tierische Fette – außer Milchprodukte – in den übermäßigen Mengen, wie sie immer wieder in der ketogenen Diät empfohlen werden, gegessen, dann können sich die positiven Wirkungen ins Gegenteil umkehren, d.h. es entsteht ein erhöhter oxidativer Stress, Entzündungswerte steigen und das Bauchfett nimmt zu. Es kommt dabei auch leicht zu einer übermäßigen Kalorienaufnahme und das Krebsrisiko steigt an. Daher die Empfehlung von Wissenschaftlern, die sich intensiv mit der ketogenen Diät befasst haben, an die Patienten, die sich für eine ketogene Diät entschieden haben, diese immer in Form einer kalorienbegrenzten pesco-lakto-vegetabilen Diät durchzuführen.

Die Vertreter der Low-Carb-Diäten empfehlen auch, Früchte mit einem hohen Kohlenhydratanteil wie z. B. Äpfel oder Möhren in der Ernährung zu reduzieren. Auch diese Ansicht steht im Widerspruch zu den Ergebnissen zahlreicher epidemiologischer Studien. In 41 epidemiologischen Studien zum Einfluss eines Apfelverzehrs auf die Krebshäufigkeit wurde gezeigt, dass die Krebsrate umso niedriger war, je mehr Äpfel verzehrt wurden. Je nach Tumorlokalisation gab es wohl deutliche Unterschiede, aber in keiner Studie konnte eine Erhöhung des Risikos durch Apfelverzehr festgestellt werden. Ähnliche Resultate wurden auch in den Studien zu Möhren und Krebshäufigkeit aufgezeigt.

Alle diese Studien belegen also klar, dass die Rolle der Kohlenhydrate zur Krebsprävention sowie bei der Ernährung von Krebspatienten nicht allein bezogen auf die Kohlenhydratmenge betrachtet werden kann, sondern vielmehr in ihrem Zusammenhang mit anderen begleitenden Nähr- und Ballaststoffen bewertet werden sollte.

Proteine und Fleisch

Wenden wir uns noch den Proteinen zu, die etwa 20 % der Kalorienaufnahme bei der ketogenen Diät ausmachen. Diese Proteine sollten pflanzlicher Natur sein und teilweise durch bestimmte Milchprodukte und durch Fisch gedeckt werden, was durch folgende Studienergebnisse begründet werden kann. Üblicherweise nehmen wir in der täglichen Ernährung ca. 14 % der Kalorien in Form von Proteinen zu uns. In der ketogenen Ernährung ist ihr Anteil also erhöht. In einer umfangreichen Studie stellten Levine und Mitarbeitern fest, dass wenn Menschen im mittleren Alter einen so hohen Proteinanteil durch Fleisch und Fleischprodukte zu sich nahmen, die Krebsmortalität um das Vierfache erhöht wurde gegenüber den Menschen, die einen geringen Proteinanteil oder überhaupt keine tierischen Proteine zu sich nahmen. Im Alter nach 65 Jahren konnte jedoch dieser tumorfördernde Effekt von Fleisch und Fleischprodukten in dieser Studie nicht mehr festgestellt werden. [133]

Verträglichkeit

In den bisher durchgeführten Studien wird meist die gute Verträglichkeit der ketogenen Diät hervorgehoben. Die Studien zeigen aber auch, dass ein Großteil der Studienteilnehmer, im Durchschnitt der Studien um die 50 % der Studienteilnehmer, die ketogene Diät aus verschiedenen Gründen, unter anderem wegen Unverträglichkeit, vorzeitig abgebrochen haben. [134] Unter der ketogenen Diät klagten einzelne Patienten über Verstopfung, Appetitlosigkeit, Übelkeit, Energiemangel und Schmerzen. Bei stillenden Müttern, die einer Low-Carb-Diät folgten, ist wiederholt das Auftreten einer Ketoazidose beschrieben. [135]

Versuch einer Bewertung

Es gibt wohl Tumor- und Konstitutionstypen, bei denen ein mäßiger Fleischverzehr sogar tumorprotektiv wirken kann [172, 263], allerdings werden gerade in diesen Fällen die Tumoren nicht durch die Glykolyse gesteuert, sondern es sind hormonelle Einflüsse, die einen größeren Effekt auf eine Tumorförderung ausüben. Dies ist z. B. beim Prostatakarzinom und beim hormonsensitiven Mammakarzinom prämenopausaler Frauen der Fall. In diesen Fällen wäre auch aus diesem Grund eine ketogene vegetarische Diät nicht vertretbar.

Jeder, der einer ketogenen Diät folgt, muss sich also bewusst sein, dass sie bei dauerhafter Anwendung eine Mangelernährung darstellen und entsprechende Mangelerscheinungen hervorrufen kann. Aber auch die Ernährung mit raffinierten Kohlenhydraten muss als Mangelernährung eingestuft werden, da auch hier wichtige sekundäre Inhaltsstoffe, wie z. B. Phytoöstrogene, Flavonoide und Ballaststoffe in der Ernährung nicht genügend vertreten sein können. Es gibt Vermutungen aufgrund einzelner Fälle, dass bei dauerhafter Anwendung der ketogenen Diät endokrine Störungen im Hypophysen-Nebennieren-System auftreten könnten, weil die Nebennierenrinde durch ihre erhöhte Aktivität bei dieser Ernährungsform überstrapaziert wird. Um den Glukosespiegel bei dieser Ernährungsform auf das physiologische Maß zu halten, muss von der Nebennierenrinde vermehrt

Kortisol ins Blut abgegeben werden, das für einen stabilen Glukosespiegel sorgt.

Für den Krebspatienten besteht bei einer ketogenen Diät zudem die Gefahr, dass er durch die hohe Fettaufnahme übermäßige Kalorien aufnimmt. Eine Erhöhung um 20 % der Energieaufnahme durch tierische Fette, v. a. in Form von Fleisch und Fleischprodukten in der ketogenen Diät kann deutlich das Krebsrisiko erhöhen und die Prognose verschlechtern. Die positiven Eigenschaften der ketogenen Diät wie antiinflammatorische Wirkung, Reduktion des oxidativen Stresses, eine Antiangiogenese, Normalisierung des Vitamin-D-Spiegels und Abbau der Fettdepots können sich dann ins Gegenteil umkehren.

TIPP

Insgesamt basieren unsere Ausführungen auf zahlreichen Hypothesen hinsichtlich der antitumoralen Wirksamkeit einer ketogenen Diät. Trotzdem wagen wir aus dem Dargelegten folgende Empfehlung: Aufgrund der schwachen Studienlage für die ketogene Diät kann zurzeit diese Ernährungsform, wobei wir hier allein die pesco-laktovegetabile Ernährungsform verstehen, nur für die Krebserkrankungen in Betracht gezogen werden, die glykogen gesteuert sind, hohe Entzündungswerte aufweisen und im Patientenserum tiefe Vitamin-D-Werte bestehen. Die Verträglichkeit wäre dann individuell zu beurteilen und die Pros und Contras mit dem behandelnden Arzt und mit einem Ernährungsberater abzuwägen.

2.5.3 Atkins-Diät – Proteine und Fett, aber keine Kohlenhydrate

Obwohl die Atkins-Diät nicht zur Krebsprophylaxe oder Verbesserung der Prognose des Krebspatienten empfohlen oder eingesetzt wird, soll sie hier kurz im Anschluss an die ketogene Diät besprochen werden, da sie auch eine reine Protein/Fett-Diät ist. Diese Diät wurde von dem US-amerikanischen Arzt Dr. Robert Atkins propagiert, der selbst zu Übergewicht neigte und die Diät nach sich selbst benannte. Nach seinem Programm darf jemand, der abnehmen möchte, soviel Fleisch, Fisch, Käse, Wurst, Speck, Butter, Sahne und Eier schlemmen, wie er mag, muss aber dafür auf Kohlenhydrate wie Zucker, Brot, Kartoffeln, Nudeln und Reis verzichten. Mit der Atkins-Diät wird damit nicht nur übermäßig viel Fett aufgenommen, auch der Anteil an Kalorien, die von Proteinen stammen, ist außerordentlich hoch. Sie machen etwa 30 % der Kalorienaufnahme aus – bei der ketogenen Diät beträgt sie ca. 20 % und in der üblichen Ernährungsweise ca. 14 %. Die Proteine in der Atkins-Diät rufen in diesen Mengen eine schnelle Sättigung hervor und in der Tat zeigten verschiedene Studien, dass unter dieser Diät deutlich abgenommen werden kann, auch wenn dies dann in vielen Fällen nicht von Dauer war.

Bilder in den Medien zeigten Atkins, auf denen er demonstrativ Pfannen mit ordentlich gebratenem Speck und Spiegeleiern in die Kamera hält oder mit einem Steakbesteck vor einem Riesenbraten posiert und genüsslich lächelte. Atkins lebte und verkörperte seine Diät. Daher verursachte dann die ärztlich festgestellte Ursache seines Todes mit 72 Jahren unter Gegnern und Befürwortern dieser Diät einigen Wirbel und löste heftige Diskussionen in den Medien aus. Was war passiert? Aufgrund eines an sich vertraulichen Arztberichtes, welcher der Presse zugespielt worden war, in dem die Todesursache auf eine schwere Herzerkrankung mit Bluthochdruck und Herzinfarkt zurückgeführt wurde, vermuteten nun insbesondere die Gegner der Atkins-Diät, dass die Ursache des frühzeitgien Todes die von ihm propagierte Diät gewesen sei. Es war nun für die Gegner der Atkins-Diät klar, dass Atkins letztendlich infolge Stoffwechselschäden seiner Diät gestorben sei.

2.6 Antitumorale Nahrungsmittel und ihre Inhaltsstoffe

Es ist hier nicht unser Anliegen, auf einzelne antitumoral wirkende Inhaltstoffe von Gemüse und Früchten näher einzugehen, da wir der Ansicht sind, dass diese nicht allein die antitumoralen Wirkungen ausüben, sondern immer im Zusammenhang mit den anderen Komponenten des Lebensmittels eine Einheit bilden, die auf den menschlichen Organismus wirkt und so spezifische Wirkungen hervorrufen kann. Die einzelnen Inhaltsstoffe eines Lebensmittels können sehr verschiedene Wirkungen haben, je nachdem, in welchem Zusammenhang sie insgesamt und in welchem Verhältnis sie zu anderen Lebensmitteln aufgenommen werden.

Bei unseren Ausführungen geht es vielmehr allein darum, auf einige der bekannten Inhaltstoffe hinzuweisen, deren antitumorale Wirkungsweise in zahlreichen Studien nachgewiesen worden sind. Die wohl bisher am umfangreichsten untersuchte Gruppe sind die Polyphenole. Sie zählen zu den sekundären Pflanzenstoffen und kommen ausschließlich in Pflanzen vor. Sie befinden sich in den Randschichten von Obst, Gemüse und Getreide. Polyphenole zeigen in ihrer chemischen Struktur mehrere aromatische Ringe (Phenol). Zu ihnen zählen u. a. **Phenolsäuren** und **Flavonoide.** Zu den Phenolsäuren gehören Kaffeesäure, Chlorogensäure, Cinnamonsäure, Vallininsäure, Ellagsäure, Kurkumin und viele mehr, die alle antitumorale Eigenschaften aufweisen.

2.6.1 Flavonoide

Flavonoide (lat. flavus = blond, gelb) zählen zu den sekundären Pflanzenstoffen, die der Pflanze ihre rote, grüne oder gelbe Farbe verleihen. Das Rot der Himbeere, das Orange der Karotten und der etwas zusammenziehende Geschmack von Wein sind Folge der enthaltenen Flavonoide. Die meisten Flavonoide finden sich an den sonnenbestrahlten Pflanzenteilen wie Früchten, Blüten, Blättern, Stängeln oder Rinden. Wenn nach Goethe die Farben Leiden und Taten des Lichtes sind, können wir dementsprechend die Farben der Pflanzen als ihre Taten und Leiden ansehen. Damit schreiben wir ihnen wesenhafte Eigenschaften zu, was im naturwissenschaftlichen Sinne unüblich ist, aber doch vielleicht zu einem tieferen Verständnis ihrer Heilbeziehungen zum Menschen führen könnte.

EXKURS

Noch vor einigen Jahren wurde die positive Wirkung von Obst und Gemüse zur Vorbeugung gegen chronische Krankheiten, insbesondere Krebs, allein den Vitaminen, Mineralstoffen und Ballaststoffen zugeschrieben. Zahlreiche Untersuchungsergebnisse der letzten Jahre zeigten jedoch, dass die Schutzwirkung von Gemüse und Obst gegen Krebs v. a. auf ihren Gehalt an anderen sekundären Pflanzenstoffen zurückzuführen ist. Diese Stoffe sind für die Farbe und die organoleptischen Eigenschaften, also Geruch und Geschmack, verantwortlich. Das leuchtende Rot der Himbeere, der typische Geruch des Knoblauchs und die zusammenziehende Geschmacksempfindung beim Trinken von ungesüßtem Kakao oder Tee sind Eigenschaften, die mit den sekundären Pflanzeninhaltsstoffen im Zusammenhang stehen und die sich in zahlreichen experimentellen wie auch epidemiologischen Studien als antitumoral wirksam erwiesen. Im Zusammenhang mit Krebs und anderen Alterserkrankungen sind hierbei die Polyphenole, wozu auch die Flavonoide zählen, von besonderer Bedeutung.

Antitumorale Eigenschaften

In Laborversuchen haben sich die Flavonoide als äußerst wirksame antitumorale Substanzen erwiesen. Über 23014 Publikationen zur Wirkung der Flavonoide bei Krebs sind zurzeit (2021) aus der medizinischen Datenbank Pubmed abrufbar. Neben den zahlreichen In-vitro-Tests und Tierversuchen zur Wirkung der Flavonoide bei Krebs liegt auch eine kaum noch zu überblickende Vielzahl von epidemiologischen Studien zur antitumoralen Wirksamkeit dieser Substanzen bei Krebspatienten wie auch bei nicht erkrankten Menschen hinsichtlich ihres Krebsrisikos vor. Dabei zeigt sich, dass Flavonoide sowohl das Krebsrisiko reduzieren als auch ebenso bei bereits diagnostiziertem Krebs entscheidend die Rückfallhäufigkeit nach der Operation sowie insgesamt die krebsbedingte Mortalität des Patienten senken können. Dabei wirken die Flavonoide zum Teil sehr unterschiedlich. Einige erhöhen den oxidativen Stress in den Krebszellen, andere wiederum erniedrigen ihn. Einige hemmen den Fettstoffwechsel in den Krebszellen, andere wiederum nicht. Einige Flavonoide wirken östrogen, andere wiederum nicht. Einige erniedrigen deutlich die Blutzuckerwerte, andere nicht. Diese unterschiedlichen Wirkungen könnten erklären, warum Früchte und Gemüsearten mit ihrem spezifischen Flavonoidprofil auf das Krebsgeschehen so unterschiedlich wirken können.

Wir nehmen täglich mit der Ernährung etwa 1–2 g Flavonoide auf.

Knochenstärkende Wirkung

Flavonoide wirken nicht nur einer Karzinomerkrankung oder einer Karzinomdisposition entgegen, sondern sie üben auch eine knochenstärkende Wirkung aus. [143] Für alle wichtigen Flavonoide ist in In-vitro-, In-vivo- und in Beobachtungsstudien belegt, dass sie den Knochen stärken. Mit zunehmenden Gemüse- und Früchteverzehr nimmt die Häufigkeit von Knochenbrüchen ab. Männer und Frauen, die nicht regelmäßig Gemüse und Früchte zu sich nahmen, wiesen eine 88 % höhere Rate an Knochenbrüchen auf als vergleichbare Studienteilnehmer, die regelmäßig bis zu fünfmal am Tag Gemüse und/oder Früchte verzehrten. Menschen, die regelmäßig Grüntee trinken, haben eine höhere Knochendichte und weniger Hüftknochenbrüche als Menschen, die keinen Grüntee trinken. Zwillingsschwestern wurden in ihrem Verzehr an Flavonoiden verglichen. Es zeigte sich, dass immer die Schwester eine größere Knochendichte in der Wirbelsäule und in der Hüfte aufwies, die auch mehr Flavonoide in ihrer täglichen pflanzlichen Nahrung zu sich nahm. Hierbei zeigten sich je nach Flavonoid Unterschiede. Flavonoide, die in Zitrusfrüchten vorkommen, wirkten sich stärker auf Hüftknochen aus, während die Flavonoide, die v. a. im Gemüse anzutreffen sind, stärker auf die Wirbelsäule wirkten.

Bestimmte Flavonoide können auch **östrogen** wirken. Mit ihnen bzw. mit den Lebensmitteln, die sie im höheren Masse enthalten wie Soja und Bohnen, sind besonders viele Studien durchgeführt worden, die ihre knochenstärkende Wirkung unter anderem belegen. Hierbei ist besonders beachtenswert, dass in pharmakologischen Studien die Phytoöstrogene auf Krebszellen nicht östrogen, sondern anti-östrogen und somit tumorhemmend wirkten, während sie auf die Knochenzellen eine östrogene Wirkung ausübten und damit den Knochen stabilisierten. In ihrer Wirkung sind sie damit vergleichbar dem Tamoxifen, einem chemotherapeutischen Antiöstrogen, welches bei hormonsensitiven Mammakarzinomen therapeutisch eingesetzt wird und sich als antitumoral wirksam erwiesen hat. Betrachten wir die chemische Struktur des aktiven Metaboliten von Tamoxifen, fällt uns eine den Flavonoiden ähnliche chemische Grundstruktur auf.

GUT ZU WISSEN

Nach unseren bisherigen Ausführungen können wir vermuten, dass die antitumoralen und knochenbildenden Eigenschaften der Flavonoide nicht zwei mehr oder weniger zusammenhanglose Wirksamkeiten dieser Substanzen sind, sondern dass sie in ihrer spezifischen krebsbekämpfenden Wirkung zusammengehören.

Bei Knochenmetastasen, wo der Knochen durch die Krebszellen abgebaut wird, ist der Zusammenhang zwischen antitumoraler und knochenstärkender Wirkung offensichtlich. Aber bereits mit Beginn einer Krebserkrankung, also bevor der Knochen überhaupt von Krebszellen befallen ist, kommt es häufig zu einem erhöhten Abbau von Knochen. Viele Krebspatienten weisen also bereits bei Beginn ihrer Krankheit einen erhöhten Knochenabbau auf, der im schlimmsten Fall bis zur Osteoporose führen kann. Dies trifft jedoch oft nicht bei den hormonell sensitiven Karzinomen zu.

2.6.2 Sulforaphane

Bei der Erforschung der antitumoralen Wirksamkeit von Kohlgemüse, insbesondere des Brokkolis sind die Sulforaphane in den Mittelpunkt des Interesses gerückt. Es sind **Schwefelverbindungen,** die in den Stoffwechsel der Krebszellen hemmend eingreifen und sie bei Resistenz für Chemotherapeutika wieder gegenüber diesen empfindlich machen.

Die Zwiebel mit ihren schwefelhaltigen Verbindungen wirkt einer Nitrosierung, also der Bildung von kanzerogenen Nitrosaminen entgegen, und kann so z. B. das Risiko für Magenkarzinome reduzieren. [136]

2.6.3 Bitterstoffe

Bemerkenswert ist auch, dass Bitterstoffe eine ausgeprägte antitumorale Wirkung haben. So werden Rezeptoren für Bitterstoffe nicht nur in unseren Geschmackssinnen im Mundbereich gebildet, sondern sie sind auch in zahlreichen Organen sowie auch in den malignen Zellen von Karzinomen nachgewiesen worden. Je weniger diese Bitterstoffrezeptoren der Krebszellen aktiv sind, umso deutlicher entwickelt das Karzinom eine **Chemoresistenz.** Beim Mammakarzinom sind die Rezeptoren von Bitterstoffen in den Krebszellen herunterreguliert im

Vergleich zur ihrer Expression auf gesunde Epithelzellen in der Brustdrüse. [106]

2.6.4 Triterpene

Olivenöl weist einen hohen Gehalt an Triterpenen (Maslinsäure und Oleanolsäure) auf, die vermutlich zu seiner antitumoralen Wirkung wesentlich beitragen. Entsprechende Laborversuche bestätigen die antitumorale Wirkung gegenüber Krebszellen. [137] Auch der **Apfel,** dessen regelmäßiger Verzehr sich in zahlreichen Studien als tumorprotektiv erwiesen hat, enthält in seiner Wachsschicht der Schale Triterpene, v. a. die antitumoral wirkende Ursolsäure. Zudem sind **Rosmarinblätter** reich an Triterpenen.

2.6.5 Chlorophyll

In Tierversuchen, in umfangreichen epidemiologischen und klinischen Studien zeigte sich, dass ein hoher Verzehr von Chlorophyll in Form von grünem Gemüse und ein geringer Verzehr von Hämoglobin in Form von Fleisch, das Risiko für ein Kolonkarzinom deutlich senkt. [138]

2.7 Zusammenspiel von Entzündung und Krebs

Lebensmittel können entzündliche Reaktionen im Organismus steigern oder vermindern. Da die meisten soliden Krebsarten bereits mit einem erhöhten Entzündungspegel im Organismus vergesellschaftet sind – eine Ausnahme bilden die sehr häufig auftretenden Basalzellkarzinome und die östrogensensiblen Mammakarzinome bei prämenopausalen Frauen –, sollten Lebensmittel für den Krebspatienten in der Regel antiinflammatorische Eigenschaften aufweisen.

2.7.1 Krebsgeschehen als fehlinterpretiertes entzündliches Geschehen

Der Organismus des Krebspatienten steht in fortwährender entzündlicher Alarmbereitschaft. Der Organismus nimmt die Krebserkrankung als ein um sich greifendes Entzündungsgeschehen wahr, wie bei einer Körperverletzung oder Infektion und unternimmt alles, um diese scheinbare Entzündung sinnvoll zu unterstützen. Diese Fehlinterpretation des Krebsgeschehens durch den Organismus beruht darauf, dass die Krebszellen nach außen auf ihrer Zellmembran myeloische Marker exprimieren, also wie Entzündungszellen erscheinen. Die myeloischen Marker sind charakteristisch für Entzündungszellen und deswegen werden sie auch so vom Organismus eingestuft. Das Krebsgeschehen ist also nur eine **scheinbare Entzündung** und dies erklärt das Paradoxon, dass sowohl entzündungshemmende Substanzen bis zu einem gewissen Grad das Krebsgeschehen mildern können wie auch entzündungsstimulierende Therapeutika, wie die Checkpointinhibitoren, weil sie die scheinbare Entzündung entweder hemmen oder in eine richtige verwandeln und es somit wieder in pathophysiologische Abläufe eingliedern können. Hierbei treten aber oft schwerwiegende Nebenwirkungen in Form von Autoimmunerkrankungen auf.

2.7.2 Nahrungsmittel und der inflammatorische Index

Entzündungsmarker im Blut korrelieren mit dem Stadium der Erkrankung bei verschiedenen Mammakarzinomtypen. [139] Aber nicht erst bei einer Erkrankung, auch für das entsprechende Risiko spielen die Entzündungswerte im Organismus eine erhöhende Rolle. Die Entzündungswerte im Organismus werden zudem stark von Übergewicht beeinflusst und erhöhen bei diesen Menschen das Krebsrisiko. Als Marker für die Entzündungsprozesse im Organismus dienen die Werte des **C-reaktiven Proteins,** dessen Werte im Blut sehr gut das Ausmaß der

Entzündungsprozesse widerspiegeln. Um bei hohen Werten des Entzündungsmarkers z. B. bei einer Krebserkrankung entzündungshemmende Lebensmittel auswählen zu können, sind deren inflammatorische Entzündungspotentiale in systematischer Weise in Form eines Index bestimmt worden.

- Werden in der Regel über längere Zeit Lebensmittel mit einem hohen **inflammatorischen** Index gegessen,
  - so erhöht sich das Risiko im Durchschnitt um 25 % an Krebs zu erkranken im Vergleich zum Verzehr von Lebensmitteln mit einem geringen inflammatorischen Index.
  - Die Mortalität erhöhte sich sogar um 67 % bei bestehender Krebserkrankung. [140]
- Beim **kolorektalen Karzinom** steigt das Risiko hieran zu erkranken linear mit einer Ernährung an, die einen hohen inflammatorischen Index beinhaltet. [141]
- **Fleisch** weist einen hohen inflammatorischen Index auf und entsprechend trägt Fleischverzehr ganz entscheidend zur Erhöhung von Entzündungsprozessen im Organismus bei.
- Auf **Fast Food** steigern sich die Entzündungswerte im Organismus extrem an. Der Wissenschaftler Eicke Latz, der Zusammenhänge zwischen Ernährung und Immunologie erforscht, folgerte aus seinen Studien, dass der Körper auf Fast Food wie auf eine Infektion reagiert.

GUT ZU WISSEN

- Lebensmittel, die einen hohen inflammatorischen Index aufweisen, sind raffinierte Kohlenhydrate, Pommes frites und andere frittierte Lebensmittel, Süßgetränke, Margarine, Fleisch, Fertigprodukte wie Pizzas sowie Speck.
- Olivenöl, Tomaten, grünes Gemüse, Wintergemüse, Nüsse, Lachs und Früchte reduzieren die Entzündungswerte im Organismus. Besonders Wintergemüse scheint die inflammatorischen Marker bei Frauen deutlich zu erniedrigen. [142]

Wir haben bereits darauf hingewiesen, dass nicht alle Karzinome in Verbindung mit Entzündungsprozessen stehen (➤ 5.2.1, ➤ 5.3.1, ➤ 5.3.2). Bei schlanken prämenopausalen Frauen mit einem Östrogenrezeptor-positiven Mammakarzinom ist die Entzündungstendenz im Organismus sehr gering und erhöht sich auch durch mäßigen Fleischverzehr nur unwesentlich. Der Tumorbereich zeigt hier eine antiinflammatorische Tendenz auf. Das häufigste Karzinom des Menschen, das Basalzellkarzinom, steht auch in Zusammenhang mit einer antiinflammatorischen Tendenz im Organismus. Hierüber werden wir mehr im entsprechenden Kapitel ausführen.

KAPITEL

3 Beurteilung von Nahrungsmitteln hinsichtlich ihrer „Anti-Krebs-Eigenschaften"

„Krebs ist wie Diabetes. Man muss sich jeden Tag um geeignete Lebensmittel kümmern."

Richard Beliveau

3.1 Krebsprophylaxe: Allgemeine Grundregeln

Als Estes sei noch einmal auf unbestrittene Grundregeln bei der Ernährung, insbesondere für den Krebspatienten, hingewiesen. Die hier gemachten Empfehlungen gelten neben der Vorbeugung v. a. für den Krebsüberlebenden, aber nur eingeschränkt für fortgeschrittene Krankheitsfälle. In diesen Fällen bedarf es spezieller individuell ausgerichteter diätetischer Maßnahmen.

3.1.1 Zu bevorzugende und zu meidende Nahrungsmittel

Als Grundregel für eine antitumorale Ernährung gilt, dass alle Nahrungsmittel, die nicht eine ausgewogene Balance zwischen Aufbau und Abbau im erwachsenen Organismus bewahren, zu meiden sind.

- Zu meiden ist der reichliche Verzehr von tierischen **Fetten,** von **Fleisch** allgemein, insbesondere die Kombination von Fleisch und Milchprodukten und eine übermäßige Kalorienzufuhr. Dies trifft wohl für die verschiedenen Tumorlokalisationen in unterschiedlichem Masse zu, jedoch für einige wenige Tumorlokalisation gar nicht, was wir noch im Einzelnen ausführen werden.
- Zu meiden sind ebenfalls alle Nahrungsmittel, die zu einer **vorübergehenden Glykämie,** einem hohen Blutzuckerspiegel, führen, wie z. B. zuckerhaltige Getränke und Lebensmittel sowie leicht verdauliche Kohlenhydrate.
- Auch auf **stark gesalzene** Lebensmittel ist zu verzichten.
- Bei **hormonell gesteuerten Karzinomen,** wie das hormonsensitive Mammakarzinom prämenopausaler Frauen wie auch das Prostatakarzinom, sind u. a. die Lebensmittel zu meiden, die das hormonelle Ansprechen noch erhöhen könnten. Bei Frauen trifft dies für Alkohol, beim Prostatakarzinom v. a. für gesättigte tierische Fette zu.
- Auch als Snacks (s. u.) sind Früchte und frisches **Gemüse** und **kalorienarme Mahlzeiten** täglich zu berücksichtigen. Gemüse und Obst, welches biologisch angebaut worden ist, sollte bevorzugt werden, da sie nachweislich mehr Flavonoide enthalten und weniger Nitrate als konventionell angebautes Gemüse.

3.1.2 Ernährungsverhalten

Der Krebspatient sollte
- nur essen, wenn er wirklich **Hunger** hat,
- **keine Snacks, Süßigkeiten, leichtes Gebäck** verzehren, was so nebenbei gegessen wird,
- die **letzte Mahlzeit** mindestens vier Stunden vor dem Schlafengehen zu sich nehmen, am besten sogar noch früher, sofern er sein Gewicht stabil hält.

3.2 Wie unsere Ernährung die Rückfallhäufigkeit und Mortalität beeinflusst

Epidemiologische Untersuchungen zeigen nicht nur auf, dass das Krebsrisiko durch eine **gesunde** und **gezielte Ernährungsweise** zusammen mit **täglicher Bewegungsaktivität** wie Nordic Walking deutlich vermindert wird, sondern auch, dass das Risiko für einen Rückfall und für die Mortalität infolge einer bereits eingetretenen Mammakarzinomerkrankung nach einer Operation um bis zu 60–89 % (!) gesenkt werden konnte, im Vergleich zu Patienten, die ihre Lebensweise in dieser Beziehung nicht geändert haben. [144] Ähnliche Ergebnisse, wenn auch weniger spektakulär, wurden auch für Patienten mit anderen Tumorarten wie Kolon-, Prostata-, Lunge-, Nieren- und Hautkarzinomen in verschiedenen Studien festgestellt. [145]

GUT ZU WISSEN

Insgesamt liegen heute (Stand 2019) wohl über 7000 Publikationen zu epidemiologischen Studien vor, die sich mit der antitumoralen Wirksamkeit von bestimmten pflanzlichen Inhaltsstoffen befassen, die wir in der täglichen Ernährung aufnehmen. Dies sind Polyphenole und hierunter insbesondere Flavonoide (➤ 2.6.1).

Die Ergebnisse der Studien zur antitumoralen Wirkungsweise der **Flavonoide** sind zum Teil nicht übereinstimmend oder sogar widersprüchlich, was weiter nicht verwunderlich ist, da neben der Ernährung zahlreiche weitere Faktoren das Risiko für eine Krebserkrankung erhöhen können. Rauchen, Bewegungsmangel, Übergewicht, Fleischverzehr, Alkoholgenuss, hormonelle Einflüsse, individuelle Stoffwechselgegebenheiten und die unterschiedlichen antitumoralen Wirkungen der verschiedenen Flavonoide können die Ergebnisse der epidemiologischen Studien entscheidend beeinflussen. In vielen dieser Studien wurde dies in der Planung und entsprechend dann in der Auswertung nicht berücksichtigt. Es wird in den epidemiologischen Studien auch nicht berücksichtigt, zu welcher Tageszeit die einzelnen Nahrungsmittel verzehrt wurden.

Gleichwohl stimmen mehrheitlich die Studien in ihren Aussagen hinsichtlich der antitumoralen Wirksamkeit der einzelnen pflanzlichen Nahrungsmittel und der in ihnen enthaltenen Inhaltsstoffe, der Flavonoide, weitgehend überein. Es lassen sich daher Empfehlungen für den Krebspatienten sowie für die Menschen, die ihr Krebsrisiko erniedrigen wollen, gut herausarbeiten. Dies ist auch wiederholt geschehen, doch die meisten zusammenfassenden Publikationen hierzu liegen wieder einige Jahre zurück und neue präzisere Erkenntnisse konnten zwischenzeitlich gewonnen werden.

3.2.1 Vegane und vegetarische Ernährung

Epidemiologische Studien bestätigen weiterhin, dass bestimmte Tumorarten auf einzelne Nahrungsmittel spezifisch reagieren. In der groß angelegten epidemiologischen Studie mit 96000 Teilnehmern in den USA, der Adventisten-Gesundheits-Studie 2, bei der die Krebsmortalität von Lacto-Ovo-Vegetariern, Pesco-Vegetariern, Veganern, Semi-Vegetariern sowie Nicht-Vegetariern genau ausgewertet wurde, zeigt sich insgesamt eine geringere Mortalitätsrate bei den Vegetariern (Lakto-Ovo-Vegetarier) und bei Veganern im Vergleich zu den Nicht-Vegetariern. Zwischen veganer und vegetarischer Lebensweise sind einige interessante Ergebnisse herausgefunden worden.

- Bei der Häufigkeit des **Prostatakarzinoms** zeigte sich, dass der beste Schutz durch eine vegane Ernährung gegeben war. [146]
- Bei **kolorektalem Karzinom** zeigte hingegen die vegetarisch und insbesondere die pesco-vegetarische Ernährungsweise gegenüber dem veganen Ernährungsstil einen besseren Schutz. [147]
- Es ist auch aus anderen epidemiologischen Studien bekannt, dass **Milchprodukte** und **Fische** gerade für kolorektale Karzinome das Risiko erniedrigen können. Bei anderen Tumoren wie z. B. beim Prostatakarzinom erhöhen dagegen Milchprodukte das Risiko.
- Eine **vegane Ernährung** lies das Risiko für ein Blasenkarzinom ansteigen, wofür es aber keine Erklärung gibt, außer dass dies evtl. mit der vermehrten Aufnahme von Soja zusammenhängen könnte, was zwei weitere Studien nahelegen.

Im Hinblick auf das Mammakarzinom zeigten sich in der Adventisten-Studie keine so deutlichen Unterschiede zwischen den verschiedenen Ernährungsweisen. [148] Hier braucht es wohl eine differenziertere Berücksichtigung der zahlreichen prognostischen Faktoren sowie der einzelnen Nahrungsmittel, um deren Einfluss bei einem Mammakarzinom in einer epidemiologischen Studie herausarbeiten zu können. Hierzu werden wir im entsprechenden Kapitel zum Mammakarzinom (➤ 5.2) weitere Ausführungen machen.

3.2.2 Zitrusfrüchte und Äpfel

Verdeutlichen wir die unterschiedlichen antitumoralen Wirkungen von Diäten an einem anderen Beispiel. Zitrusfrüchte wie Orangen einerseits und Äpfel andererseits wirken je nach Tumorart unterschiedlich. Beim Bronchialkarzinom konnte dies recht gut gezeigt werden, da sie hier entweder als Drüsenepithelkarzinome oder Plattenepithelkarzinome auftreten. Erinnert sei daran, dass Plattenepithelkarzinome eine enge Beziehung zu Magerkeit und Drüsenepithelkarzinome eine entsprechende zu Übergewicht zeigen.

- Täglicher Verzehr von **Äpfeln** und anderen quercetinhaltigen Früchten und Gemüsearten reduziert das Risiko, an einem Drüsenepithelkarzinom der Lunge zu erkranken, es wirkt hingegen nicht risikomindernd beim Plattenepithelkarzinom. [102]
- Umgekehrt ist es bei dem Verzehr von **Zitrusfrüchten**, v. a. Orangen. Epidemiologische Studien und Laborversuche zeigen, dass die Inhaltstoffe der Zitrusfrüchte, wie Flavanone das Risiko, an einem Plattenepithelkarzinom zu erkranken, deutlich reduzieren. Sie haben allerdings weniger Einfluss auf Drüsenepithelkarzinome. [149, 150]
  - Auch im Ösophagus können Platten- wie auch Drüsenepithelkarzinome auftreten. Besonders übergewichtige Menschen haben ein erhöhtes Risiko, an einem Drüsenepithelkarzinom des Ösophagus zu erkranken.
  - Während Zitrusfrüchte zusammen mit anderen Früchten, das Risiko, an einem Plattenepithelkarzinom des Ösophagus zu erkranken, deutlich erniedrigten, war dies hinsichtlich des Drüsenepithelkarzinoms des Ösophagus nicht der Fall. [151] Hier wirkte sich Spinat deutlich risikomindernd aus.
  - Zitrusfrüchte erwiesen sich weiterhin bei Karzinomen des Mundes, des Rachens und des Kehlkopfes sowie bei denen des Pankreas und der Prostata als deutlich antitumoral wirksam, weniger dagegen bei Magen- und kolorektalen Karzinomen.
  - Inhaltsstoffe der Zitrusfrüchte wie die Flavanone erhöhten sogar deutlich das Risiko, einen Rückfall eines adenomatösen Polypen des Kolons zu erleiden. [152] Keine oder nur geringe Wirksamkeit konnte bei Karzinomen der Brustdrüse bei postmenopausalen Frauen, der Gebärmutter, der Eierstöcke, und der Nieren festgestellt werden. [153]

3.2.3 Weitere Nahrungsmittel

Umgekehrt wirken Gemüse und Früchte, die besonders viel Quercetin, einen sekundären Pflanzenstoff der Flavonoidgruppe, enthalten, v. a. bei Patienten mit Drüsenepithelkarzinom antitumoral. Ein Beispiel: Vor allem Spinat mit seinem hohen Flavon- und Quercetingehalt erwies sich als wirksam zur Erniedrigung des Risikos, an einem Gallengangskarzinom zu erkranken. [154]

Prostata- und Brustdrüsenkarzinome sind zum Teil ausgesprochen hormonabhängig und hier wirken je nach hormoneller Empfindlichkeit Flavonoide und Polyphenole mit phytoöstrogener Wirkung. Hierzu gehören v. a. die Isoflavone und die Lignane. [155]

„Die Art, wie wir essen, hat sich in den letzten 50 Jahren mehr verändert als in den vorhergehenden 10.000 Jahren".

Eric Schlosser, amerikanischer Lebensmittelexperte und Bestseller-Autor

3.3 Inhaltsstoffe der pflanzlichen Nahrungsmittel

Wissenschaftler gehen oft von der Vorstellung aus, dass sich die Wirkung der pflanzlichen Lebensmittel im menschlichen Stoffwechsel aus der Summe ihrer einzelnen Inhaltsstoffe ergibt. Dies ist allerdings eine irrige Vorstellung, denn die Wirkung von Lebensmitteln überhaupt und damit auch hinsichtlich einer Krebserkrankung ergibt sich nicht aus der Summe ihrer Inhaltsstoffe, sondern jedes pflanzliche Lebensmittel ist eine Wesenseinheit für sich und wirkt auch so auf den Organismus. Die einzelnen Lebensmittel in einer Mahlzeit stellen gleichsam ein Orchester dar, das je nach seiner Art der Zusammensetzung anders tönt und auf unser Ohr unterschiedlich wirkt. Nicht die Summe bestimmter Töne eines Orchesters nehmen wir wahr, sondern die Stimmung einer Melodie, der Rhythmus und das Motiv in seinen zahlreichen Variationen üben ihre spezifische

Wirkung auf uns aus. Vergleichbare gesamtheitliche Faktoren wie Geschmack, Geruch, Farbe, Konsistenz und andere unbewusste Aspekte spielen die entscheidenden Rollen für die Wirkung eines pflanzlichen Lebensmittels auf unseren Organismus.

Wenn Studien ausschließlich die Inhaltsstoffe von Lebensmitteln berücksichtigen, dagegen bei der Auswertung und Schlussfolgerung nicht die einzelnen Lebensmittel selbst und nicht die qualitative Zusammensetzung der Ernährung mit einbeziehen, dann können wohl bei sehr unterschiedlichen Ernährungsweisen z. B. dieselben Mengen an einem Phytöstrogen in Form von Enterolaktonen und Enterodiolen in der aufgenommenen Nahrung errechnet und in den Blutwerten bestimmt werden. Gleichwohl zeigen dann die Studienergebnisse in diesen Fällen meist unterschiedliche, wenn nicht sogar entgegengesetzte Resultate. In diesen Fällen sind die Phytoöstrogene wie Enterolaktone und Enterodiole nur Surrogate für andere Faktoren, die das Krebsrisiko beeinflusst haben. Diese Sicht könnte z. B. die widersprüchlichen Resultate zur antitumoralen Wirkung bei der Aufnahme von Lignanen bei Frauen erklären, was wir in einem späteren Kapitel eingehender beschreiben werden sowie die Resultate zu den Supplementen, auf die wir im übernächsten Kapitel näher eingehen werden.

3.3.1 Biologischer Anbau von Pflanzen und biologische Aufzucht von Tieren

Biologisch aufgezogene pflanzliche Nahrungsmittel werden v. a. wegen ihrer chemiefreien Kultivierung und Aufzucht verwendet. Rückstände dieser Giftstoffe sollten daher in biologisch angebauten Pflanzen nicht vorhanden sein und dies ist meist der Grund, warum Konsumenten diese Nahrungsmittel bevorzugen. Weiterhin belastet die biologische Landwirtschaftsweise die Umwelt z. B. das Grundwasser in viel geringerem Masse als der konventionelle Anbau. Die qualitativen Unterschiede zwischen biologisch und konventionell angebauten Pflanzen hinsichtlich ihrer Nährstoffgehalte sind dagegen kaum bekannt und hierzu gibt es auch nur wenige Studien, die aber gerade für den Krebspatienten von besonderer Bedeutung sind. Biologisch kultivierte Pflanzen enthalten mehr Flavonoide als konventionelle angebaute, also gerade die Inhaltsstoffe, die antitumoral wirken. [156] Die Flavonoide bilden sich in der Pflanze als Abwehrstoffe gegen verschiedene Stressoren. Diese Stressoren werden in dem konventionellen Pflanzenanbau durch Einsatz verschiedener Pestizide ausgeschaltet und so entwickeln diese Pflanze auch weniger Abwehrstoffe, zu denen die Flavonoide gehören.

Für die Wahrung unserer Gesundheit ist auch die **biologische Haltungsweise** bei der **tierischen Aufzucht** von großer Bedeutung. Werden Kühe durch Kraftfutter auf eine hohe Milchleistung getrimmt, enthält die Milch höhere Werte des Wachstumshormons IGF-1. [157] Das Wachstumshormon wirkt gerade auf Krebszellen wachstumsfördernd und seine vermehrte Aufnahme in Milchprodukten könnte daher bei einem Krebspatienten den Krankheitsverlauf beschleunigen. Werden den Tieren bei der Mast im Futter noch zusätzlich zum Kraftfutter bestimmte Zusätze beigegeben, die ihr Wachstum und den Fleischansatz beschleunigen, dann enthält auch dieses Fleisch vermehrt das Wachstumshormon IGF-1 und kann somit auch zur Krebsförderung beitragen. Es ist also nicht nur eine Frage des Fleischverzehres, welches das Risiko für ein kolorektales Karzinom erhöht, es kann auch die intensive Aufzucht der Tiere hierbei eine entscheidende Rolle spielen. Dies erklärt vielleicht, warum in bestimmten Ländern trotz eines hohen Fleischverzehrs die Krebshäufigkeit niedrig ist. Hier werden die Tiere auf der Weide extensiv aufgezogen und ihr Fleisch enthält damit weniger Wachstumshormone.

Zudem ist zu beachten, dass selbst der **Fleischverzehr** von extensiv aufgezogenen Tieren zusammen mit dem **Genuss** von **Milchprodukten** beim Erwachsenen ein Übermaß an aufbauenden Kräften im Organismus anregen und damit letztendlich auch das Risiko für eine Krebserkrankung erhöhen kann. Vermutlich ist die koschere Ernährungsweise der Juden intuitiv aus der Erkenntnis dieses Zusammenhangs entstanden.

3.3.2 Supplemente oder Diät oder beides?

Im vorletzten Kapitel haben wir ausgeführt, dass bei der Auswertung von epidemiologischen Studien zur antitumoralen Wirkung einer pflanzlichen Ernährung oft allein der Gehalt bestimmter Inhaltsstoffe der Pflanzen ausgerechnet wird, die der Konsument durch seine Ernährungsweise aufgenommen hat. So wird bestimmt, wie viel Flavonoide insgesamt und welche Menge von den einzelnen Flavonoiden wie z. B. von Quercetin die Studienteilnehmer mit dem Verzehr von Gemüse und Früchten zu sich genommen haben. Diese Werte werden dann mit den entsprechenden Werten der Kontrollprobanden verglichen. Bei dieser Vorgehensweise zeigte sich, dass die Menschen, die in ihrer Ernährung z. B. einen hohen Gehalt an Quercetin aufnahmen, ein geringeres Risiko für verschiedene Krebsarten aufwiesen als die Menschen in der Kontrollgruppe. Hieraus könnte nun einfach der Schluss gezogen werden, der Ernährung müsste Quercetin zugesetzt werden, damit die Aufnahme dieses Flavonoids in der Ernährung erhöht wird. Ergebnisse entsprechender Versuche enttäuschten jedoch die Forscher. Sie mussten feststellen, dass entweder keine antitumorale Wirkung mehr oder noch schlimmer, dass sich sogar eine Tumorförderung einstellte. Supplemente in Form von Flavonoiden oder in Form von bestimmten Vitaminen, oder Karotinoiden haben wiederholt fördernde oder keine Wirkung auf das Krebsrisiko gezeigt. Diese Supplemente werden daher von vielen Wissenschaftlern als unwirksam, ja zum Teil schon als schädlich zur Krebsbekämpfung beurteilt. [158, 159, 160, 161]

GUT ZU WISSEN

Es kommt offensichtlich nicht nur auf die einzelnen Flavonoide, Karotinoide, polyphenolische Säuren oder Vitamine an, sondern auf einen gesamten Komplex von Substanzen, z. B. von bestimmten Fettsäuren, Karbohydraten und Proteinen mit Flavonoiden, wie sie nur in natürlicher Form in der Pflanze vorliegen, um ihre antitumorale Wirksamkeit entfalten zu können. Die einzelnen Substanzen sind hierfür sozusagen nur die Marker oder Indikatoren für diese Komplexe.

3.4 Kräuter und Gewürze

Bei der Auswahl der richtigen Kräuter und Gewürze zur geschmacklichen Verfeinerung und besseren Bekömmlichkeit unserer Mahlzeiten sind unsere Sinne gefragt. Gewürze riechen und schmecken besonders und verliehen unseren Mahlzeiten erst ihre abgerundete und genüssliche Bekömmlichkeit. Aber nicht nur das, sie wirken vermutlich alle **antitumoral.** Für einige Gewürze ist dies sogar in klinischen Studien nachgewiesen worden, worüber wir hier berichten werden, für andere Gewürze bestehen bisher nur experimentelle Untersuchungen mit Krebszellen, die aufzeigen, dass diese in ihrem Wachstum durch die Gewürze gehemmt, wenn nicht sogar abgetötet werden.

Aufmerksam auf die Rolle der Gewürze für die Häufigkeit von Krebserkranken wurden die Forscher, als sie die Ernährungsweisen und die Häufigkeit von Krebserkrankungen in verschiedenen Ländern eingehender untersuchten. Die markanten Unterschiede in der Krebshäufigkeit zwischen Indern, die in Indien leben und Indern, die nach England oder den Vereinigten Staaten von Amerika ausgewandert sind, verweisen auf **Lebensstilveränderungen,** die eine der Ursachen für die erhöhte Krebsanfälligkeit sein könnten. Bei der Suche nach der Ursache der Unterschiede in der Krebsinzidenz stießen die Forscher bald auf die unterschiedlichen Ernährungsweisen. Die indischen Gerichte sind in spezieller und schärferer Weise gewürzt als die Essenszubereitungen in der westlichen Welt. Studien zeigten auf, dass tatsächlich bestimmte Gewürze antitumoral wirken und so die Unterschiede in der Krebshäufigkeit erklären könnten. Was bewirkt das regelmäßige Essen von gut gewurzten Speisen?

Es regt zunächst einmal die Verdauung an, intensiviert den gesamten Stoffwechsel und damit auch Ausscheidungsprodukte. Durch gut gewürzte Speisen wird der Organismus viel leichter in seinem **Gleichgewicht** zwischen **aufbauenden** und **abbauenden Prozessen** gehalten. Alle Stoffwechselprozesse, die ein Gleichgewicht zwischen Aufbau und Abbau fördern, tragen damit dazu bei, dass sich Krebs nicht oder viel langsamer entwickeln kann. Viele Gewürze wie z. B. Zimt, die antitumoral wirken, haben auch eine insulinsenkende Wirkung, sie zeigen also **antidiabetische** Eigenschaften. Vor der Ära der chemischen Antidiabetika wurden sie häufig zur Senkung des Blutzuckerspiegels bei Diabetes eingesetzt.

3.4.1 Kurkuma

Bei der Aromatisierung der Speisen in Indien spielt das Rhizom der Kurkuma (Curcuma longa, der Gelbwurz), eine hervorragende Rolle. Da zahlreiche indische Doktoranden an den Universitäten in USA geforscht haben, war es naheliegend, dass sie sich eingehend mit der Wirkung von Kurkuma und ihrem Inhaltsstoff Kurkumin auf das Krebsgeschehen befassten.

Einer der meist zitierten Krebsforscher ist der indische Professor Bharat Bhushan Aggarwal vom M. D. Anderson Cancer Center in Houston. Er untersuchte mit der gleichen naturwissenschaftlichen Strenge, wie es für neue pharmakologisch wirkende Moleküle üblich ist, die die Pharmaindustrie entwickelt, die Wirkungen von Kurkumin auf Krebszellen und konnte ganz erstaunliche antitumorale Eigenschaften feststellen. In Tierversuchen zeigte Kurkumin antitumorale Wirksamkeiten, die von Chemotherapeutika nicht erreicht wurden. Gleichwohl interessierten sich onkologischen Kollegen nicht für diese Substanz, als sie erfuhren, um was es sich handelte. Die meisten Kollegen, mit denen er über Kurkumin sprach, wiesen ihn ab. Ein Onkologe war jedoch von den Forschungsergebnissen so beeindruckt, dass er die Substanz in der Klinik therapeutisch testen wollte. In den klinischen Versuchen zeigte sich zur Enttäuschung der Ärzte und Patienten, dass Kurkumin schlecht resorbiert wurde und damit die Wirksamkeit nicht erreichte, die in In-Vitro-Versuchen und in Tierversuchen festgestellt worden war.

GUT ZU WISSEN

Tatsächlich passiert Kurkuma, wenn es nicht mit Pfeffer und Ingwer gemischt wird – wie es beim Curry schon immer der Fall war – nicht die Darmschranke. Pfeffer erhöht die Kurkuminresorption des Organismus um das 2000-Fache.
Es empfiehlt sich, Kurkuma in etwas Fett aufzulösen und dann mit Pfeffer zu mischen und so den Speisen zuzufügen.

Die indische Weisheit war somit der modernen Wissenschaft weit voraus, was das Zusammenwirken verschiedener Lebensmittel betrifft. [163] Im Zusammenhang mit der antitumoralen Wirksamkeit von Kurkuma wollen wir hier noch auf seine antidiabetische Wirkung hinweisen, die ebenfalls zur antitumoralen Wirkung beitragen kann.

3.4.2 Knoblauch

Neben Kurkumin sind Knoblauch (Allium sativum), Rosmarin, Salbei, Ginseng und Ingwer (Zingiber officinale) unter den Gewürzen hinsichtlich ihrer antitumoralen Wirkungen am besten untersucht. Knoblauch ist eine der ältesten kultivierten Pflanzen. Knoblauch erwies sich bei zahlreichen Tumoren in Labor-, Tierversuchen und epidemiologischen Studien als **antitumoral** wirksam. Beim **Pankreaskarzinom** zeigte unter allen Gemüsearten Knoblauch die höchste antitumorale Wirksamkeit. Beim **Magenkarzinom** wurden ähnliche Ergebnisse gefunden.

TIPP

Um die Wirksamkeit von Knoblauch bei der täglichen Ernährung zu nutzen, ist es sinnvoll, den Knoblauch leicht zu zerdrücken – die aktiven Moleküle des Knoblauchs werden beim Zerdrücken freigesetzt und sehr viel besser aufgenommen – und in etwas Öl aufzulösen. Klein geschnittener oder gepresster Knoblauch und Zwiebeln kurz in wenig in Olivenöl anschwitzen, unter gedünstetes oder gebratenes Gemüse mischen und mit Curry oder Kurkuma würzen, machen die Mahlzeit nicht nur schmackhafter und gesunder, sie können auch ganz wesentlich zu Krebsprophylaxe beitragen.

3.4.3 Ingwer

Auch Ingwer kann auf eine jahrtausendelange Anwendung als Gewürz zurückblicken. Bei uns in Europa ist Ingwer seit dem 9. Jahrhundert in Gebrauch. Es ist eine stark **entzündungshemmende antioxidative** Droge. Sein Hauptwirkstoff ist Gingerol, er wirkt antikarzinogen, indem er z. B. die Bildung neuer Blutgefäße zum Tumor hin hemmt. Zahlreiche klinische Studien sind mit Ingwer, z. B. in der Dosierung von zwei Gramm für 28 Tage bei Patienten mit kolorektalen Karzinom durchgeführt worden. Als Kontrollgruppe dienten gesunde Probanden. Bei den mit Ingwer behandelten Patienten wurden zahlreiche Stoffwechselveränderungen sowie eine Beeinflussung von verschiedenen wichtigen Botenstoffen, die Entzündungen und Zellwachstum regulieren und als antitumorale Wirkung dieses Gewürzes gedeutet wurden, festgestellt. [164] Außerdem hilft er gegen Übelkeit infolge einer Behandlung mit Chemotherapie und Bestrahlung.

TIPP

Sie können Ingwer täglich als Tee oder Sirup oder als Pulver z. B. über ihre Kartoffeln gestreut, genießen und sich so gesundheitlich Gutes tun. Sie können unbedenklich zwei Gramm Ingwerpulver pro Tag zu sich nehmen. Als Höchstmenge von frischen Ingwerpulver, ab der Ingwer Beschwerden auslöst und nicht mehr verträglich ist, wird 20 Gramm täglich angegeben.

3.4.4 Ginseng

Ein weiteres wichtiges asiatisches Tonikum ist der Ginseng, wobei wir uns hier auf den roten koreanischen Ginseng (Panax Ginseng) beziehen. In der naturbelassenen Form ist der Koreanische Ginseng weiß. Der rote Ginseng entsteht durch ein Verfahren, in dem er durch Dämpfe stark erhitzt wird. Der enthaltene Zucker im Ginseng karamellisiert und färbt die Wurzel rot. Dadurch wird der Ginseng im Gegensatz zum naturbelassenen Ginseng lange haltbar. Die Wirkstoffverluste durch das Dämpfen werden durch eine längere Reifezeit der Wurzel vor dem Dämpfen ausgeglichen.

Ginseng wirkt **antitumoral** bei folgenden Krebsarten: Brust-, Lungen-, Leber-, Kolon- und Haut-Krebs. [165] Besonders bei Fatigue, der krebsbedingten Müdigkeit und körperlichen Erschöpfung, welche die meisten Krebspatienten als am schwerwiegendsten empfinden, hat sich Ginseng in verschiedenen klinischen Studien als wirksam erwiesen. [166] Ginseng reduzierte u. a. den Kortisolspiegel bei Patienten mit hohem Stresslevel, wie er auch bei Krebspatienten infolge des Verlustes der physiologischen Schwankungen von Kortisol im Verlauf des Tages auftritt. Ginseng kann also ganz entscheidend eine Vagusdiät unterstützen und ihre antitumorale Wirkung steigern.

TIPP

Koreanischer Ginsengtee stellt eine gute Alternative zu Tee, Kaffee und Energiedrinks dar, um die körperliche Leistungsfähigkeit zu erhöhen. Manche Mischungen enthalten auch noch Grünen Tee, Matcha oder andere Zutaten zur Wirkmaximierung. Zudem ist er sehr kalorienarm und benötigt keine Milch und eignet sich so auch zur Kalorienrestriktion. Ginseng kann auch entweder in Form von Tee genossen oder als Pulver zum Würzen von Speisen eingesetzt werden. Dosierungen können hierbei zwischen 500 mg bis 2 g Pulver täglich schwanken. Eine Überdosierung führt zu einem unruhigen Schlaf und die Dosis sollte in diesem Falle umgehend reduziert werden. Der Schlaf sollte sich bei einer richtigen Dosierung vertiefen.

3.4.5 Zimt

Ein wirkungsstarkes Gewürz ist Zimt *(Cinnamomum verum)*, der insbesondere für seine Fähigkeit den Blutzucker zu senken, geschätzt wird. Ein erhöhter Blutzucker steigert das Risiko, an bestimmten Krebsformen zu erkranken. Schon ein Teelöffel pro Tag scheint eine deutliche Senkung des Blutzuckers zu bewirken. Beachtet werden muss, dass es zwei verschiedene Zimtarten gibt: den Ceylon-Zimt und den Cassia-Zimt, auch als chinesischer Zimt bekannt. Zu empfehlen ist der Ceylon-Zimt. Der Cassia oder Chinesische Zimt enthält Cumarin, welches in Verdacht steht, unter Umständen Krebs auslösen zu können.

Aufgrund der **blutzuckersenkenden** sowie **antiangiogenetischen** – das Wachstum von kleinen Blutgefäßen verhindernde – Wirkung sowie der zahlreichen Versuche mit Krebszellen sowie Tierversuchen wird eine antitumorale Wirkung von Zimt bei Krebspatienten angenommen. Ergebnisse aus epidemiologischen oder klinischen Studien liegen meines Wissens jedoch nicht vor. Aufgrund der blutzuckersenkenden Wirkung sollte er v. a. von Patienten täglich eingenommen werden, die an einer Tumorart leiden, bei der ein erhöhter Blutzuckerspiegel eine wesentliche Rolle spielt. Dies sind das triple-negative Mammakarzinom, die Uterus- und Zervixkarzinome, Kolon-, Rektum-, Blasen- und Leberkarzinome.

TIPP

Um den Zimtgenuss auch gesund zu gestalten, können Sie beispielsweise Zimt in Tee, Kakao, Mandelmilch, Getreidemilch geben. Auch zu ungezuckertem Apfelmus, Kompott oder Fruchtsalate passt Zimt sehr gut. Genauso können Müsli oder Hirsebrei mit Zimt bestreut werden.

Der tägliche Verzehr von ausreichenden Mengen an Zimt – ein Gramm Zimt pro Tag – ist nicht immer einfach. Als Alternativen bietet sich hier die Einnahme von Zimt als Kapseln oder die tägliche tropfenweise Einnahme von Zimtöl an. Zimtöl kann aus nur zwei Zutaten sehr leicht selber hergestellt werden: aus Zimt und Olivenöl. Weitere Anweisungen hierzu finden sich im Internet.

3.4.6 Muskat

In Tierversuchen konnte nachgewiesen werden, dass Muskat bei Kolonkarzinom antitumoral wirken kann. [167]

3.4.7 Safran

Aufgrund der in der Volksmedizin bekannten Wirkungen von Safran wurden zahlreiche Studien zur antitumoralen Wirkung dieses Gewürzes durchgeführt und dabei auch seine krebshemmende Wirkung in Tierversuchen festgestellt. [168] In einer kontrollierten doppelblinden klinischen Studie mit 64 Diabetes-Patienten normalisierte das Gewürz zahlreiche pathologische Parameter während einer dreimonatigen Behandlung. [169]

TIPP

Das Gewürz wird aus den Stempelfäden der Safranblüte gewonnen. Für rund fünf Gramm gemahlenen Safran werden 800 Blüten benötigt. Safran können Sie verwenden in Reisgerichten, zu Lamm, Hühnchen und Fisch, in Grießbrei, Eis und auch in einem Rührteig. Zwei bis der Safranfäden pro Tasse im Teefilter mitziehen lassen. Der Safran kann auch dem fertig gezogenen Tee hinzugefügt und einfach mitgetrunken werden.
Safran am besten immer als Fäden kaufen, nicht als Pulver. Die Tagesdosis sollte nicht 1,5 Gramm übersteigen. Dies gilt insbesondere für Schwangere und kleine Kinder.

3.4.8 Weitere Kräuter

Küchenkräuter wie Rosmarin, Koriander, Thymian, Oregano, Majoran, Basilikum, Nelken und Minze sind reich an ätherischen Ölen aus der Familie der Triterpene. Sie regen gleichermaßen unseren Geruchs- wie auch Geschmacksinn an. Damit wird im Organismus ein Willkommenszeichen bei der Aufnahme der Nahrung ausgelöst und diese wird intensiver umgesetzt und wird so für den Organismus bekömmlicher. Auch für einige Triterpene wurden antitumorale Eigenschaften in Zellkulturen und in Tierversuchen nachgewiesen.

TIPP

Asiatische Gewürzmischungen sind eine **gute** Möglichkeit, seine Speisen zu würzen, wenn man selber noch keine Präferenzen für bestimmte Gewürze entwickelt hat.

3.5 Fleisch/Proteine – wer braucht Fleisch und wer sollte sich vegetarisch ernähren?

Valter Longo, ein renommierter Altersforscher, der an der University of Southern California in Los Angeles intensiv Ernährungsfragen erforscht, fasste die Ergebnisse seiner jahrelangen Untersuchungen zur Rolle der Proteine in unserer Ernährung wie folgt zusammen: „Wir haben simple Organismen studiert, aber auch Mäuse bis hin zu Menschen, und konnten überzeugt nachweisen, dass proteinreiche Diäten – insbesondere, wenn die Proteine von Tieren stammen – fast so schädlich für ihre Gesundheit sind wie Rauchen."

Valter Longo und sein Team hatten die Ernährungsdaten von knapp 6400 Menschen ab einem Alter von 50 Jahren analysiert. Dabei fanden sie, dass Menschen, die zwischen 50–60 Jahre lang reichlich Protein verzehrten und somit 20 % der Kalorien, die sie zu sich nahmen, aus Protein bestanden (im Vergleich zu den „normalen 14 %), ein vierfach erhöhtes Krebsrisiko aufwiesen. Es starben also viermal so viele Menschen in der Gruppe, die reichlich Fleisch aßen an einer Krebserkrankung in dem Untersuchungszeitraum als in der Gruppe, die wenig Fleisch verzehrten. Solche epidemiologischen Studien erlauben aber noch nicht die Schlussfolgerung, dass der Fleischverzehr ursächlich mit der erhöhten Sterblichkeit an Krebs zusammenhing. Um dies zu klären, führte die Forschergruppe unter kontrollierten Bedingungen Tierversuche durch, die dann den ursächlichen Zusammenhang zwischen fleischreicher Ernährung und Krebsmortalität nachwiesen.

Die erhöhte Sterblichkeit war jedoch nicht durch Pflanzenproteine bedingt, sondern allein auf das Tiereiweiß zurückzuführen. Longo konnte auch in seinen epidemiologischen Studien belegen, dass etwa ab dem Alter von 65 Jahren der schädliche Effekt einer proteinreichen Ernährung auf die Gesundheit verschwindet. [170, 171]

3.5.1 Rolle des Fleischverzehrs

Befassen wir uns noch etwas detaillierter mit der Rolle des Fleischverzehrs im Hinblick auf eine bestimmte Krebserkrankung. Mit dem Pressekommuniqué Nr. 240 der WHO vom 26. Oktober 2015 wurde die Rolle des Fleisches bei der Risikoerhöhung für ein **kolorektales Karzinom** zum ersten Mal in den Medien für das breite Publikum bekannt gemacht und viele Leser haben zum ersten Ma von wissenschaftlich kompetenter Seite über die krebserregende Seite eines reichlichen Fleischkonsums erfahren. Bisher sind zur Rolle des Fleischverzehrs bei der Krebsentstehung wohl zahlreiche wissenschaftliche Publikationen erschienen. Sie sind jedoch immer nur in Fachzeitschriften publiziert worden, die in der Regel nicht von praktizierenden Ärzten und auch selbst nicht von den meisten Onkologen gelesen werden. Die Publikationen sind im Grunde nur für die eigene Zunft geschrieben und zur Kenntnis genommen worden.

STUDIEN

Im Auftrage der WHO haben 22 Experten der International Agency for Research on Cancer mehr als 800 epidemiologische Studien ausgewertet, die die Rolle des Fleischkonsums für die Entstehung des kolorektalen Karzinoms untersucht haben. Fazit: Mit zunehmend täglichem Fleischkonsum nimmt auch das Risiko für ein Kolonkarzinom zu. Jede 50 Gramm aufgenommenes Fleisch erhöhen das Risiko um 18 %, an einem kolorektalen Karzinom zu erkranken. Hierbei erlaubten die Studienergebnisse nicht, eine untere Grenze des Fleischverzehres festzusetzen, wo dieser keinen Einfluss mehr auf das Krebsrisiko ausüben würde. In anderen Studien wird der Verzehr von etwa 300 Gramm und darunter von rotem Fleisch oder Fleischprodukten pro Woche als unbedenklich eingestuft. Zur Orientierung: Ein mittelgroßes Steak wiegt 250 Gramm. Bei Verzehr von größeren Mengen wöchentlich wurden tumorfördernde Wirkungen übereinstimmend für verschiedene Tumorlokalisationen festgestellt wie Pankreas, Prostata und Magen. Fleisch vom Rind, Kalb, Schwein, Schaf, Hammel, Pferd und Ziege ergaben diese Resultate.

Anders sieht es für Geflügelfleisch und Fisch aus. Eine fischvegetarische Diät erwies sich unter den verschiedenen vegetarischen Diäten ebenfalls beim kolorektalen Karzinom als besonders antitumoral wirksam (Adventisten-Studie 2). [147]

Aber auch eine semivegetarische Ernährung, d. h. bei der einmal in der Woche oder seltener rotes Fleisch gegessen wurde, zeigte insgesamt antitumorale Wirkungen hinsichtlich eines kolorektalen Karzinoms, wobei aber die Streuung der Resultate sehr hoch war und somit keine Signifikanz errechnet werden konnte.

Die Studien beim **Mammakarzinom** weisen beim Fleischverzehr auf einen wichtigen Aspekt hin. Hier muss zwischen prämenopausalen und postmenopausalen Frauen unterschieden werden.

- Während bei postmenopausalen Frauen Fleischverzehr durchwegs das Krebsrisiko erhöht und die Prognose verschlechtert, sind die Ergebnisse bei prämenopausalen Frauen viel differenzierter. Hier kann bei bestimmten konstitutionellen und anderen Aspekten der Fleischverzehr sich durchaus auch protektiv auswirken. [172]
- Fleischverzehr scheint insbesondere das Risiko für ein Karzinom zu steigern, wenn bereits die Entzündungswerte im Organismus infolge von Übergewicht erhöht sind.

Dies ist häufig bei postmenopausalen Frauen und bei Menschen mit einem kolorektalen Karzinom der Fall.

Neben dem Übergewicht werden noch weitere Faktoren in Verbindung mit Fleischverzehr als tumorfördernd eingestuft. Hoher roter Fleischverzehr führt zu einer Erhöhung der **Insulinwerte** im Blut und diese wiederum zu einer Anregung der Wucherung der Epithelzellen im Darm. Die Zubereitung von Fleisch kann zudem kanzerogene Stoffe hervorbringen. Fleischverzehr erhöht eher den Tonus des Sympathikus und kann sich damit bei sympathikotoner Reaktionslage nachteilig und krebsfördernd auswirken. Er kann auch die Werte des Wachstumshormons IGF-1 erhöhen und damit tumorfördernde Eigenschaften zeigen.

3.5.2 Tierische und pflanzliche Proteine

GUT ZU WISSEN

Was unterscheidet tierische Proteine, wie sie im Fleisch vorkommen, von pflanzlichen Proteinen. Tierische Proteine wirken eher aufbauend, da sie die Entzündungswerte im Organismus erhöhen, während pflanzliche Proteine bei Erwachsenen die Balance zwischen Aufbau und Abbau im Organismus aufrecht halten und Entzündungswerte erniedrigen.

Tierische Proteine

Die anabolen Eigenschaften von tierischen Proteinen machen sich Sportler beim Bodybuilding zunutze. Zum Aufbau der Muskeln beim Krafttraining tragen entscheidend die tierischen Proteine, v. a. Milcheiweiße, bei. Sie sorgen dafür, dass ein anaboler Stoffwechsel eintritt, der die Muskelfasern größer werden lässt. Tierische Proteine führen zu der bereits erwähnten erhöhten Ausschüttung von Insulin und IGF-1, was deutlich zum anabolen Stoffwechsel beiträgt.

Zwischen Eiweiß im Fleisch und Eiweiß der Milch besteht jedoch ein wesentlicher Unterschied.

- Während Milcheiweiß vermutlich den **Vagotonus** erhöht, was einige Studien andeuten, und daher vor dem Schlafengehen genossen, das Einschlafen erleichtern kann,
- bewirkt der Verzehr von Proteinen von Fleisch eine Aktivierung des **Sympathikus.**

Im fortgeschrittenen Stadium der Krebserkrankung ist der Sympathikotonus übermäßig erhöht.

GUT ZU WISSEN

Hier lässt sich mit Milcheiweiß wie Quark einerseits dem überhöhten Sympathikotonus entgegenwirken und die Aktivität das Parasymphathikus steigern. Gleichzeitig wird ein fortschreitender Proteinabbau infolge der Erkrankung v. a. mit Molkeeiweiß gehemmt, da sie anabole muskelaufbauende Eigenschaften hat. Sobald sich die Aktivität des Parasympathikus erhöht, verbessert sich auch die Prognose des Krebspatienten. Auf diesem Prinzip beruht wohl die günstige Wirkung von Magerquark in der von Dr. Johanna Budwig empfohlenen Diät. Bei dieser Diät wird dem Magerquark Leinöl hinzugefügt.

Werden jedoch Milchprodukte und Fleisch gleichzeitig gegessen, dann können die Milcheiweiße, v. a. das Casein, die anabole Wirkung des letzteren Lebensmittels noch verstärken, ohne dabei den Parasympathikotonus zu erhöhen und so tumorfördernd zu wirken.

Die an sich prognostisch günstigen Wirkungen von Milcheiweißen können also auch in ihr Gegenteil verkehrt werden, wenn sie täglich zusammen mit Fleisch genossen werden. In diesem Fall kommt vermutlich die beruhigende Wirkung von Milch und Milchprodukten auf das vegetative Nervensystem nicht mehr zum Tragen und die anabolen Eigenschaften von Milch sowie Milchprodukten und Fleisch sowie Fleischprodukten können sich nun gegenseitig steigern. Dies fördert das Krebswachstum und erhöht das Risiko für eine Krebserkrankung. Die koschere Ernährungsweise im alten Judentum berücksichtigt vermutlich unbewusst diese Ernährungserkenntnisse.

Pflanzliche Proteine

Nach Prof. Claus Leitzmann enthalten Sojabohnen 40 % Protein, Fleisch nur etwa 20 % bis 30 %. Pflanzennahrung kann also durchaus den Proteinbedarf, der normalerweise durch Fleisch gedeckt wird, weitgehend ersetzen. Es ist wichtig, sich klar zu machen, wie wichtig Eiweißbausteine, also Aminosäuren aus grünen Blättern sind. Die größten Muskelpakete auf Erden wie die der Elefanten, Nilpferde, Nashörner und Gorillas beruhen praktisch nur auf Blattgrün. Besonders bemerkenswert hierbei ist, dass dabei die Tiere nicht übergewichtig bzw. fett werden.

Pflanzliche Proteine beeinflussen kaum oder hemmen sogar die Aktivität des Steuerungsmoleküls für Wachstums- und Vermehrungsprozesse in der Zelle, nämlich mTOR, ganz im Gegensatz zu tierischen Proteinen wie z. B. Fleisch und Milch. Daher können sie auch wesentlich zum Gleichgewicht von Aufbau- und Abbauprozessen im erwachsenen Organismus beitragen. Werden noch Gewürze wie Kurkumin, Rosmarin und vermutlich weitere gegessen sowie Grüntee getrunken, wird das Wachstumsmolekül mTOR ebenfalls, evtl. sogar zusätzlich gehemmt.

Dies trägt deutlich zur tumorhemmenden Wirkung beim Verzehr dieser Lebensmittel, Gewürze und Getränke bei.

GUT ZU WISSEN

Mit den tierischen Proteinen sind in der Regel gesättigte Fettsäuren vergesellschaftet, die zu Übergewicht und Tumorförderung beitragen können. Pflanzliche Proteine treten eher mit ungesättigten Fettsäuren auf.

3.5.3 Rolle der Fette

Die Rolle der Fette im roten Fleisch und in den Fleischprodukten spielt heute infolge der Tierhaltung und Fütterung eine größere Rolle als in früheren Zeiten, in denen die Tiere nicht intensiv gehalten wurden. Das Fleisch eines Schweines aus einem Schweinezuchtbetrieb weist heute fast genauso viel Fett auf wie Eiweiß. Das Fleisch eines Wildschweines enthält hingegen bei etwa gleich hohem Anteil mehr Kalorien, um unser Hungergefühl zu stillen, als wir eigentlich benötigen. Die überschüssigen Kalorien werden dann als Fett in den entsprechenden Körperdepots abgelagert. Wir merken so nicht, dass wir zu Übergewicht verführt werden. Mit dem Überwicht steigt wiederum das Risiko für bestimmte Krebserkrankungen.

3.6 Zucker und Kohlenhydrate

GUT ZU WISSEN

Krebszellen sind süchtig nach Blutzucker (Glukose), um ihre ständige Vermehrung aufrechtzuhalten. (➤ 1.12)

Alles deutet darauf hin, dass der enorme heutige Zuckerkonsum zum rapiden Anstieg der Krebsrate insgesamt beigetragen hat, denn es besteht ein direkter Zusammenhang zwischen dem extremen Anstieg von Insulin und dem IGF-1-Blutspiegel, die auf eine erhöhte Zuckeraufnahme folgen, und Krebs. Dafür spricht auch, dass Diabetiker ein überdurchschnittlich hohes Risiko für verschiedene Krebsarten aufweisen. (➤ 2.5.2).

Eine Ernährung, die zu **erhöhtem Glukosespiegel** im Blut führt, kann daher wachstumsfördernd auf das Karzinom wirken. Bestimmte Lebensmittel führen zu einem erhöhten Glukosespiegel im Blut. Reichliche Aufnahme von weißem raffinierten Zucker erhöht den Blutzuckerspiegel, aber ähnlich wirken auch leicht verdauliche Kohlenhydrate, wie sie v. a. in weißem Gebäck, Snacks und Weißbrot vorliegen. Da die Kohlenhydrate sehr schnell resorbiert und in der Leber in Zucker umgewandelt werden, tragen sie zu einem erhöhten Glukosespiegel bei.

3.6.1 Kartoffeln

Auch die Kartoffel, wenn sie reichlich verzehrt wird, d. h. jeden Tag etwa mehr als drei Kartoffeln, kann das **Risiko** für Mund- und Rachen-, Schilddrüsen-, postmenopausales Mamma-, Uterus-, sowie Bronchialkarzinom **erhöhen** und die **Prognose** bei bestehender Erkrankung **verschlechtern.** [76, 173, 174, 55] Auch das Risiko für kolorektale Karzinome wird erhöht. [175, 176] Hierbei spielt auch eine Rolle, dass Kartoffeln meist zusammen mit rotem Fleisch verzehrt werden, wodurch zwei tumorerhöhende Faktoren zusammenkommen. Dies zeigen epidemiologische Studien in Dänemark, Holland, in der Schweiz, in Norwegen, USA und Italien. [175, 176]

Die protumorale Wirkung der Kartoffel beruht auf dem hohen Stärkegehalt in ihrer Knolle. Die Schale der Knolle dagegen enthält antitumorale Substanzen, die in der Regel jedoch nicht genutzt werden. [177] Der Flavon- und Flavonolgehalt und der Kaliumreichtum der Kartoffel, der v. a. in ihren Schalen vorliegt, können die Risikoerhöhung infolge des hohen Stärkeanteils, der schnell verdaut und den Glukosespiegel im Blut umgehend erhöht, nicht ausgleichen.

Anthroposophie

Warum nun gerade die Kartoffel tumorfördernd wirken kann, hängt nach Rudolf Steiner auch mit der speziellen Natur der Kartoffel zusammen. Die Knolle der Kartoffel ist eigentlich ein Spross, der aber unter der Erde wächst und nur

3

scheinbar zur Wurzel gehört. Der menschliche Organismus wird bei ihrer Verstoffwechselung so getäuscht und weiß nicht recht, wie er die verdaute Kartoffel für sich in richtiger Weise nutzen soll. Die Kräfte der Gestaltung des Organismus, die vom Hypothalamus und von der Hypophyse aus gelenkt werden, können so in ihren Kräften überfordert werden.

3

3.6.2 Vollkorngetreide

Ganz anders verhält es sich mit Kohlenhydraten, die noch weitgehend in ihrem natürlichen Zusammenhang belassen worden und im vollen Sonnenlicht gereift sind wie diejenigen in Vollkornprodukten. Hier braucht der Organismus vielmehr Zeit, sie aufzuschließen, zu resorbieren und abzubauen. Zudem enthalten sie noch **sekundäre Inhaltsstoffe,** die z. B. einem erhöhten Glukosespiegel im Blut entgegenwirken und selbst antitumorale Eigenschaften aufweisen. Hier hat die Natur für einen Ausgleich gesorgt, der bei den reinen Kohlenhydraten wegfällt.

GUT ZU WISSEN

Die Vollkorngetreideprodukte verursachen nach ihrem Verzehr keine deutliche Erhöhung des Glukosespiegels. Studien zum Verzehr von Vollkorngetreide, insbesondere wenn diese am Morgen genossen wurden, zeigten, dass die Krebsmortalität erniedrigt wurde.

Dies betraf Hafer, Roggen und Weizen. [23] Eine Ausnahme könnte das Schilddrüsenkarzinom sein, das besonders empfindlich auf Kohlenhydrate reagiert. Selbst Vollkorngetreide erhöhten hier das Risiko für ein Schilddrüsenkarzinom. [52]

GUT ZU WISSEN

Es gilt Vorsicht bei Weizenbrot: Ein Vollkornweizenbrötchen kann zu einem deutlich erhöhten Blutzuckerwert nach seinem Verzehr führen, wie mehrere Studien aufzeigen. Sein glykämischer Index liegt bei 70–72 (100 wäre er nach Aufnahme von Traubenzucker). Weißbrot hat einen Index von 85. Ein Roggenbrot hat dagegen einen deutlich niedrigen glykämischen Index, nämlich um 58.

Hinsichtlich des Krebsrisikos infolge einer erhöhten **glykämischen Last** gibt es jedoch eine Ausnahme. Bei Plattenepithelkarzinomen des Ösophagus, die sich v. a. bei schlanken Menschen entwickeln, kann das Risiko durch eine hohe glykämische Last, die durch schnell resorbierbare Kohlenhydrate induziert wird, gesenkt werden. Dies trifft jedoch allein für Männer mit vermutlich schlankem Habitus zu, deren Stoffwechsel die Glukosewerte im Blut stabil halten kann. [130]

3.6.3 Zucker

Im Jahre 2009 bestätigte die umfangreiche „Women`s Health Initiative Study" an beinahe 100.000 Frauen nach der Menopause, dass ein Zusammenhang zwischen einem **erhöhten Insulinspiegel,** verursacht durch die Ernährung mit viel Zucker und Weißmehl, und einem **erhöhten Krebsrisiko** besteht. Die Frauen mit einem erhöhten Insulinspiegel hatten ein beinahe doppelt so hohes Risiko, im Laufe des Beobachtungszeitraumes an einem Mammakarzinom zu erkranken. [178] In einer anderen Studie wurde gezeigt, dass bei postmenopausalen Frauen die Hälfte der **Mammakarzinome** Rezeptoren für das Wachstumshormon IGF-1 aufwiesen. Bei diesen Frauen war bei einem vermehrten Verzehr von Kohlenhydraten das Rückfallrisiko über das Fünffache erhöht. [179]

Der Haushaltszucker, der aus Zuckerrüben oder Rohrzucker gewonnen wird, setzt sich zur Hälfte jeweils aus **Glukose** und **Fruktose** zusammen. Wenn wir unsere Lebensmittel aus dem Supermarkt beziehen, dann ist unsere größte Zuckerquelle seit den 1970er-Jahren nicht der Haushaltszucker, sondern der aus Maisstärke enzymatisch hergestellte Maissirup, der bis zu 90 % aus Fruktose besteht. Fruktose ist eineinhalbmal süßer als Haushaltszucker oder Honig. Außerdem wirkt er geschmacksverstärkend und stabilisierend und wird daher in allen Esswaren bei ihrer industriellen Verarbeitung zugegeben. Ob Frühstücksflocken, Soßen, Suppen, Fleisch- und Wurstwaren, Milchprodukte, Tiefkühlgerichte, Fertigmenüs, Konserven, Snacks, Chips, natürliche Süßwaren und Desserts, Maissirup mit hohem Fruktoseanteil ist überall enthalten.

Einige **Krebszellen lieben Fruktose mehr als Glukose.** Zellen des Pankreaskarzinoms z. B. wachsen und vermehren sich im Labor sowohl in vitro wie auch in Tierversuchen gut bei genügender Glukoseversorgung, aber mit Fruktose vermehren sie sich und metastasieren bedeutend schneller. Fruktose wirkt bei ihnen wie ein Brandbeschleuniger. In den epidemiologischen Studien zum Pankreaskarzinom wirkt reichliche Fruktoseaufnahme jedoch nur schwach erhöhend auf die Krebshäufigkeit. Jede Tumorart scheint unterschiedlich auf Fruktose zu reagieren. Bei einigen Tumorarten genügt schon eine reichliche Aufnahme von Früchten wie z. B. bei Gehirntumoren – im nächsten Abschnitt folgen weitere Beispiele – und damit von Fruktose, sodass sie gehäufter auftreten, bei anderen Tumorarten führt dagegen reichlicher Früchteverzehr zu einer Risikoerniedrigung wie z. B. beim Magenkarzinom.

Karzinome von Kolon, Eierstock, Schilddrüse, Gehirn und Leber sowie vermutlich triple-negative Mammakarzinome werden offensichtlich durch reichliche Fruktoseaufnahme in ihrem Wachstum und ihrer Verbreitung angeregt. Dies lassen die Ergebnisse verschiedener epidemiologischer Studien vermuten, in denen reichlicher Früchteverzehr wiederholt mit einer erhöhten Häufigkeit dieser Tumorarten aufgetreten ist. Bei den einzelnen Tumorlokalisationen führen wir hierzu mehr aus. Krebspatienten sollten ihren gesamten Fruktoseverzehr auf unter 10 Gramm pro Tag halten – dies schließt alle Quellen ein wie auch Früchte und überhaupt Obst. Zur Prävention genügt es jedoch in der Regel den Fruktoseverbrauch unter 25 Gramm pro Tag zu beschränken. Im Internet sind Tabellen zum Fruktosegehalt der verschiedenen Früchte und Obstsorten zu finden, mit deren Hilfe der Krebspatient seinen Fruktoseverbrauch kontrollieren kann.

3.6.4 Schokolade

Kann auf Süßes nicht verzichtet werden, dann eignet sich als Ersatzmöglichkeit Schokolade. Dunkle Schokolade hat trotz ihres Zuckergehaltes einen relativ **niedrigen glykämischen Index** – halb so hoch wie der von Weißbrot und vergleichbar dem vom Orangensaft. Der hohe Anteil von Fett und Zucker macht es zu einem kalorienreichen Nahrungsmittel und übergewichtige Menschen sollten es daher nur in bescheidenem Rahmen genießen. Die antitumorale Wirkung von Schokolade beruht auf ihrem hohen Gehalt an **Polyphenolen.** Die wichtigsten Polyphenole in der Schokolade sind die gleichen wie die, die auch im grünen Tee in großen Mengen vorhanden sind, nämlich die Katechine. Eine weitere Möglichkeit, den Glukoseanstieg im Blut und die Insulinantwort nach dem Verzehr von Süßigkeiten und stark gesüßten oder stärkehaltigen Produkten abzumildern, ergibt sich durch die Möglichkeit, **gleichzeitig Nüsse** wie Pistazien oder Walnüsse zu essen. Diese erniedrigen die Insulinantwort auf den Verzehr von glukosesteigernden Genussmitteln im Blut. [180]

GUT ZU WISSEN

Der gleichzeitige Verzehr von Butter und Nüssen kann den Glukoseanstieg im Blut vermindern: Dies hängt vermutlich mit der speziellen Fettkomposition und den Polyphenolen der Nüsse zusammen. Die Glukosesteigerung und die Insulinantwort auf Weißbrot kann durch reichlichen Butteraufstrich gemindert werden. Dies ist allerdings nicht für Personen zu empfehlen, die zu Übergewicht neigen.

GUT ZU WISSEN

Auch die Tageszeit spielt bei der Aufnahme der Kohlenhydrate eine entscheidende Rolle für das Krebs- wie auch Diabetesrisiko. Wenn auf eine kohlenhydratreiche Abendmahlzeit bereits der Nachtschlaf nach weniger als vier Stunden erfolgt, erhöht sich das Risiko für beide Erkrankungen.

Es sollte daher die Abendmahlzeit möglichst früh am Abend eingenommen werden, damit genügend Zeit für die Verdauung bleibt, bevor man sich zur Nachtruhe begibt und einschläft.

3.7 Fett, Omega-3- und Omega-6-Fettsäuren, Palmöl

Fettsäuren kann man mit Ketten (Kohlenwasserstoffketten) unterschiedlicher Länge vergleichen, die an einem Ende mit einem Knauf (Carboxylgruppe) versehen sind und die unterschiedlich starr oder flexibel sind.

- **Gesättigte Fettsäuren** besitzen gerade Ketten. Sie zeichnen sich durch einfache Bindungen zwischen ihren Kettengliedern aus. Diese Fette kommen meist in Nahrungsmitteln tierischer Herkunft, wie Fleisch, Eier, Käse, Milch und Rahm, aber auch im Palmöl, vor und werden nicht nur als Energielieferant im Körper verwendet, sondern auch dort im Organismus, wo Festigkeit, starre Strukturen und Abgrenzungen herrschen.
- **Mehrfach ungesättigte Fettsäuren** weisen hingegen eine andere Kettenstruktur auf. Ihre Ketten enthalten Biegungen infolge starrer Doppelbindungen zwischen einzelnen Kettengliedern. Sie können sich deswegen nicht so eng zusammendrängen. Dadurch sind sie reaktionsfreudiger und im Stoffwechsel vielfältig aktiv. Ungesättigte Fettsäuren sind meist pflanzlicher Herkunft.
- **Einfach ungesättigte Fettsäuren** (auch MUFA genannt, von monounsaturated fatty acids) enthalten eine einzige Doppelbindung in der Kette. Wichtige Quellen sind z. B. Olivenöl, Schmalz, Hühnerfett, Nüsse und Avocados.
- **Mehrfach ungesättigte Fettsäuren** (auch PUFA genannt, von polyunsaturated fatty acids) kommen in Pflanzenölen, aber auch in Fleisch und Milchprodukten vor. Welche Rolle diese Fettsäuren im Stoffwechsel spielen, hängt aber nicht nur von der Zahl der Doppelbindungen, sondern auch davon ab, wo in ihrer Kette die erste Doppelbindung sitzt. Diese Position wird mit dem griechischen Buchstaben Omega (oder etwas profaner einfach mit „n") bezeichnet.

Sitzt die erste Doppelbindung am dritten Kohlenstoffatom, so handelt es sich um Omega-3-Fettsäuren (auch n-3-Fettsäuren genannt). Mit Omega wird das Ende der Kette auf der Knauf-freien Seite bezeichnet. Diese Fettsäuren kommen z. B. in Kaltwasserfischen (Makrele, Lachs und Hering) sowie in Raps- und Flachs- bzw. Leinöl vor. Die wichtigste Omega-3-Fettsäure ist die alpha-Linolensäure. Sitzt die Doppelbindung am sechsten Kohlenstoffatom, spricht man von Omega-6-Fettsäuren (auch n-6-Fettsäuren genannt). Diese kommen in anderen Pflanzenölen (Sojaöl), aber auch in Getreide, Fleisch und Milchprodukten vor. Wichtige Omega-6-Fettsäure ist die Linolsäure.

3.7.1 Fette als Energiequelle

Fette dienen einerseits im Stoffwechsel als **Energiequellen,** andererseits als **Energiedepots** in Form z. B. von Bauchfett. Die mehrfach ungesättigten Fettsäuren, die nach Aufspaltung der Fette entstehen können, stimulieren die Energiegewinnung durch Anregung des aeroben Stoffwechsels in den Mitochondrien der Zelle, sie aktivieren also die Atmungskette bei der Energiegewinnung und könnten auf diese Weise auch antitumoral wirken. Die Energiedepots durch Fettablagerungen polstern uns sozusagen aus und verleihen unserem Körper seine charakteristische Gestalt. Aber auch für die Bewahrung der Körperbegrenzung sind Fette unerlässlich. In der äußeren Hautschicht, wo die Zellen absterben, bilden langkettige und sehr langkettige Fettsäuren eine Barriere, damit der Körper gegenüber der Außenwelt einen Wärme-, Infektions- und Verdunstungsschutz besitzt. Ist diese Fettschicht verändert, so kommt es nicht nur zu Hauterkrankungen wie atopischer Dermatitis, Psoriasis oder Melanom, sondern im gesamten Organismus wird häufig der Stoffwechsel durch vermehrte Verbrennung von Fettsäuren aktiviert. [181] Im Kleinen, in den Körperzellen, bilden die Fette in Form von Phosphorlipiden die Zellwände. Je nach Zusammensetzung der Phospholipide können die Zellwände durchlässiger oder weniger durchlässig sein. Dies übt dann einen entscheidenden Einfluss auf Stoffwechselprozesse in der Zelle aus.

Ohne Fette und ihre Umsetzung in **Wärmeenergie** gäbe es keine gleichbleibende Wärme bzw. keine Wärmeregulation, die einen kontinuierlichen Fluss der chemischen Umsetzungen im Organismus ermöglicht, sowie auch kein Bewusstsein. Wird wie beim Winterschlaf bestimmter Tiere die Körpertemperatur krass erniedrigt, dann wird der Stoffwechsel auf vitale, also allein lebensnotwendige Prozesse beschränkt und hierbei spielen die Verbrennungsprozesse von Fettsäuren eine zentrale Rolle. In dieser Phase ist das Bewusstsein ausgeschaltet. Hierbei besteht eine gewisse Parallele zum Krebsgeschehen, denn hierbei wird auch das Bewusstsein, d. h. in diesem Fall die Schmerzempfindung im Tumor selber ausgeschaltet, jedoch ohne Temperaturabfall. Der wohl entscheidende Unterschied im Stoffwechsel während des Winterschlafs und im Tumorgeschehen liegt wohl darin, dass im letzteren Fall v. a. Glukose zur Energiegewinnung vergärt wird, während im Winterschlaf Fettsäuren hierfür unter Sauerstoffverbrauch verbrannt werden.

3.7.2 Übermäßige Fettzufuhr als Risikofaktor

Während für Raucher das Krebsrisiko um das 20- bis 30-Fache steigen kann, erhöht sich das Krebsrisiko infolge einer übermäßigen Aufnahme von tierischen Fetten mit einem **unausgewogenen Fettsäureverhältnis** in etwa um den Faktor 1,5–8; die Zahlen fallen je nach Studie und Grad der Belastung und Tumorlokalisation unterschiedlich aus. Hierbei sind es weniger die Fettsäuren, welche die Eigenschaften der Fette ausmachen, an sich, als vielmehr die Menge an Fetten, die in den Zellen deponiert und nicht für die Energiegewinnung und ausgeglichene Körpergestaltung verwendet werden. Es sind v. a. die **tierischen Fette,** die bei übermäßigem Genuss zum Übergewicht entscheidend beitragen und hierdurch das Krebsrisiko infolge der Anregung von Entzündungsprozessen im Organismus erhöhen. Dies ist bei pflanzlichen Fetten so nicht der Fall. Übermäßige Fettaufnahme bzw. übermäßige Kalorienaufnahme erhöht insbesondere das Risiko für Gliome, für kolorektale Karzinome des Mannes und für Mammakarzinome bei Frauen mit HER-2/neu Expression.

3.7.3 Ungesättigte Fettsäuren

Was ist das Besondere dieser ungesättigten Fettsäuren? Obwohl die ungesättigten Fettsäuren auch langkettig sein können, neigen sie nicht zur Erstarrung, sie weisen einen tieferen Schmelzpunkt auf als die gesättigten Fettsäuren derselben Kettenlänge. Langkettige gesättigte Fettsäuren neigen zu Erstarrung und finden sich praktisch nur im Tier- und Menschenreich, und zwar v. a. in der Nervensubstanz und in den absterbenden Zellen der Haut.

Anthroposophie

Otto Wolff, ein anthroposophischer Arzt, interpretiert die Doppelbindungen in den ungesättigten Fettsäuren als eine Verinnerlichung von Licht und Wärme, insbesondere bei den Omega-3-Fettsäuren, wie wir es später an einem Beispiel aufzeigen werden. Während die langkettigen gesättigten Fettsäuren v. a. in Geweben auftreten, die weniger plastisch und stoffwechselaktiv sind, so ist es mit den ungesättigten Fettsäuren umgekehrt.

Studien über die Einheimischen, die Eskimos, den Inuits in Grönland, erbrachten die ersten Hinweise zur bedeutenden Rolle der mehrfach ungesättigten Fettsäuren, nämlich der Omega-3-und der Omega-6-Fettsäuren, bei der Entstehung verschiedener degenerativer Krankheiten oder ihrer Vorbeugung. Obwohl sich die Inuits fast ausschließlich von fettem Fleisch in Form von Meeresfischen ernähren, treten bei ihnen kaum Herzerkrankungen auf wie z. B. Herzinfarkte, die in den Industrieländern ein großes Ausmaß erreichen. Die Fische, die die Eskimos verzehren wie Walfleisch, Lachse, Sardinen, Makrelen enthalten hohe Mengen von langkettigen Omega-3-Fettsäuren. Auch die Japaner, die sehr viel Fisch essen, zeigen eine enorm niedrige Mortalität an Kreislaufkrankheiten, ganz im Gegensatz zu Bewohnern in den Gegenden, wo kaum Fisch verzehrt wird. Bald stellte sich auch heraus, dass nicht nur Kreislaufkrankheiten durch Verzehr von Omega-3 Fettsäuren vermieden wurden, sondern dass auch die Häufigkeit von bestimmten Krebserkrankungen deutlich hierdurch erniedrigt wurde.

Omega-3- und Omega-6-Fettsäuren

Die **mehrfach ungesättigten Fettsäuren** Omega-3- und Omega-6-Fettsäuren werden essentielle Fettsäuren genannt, weil der Körper sie nicht selber bilden kann. Im Falle der Omega-6-Fettsäuren stellt dies kein Problem dar, denn diese Fettsäure ist in der modernen Ernährung in großen Mengen enthalten und der Organismus wird mit ausreichenden Mengen an Linolsäure, der wichtigsten Fettsäure dieser Kategorie, versorgt. Dagegen ist eine genügende Zufuhr mit Omega-3-Fettsäuren durch die heutige Ernährung bedeutend schwieriger sicherzustellen.

Während vermutlich das Verhältnis der Omega-6 zu Omega-3 Fettsäuren in der Nahrung der vorgeschichtlichen Menschen etwa 1:1 betrug, liegt es heute schätzungsweise bei 20:1. Dieses Ungleichgewicht zugunsten der Omega-6-Fettsäuren kann zur Entstehung von chronischen Krankheiten wie Herz- und Gefäßerkrankungen wie z. B. Herzinfarkt sowie einigen Krebsarten beitragen. Erstrebenswert wird heute ein Verhältnis von 5:1 angesehen.

Omega-6-Fettsäure

Die Omega-6-Fettsäuren, wie z. B. die Alpha-Linolsäure, werden im Körper zu **entzündungsfördernden Wirkstoffen** umgebaut und dienen so primär anabolen, also aufbauenden Prozessen. Fett wird nun vermehrt abgelagert, was wiederum Entzündungen durch Ausscheidung von inflammatorischen Botenstoffen aus den Fettzellen steigert. Bei Krebsarten, die mit einer deutlichen Entzündungstendenz verbunden sind, ist daher Zurückhaltung beim Verzehr von Lebensmitteln mit einem hohen Gehalt an Omega-6-Fettsäuren wie der Alpha-Linolsäure geboten. Aber nicht jede Krebsart oder jedes Krebsrisiko spricht auf eine erhöhte Aufnahme dieser inflammatorischen Fettsäure nachteilig an. Frauen mit einem sehr festen Brustdrüsengewebe, die ein erhöhtes Risiko für ein Mammakarzinom aufweisen, führte die Aufnahme von mehr inflammatorischen Fettsäuren wie die Alpha-Linolsäure zu einer Lockerung der Brustdrüse und somit zu einem erniedrigten Krebsrisiko der Mamma. Auch Patienten mit Basalzellkarzinomen weisen häufig konstitutionell eine antiinflammatorische Tendenz auf. Hier kann der Verzehr von antiinflammatorischen Fettsäuren wie die Omega-3 Fettsäuren das Risiko für ein Basalzellkarzinom noch erhöhen, diese Patienten sollten daher etwa ein- bis zweimal –wöchentlich Lebensmittel mit einem höheren inflammatorischen Index zu sich nehmen, um Rückfälle zu vermeiden.

Nicht alle Omega-6-Fettsäuren wirken jedoch in gleicher Weise inflammatorisch und anabol. Die konjugierte Linolsäure, die in ihrer Struktur anders konfiguriert ist als die Alpha-Linolsäure, wirkte in zahlreichen Studien krebshemmend. Im Gegensatz zur Alpha-Linolsäure soll sie im Organismus den Abbau von Fett fördern und nur beim Aufbau von Muskelmasse aufbauend wirken. Bodybuilder nehmen sie in höheren Mengen zu sich, um den Abbau ihres Körperfettes anzuregen. Die konjugierte Linolsäure kommt in der Milch und im Käse vor, aber nur, wenn die Milch von Kühen stammt, die Grünfutter erhalten. Je höher in ihrem Futter der Kraftfutteranteil ist, umso weniger enthält die Milch die konjugierte Linolsäure und damit verringert sich dieser Schutzfaktor auch gegenüber Krebs oder fällt ganz weg.

Omega-3-Fettsäuren

Im Gegensatz zu den Omega-6-Fettsäuren tragen Omega-3-Fettsäuren zur Bildung von entzündungshemmenden Prozessen bei und fördern eher den Abbau, sodass keine Ablagerungen von Fettpolstern im Organismus entstehen. Ihre regelmäßige Aufnahme in entsprechenden Lebensmitteln kann zur **Gewichtsreduktion** führen. Beim **Basalzellkarzinom** und beim **östrogen-sensitiven Mammakarzinom** von prämenopausalen Frauen besteht jedoch meist im Tumor und im Organismus eine antiinflammatorische Tendenz, im Gegensatz zu den meisten anderen Tumorarten. Dies antiinflammatorische Tendenz kann dann durch die entzündungshemmende Wirkung von Omega-3- Fettsäuren noch verstärkt werden. Daher kann diesen Krebspatienten eine Ernährung mit hohem Gehalt an Omega-3 Fettsäuren, d. h. mit häufigem Verzehr von Kaltwasserfischen, nicht empfohlen werden.

Die Omega-3-Fettsäuren zeigen aber auch **antikachektische** Wirkungen. Die Aufnahme von genügend Omega-3-Fettsäuren ist daher im Zusammenhang mit Krebs nicht nur bei übergewichtigen, sondern auch bei kachektischen Patienten von entscheidender Bedeutung. Omega-3-Fettsäuren sind besonders in Leinsamen, in Nüssen wie Walnüsse, in Rapsöl, Sardinen, Soja, Hering, Lachs, Makrele und Forelle enthalten. Hält sich die Aufnahme der Omega-6- und der Omega-3-Fettsäuren im Gleichgewicht, dann sind auch Aufbau- und Abbauprozesse eher ausgeglichen und damit vermindert sich auch das Krebsrisiko.

GUT ZU WISSEN

Um die Zufuhr von Omega-6-Fettsäuren deutlich zu reduzieren, ist die Verwendung von Olivenöl als hauptsächlichem Fettlieferant in der Küche zu empfehlen. Dieses Fett kann für alle Krebspatienten empfohlen werden, wie zahlreiche epidemiologische Studienergebnisse zeigen. Selbst beim Basalzellkarzinom, wo sich die Omega-3-Fettsäuren, also die Fischöle als problematisch erwiesen haben, kann Olivenöl uneingeschränkt für die Essenzubereitung verwendet werden. [182]

Weiterhin kann die Versorgung mit **Omega-3-Fettsäuren erhöht** werden, wenn so oft wie möglich **pflanzliche Nahrungsmittel** wie z. B. Leinsamen und Walnüsse und evtl. regelmäßig wöchentlich ein- bis zweimal Fische verzehrt werden. Ein reichlicher Verzehr von Fischen führte zu einer Verringerung des Krebsrisikos für Brust und Darm. Neben dem Basalzellkarzinom ist jedoch auch beim Prostatakarzinom eine gewisse Vorsicht geboten. Hier zeigte sich, dass je höher der Gehalt der Prostatakarzinomzellen an Alpha-Linolensäure ist, also einer Omega-3 Fettsäure, sie sich umso aggressiver verhalten. Die Einnahme von isolierter Alpha-Linolensäure und auch von Fischölpräparaten sollte der Prostatapatient also nur mit Vorsicht durchführen. Dagegen wirkte sich die Einnahme von Leinsamen mit seinem hohen Gehalt an dieser Fettsäure nicht nachteilig, sondern im Gegenteil günstig auf die Prognose des Prostatakarzinompatienten aus. Beim Prostatakarzinom ist eine vegane Ernährung, also ohne Fleisch, Milchprodukte und Fisch am stärksten antitumoral wirksam im Vergleich zu anderen Ernährungsweisen.

Damit die Omega-3-Fettsäuren aber auch dort wirken können, wo sie benötigt werden, wie z. B. in der Energiegewinnung der roten Skelettmuskulatur (➤ 6.4, ➤ 6.3), müssen hohe Insulinwerte im Blut infolge von Gebäck, weißem Weizenbrot und gesüßten Getränken und Speisen sowie Fleisch vermieden werden. Wird dies nicht berücksichtigt, nützt auch eine Supplementierung von Omega-3-Fettsäuren wie die Alpha-Linolensäure zur Ernährung wenig, wie verschiedene Studien gezeigt haben.

3.7.4 Verarbeitung von Fetten

Bei der Rolle der Fette hinsichtlich ihre pro- oder antitumoralen Eigenschaften sind weiterhin konsttutionelle Aspekte zu berücksichtigen, wie wir sie bereits beim Mammakarzinom und Basalzellkarzinom angesprochen haben (➤ 3.9.4). So haben schlanke Menschen, die ihr Fett eher verbrennen als ablagern, gegenüber übergewichtigen Menschen ein erhöhtes Risiko für Haut- und überhaupt für Plattenepithelkarzinome. Umgekehrt verhält es sich bei den Karzinomen des Drüsenepithelgewebes.

Wie der Organismus mit Fett umgeht, es verbrennt oder ablagert, beeinflusst entscheidend, ob eine Krebserkrankung eher in der abgrenzenden Peripherie des Organismus oder eher in dem inneren Drüsenepithelgewebe, das der Aufnahme von Ernährungsstoffen dient, auftritt. Das äußere und das innere Epithelgewebe weisen also ganz unterschiedlich gestaltete Fette und Fettsäuren auf.

- In der Haut sind es v. a. die langen und **sehr langen Fettsäureverbindungen,** welche die Funktion der Haut aufrechterhalten.
- In den Drüsenzellen sind es dagegen die aktiveren mehr **kurzkettigen,** oder **ungesättigten Fettsäuren,** die hier die Funktionen des Zellstoffwechsels mitsteuern.
- **Langkettige Fettsäuren** werden zudem im Fettgewebe abgelagert und dienen als Energiereserve.

Je nach Ernährung mit bestimmten Fettsäureverbindungen und –mengen können so verschiedene Funktionen beeinflusst werden und damit auf eine Krebsentwicklung fördernd oder hemmend eingewirkt werden.

Beim **Kolonkarzinom** z. B. wirken die ungesättigten Fettsäuren der Meeresfische besonders tumorhemmend. Hier ist eine pescovegetarische Kost, die auch Milchprodukte, und Meeresfische enthält, der Königsweg für eine bessere Prognose. Dagegen werden den gesättigten Fettsäuren eine äußerst schwache bis deutliche tumorfördernde Wirkung zugeschrieben. Beim **Mammakarzinom** haben wir wiederum eine weitere Besonderheit. Hier muss zwischen einem prä- und postmenopausalen Status unterschieden werden, denn dies beeinflusst die Wirkung der verschiedenen Fettsäuren ganz unterschiedlich (➤ 5.2.3).

3.7.5 Gesättigte Fettsäuren und Palmöl

Fettöle, die v.a. gesättigte Fettsäuren enthalten, spielen heute in der Lebensmittelindustrie eine nicht mehr wegzudenkende Rolle. In jedem zweiten Produkt aus dem Supermarkt steckt Palmöl. 60 Millionen Tonnen Palmöl werden in der Welt jährlich produziert (Stand 2018) und der Bedarf der Lebensmittelkonzerne nach diesem Öl steigt weiterhin. Das Öl ist billig, geschmacksneutral, weist eine ideale Konsistenz für die Verarbeitung von Lebensmitteln auf und ist außerordentlich lang haltbar. Die längere Lagerfähigkeit der Lebensmittel dank der Verwendung von Palmöl ist oft die Voraussetzung, dass sie überhaupt industriell hergestellt werden können. Normalerweise sind Öle flüssig, Palmöl ist dagegen fest und kann daher für zahlreiche Lebensmittel verarbeitet werden. Lebensmittel werden in ihrer Konsistenz durch Palmöl bei Zimmertemperatur angenehm cremig.

Wenn auf einer Packung eines Lebensmittels aus einem Supermarkt steht, „Hergestellt mit pflanzlichen Ölen", kann der Konsument annehmen, dass es Palmöl enthält. Inwiefern ist dies von Bedeutung und muss besonders im Zusammenhang mit einer Krebserkrankung beachtet werden? Die gesättigten Fettsäuren wie Palmitinsäure wirken wie die Omega-6-Fettsäuren **entzündungsfördernd.** Weiterhin können sie ebenfalls zu einer **Gewichtszunahme** beitragen. Sie reduzieren die Empfindlichkeit der Insulinrezeptoren und tragen so zu einer **Insulinresistenz** bei. Diese Faktoren können im Zusammenhang mit bestimmten Krebserkrankungen tumorfördernd wirken. Die Studien zu Palmöl hierzu ergeben jedoch bisher keine fundierten Belege hinsichtlich einer direkten krebsfördernden Wirkung. Hier sind es vermutlich allein die oben angegebenen indirekten Wege, wie Zunahme des Gewichtes, Insulinresistenz und proinflammatorische Eigenschaften, die auf längere Sicht tumorfördernd bei prädisponierten Menschen wirken könnten. Auch hier ist wiederum der Zusammenhang mit zahlreichen anderen Ernährungsfaktoren entscheidend, ob ein reichlicher Verzehr von z.B. palmölhaltigen Lebensmitteln den Organismus aus seinem Gleichgewicht zwischen Aufbau und Abbauprozessen bringt oder ob er hierbei nur ein Faktor bleibt, der zum Gleichgewicht beiträgt.

GUT ZU WISSEN

Besteht eine Krebskrankheit in Verbindung mit den Risikofaktoren wie Übergewicht und Insulinresistenz, sollte eine Verminderung der Aufnahme von gesättigten Fettsäuren angestrebt werden. Um sicherzugehen, dass in den Nahrungsmitteln kein Palmöl (auch zu Haltbarmachung) enthalten ist, sind die Nahrungsmittel direkt vom Produzenten zu beziehen. Es ist auch darauf zu achten, dass ungesättigte Fettsäuren durch chemische Bearbeitung nicht zu sogenannten Trans-Fettsäuren verändert wurden. Durch die Härtung werden sie schwer verdaulich und fördern sogar noch stärker als Omega-6-Fettsäuren Entzündungsprozesse.

EXKURS

Wie tiefgreifend und stoffwechselbelebend die ungesättigten Omega-3-Fettsäuren wirken können, zeigen folgende Fütterungsversuche bei Tieren, die zeitenweise z.B. jeweils nachts bei tiefen Außentemperaturen in eine Kältestarre verfallen, um so Energie zu sparen. Wenn diesen Tieren vermehrt ungesättigte Omega-3-Fettsäuren gefüttert werden, dann können sie ihren Wärmehaushalt besser steuern und fallen nachts bei absinkenden Temperaturen seltener in Kältestarre. Entgegengesetzt verhielt es sich, wenn diese Tiere mehr n-6 ungesättigte Fettsäuren in ihrem Futter aufnahmen. Jetzt verfielen sie viel leichter nachts in eine Kältestarre, konnten also ihre Körpertemperatur weniger lang beibehalten. [183] Die Omega-3-Fettsäuren belebten also den Organismus und führten zu einer besseren Wärmeregulation. Dies erlaubte den Tieren, ihren Stoffwechsel auch bei tiefen Außentemperaturen aufrechtzuerhalten.

Anthroposophie

Nach Rudolf Steiner wird die Verstoffwechselung der Fette v.a. vom Seelenleib (Astralleib) gesteuert; das eigentliche Gebiet der Umsetzung und des Wirkens der Fettsäuren und der Fette überhaupt ist jedoch der Lebensleib (Ätherleib). Lebensleib und Seelenleib verhalten sich entgegengesetzt, wie wir bereits anfangs ausgeführt haben. Entsprechend ist auch das Wirken der Fette entgegengesetzt, je nachdem, ob sie mehr auf der anabolen oder katabolen Stoffwechselseite wirken können. So lässt sich das Paradoxon erklären, dass bei reichlicher Zufuhr von pflanzlichen Fetten abgenommen wird, wobei aber die Muskelmasse nicht beeinflusst wird. Die pflanzlichen Fette sprechen mehr den Seelenleib und regen so die Fettverbrennung an. Hier ist also die Wirkung des Seelenleibes gegenüber dem Lebensleib im Stoffwechsel überwiegend. Ein reichlicher Verzehr von tierischen Fetten führt dagegen zu Gewichtszunahme durch vermehrte Fettablagerung, weil sie mehr den Lebensleib ansprechen und so die anabole Seite des Stoffwechsels anregen.

Die komplexen Aspekte im Zusammenwirken der verschiedenen Fettsäuren macht deutlich, dass es bei der Ernährung nie allein auf einen einzelnen Faktor ankommt, sondern immer um eine Balance zwischen zahlreichen Eigenschaften der Lebensmittel. Diese müssen wie bei einem Orchester klangvoll harmonisch zusammenwirken. In anderen Worten ausgedrückt, Krankheiten durch einseitige Ernährung sind in der Regel nicht auf eine einzelne Ursache zurückzuführen, sondern meist auf ein nicht ausbalanciertes System von Stoffwechselfaktoren, sodass auch immer die entsprechende Behandlung vielseitig und komplex ansetzen muss. Traditionelle Vorstellungen, wie sie in der Traditionellen Chinesischen Medizin herrschen, berücksichtigen dieses Verständnis, während die moderne Naturwissenschaft immer versucht, einzelne Faktoren als Ursache herauszufinden. In der Wissenschaft werden dann entsprechend die Versuche so geplant, dass als Ergebnis immer nur ein ja oder nein herauskommen kann. Hierbei wird davon ausgegangen, dass die Wirkungen der Lebensmittel sich aus der Summe ihrer Inhaltstoffe ergeben. Dies wird aber der Wirklichkeit im Lebendigen, insbesondere bei Ernährungsfragen, nicht gerecht. Jedes Lebensmittel ist eine Wesenseinheit, also mehr als die Summe seiner Inhaltsstoffe, und muss als solches in den Studien berücksichtigt werden.

3.8 Verschiedene Nahrungs- und Genussmittel

3.8.1 Alkohol

Alkohol kann in sehr verschiedener Form aufgenommen werden. Auch Fruchtsäfte enthalten Alkohol. Der Organismus selbst bildet Alkohol im Darm und in der Leber. Unser Blut weist auch nüchtern einen bestimmten Alkoholgehalt auf. Wie bei vielen Fragen zur Gesundheit, geht es auch hier um die Menge, also um das Wieviel und weniger um das Was. Auch wenn viele Studien einen Zusammenhang zwischen der Menge aufgenommenen Alkohols und Krebs festgestellt haben, wurde ebenfalls aufgezeigt, dass der **moderate Genuss** von **Rotwein** vor einigen **Krebsarten schützen** könne. Wer also bisher ab und zu ein Glas Rotwein genossen hat, sollte dies auch weiterhin tun. Rotwein zum Essen im Rahmen einer mediterranen Ernährung, wozu viel Gemüse und Früchte gehören, kann so durchaus zur Risikoreduktion beitragen. In einer kalifornischen Studie mit 87170 Männern zeigte sich, dass bei regelmäßigem Genuss von Rotwein die Bronchialkarzinomfälle bedeutend seltener auftraten als bei Männern, die Bier oder Schnaps tranken. Besonders ausgeprägt war die Schutzwirkung des Rotweins bei Rauchern. [184] In Kalifornien ist der Weinkonsum überdies mit einem gesünderen Lebensstil verbunden: weniger Zigaretten, weniger Fett, mehr Obst und Gemüse.

Die Substanzen, die im Rotwein enthalten sind und in bestimmter Weise antitumoral wirken, können wir auch durch andere Gemüse- und Früchtearten aufnehmen. **Resveratrol** wurde als verantwortlich für die antitumorale Wirkung des Rotweines ausgemacht. Neben dem Rotwein kommt es in den **Roten Weintrauben, Himbeeren, Maulbeeren, Pflaumen** und **Erdnüssen** vor. In Tierversuchen verhinderte Resveratrol Fettsucht und Diabetes mellitus. Es regt den Fettabbau an und lenkt den Metabolismus so, als wenn er sich im Zustande des Fastens befände und nun von seinen Fettreserven leben müsste.

Eine Analyse von mehr als 50 epidemiologischen Studien zur Wirkung von Alkohol auf die Sterblichkeitsrate und Krebshäufigkeit ergab eindeutig eine

„J"-Kurve. Ein mäßiger Rotweingenuss von ein bis zwei Gläsern pro Tag – bei Männern zwei, bei Frauen eher ein Glas – verringerte das vorzeitige Sterberisiko deutlich. Wurde diese Menge überschritten, dann stieg das vorzeitige Sterblichkeitsrisiko allerdings rapide an.

Übermäßiger Alkoholgenuss, v. a. in Form von **Bier** und **Spirituosen,** erhöht nachweislich das Risiko für folgende Karzinomarten: Kolon-, Rektum-, Leber-, Magen-, Brust-, Ösophagus-, Schilddrüsen-, Mund-Rachen- und Kehlkopfkarzinom. Bei anderen Tumorlokalisationen sind entweder keine Studien durchgeführt worden oder die Ergebnisse sind unklar. Eine dänische Studie ergab, dass mehr als sieben Biere pro Woche das Risiko für das Mundhöhlen- oder Speiseröhrenkarzinom verdreifacht, während mäßiger Weingenuss das Risiko für diese Krebsarten um die Hälfte reduzierte. Bei der Schilddrüse verringerte ebenfalls mäßiger Alkoholkonsum das Risiko für eine bösartige Entartung.

Eine Besonderheit stellt in diesem Zusammenhang das Nierenzellkarzinom dar. In zahlreichen Beobachtungsstudien wurde festgestellt, dass erhöhter Alkoholkonsum – mehr als zwei Drinks pro Tag – zu einer Reduktion des Risikos für ein Nierenkarzinom führte. [185] Dass hierbei die Aufnahme von vermehrter Flüssigkeit eine Rolle spielen könnte, wurde durch Studien abgeklärt und konnte ausgeschlossen werden. [186] Erklärungen für die tumorprotektive Wirkung von Alkohol auf die Niere gibt es bisher nicht.

3.8.2 Rauchen

Dass Rauchen das Risiko für die Erkrankung bestimmter Karzinome drastisch erhöhen kann, ist heute fast Allgemeinwissen. Gleichwohl hält es viele Menschen nicht davon ab zu rauchen. Da die gesundheitlichen Schäden erst viel später auftreten, vielleicht 10 oder 20 Jahre später, kann dieses Risiko leicht verdrängt werden. Zudem ist es ein statistisch errechnetes Risiko und nicht jeder ist betroffen. Besonders häufig treten bei Rauchern Lungenkarzinome und zwar vorwiegend Plattenepithelkarzinome auf. Wird zudem noch viel Kaffee getrunken, dann wird bei Rauchern das Risiko für ein Lungenkarzinom weiter erhöht. Dem Raucher sollte empfohlen werden, den Kaffee gegen ein Glas Rotwein oder Grüntee auszutauschen. Damit die kanzerogene Wirkung des Rauchens auf die Lunge gemildert werden kann, wie die oben erwähnte kalifornische Studie andeutet.

Die Beziehung zwischen Rauchen und Bronchialkarzinom zeigt sich deutlich im parallelen Anstieg von Bronchialkarzinomen mit dem Anstieg im Konsum von Zigaretten, nur dass das Auftreten eines Bronchialkarzinoms etwa 10–20 Jahre später erfolgte, wie oben angeführt. Zusätzlich zum Bronchialkarzinom stehen zehn weitere verschiedene Karzinomarten mit dem Rauchen als auslösender Faktor in Verbindung. Dies betrifft v. a. den oberen Verdauungstrakt (Mund, Rachen, Kehlkopf und Ösophagus), der direkt dem Zigarettenrauch ausgesetzt ist. Aber auch in anderen Organen kann das Rauchen das Krebsrisiko deutlich erhöhen. So weisen z. B. Raucher ein zwei-bis dreimal höheres Risiko für ein Blasenkarzinom auf. Frauen, die rauchen, haben ein erhöhtes Risiko für ein Zervixkarzinom. Der Urin von Rauchern enthält höhere Mengen von karzinogenen aromatischen Aminverbindungen.

Das eindeutig belastende Beweismaterial zur karzinogenen Wirkung von Rauchen löste in vielen Ländern strenge behördliche Beschränkungsmaßnahmen aus. Und tatsächlich mit dem Rückgang des Zigarettenrauchens folgte wiederum mit einer Verzögerung von 10–20 Jahren ein Rückgang in der Häufigkeit von Bronchialkarzinomen. Zwischen 2000 und 2009 verminderte sich die Todesrate infolge von einem Bronchialkarzinomen um etwa 30 %, während der Zigarettenkonsum sich 20 Jahre vorher etwa in der gleichen Menge reduzierte.

Dass Rauchen auch das Risiko für bestimmte Karzinomarten reduzieren kann, wie eine italienische Studie zeigt, mag verwundern. Das Risiko, an einem Kolon-, Rektum- oder insbesondere am Schilddrüsenkarzinom zu erkranken, wird durch Rauchen nicht beeinflusst oder sogar reduziert. Ein Grund hierfür mag sein, dass Rauchen dem Übergewicht entgegenwirkt, indem es Hungergefühl vermindert und so zur Reduktion der Kalorienaufnahme beiträgt. Dies mag zur Minderung des Risikos für bestimmte Krebskrankheiten führen, bei denen Übergewicht bzw. Kalorienaufnahme eine Rolle spielt. [52]

3.8.3 Milch und Milchprodukte

Milch und Milchprodukte wie Käse, Butter und Joghurt sind aus unserer Ernährung gar nicht wegzudenken. Besonders in der Wachstumsphase des Kleinkindes und Kindes spielen sie eine überragende Rolle. Milch enthält verschiedene Inhaltsstoffe, die **krebsschützende** Eigenschaften aufweisen, beispielsweise Vitamin D, Kalzium, konjugierte Linolsäure, Laktoferrin sowie Butyrat und Sphingolipide. Andererseits zeigen epidemiologische Studien, dass die Milch je nach Tumorlokalisation neben krebsschützenden auch **krebsfördernde** Eigenschaften aufweist. Während z. B. bei Prostata- und Ovarialkarzinomen die Studienergebnisse eher eine tumorfördernde Wirkung zeigen [187], wurde bei kolorektalem Karzinom genau das Gegenteil und zwar für Vollmilch wie auch alle Milchprodukte festgestellt. Auch bei Lungen-, Blasen-, Speiseröhren-, Magen- sowie bei Kopf- und Halskarzinomen wurden günstige, d. h. tumorschützende Wirkungen festgestellt. Die protumorale Wirkung der Milch auf das Prostatakarzinom, bzw. auf seine Risikoerhöhung wird u. a. auf den hohen Kalziumgehalt der Milch zurückgeführt. Kalzium regt die alpha-Adrenorezeptoren der Prostatazellen an, wodurch wieder eine wachstumsfördernde Wirkung auf Tumorzellen ausgelöst werden kann. Beim Prostatakarzinom sollte daher darauf geachtet werden, nicht vermehrt kalziumhaltige Lebensmittel zu sich zu nehmen.

Wachstumsförderndes Hormon Insulin-like Growth factor-1

Die Milch enthält das wachstumsfördernde Hormon Insulin-like Growth factor-1 (IGF-1). Regelmäßiger Konsum von Milch kann beim Erwachsenen zu einer 10–20-prozentigen Erhöhung dieses Hormons im Plasma führen. Zu beachten ist hierbei, dass die Hormonbildung von IGF-1 in der Kuh mit der Steigerung der Milchleistung verbunden ist und durch Verfütterung von Kraftfutter (Mais und Soja) und durch Hormonbehandlung, wie es in den USA erlaubt ist, angeregt wird. Deshalb wäre also Milch von biologisch betriebenen Höfen für den Krebspatienten eindeutig vorzuziehen. Der Verzehr von Joghurt soll auf den IGF-1-Gehalt im Plasma keinen oder nur einen geringen Einfluss ausüben.

Die Erhöhung von IGF-1 durch z. B. Milchverzehr kann das Krebsrisiko z. B. eines Prostatakarzinoms erhöhen. Beim Prostatakarzinom kommt noch ein weiterer Faktor hinzu. Die Milch enthält auch einen Vorläufer von Dihydrotestosteron, dem eine fördernde Rolle bei der Entstehung des Prostatakarzinoms zugeschrieben wird. Beim kolorektalen Krebs könnte dagegen die krebsschützende Wirkung der Milch u. a. auf dem hohen Gehalt von Vitamin D, konjugierter Linolsäure und Kalzium beruhen.

Mammakarzinom

In verschiedenen Studien ergab der Einfluss von Milch und Milchprodukten auf die Entwicklung und Prognose eines Mammakarzinoms widersprüchliche Resultate. Bei prämenopausalen eher schlanken Frauen wurde wiederholt eine Reduktion von Mammakarzinomen festgestellt, wenn sie regelmäßig Milch tranken. Die Autoren der Studien vermuten, dass die unterschiedlichen Zuchthaltungen- und Ernährungsmethoden bei den Milchkühen und entsprechende unterschiedliche Östrogenwerte in der Milch die zum Teil widersprechenden Resultate erklären könnten. Der Konsument, insbesondere die Patientin mit Mammakarzinom, kann hieraus nur schließen, Milch von biologisch geführten Bauernbetrieben zu beziehen.

Ein weiterer Aspekt könnte das verminderte Risiko für ein Mamma-, Kolon-, Blasen- und Magenkarzinom oder für einen Rückfall erklären. Die evtl. antitumorale Wirkung von Milcheiweißen haben wir bereits angesprochen. Milch und auch Milcheiweiße stimulieren den Vagus und können so bei Frauen, die eher im autonomen Nervensystem sympathikoton eingestellt sind, eine neue Balance im Stoffwechsel fördern. [188] Auch die anabole Wirkung der Milcheiweiße könnte die Prädisposition von schlanken prämenopausalen Frauen zur Entwicklung eines Mammakarzinoms vermindern. Bei schlanken Menschen, die an einem Magenkarzinom leiden, könnte diese Erklärung ebenfalls zutreffen.

Kolonkarzinom

Obwohl Kolonkarzinompatienten meist übergewichtig sind, wird auch hier eine günstige Wirkung von Milchgenuss auf den Verlauf der Erkrankung beobachtet. Bei ihnen spielt das Abdominalfett eine besondere Rolle im Zusammenhang mit dem Krebsrisiko. Die anabole Wirkung von Milcheiweißen, die sich nur auf das Muskelgewebe und nicht auf Fetteinlagerungen bezieht, könnte sich bei diesen Patienten daher günstig auswirken. Es kommt zu keiner Vergrößerung oder Vermehrung der Fettzellen, die mit ihren inflammatorischen Zytokinen das Krebsgeschehen anheizen könnten.

Unter den Bestandteilen der Milch, die eine ausgesprochene antitumorale Wirkung ausüben, sind die **Molkeneiweiße** und insbesondere das Laktoferrin zu erwähnen. In mehreren klinischen Studien bei Kolonkarzinompatienten konnte die deutlich antitumorale Wirksamkeit von **Laktoferrin** gezeigt werden, worüber wir im Kapitel zu Kolonkarzinom berichten werden. Überhaupt werden die tumorschützenden Eigenschaften der Milch hinsichtlich eines Blasen-, kolorektalen, Gallenblasen-, Testes- und evtl. Pankreaskarzinoms u. a. auch auf die Molkeneiweiße zurückgeführt. Die Molkeneiweiße sind in der Milch, Molke und in der fermentierten Gesamtmilch wie Joghurt und Kefir enthalten, aber nicht im Käse – außer Molkenfrischkäse -, Sahne, Quark – es sei denn hier, ihm wird Molke zugesetzt – oder in der Butter. Molkeneiweiße sind hitzeempfindlich und damit auch nicht in der UHT-Milch anzutreffen. Neben den klinischen Studien mit Laktoferrin beim Kolonkarzinom liegen klinische Phase-I-Studien beim Mamma-, Pankreas und Leberkarzinom mit guten Resultaten vor. Weiterhin sieht der Einsatz von Molkeneiweißen bei kachektischen Krebspatienten, hierbei zusammen mit Olivenöl und Gemüse, vielversprechend aus.

Auch allgemein bei mit Chemotherapie behandelten Krebspatienten, die an Geruchs- und Geschmacksdysfunktionen infolge der Behandlung litten, reduzierten sich unter Laktoferrin – dreimal täglich in der Dosierung von 250 mg – diese Störungen beim Geruch und Geschmack deutlich. [189]

Das Lungenkarzinom wird offensichtlich nicht durch Milchverzehr beeinflusst.

Fleisch-Eiweiß und Milch

In dem Kapitel zu den Fleischeiweißen weisen wir darauf hin dass Milch und Milchprodukte zusammen mit Fleisch genossen, ihre tumorschützenden Eigenschaften verlieren und nun entgegengesetzt wirken können. Milch und Fleisch wirken zusammen ausgeprägt anabol – sie fördern beide den Substanzaufbau – und wenn täglich beide zusammen genossen werden, können sie das Wachstum eines Tumors fördern oder das Risiko für eine Krebsentwicklung erhöhen, da in dieser Kombination die vagotone Wirkung der Milch aufgehoben oder zumindest durch die sympathikotone Wirkung des Fleisches reduziert wird.

Anthroposophie

Aus der anthroposophischen qualitativen Sicht soll hier noch die Beziehung der Milch zum alten Mond angesprochen werden. Hiernach steht Milch mit den Prozesskräften des Silbers im Organismus in Verbindung. Die Silberprozesse beinhalten die regenerativen Prozesse, die z. B. nachts wirken, wenn Vagusaktivität vorherrscht. Somit kann Milch, wenn sie am Abend genossen wird, schlaffördernd wirken. Auf der anderen Seite stehen Milchprodukte in Beziehung mit den hormonabhängigen Sexualorganen und Reproduktionsorganen. Milchgenuss kann hierbei offensichtlich auf die Prostata und vermutlich auch auf den Eierstock wachstumsfördernd wirken, wenn ihre funktionelle Rolle im Alter eigentlich zurückgehen sollte. Auch die Beziehung zum Mammakarzinom könnte unter diesem Aspekt in umfassender Weise angeschaut werden.

3.8.4 Kaffee

Kaffee ist wohl das weltweit am meisten konsumierte Getränk, insbesondere in der westlichen Welt. Kaffee wirkt wachmachend, und wir können uns in der Regel nach Kaffeegenuss besser konzentrieren und klarer denken. Diese Wirkung beruht u. a. darauf, dass Kaffee schlaffördernde Rezeptoren im Gehirn blockiert. Auf das Auge hat es eine leicht sympathikotone Wirkung. Die Pupille wird geweitet und bei Veranlagung kann der Augeninnendruck erhöht werden. Im Blut führt es zu einer Erhöhung von Epinephrin und Norepinephrin.

Tumorfördernde und tumorreduzierende Wirkung

Der **regelmäßige Kaffeegenuss** kann das Risiko für bestimmte Krebserkrankungen erhöhen, aber auch andere wiederum erniedrigen, je nach konstitutioneller Veranlagung und anderen nicht bekannten Faktoren. Bei Kolon-, Leber-, Prostata-, Uterus-, Schilddrüsen- und Ovarialkarzinomen sowie bei Melanomen hat sich der regelmäßige Genuss von etwa 2–4 Tassen täglich als prognostisch günstig erwiesen.

- Besonders eindrucksvoll sind die Schutzeffekte des Kaffees gegen ein **Leberkarzinom.** Das Risiko, an einem Leberkarzinom zu erkranken, wurde durch Kaffeegenuss in zwei Studien zwischen 40–70 % reduziert.
- Beim **Bronchialkarzinom** und beim **Kehlkopfkarzinom** wurde jedoch eine tumorfördernde Wirkung durch regelmäßigen Kaffeegenuss festgestellt, insbesondere, wenn gleichzeitig geraucht wurde. Es erhöhte also die kanzerogene Wirkung des Rauchens. Auch das Risiko eines **Harnblasenkarzinoms** wurde durch regelmäßigen Kaffeegenuss gesteigert.

Der Genuss von Kaffee in der Dosis von 1–2 Tassen pro Tag übte bei prämenopausalen Frauen keinen oder nur einen geringen prognostisch günstigen Einfluss auf das Mammakarzinom aus. Nur bei östrogenrezeptor-negativen Mammakarzinomen bewirkte er eine Risikominderung sowie beim postmenopausalen Mammakarzinom. Bei Kolonkarzinom wirkte es sich nur bei Männern prognostisch günstig aus, bei Frauen dagegen konnte kein Einfluss auf dieses Krebsrisiko festgestellt werden.

Häufig geht Kaffeegenuss einher mit Rauchen und anderen tumorfördernden Gewohnheiten. In diesen Fällen kann der Kaffee die tumorfördernden Wirkungen des Rauchens noch verstärken. Wenn jemand das Rauchen nicht aufgeben kann oder will, dann sollte er das Krebsrisiko nicht noch durch Kaffeegenuss erhöhen. Er sollte auf Getreidekaffee oder Tee umstellen. Besonders der Patient, der bereits an einem Bronchialkarzinom erkrankt ist, sollte sich diese Empfehlung zu Herzen nehmen.

Reduzierte Glukosebildung in der Leber

Versuchen wir die unterschiedlichen Wirkungen des Kaffees in Beziehung zur Krebsentwicklung zu verstehen. Anfangs haben wir ausgeführt, dass Bewusstsein auf abbauenden Stoffwechselprozessen im Organismus beruht bzw. mit ihnen zusammenhängt. In der Tat ist die wachmachende Wirkung des Kaffees mit beschleunigten Verbrennungsprozessen im Organismus verbunden. Hierbei wird primär Glukose oxidativ phosphoryliert, also zur Energiegewinnung unter Sauerstoffverbrauch verbraucht. Der Kaffeegenuss stellt so schnell Energie zur Verfügung, was z. B. die Energiedrinks, die einen hohen Anteil an Kaffeesäure enthalten, nutzen. Die Fettverbrennung wird dagegen weniger angeregt. Kaffee nach dem Essen genossen, führt dazu, dass die Glukosespitzen im Blut gemildert werden. Die Glukose, die nach dem Essen im Blut ansteigt, wird schneller verbrannt und die Glukosebildung in der Leber wird reduziert. Hierauf könnte v. a. seine günstige Wirkung als risikovermindерndes Getränk bei Krebserkrankungen, v. a. der Leber beruhen. Für das Lungen- und Blasenkarzinom hat diese Wirkung offensichtlich keine Bedeutung.

Vagotone Wirkung

Trotz seiner wachmachenden und im autonomen Nervensystem den sympathischen Nerventonus erhöhenden Wirkung, wirkt Kaffee gleichzeitig beruhigend. Hiermit hängt die entspannende Wirkung einer Kaffeepause zusammen. An der Herzfrequenzvariabilität kann nach Kaffeegenuss keine Steigerung des Sympathikotonus, jedoch in verschiedenen Studien eine Erhöhung des Parasympathikotonus festgestellt werden. Kaffee muss danach also entgegengesetzte Wirkungen im Organismus ausüben. Im oberen Organismus, so auch in der Lunge, steigert er den Sympathikotonus, im unteren, also im Stoffwechselbereich des Organismus, könnte er vielmehr

3

die vagotone Aktivität erhöhen. Hierbei spielt die genossene Menge des Kaffees eine entscheidende Rolle. Die insgesamt vagotone Wirkung des Kaffes im Organismus konnte nur bei einem Kaffeekonsum bis zu drei Tassen täglich festgestellt werden. Wurden mehr getrunken, dann erniedrigte sich der Vagotonus in der Herzfrequenzvariabilität. Auch wenn Kaffee zusammen mit Alkohol und Rauchen konsumiert wird, übte dies einen negativen Effekt auf den Vagotonus aus, was als fördernd auf das Krebsrisiko eingestuft werden kann.

GUT ZU WISSEN

Die antitumorale Wirkung des Kaffees hängt also von seinem mäßigen Genuss ab und hierbei spielt das enthaltene Koffein die entscheidende Rolle. Wir können aus den Studien folgern, dass sich bei mehr als vier Tassen Kaffee pro Tag der risikomindernde Effekt in einen risikoerhöhenden umschlagen könnte.

Anthroposophie

Offensichtlich verstärkt Kaffee die polare Aktivität des autonomen Nervensystems oberhalb und unterhalb des Zwerchfells. Auch der Hinweis Rudolf Steiners, dass der Kaffeegenuss ausgleichend auf rhythmische Prozesse wirkt, kann aus dieser polaren Wirkung auf das Nerven-Sinnes-System und auf das Stoffwechsel-Gliedmaßen-System erklärt werden.

Kaffee ist vermutlich aufgrund seines Lignangehalts hormonell wirksam, und dies erklärt seine Wirkung beim Mamma- und Ovarialkarzinom. Wieso Kaffee auch protumoral auf ein Blasenkarzinom wirken kann, lässt sich aus den vorliegenden Studien nicht beantworten.

Ein weiterer Punkt spielt ebenfalls noch beim Genuss von Kaffee für seine Verträglichkeit eine entscheidende Rolle. Kaffee wird je nach konstitutioneller Veranlagung unterschiedlich verstoffwechselt. Die Studienergebnisse lassen sich also nicht einfach verallgemeinern und die individuelle Bekömmlichkeit ist zu berücksichtigen.

3.8.5 Grüntee

In der westlichen Welt, also in Amerika und Europa, wird v. a. Kaffee als Genuss und Anregungsgetränk bevorzugt, im Mittleren Osten v. a. Grüntee und in der östlichen Welt, v. a. in Japan und China. Grüntee wie auch Schwarztee wird aus den Blättern von Camellia sinensis hergestellt, jedoch jeweils in unterschiedlichen Verfahren. Beim Grüntee verhindert Erhitzen oder Rösten eine Fermentation der Blätter. Buddhistische Mönche brachten den Grüntee 780 n. Christus nach Japan und hier entwickelte sich eine rituelle Zeremonie um den Teegenuss. Im 17. Jahrhundert gelangte Grüntee zum ersten Male nach Europa. Grüntee enthält als aktive Inhaltsstoffe v. a. **Catechine** – 20–40 % in der extrahierbaren Substanz – und u. a. Koffein.

Schwarztee wird weltweit bedeutend häufiger genossen. Etwa 78 % der Teeproduktion entfällt auf Schwarztee und 20 % auf Grüntee.

Auch Grüntee enthält neben Koffein Kaffeesäure und viele Polyphenole wie der Kaffee, jedoch beeinflusst er den Stoffwechsel anders als Kaffee. Während Kaffee vermutlich stärker auf den Zuckerstoffwechsel als den Fettstoffwechsel wirkt, ist es bei Grüntee umgekehrt. Dieser **fördert** die **Beta-Oxidation** der **Fette,** erhöht dadurch den Energieumsatz auf längere Zeit. Der respiratorische Quotient wird deutlich erniedrigt, d. h. er erhöht die Verbrennung von Fettsäuren und andererseits erniedrigt er die oxidative Phosphorylierung von Glukose. [190] Während Kaffee insbesondere auf die Leber wirkt, hier die Glukoseausschüttung reduziert, gleichzeitig einer fettigen Leberstauung entgegenwirkt [191] und die augenblickliche Glukoseaufnahme in den glukoseverbrennenden Muskeln erhöht, scheint Grüntee v. a. auf die **Niere** zu wirken. Er regt die Ausscheidung über die Nieren an, Katecholamine werden vermehrt ausgeschieden und er kann eine Nierentoxizität von Cisplatin mildern. Grüntee regt zudem die Versorgung der fettsäureverbrennenden roten **quergestreiften Muskulatur** mit Energie an, was dann zu einer erhöhten Ausdauerleistung führt.

Anthroposophie

Im anthroposophischen Sinne können wir vielleicht dies so ausdrücken. Während der Kaffee v. a. die Ich-Organisation in dem Sinne anspricht, sodass das logische Denken, die wachmachende Wirkung und die unverzügliche aber nicht andauernde Erhöhung des Energieumsatzes angeregt werden, aktiviert der Grüntee mehr den Astralleib, wodurch eine Beweglichkeit im Denken erlangt wird, die sich nicht strikt nach logischen Gesetzen richtet und zudem erhöht er für längere Zeit die Energiegewinnung. Der Kaffee lenkt das Bewusstsein auf pragmatische Aspekte des täglichen Seins, der Grünteegenuss öffnet die Seele für spirituelle Aspekte. Daher seine besondere Bedeutung im Buddhismus.

In epidemiologischen Studien wurden folgende krebsschützenden Wirkungen des Grüntees festgestellt: Reduktion des Risikos für Kopf- und Halskarzinome (Plattenepithelkarzinome), Magenkarzinom, evtl. Mammakarzinom, Lungenkarzinom bei Nichtrauchern, Prostatakarzinom, Ösophaguskarzinom bei Nichtrauchern und Abstinenzlern und Kolonkarzinom. Wurden fünf bis neun Tassen Grüntee getrunken, dann erhöhte sich das Risiko für ein Blasenkarzinom. [192], wurde weniger getrunken, etwa drei Tassen, dann reduzierte er es.

Schwarztee – zu seiner evtl. krebsschützenden Wirkung liegen bedeutend weniger Studien vor – wirkte antitumoral bei Haut- (Plattenepithel- und Basalzellkarzinome) [193], Mundhöhlen- und Blasenkarzinomen. Für eine Mammakarzinomerkrankung scheint es evtl. das Risiko zu erhöhen. Bei allen anderen Karzinomlokalisationen wurde weder eine pro- noch antitumorale Wirkung festgestellt.

3.9 Früchte – Gemüse

Zur Frage, ob eine früchte- und gemüsereiche Ernährung die Erkrankungshäufigkeit an Krebs reduzieren kann, gibt es sehr unterschiedliche Schätzungen und je nach Tumorart schwanken sie deutlich. Insgesamt wird der durch Ernährung mit Früchten und Gemüse vermeidbare Anteil an Karzinomerkrankungen auf 5–12 % geschätzt, bei einzelnen Karzinomen wie z. B. beim Ösophagus- und Magenkarzinom liegt die Schätzung jedoch zwischen 20–30 %. Oft wird dabei pauschal empfohlen, vermehrt Früchte und Gemüse zu essen, um das Risiko für eine Krebserkrankung zu erniedrigen oder einen Rückfall zu verhindern, doch bei Betrachtung einzelner Tumorlokalisation ergeben die zahlreichen epidemiologischen Studien differenziertere Erkenntnisse.

3.9.1 Mehr Früchte oder mehr Gemüse?

Einzelne Früchte und Gemüsearten können eine Organspezifität hinsichtlich ihrer gesundenden Wirkung aufweisen, z. B. Tomatenprodukte zeigen speziell gesundende Wirkungen auf die Prostata. Einige Tumorlokalisation wiederum sprechen bevorzugt auf Früchte an und weniger auf Gemüse. Beim Magen-, Blasen-, Mundhöhlen und Pharynx-, Ösophagus- (Plattenepithelkarzinome) und Kehlkopfkarzinom haben sich besonders Früchte als tumorprotektiv erwiesen. [194, 195]

Das Umgekehrte tritt ebenso auf, vermutlich sogar häufiger, dass **Gemüse** auf bestimmte Tumorlokalisationen stärker **tumorschützend** wirkt als Früchte, die in einzelnen Fällen sogar nachteilige Wirkungen zeigen können. Patienten bzw. Patientinnen mit Kolonkarzinom, Ovarialkarzinom, Uteruskarzinom, Leberkarzinom, Gliomen und Schilddrüsenkarzinom reagieren prognostisch günstiger auf reichlichen Gemüseverzehr, während Früchteverzehr zurückgehalten werden sollte. Dies könnte auf den hohen Gehalt von **Fruchtzucker** in zahlreichen Früchten zurückzuführen sein, die auf bestimmte Tumorarten fördernd, z. T. sogar als **Brandbeschleuniger** wirken könnten.

Früchtereiche Diäten weisen einen höheren Zuckergehalt auf, v. a. von Fruktose, –dies trifft weniger für eine beerenreiche Ernährungsweise zu-, und eine gemüsereiche Ernährung kann als zuckerarm eingestuft werden.

Hoher Früchteverzehr kann risikoerhöhend wirken

Betrachten wir einen extremen Fall, in dem sich Gemüseverzehr protektiv auswirkt, ein Früchteverzehr hingegen das Risiko für eine bösartige Entartung erhöht. Dies betrifft das **Schilddrüsenkarzinom**. Zahlreiche Studien belegen, dass reichlicher Früchteverzehr das Risiko für eine Schilddrüsen-Krebserkrankung erhöhen kann, während Gemüse dieses reduziert. Dies trifft aber wiederum nicht grundsätzlich für alle Gemüsearten zu. Für die Schilddrüse hat sich unter den verschiedenen Gemüsearten ein hoher Verzehr von verschiedenen Kohlarten als nachteilig erwiesen, wenn ein Jodmangel in der Ernährung besteht. Dies könnte im Zusammenhang mit ihren spezifischen schwefelhaltigen Inhaltsstoffen der Kohlarten in Beziehung stehen, die die Aufnahme von Jod behindern können.

Sind Menschen, die z. B. an einem Schilddrüsenkarzinom erkrankt sind, v. a. Schnellverbrenner, da bei ihnen die schnell verdaulichen Kohlenhydrate ihre Prognose noch verschlechtern? Eine schnelle Umsetzungsrate im Stoffwechsel trifft aber wohl nur für einen Teil der Patienten zu. Viele Schilddrüsenpatienten weisen eher seit längerer Zeit eine Schilddrüsenunterfunktion auf, womit auch eine Verlangsamung der Stoffwechselrate verbunden ist. Neben Früchten erhöhen Kohlenhydrate, selbst wenn sie als Vollkorngetreide aufgenommen werden, das Risiko für ein Schilddrüsenkarzinom (➤ 5.22). Dies ist bei anderen Karzinomarten so nicht der Fall. Es sind also auch organspezifische Besonderheiten, die ausschlaggebend für die antitumorale Wirkung einer bestimmten Ernährung sind.

Auch Karzinome von **Kolon, Ovarien, Uterus** und **Leber** sowie vermutlich das **triple-negative Mammakarzinom** werden offensichtlich durch reichlichen Früchteverzehr und damit entsprechende hohe Fruktoseaufnahme in ihrem Wachstum und ihrer Verbreitung angeregt. Dies lassen die Ergebnisse verschiedener epidemiologischer Studien vermuten. Wir haben bereits im Kapitel über Kohlenhydrate darauf hingewiesen, dass Patienten mit diesen Krebserkrankungen ihren gesamten Fruktoseverzehr auf unter 10 Gramm pro Tag halten sollten – dies schließt alle Quellen ein wie auch Früchte und überhaupt Obst. Zur Vorsorge genügt es in der Regel, den Fruktoseverbrauch unter 25 Gramm pro Tag zu beschränken.

Wegen der leichteren Aufschließbarkeit der Kohlenhydrate von Obst im Vergleich zu Gemüse führen sie schneller zu erhöhten Glukosewerten im Blut und könnten einen glykogen gesteuerten Stoffwechsel eines Karzinoms noch anregen. Dagegen Gemüse, v. a. stärkehaltiges und insbesondere rohes Gemüse, führen zu einem langsameren Glukoseanstieg im Blut und binden in der Verdauung Kräfte, sodass sie zunächst anderen Prozessen weniger zur Verfügung stehen. Man kann daher vermuten, dass bei bereits bestehender Prädisposition für eine Krebserkrankung infolge einer schnellen Energieumsetzung diese durch Früchteverzehr noch erhöht werden könnte oder im günstigeren Falle seine protektive Wirkung nicht so deutlich ausgeprägt wäre.

Beispiele für Risikominderung durch Früchte oder Gemüse

- Die Tumorarten, die mehr bei schlanken oder untergewichtigen Menschen auftreten, sprechen v. a. auf eine früchtereiche Diät an, während die Tumorarten, die mit Übergewicht verbunden sind, wie das kolorektale Karzinom oder das Ovarialkarzinom besser auf gemüsereiche Diäten reagieren.
- Bei den folgenden Tumorlokalisationen übt eine früchte- und gemüsereiche Ernährung einen krebsschützenden Effekt aus: Lunge und Niere. [194]
- Aber nicht nur die Lokalisation, sondern auch der Karzinomtyp spricht unterschiedlich auf einzelne Nahrungsmittel an.
- Beim Mammakarzinom weisen je nach Karzinomtyp, Hormonsensitivität und prä- oder postmenopausalen Stadium Früchte und Gemüsearten unterschiedliche tumorprotektive Wirkungen auf. Wir behandeln dies ausführlich im entsprechenden Kapitel zum Mammakarzinom.

3.9.2 Früchte und Gemüse bei Platten- und Drüsenzellepithelkarzinome

Kommen wir nun zu dem grundsätzlichen Unterschied in den Zellen eines Karzinoms, nämlich zwischen Plattenepithelkarzinomen und Drüsenepithelkarzinomen.

GUT ZU WISSEN

Plattenepithelkarzinome und Adenokarzinome sprechen auf unterschiedliche Nahrungsmittel an. Allgemein ausgedrückt wirken Zitrusfrüchte eher antitumoral auf Plattenepithelkarzinome, während die übrigen Früchte wie z. B. Äpfel eher auf Adenokarzinome antitumoral wirken.

Unter den Früchten spielen also die Zitrusfrüchte eine besondere Rolle, da sie sich in ihrer organbezogenen Wirkung deutlich von anderen Früchten unterscheiden. In der Regel ergeben Früchte einen geringgradigen höheren Schutz als Gemüse bei Plattenepithelkarzinomen. Ein gutes Beispiel ist die Lunge, wo sowohl Plattenepithelkarzinome wie auch Adenokarzinome auftreten können.

- **Zitrusfrüchte:**
  - Beim Plattenepithelkarzinom der Lunge wirken **Zitrusfrüchte** tumorhemmend, aber nicht beim Adenokarzinom der Lunge. [149] Besonders Raucher, die ein höheres Risiko für Plattenepithelkarzinome der Lunge aufweisen, sollten häufig Zitrusfrüchte genießen. [196]
  - Beim Magen sind es wiederum die Zitrusfrüchte, die v. a. tumorhemmend wirken, wenn sich am Mageneingang, an der Kardia, ein Adenokarzinom entwickelt. [198] Da es sich hier um kein Plattenepithelkarzinom handelt, sondern um ein Drüsenepithelkarzinom, vermuten wir, dass diese Risikominderung durch Zitrusfrüchte eher für schlankere Menschen zutrifft, bei denen sie v. a. tumorhemmend wirken können.
- Umgekehrt ist es für den **Apfel.** Häufiger Apfelverzehr erniedrigt das Risiko, an einem Adenokarzinom der Lunge zu erkranken, dies trifft v. a. für Nicht-Raucher zu. [197]
- Weiterhin bewirkt der **Gemüseverzehr** einen höheren Schutz vor einem Adenokarzinomen als vor einem Plattenepithelkarzinom des Ösophagus.
- **Wurzelgemüse** wie Möhren und Randen wirken eher auf Plattenepithelkarzinom antitumoral, während Blattgemüse stärker Adenokarzinome hemmt. [199]
- Wer meint, dass ein reichlicher **Salatverzehr** grundsätzlich die Gesundheit fördert, wird meist Recht haben, aber es gibt eine Besonderheit. Ein reichlicher Salatverzehr kann die Häufigkeit, an Pankreaskarzinom zu erkranken, erhöhen. Vermutlich hängt dies mit dem verhältnismäßig hohen Nitratgehalt von Salat zusammen, denn hierauf reagiert die Bauchspeicheldrüse empfindlich. Da der Nitratgehalt durch Düngung noch gesteigert wird, sollten Patienten mit Pankreaskarzinom allein biologisch kultivierten Salat essen.

3.9.3 Kohlenhydrate einer früchte- und gemüsereichen Diät

Eine früchte- und gemüsereiche Ernährung ist in der Regel eine kohlenhydratreiche Ernährung. Somit stehen diese Erkenntnisse im Widerspruch zu den Empfehlungen, dass Krebspatienten sich v. a. kohlenhydratarm ernähren sollten. Es kommt hierbei offensichtlich mehr auf das „Wie“ als auf das „Was“ an.

Polyphenole und Phytoöstrogene

Einzelne Inhaltsstoffe von Gemüse und Früchten spielen hierbei sicherlich eine entscheidende Rolle. Dies sind vermutlich die Polyphenole, die z. B. auf den **Blutzuckerspiegel** stabilisierend wirken können und die Phytoöstrogene, die **hormonelle Eigenschaften** aufweisen. Darüber hinaus bewirkt eine gemüse- und früchtereiche Ernährung eine Verstärkung des Vagus, was nach zahlreichen Studienergebnissen die Prognose eines Krebspatienten verbessert. [200] Wir können sie daher auch als eine **Vagusdiät** einstufen. Auch führt eine solche Ernährung zu einer Alkalisierung im Organismus, was auch einen gewissen antitumoralen Schutz bewirken kann. [201] Weiterhin wirkt eine Ernährung mit viel Gemüse eher **antiinflammatorisch** als inflammatorisch und kann auf dieser Weise dem in der Regel entzündlichen Krebsgeschehen entgegenwirken. Insulin-like-Growth Factor-1 im Blut kann bei den Tumoren, die einen entsprechenden Rezeptor aufweisen – was im fortgeschrittenen Stadium häufig der Fall ist –, die Metastasierung beschleunigen. Reichlicher Gemüseverzehr erniedrigt diesen Faktor, dagegen wird er durch Verzehr von Fleisch und Milchprodukten erhöht. [202]

Ballaststoffe

In diesem Zusammenhang soll auch die Rolle der Ballaststoffe erwähnt werden. Sie **erniedrigen** das **Risiko** für eine **Krebserkrankung** bei zahlreichen Tumorentitäten, insbesondere bei den häufigsten, wie diejenigen des Dickdarms, der Brustdrüse und der Prostata. Wissenschaftlich werden verschiedene Wirkungen der Ballaststoffe hierfür verantwortlich gemacht. Sie erhöhen das Stuhlgewicht, verdünnen oder binden Kanzerogene, die dann auf diesem Wege ausgeschieden werden, sie führen zur Bildung von kurzkettigen Fettsäuren, die im Organismus Entzündungen hemmen, erniedrigen den Östrogenspiegel, vermindern die Glukoseaufnahme und fördern damit die Normalisierung des Blutzuckerspiegels. Letztendlich wirken sie der Entwicklung einer Adipositas entgegen. [203]

Anthroposophie

Rudolf Steiner hat in seinen medizinischen Vorträgen um 1920 auf die Rolle der Dickdarmflora für die normalen Funktionen des Gehirns hingewiesen. Alles deutet darauf hin, dass die Förderung der Dickdarmflora durch Ballaststoffe eine umfassende Wirkung auf den gesamten Organismus ausübt und damit zum ausgeglichenen Zusammenwirken von Nerven-Sinnes-System und Stoffwechsel-Gliedmaßen-System entscheidend beiträgt.

3.9.4 Besonderheiten der Basalzellkarzinome der Haut

Wir wollen hier noch auf eine Tumorart hinweisen, die sehr häufig vorkommt und in seinem Stoffwechsel eine spezielle Situation aufweist. Es handelt sich um das Basalzellkarzinom der Haut. Im Gegensatz zu praktisch allen anderen Karzinomarten – ausgenommen das prämenopausale Östrogen-sensitive Mammakarzinom – kann hier eine ausgesprochene antiinflammatorische Ernährung, also eine Ernährung mit z. B. mit viel Wintergemüse und reich an Fischöl, das Risiko für ein Basalzellkarzinom der Haut erhöhen. [204, 205] Entzündungshemmende Substanzen haben praktisch keinen schützenden Einfluss vor einem Basalzellkarzinom, dagegen wohl vor einem Plattenepithelkarzinom der Haut. [206] Vor allem schlanke Menschen weisen ein erhöhtes Risiko für Nicht-Melanom-Hautkarzinome auf. Mehr ist hierzu im betreffenden Kapitel ausgeführt.

Die unterschiedlichen Studienergebnisse zur antitumoralen Wirkung von Früchten und Gemüse machen deutlich, dass es keine allgemeinen Essensempfehlungen für Krebspatienten geben kann, wie das in der Regel noch häufig propagiert wird, sondern jeder Patient muss seine Ernährungsweise finden, die für ihn passt und bekömmlich ist und die für seine besonderen Stoffwechsel und der spezifischen Krebserkrankung am besten geeignet ist.

3.10 Vagusdiät und Fasten einschließlich Intervallfasten

Die Thematik des Fastens ist gerade bei Krebspatienten aufgrund zahlreicher Forschungsergebnisse bei Tieren und infolge einzelner Fallberichte zunehmend aktuell geworden. Krebspatienten, die eine Chemotherapie erhalten, vertragen diese besser, wenn sie vorher einige Tage, etwa drei Tage, gefastet haben. Zudem ist die Therapie dann auch wirksamer. In Tierversuchen konnte diese Wirkung eindrücklich gezeigt werden und einzelne Fallberichte von Krebspatienten scheinen es zu bestätigen. Zurzeit laufen verschiedene klinische Studien bei Krebspatienten, um diese antitumorale Wirkung des Fastens zu überprüfen und zu bestätigen.

3.10.1 Schutz vor Toxizität von Chemotherapeutika

Die schützende Wirkung des Fastens gegenüber der Toxizität von Chemotherapeutika wird dadurch erklärt, dass der Nahrungsmangel in den gesunden Zellen den aufbauenden Stoffwechsel herunterfährt und stattdessen nur noch Abbauprozesse stattfinden. Von diesen Zellen wird daher die Toxizität der Chemotherapeutika schneller überwunden, da sie davon geringere Mengen aufnehmen und diese dann schneller umsetzen und abbauen. Krebszellen dagegen können ihren Stoffwechsel von anabol nicht auf katabol umschalten, da sie einseitig auf Vermehrung und Wachstum programmiert sind. Sie nehmen daher die Chemotherapeutika so auf, als würde der Organismus nicht fasten und somit können die Chemotherapeutika in diesen Zellen konzentrierter und gezielter wirken. Durch das Fasten reduziert sich der Insulin-like Growth Factor 1 und die Glukosewerte im Blut, was ebenfalls dem Stoffwechsel der Krebszelle entgegenwirkt.

3.10.2 Intervallfasten

Aber nicht nur Fasten in Verbindung mit einer Chemotherapie, sondern bereits das Intervallfasten an sich übt einen günstigen Einfluss auf die Prognose der Erkrankung aus. Studien zum Intervallfasten bei Frauen mit Mamakarzinom zeigten, dass sich ihre Prognose verbesserte. Wenn zwischen der letzten Tagesmahlzeit und dem Frühstück mehr als 13 Stunden verstreichen, reduziertes es deutlich das Risiko, an einem Mammakarzinom zu sterben. [19] Mit Intervallfasten nachts war auch eine Reduktion des Entzündungsmarker C-reaktives Protein (CRP) verbunden, was das Risiko für das Mammakarzinom vermindern kann. [207] Umgekehrt erhöhte sich das Mammakarzinomrisiko, wenn regelmäßig abends nach 22 Uhr noch eine feste Mahlzeit genossen wurde. [30]

3.10.3 Wirkungen des Fastens

Fasten erhöht die Vagusaktivität, was sich grundsätzlich bei Krebspatienten günstig auswirken kann. Hierbei sollten aber verschiedene Aspekte berücksichtigt werden, insbesondere wenn es sich nicht um das Intervallfasten, sondern um eine Fastenkur handelt. Durch Fasten wird der Stoffwechsel verlangsamt. Patienten, die bereits eine konstitutionell langsame Energiegewinnung haben, dabei auch noch schlank sind, könnten durch eine weitere Verlangsamung des Stoffwechsels ihre konstitutionelle Schieflage und Einseitigkeit noch verstärken. Dies betrifft Patienten, die ihre Energie mehr aus dem Fettsäurestoffwechsel als aus dem Glukosestoffwechsel gewinnen. Festgestellt wird dies am Sauerstoffverbrauch der Atemluft im Organismus in bestimmten klinischen Laboratorien. Bei Spitzensportlern werden solche Untersuchungen regelmäßig durchgeführt. Eine weitere Verlangsamung des Stoffwechsels durch eine Fastenkur könnte zu einer Anhäufung von toxischen Stoffwechselprodukten und ihrer verminderten Abbaurate führen. Also auch beim Fasten müssen die individuellen Stoffwechselverhältnisse berücksichtigt werden. Auf jeden Fall sollte eine Fastenkur nur unter ärztlicher Kontrolle durchgeführt werden.

Aber auch die Gewichtszunahme, die eine Steigerung der Umsatzrate kompensatorisch mit sich bringt, ist für den normalgewichtigen Krebspatienten ungünstig. Sie geht mit einer Steigerung des Sympathikotonus einher, was sich nachteilig auf die Prognose des Krebspatienten auswirkt. Der Krebspatient sollte abrupte Gewichtsveränderungen, sei es Zunahme oder Abnahme, vermeiden, da sie den Sympathikotonus erhöhen und somit seine Prognose verschlechtern können.

KAPITEL

4 Maßgeschneiderte Krebsprophylaxe auf dem Essteller

4.1 Grundregeln der Ernährung bei Krebspatienten

Welche Nahrungsmittel sollte ich bevorzugen und welche meiden, um mein Krebsrisiko sowie das Rückfallrisiko bei einer Krebserkrankung zu vermindern? Es geht hier keineswegs darum, eine spezifische Diät zu propagieren, die Allgemeingültigkeit hätte. Vielmehr soll erneut die folgende Grundregel bei der Ernährung des Krebspatienten sowie für den älteren Menschen, der sein Krebsrisiko vermindern möchte, angeführt werden:

- Es sind immer die Nahrungsmittel zu bevorzugen, welche die Balance zwischen Aufbau und Abbau im Organismus im Gleichgewicht halten. Alle Nahrungsmittel, die zu stark die Aufbauseite im Organismus anregen wie z. B. Fleischprodukte, insbesondere wenn sie zusammen mit Milchprodukten genossen werden, tierische Fette und eine übermäßige Kalorienzufuhr sollen so weit wie möglich gemieden werden.
- Der nächste Schritt ist zwischen den Aspekten der Krebsprophylaxe des Gesunden und der Rezidivprophylaxe beim Krebsüberlebenden zu unterscheiden. Grundsätzlich hat sich in den Studien gezeigt, dass die Empfehlungen, die zur Krebsprophylaxe dienen, auch die Rezidivneigung bei einem Krebserkrankten reduzieren können. Der einzige Unterschied ist, dass bei diesen bereits feststeht, wo die körperlichen Schwächen und Krankheitsdisposition liegen und hier bedeutend gezielter

eine tumorhemmende Ernährungsweise gewählt werden kann.

Wesentliche Gesichtspunkte zu den protektiven Wirkungen der verschiedenen Lebensmittel gegenüber einer Krebserkrankung haben wir bereits ausgeführt. Hier seien diese Aspekte noch einmal kurz zusammengefasst.

GUT ZU WISSEN

Die besten antitumoralen Ergebnisse sind bei einer früchte- und gemüsereichen Diät erreicht worden. Dabei sollten das Gemüse und die Früchte vielseitig vertreten sein, um eine optimale Wirkung zu erreichen.

- Fleisch nur einmal wöchentlich oder seltener verzehren.
- Alle Lebensmittel, die zu einem unverzüglichen Anstieg von Zucker im Blut und von Insulin führen, sind zu meiden, z. B. gesüßte Getränke, schnell resorbierbare Kohlenhydrate wie z. B. Brot aus Weißmehl.
- Milch und Milchprodukte sind nur reduziert zuzuführen, insbesondere von übergewichtigen Personen.
- Fischgerichte aus frischem Fisch sind regelmäßig auf dem Speiseplan zu berücksichtigen, wobei also die Fische nicht industriell verarbeitet sein sollten.
- Fertiggerichte sollen nicht verzehrt werden.
- Rauchen und Alkohol sind zu unterlassen, wobei bei Vorliegen eines Schilddrüsen- und Nierenkarzinoms evtl. mäßiger Genuss eine empfehlenswerte Ausnahme bilden könnten.
- Die Kalorienmenge ist zu reduzieren, d. h. man sollte sich nie ganz satt essen. Im Allgemeinen ist tägliche Aufnahme von Grüntee zu empfehlen. Bei pflanzlichen und tierischen Nahrungsmitteln ist darauf zu achten, dass sie aus biologisch bzw. organisch geführten Betrieben stammen. Alle bisher verfügbaren Studien deuten darauf, dass diese Nahrungsmittel gerade die Inhaltsstoffe in höheren Mengen enthalten, die antitumoral wirken können. Supplemente wie z. B. Vitaminpräparate dagegen sind zu vermeiden, wo sie nicht eindeutig indiziert sind.

4.1.1 Regeln des World Cancer Research Fund

TIPP

Hier sollen die 10 Regeln des World Cancer Research Fund wiedergegeben werden, die entscheidend zur Reduktion des Krebsrisikos aber auch, wie bereits ausgeführt, die Rückfallhäufigkeit bei Krebsüberlebenden reduzieren können.

1. Bleibe so schlank wie möglich, mit einem Body-Mass-Index zwischen 21 und 23.
2. Sei körperlich aktiv für mindesten 30 Minuten am Tag.
3. Vermeide Softdrinks und reduziere den Verbrauch von kalorienreicher Ernährung auf ein Minimum.
4. Esse eine Vielzahl verschiedener und in reichlicher Menge Gemüse, Früchte, Beeren Hülsenfrüchte und ganze Getreidekörner.
5. Reduziere den Verzehr von rotem Fleisch auf 500–350 g die Woche. Die tumorfördernde Wirkung beim Erwachsenen von reichlichem Fleischverzehr wird noch verstärkt, wenn gleichzeitig Milchprodukte, sei in Form von Soßen oder Käse oder als Milch genossen werden.

6. Begrenze die tägliche Aufnahme von Alkohol (Rotwein) auf zwei Gläser (Männer) bzw. ein Glas (Frauen) und rauche nicht
7. Vermeide eingesalzene und gepökelte Lebensmittel.
8. Nimm keine Supplemente zur propagierten Krebsprophylaxe wie z.B. Vitamin- oder Mineralstoff-Supplemente ein.
9. Mütter sollen Ihre Säuglinge bis zu sechs Monaten an der Brust ernähren.
10. Krebspatienten sollen denselben Empfehlungen wie zur Krebsprophylaxe folgen.

Wir können noch zwei weitere Regeln dazu fügen:

1. Iss nur, wenn Du wirklich Hunger hast.
2. Und halte den Abstand zwischen Deiner letzten Tagesmahlzeit und dem Schlafengehen möglichst groß – mehr als drei Stunden – oder besser – verzichte evtl. auf eine feste Abendmahlzeit.

Bei den bisherigen aufgeführten Empfehlungen stellt sich weiterhin die Frage, ob der Einzelne, der diesen Empfehlungen folgen möchte, noch weitergehen könnte, indem er noch seine Konstitution und andere individuelle Aspekte berücksichtigt. Kann also der Gesunde differenziert und spezifisch seine Konstitution und körperliche Dispositionen bei der Auswahl seiner Lebensmittel berücksichtigen?

4.1.2 Was Sie zusätzlich tun können

GUT ZU WISSEN

Jeder Mensch und auch jede Krebserkrankung sind einzigartig. Allgemeine Ernährungsempfehlungen berücksichtigen diesen Aspekt nicht. Deshalb sind solche allgemeingültigen Empfehlungen dahingehend zu hinterfragen, ob diese auch die richtigen sind. Ein Maß hierfür ist die Bekömmlichkeit der Speisen und Getränke und das eigene Wohlbefinden bei der gewählten Ernährungsweise.

4.1.3 Body-Mass-Index

Im Hinblick auf ein Krebsrisiko spielt bei der Konstitution der Body-Mass-Index eine wichtige Rolle. Mit Hilfe des Body-Mass-Index kann beurteilt werden, ob jemand unter-, normal- oder übergewichtig ist.

Die ➤ Abb. 4.1, ➤ Abb. 4.2 geben, unterschieden nach Geschlecht, auf der Grundlage von zahlreichen epidemiologischen und klinischen Studien, die Häufigkeit bestimmter Karzinome in Abhängigkeit des Body-Mass-Index (BMI) wieder. Je nach Körperfülle, die im Body-Mass-Index erfasst werden kann, besteht ein erhöhtes Risiko, an einer bestimmten Krebsart zu erkranken. Die meisten frisch erkrankten Krebspatienten weisen in ihrer Häufigkeit den höchsten Wert bei einem bestimmten BMI auf. Dies ist in der Tabelle wiedergegeben.

Errechnet man seinen eigenen BMI, lässt sich erkennen, für welche Krebsart ein höheres Risiko bestehen könnte. Dies bedeutet nicht, dass man hieran erkranken wird. Für den Ausbruch der Erkrankung können andere Faktoren wie Rauchen, Alkohol, berufliche Belastungen, Ernährung, Bewegungsmangel, chronische Entzündungen, übermäßige Sonnenbelastung und genetische Voraussetzungen verantwortlich sein und die Rolle des BMI überspielen. Der Body-Mass-Index gibt jedoch Hinweise auf eine mögliche Krebsgefährdung, die sich mit der eigenen Krankengeschichte und Dispositionen vergleichen lässt.

GUT ZU WISSEN

Der Body-Mass-Index errechnet sich aus dem Körpergewicht geteilt durch das Quadrat der Größe in Metern. Hier ein Beispiel: BMI = Körpergewicht (kg) geteilt durch Körptergrösse^2 (in Metern), wie z.B. 70 kg/1,80^2 = 70 durch 3,24 = 21,6 BMI.

Hat man den BMI für sich selber errechnet, kann man in der Tabelle nachsehen, für welche Krebsart man unter den erwähnten Gegebenheiten ein höheres Risiko aufweist. Als nächsten Schritt kann man dann in den folgenden Kapiteln unter dem entsprechenden Organ nachschauen, welche Ernährungsmaßnahmen sich in epidemiologischen Studien als antitumoral oder präventiv erwiesen haben. Dort sind diejenigen Lebensmittel angegeben, die man bevorzugt essen oder meiden sollte.

Negative Folgen von einzelnen pflanzlichen Nahrungsmitteln auf die Krebsentwicklung und den Krankheitsverlauf sind nicht zu erwarten, wenn diese Liste so verstanden wird, dass die angegebenen Nahrungsmittel im Speiseplan regelmäßig enthalten sein sollten, ohne dass andere pflanzliche Nahrungsmittel vernachlässigt werden und eine vielseitige Diät mit nicht-tierischen Fetten, Kohlenhydraten und pflanzlichen Proteinen aufgenommen wird.

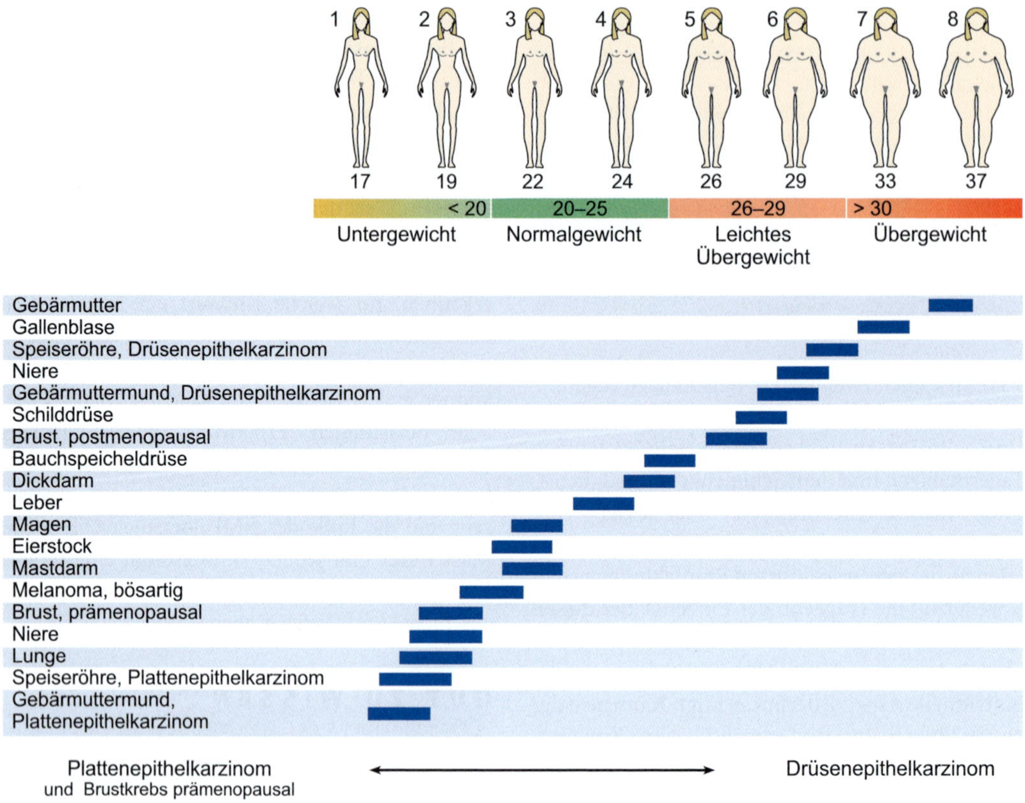

Abb. 4.1 Body-Mass-Index und organbezogenes Krebsrisiko bei Frauen [L141; Stefan Elsberger, München]

Allerdings muss darauf hingewiesen werden, dass insbesondere bei der Ernährung individuelle Aspekte eine wichtige Rolle spielen, die in den zahlreichen Studienergebnissen so nicht erfasst werden können. Hier ist jeder selbst gefordert, für sich die geeignete Diät zu finden, die seinem körperlichen Wohlbefinden entspricht und es fördert. Die hier gegebenen Studienergebnisse können hierbei eine Hilfe sein, und sind als Richtlinien zu verstehen, die der Einzelne dann für sich individuell anpassen muss.

4.2 Maßgeschneiderte Anti-Krebsdiät

Neben den Grundregeln zur Vorbeugung einer Krebserkrankung durch eine gezielte Ernährung geht es bei den folgenden Hinweisen um spezifische Wirkungen bestimmter Nahrungsmittel auf ganz bestimmte Tumorarten und Tumorlokalisationen. Welche pflanzlichen und anderen Nahrungsmittel tragen wesentlich zur Verringerung der Rückfallhäufigkeit bei bestimmten Tumorarten bei und verbessern die Prognose? Dies soll in den folgenden Kapiteln beschrieben werden. Diese Empfehlungen für den Menüplan bedeuten aber nicht, dass der Krebspatient sich dann hiervon allein oder übermäßig ernähren sollte. Die grundlegenden Prinzipien einer gesunden und vielseitigen Ernährung, die die Balance zwischen Auf- und Abbau stabil halten, sind selbstverständlich zu berücksichtigen.

Die Hinweise zu bestimmten pflanzlichen und tierischen Nahrungsmitteln sollen v. a. dazu dienen, dass sie in der Ernährung des Krebsüberlebenden und Krebspatienten täglich oder wöchentlich bewusst ausgewählt werden sollten, wobei immer eine ausgewogene Balance mit anderen pflanzlichen und bestimmten anderen Nahrungsmitteln zu

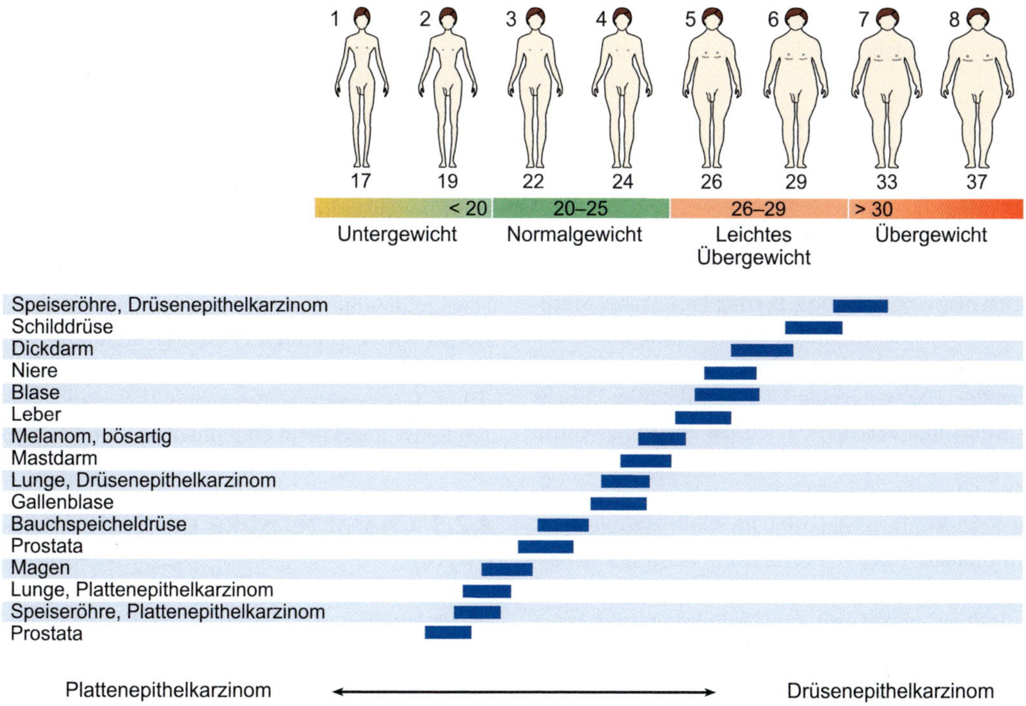

Abb. 4.2 Body-Mass-Index und organbezogenes Krebsrisiko bei Männern [L141; Stefan Elsberger, München]

berücksichtigen ist. Aus den Studienergebnissen darf also nicht der Schluss gezogen werden, dass jetzt der Patient einseitig z. B. entweder nur Früchte oder Gemüse verzehren sollte, um ein Rückfallrisiko zu mindern oder einen Krankheitsverlauf zu beeinflussen, sondern dass das eine oder andere Lebensmittel bewusst nicht vernachlässigt werden sollte.

Im Folgenden sind die pflanzlichen Lebensmittel je nach Tumorlokalisation angeführt, die sich in epidemiologischen Studien durchwegs prophylaktisch, also zur Risikominderung, als wirksam erwiesen haben. Für den Krebspatienten ist daher jedoch die Frage bedeutsam, ob die Erkenntnisse zur Risikominderung auch bei bereits diagnostiziertem Krebs auf die adjuvante Situation, d. h. nach der Tumoroperation, wenn klinisch kein Tumor mehr nachweisbar ist, übertragen werden können? Zahlreiche epidemiologische Studien sind zu dieser Frage bei Patientinnen und Patienten mit Krebserkrankungen der Brust und folgenden anderen Lokalisationen durchgeführt worden: Prostata; Haut, Kolon, Rektum, Magen, Mund, Zervix, Lunge, Pankreas, Kehlkopf und Melanom. [208, 209, 210, 211, 210]

Die zahlreichen Studien belegen recht eindrücklich, dass die Ernährung nicht nur das Risiko für eine bestimmte Krebserkrankung reduzieren, sondern auch bereits beim diagnostizierten Krebs die Rückfallhäufigkeit und die Mortalität drastisch senken kann. Diese Studienergebnisse waren häufig noch eindrücklicher als diejenigen zur Risikominderung und stimmten mit den entsprechenden Nahrungsmitteln überein, die zur Risikominderung beitrugen, also nicht bei Krebspatienten eingesetzt wurden. Studienergebnisse, die eine Risikominderung für die Erkrankung einer bestimmten Tumorart nachgewiesen haben, können also auch für den entsprechenden Krebspatienten und Krebsüberlebenden mit Aussicht auf Erfolg empfohlen werden. Die 10. Regel bei den Empfehlungen des World Cancer Research Fund stimmt ebenfalls mit dieser Ansicht überein. Also, wenn wir bei den aufgeführten Tumorlokalisationen Studien referieren, die auf eine deutliche Risikominderung für eine bestimmte Tumorart hinweisen, dann bedeutet dies in der Regel, dass auch der entsprechende Krebspatient und Krebsüberlebende von dieser Diät profitieren kann. Er kann somit selber einen

Beitrag dazu leisten, dass sich seine Prognose verbessert bzw. die Gefahr eines Rückfalles vermindert wird.

4.2.1 Antitumorale Wirkung nach Lokalisation?

Die unterschiedlichen antitumoralen Wirkungen bestimmter Nahrungsmittel je nach Tumorart und -lokalisation mag erstaunen. So z. B. erhöht reichlicher Milchkonsum, vermutlich insbesondere zusammen mit Fleischwaren, das Risiko, an einem Prostatakarzinom zu erkranken. Dagegen erniedrigt der regelmäßige Verzehr mit Milch und Milchprodukten das Risiko, an einem kolorektalen Karzinom zu erkranken.

Die folgenden Empfehlungen gelten also v. a. für den Krebskranken, der sein Rückfallrisiko vermindern möchte. Über die Ernährung kann der Krebspatient selbst einen entscheidenden Beitrag zu seiner Gesundheit, und damit zur Risikominderung eines Rückfalles und seiner Krebsmortalität leisten. Bei einer bereits bestehenden Krebserkrankung sollte der Patient also gezielt schwerpunktmäßig bestimmte Früchte oder Gemüsearten, verschiedene Kohlenhydrate, bewusst ausgewählte Getränke, Milch und Milchprodukte, Fisch und Geflügel im Menüplan regelmäßig berücksichtigen, ohne dass er dabei die Vielfalt in seiner Ernährung außer Acht lässt.

4.2.2 Zufuhr von Mikronährstoffen

Wiederholt werden Mikronährstoffe für Krebspatienten angepriesen. Das World Cancer Research Fund rät von der Einnahme von Supplementen ab, da die meisten Studien hierzu keine oder sogar negative Resultate erbrachten. Für z. B. das Beta-Caroten, einem Inhaltsstoff der Tomate, der aber nicht den Hauptanteil ihrer Inhaltsstoffe ausmacht, wurde eine Erhöhung des Risikos für das Bronchial- und Magenkarzinom festgestellt. In diesen epidemiologischen Studien wurde Beta-Caroten der Nahrung als isolierte Substanz zugesetzt. Es wurde also nicht in der natürlichen Form, wie es z. B. in Form von Karotten enthalten ist, aufgenommen. Auch klinische Studien mit einzelnen isolierten Polyphenolen bzw. Flavonoiden, die der Nahrung zugesetzt wurden, ergaben keine positiven Resultate.

Es kommt offensichtlich bei den Lebensmitteln auf die natürliche Zusammensetzung der verschiedenen Flavonoide untereinander und mit anderen Inhaltsstoffen wie bestimmten Fettsäuren an, damit sie das Krebsrisiko vermindern können. Die Erfahrung zeigt daher, dass Zusätze von einzelnen isolierten Substanzen in der Regel nicht empfohlen werden können.

4.2.3 Charakteristika der Nahrungsmittel

Es ist auffällig, dass unter den erwähnten antitumoralen Nahrungsmitteln vorwiegend oberirdische Pflanzenteile vertreten sind, v. a. Wintergemüse und Blattgemüse. Ausnahmen bilden Knollen und Wurzeln, die mit Blütenfarben durchsetzt sind wie z. B. Möhren und die Wurzel der tropischen Pflanze Curcuma longa und die Rote Bete. Kurkumin, ein gelber Farbstoff, der in der Wurzel der Curcuma longa (Gelbwurz) auftritt und der v. a. im asiatischen Raum dem Reis zur Gelbfärbung und Aromatisierung zugesetzt wird, weist ausgesprochene krebshemmende Eigenschaften auf. Als Zusatz in der Ernährung bewirkte er eine Reduktion des Krebsrisikos und zwar beim Kolonkarzinom. Unter kontinuierlicher Verabreichung von Kurkumin 480 mg täglich reduzierten sich bei Patienten mit einer adenomatösen Polyposis, also mit einer krankhaften Vermehrung von Polypen im Dickdarm und Rektum, die Polypen in Anzahl und Größe signifikant. Daraus kann geschlossen werden, dass auch das Risiko einer malignen Entartung der Polypen durch Kurkumin vermindert wurde.

KAPITEL

5 Tumorlokalisationen und Ernährung

5.1 Karzinome der Blase, Harnleiter und des Nierenbeckens

Die Karzinome der Blase, des Harnleiters und des Nierenbeckens entwickeln sich im Übergangsepithel, welches stoffwechselmäßig mit dem Plattenepithel verwandt ist. Damit bestehen für das Blasenkarzinom einige Parallelen zu den Plattenepithelkarzinomen des Mund- und Atemtrakts. Plattenepithelkarzinome treten häufiger beim Mann auf als bei der Frau. Zudem spielt das Rauchen eine außerordentlich risikoerhöhende Rolle – so auch beim Blasenkarzinom.

Das Blasenkarzinom tritt zwei- bis fünfmal häufiger beim Mann als bei der Frau auf und somit spielt die männliche Konstitution eine besondere Rolle bei dieser Erkrankung.

5.1.1 Risikofaktoren

Bei Patienten mit einem Blasenkarzinom stellt sich häufig zunächst die Frage, ob die Menge ihrer täglichen **Flüssigkeitsaufnahme** den Verlauf ihrer Erkrankung beeinflussen kann. Diese Frage ist in zahlreichen epidemiologischen Studien untersucht worden und die Antworten fallen differenziert aus. Wir betrachten hier zunächst nicht die einzelnen Unterschiede zwischen den verschiedenen Getränken wie Wasser, Kaffee, Milch, Tee oder Alkohol (➤ 5.1.2), sondern die Gesamtheit der Flüssigkeitsaufnahme. Im Bereich der Flüssigkeitsaufnahme von etwa 850–1500 ml täglich konnte weder ein Einfluss auf das Risiko noch auf die Rückfallhäufigkeit festgestellt werden. [212, 213] In verschiedenen Studien erwies sich jedoch eine übermäßige Flüssigkeitsaufnahme, d.h. mehr als 2 l täglich als risikoerhöhend bei Männer und 3 l auch bei Frauen. [214, 215]

Ob Karzinogene im **Trinkwasser** wie geringe Mengen von natürlich vorkommendem **Arsen,** von **Nitraten, Pestiziden** und Desinfektionsbeiprodukten durch Chlorierung des Trinkwassers zur Risikoerhöhung eines Blasenkarzinoms beitragen können, wird für die üblichen Konzentrationen aufgrund von epidemiologischen Studienergebnisse verneint. Höhere Nitratwerte im Trinkwasser – über 4 Jahre über 5 mgL NO3-N – erhöhten jedoch das Risiko bei postmenopausalen Frauen für die Entwicklung eines Blasenkarzinoms. [216] In ländlichen, landwirtschaftlich intensiv genutzten Gegenden, kann das Trinkwasser höhere Nitratgehalte aufweisen. Durch Rauchen kann sich die Sensitivität für ein weiteres Karzinogen im Trinkwasser wie geringe Arsenmengen erhöhen. [217] Ist bereits ein Blasenkarzinom diagnostiziert worden, kann eine höhere Empfindlichkeit auf Karzinogene, auch wenn sie nur in geringen Mengen im Trinkwasser enthalten sind, angenommen werden. In diesen Fällen wäre zu überlegen, ob auf Trinkwasser des lokalen Versorgers unter Umständen weitgehend verzichtet und zu Mineralwasser gewechselt werden soll.

5.1.2 Einfluss der Ernährungsweise und Nahrungsmittel

Ein Blasenkarzinom geht mit einer höheren Entzündungsneigung im Organismus einher. Wird eine mehr inflammatorische Ernährung zugeführt, erhöht sich daher das Risiko insbesondere bei Frauen, bei über 65-Jährigen und bei Nichtrauchern. [218] Eine antiinflammatorische Ernährung kann durch die Einnahme von Entzündungshemmern wie Aspirin unterstützt werden. Die dauerhafte Einnahme von Aspirin erniedrigt das Risiko für ein Blasenkarzinom und verbessert die Prognose dieser Erkrankung. [219, 220]

Vor allem eine **früchtereiche Ernährung** wirkt sich antitumoral auf ein Blasenkarzinom aus. Wie bei den Plattenepithelkarzinomen des oberen Atmungsweges und des Mundes spielen Zitrusfrüchte zur Karzinomprävention ebenfalls bei der Blase eine wichtige Rolle. Mandarinen haben sich als besonders wirksam erwiesen. [221] Gelb-oranges Gemüse wie Karotten wirkten in der Blase antitumoral. [221] Früchte, aber auch Gemüse, wie grün-blättriges Gemüse, Kürbis und Tomatenprodukte hemmten wie bei anderen Tumoren auch hier eine Krebsentwicklung, wobei sich die Früchte als deutlich wirksamer als Gemüse erwiesen. [194, 222] Die Studienergebnisse sind hinsichtlich der antitumoralen Wirkung von Gemüse nicht so eindeutig wie bei den Früchten. Eine Ausnahme bildet Brokkoli, für den verschiedene Studien einheitlich eine tumorprotektive Wirkung aufzeigen. Er verhindert das Blasenkarzinom und bei Krebsüberlebenden reduziert er signifikant die Mortalitätsrate. [223, 224] Hier scheint Brokkoli unter den verschiedenen Gemüsearten eine einmalige und spezifische Wirkung zu haben.

Getränke und Flüssigkeitsaufnahme

Schwarztee, evtl. auch **Grüntee,** kann die Progression eines Blasenkarzinoms verhindern. Bei Rauchern zeigten sich jedoch nachteilige Wirkungen bei starkem Teegenuss. Kaffee, mäßig genossen, d. h. eine Tasse pro Tag, scheint sich günstig auf die Gesundheit der Blase auszuwirken, dagegen übermäßiger oder regelmäßiger Genuss von mehreren Tassen Kaffee pro Tag erhöhen in diesem Organ das Krebsrisiko. Besonders Männer scheinen von dieser nachteiligen Wirkung eines starken Kaffeegenusses betroffen zu sein.

Milchprodukte

Im Gegensatz zum Prostatakarzinom, bei dem Milchprodukte das Krebsrisiko erhöhen können, zeigen die Studien zum Blasenkarzinom ein differenziertes Bild. **Joghurt** und **Sauermilch** verringern das Auftreten von Blasenkarzinomen. Wenn drei- bis viermal in der Woche genossen, reduzierte Joghurt das Risiko für ein Blasenkarzinom in zwei Studien um etwa 40 %. **Milch** und **Käse** dagegen übten in mehreren Studien keinen oder nur schwach hemmenden Einfluss aus.

In einigen japanischen Studien wurden jedoch deutliche protektive Wirkungen eines **hohen Milchgenusses** gegenüber einem Blasenkarzinom festgestellt. Dies könnte mit der schlanken Konstitution der Japaner und Japanerinnen in Zusammenhang stehen und einer insgesamt gesünderen Ernährungsweise als in den westlichen Ländern. Aber auch hier sollte Milch nicht zusammen mit Fleisch konsumiert werden, denn dann könnte die risikomindernde in eine risikoerhöhende Wirkung umschlagen, wie dies einige Studien vermuten lassen. Ähnliche Beziehungen zwischen Schlankheit und Milchgenuss in Beziehung zur Krebsanfälligkeit wurden auch hinsichtlich des Mammakarzinoms festgestellt. Gemäß einer umfangreichen epidemiologischen Studie in Holland erhöht reichlicher Butterverzehr die Häufigkeit von Blasenkarzinomen bei Frauen, nicht aber bei Männern.

Alpha-Linolensäure

Alpha-Linolensäure zeigte risikomindernde Resultate hinsichtlich des Blasenkarzinoms. In Walnussöl und in Flachssamenöl sind hohe Mengen an Alpha-Linolensäure enthalten.

Sojaprodukte

Für Sojaprodukte scheint eine spezielle Situation beim Blasenkarzinom vorzuliegen. Während Soja v. a. bei hormonsensitiven Karzinomen wie postmenopausalem Mammakarzinom und bestimmten Prostatakarzinomen protektiv wirkte, zeigen zwei Studien beim Blasenkarzinom, dass regelmäßiger Sojaverzehr hier die **Krebshäufigkeit** deutlich **erhöhte.** [225, 226] Die Rolle von regelmäßigem Sojaverzehr als risikoerhöhendem Faktor für diese Krebslokalisation könnte erklären, warum die Gruppe in der großen Adventisten Studie 2, die sich vegan ernährte, ebenfalls eine deutlich erhöhte Inzidenz von Blasenkarzinomen zeigte, während ansonsten in dieser Gruppe eine Risikominderung für alle anderen Tumorarten festgestellt wurde. [227] Mit der veganen Ernährung einher geht der regelmäßige Verzehr von Sojaprodukten.

Fleisch und Fisch

Fleischverzehr, insbesondere von Schweinefleisch, gegrilltem Fleisch und Leber, erhöht das Risiko für ein Blasenkarzinom und der Ersatz von tierischen Proteinen durch pflanzliche Proteine erniedrigt es deutlich. [228] Vegetarier haben ein 53 % erniedrigte Auftreten von Blasenzellkarzinomen, gegenüber Menschen, die Fleisch regelmäßig essen, wie eine Studie mit 61566 Teilnehmern in England aufzeigte. [229]

Frischer Fisch wirkt dagegen risikomindernd.

Eier

Als Risikofaktor für die Entwicklung eines Blasenkarzinoms sind auch Eier zu erwähnen. [230] Mit steigendem Konsum von Eiern, insbesondere von Spiegeleiern, steigt auch das Risiko für ein Blasenkarzinom an.

Kohlenhydrate

STUDIEN

Zwischen dem Verzehr von Kohlenhydraten und dem Auftreten eines Blasenkarzinoms wurde eine klare Risikoerhöhung festgestellt, wenn die Kohlenhydrate schnell verdaut sind und zu einem schnellen Anstieg der Glukose im Blut und der Sekretion von Insulin führen. Leicht verdauliche Kohlenhydrate sind daher zu meiden. Auffällig sind mehrere Studienergebnisse hinsichtlich der Kartoffel.

- Wird die Kartoffel in Zusammenhang mit viel Fleisch und v.a. gebraten genossen, dann erhöht sie deutlich das Risiko für ein Blasenkarzinom.
- Wird die Kartoffel aber als Teil einer gemüse- und früchtereichen sowie mit Vollkorngetreide und wenig mageren Fleisch verzehrt, erwies sie sich als tumorhemmend auf das Blasenkarzinom.

5.1.3 Empfehlungen für den Menüplan

EMPFEHLENSWERT

- Früchte, v.a. Orangen und Mandarinen, wie auch Steinfrüchte
- Grün-gelbes Gemüse, v.a. Brokkoli, Linsen, Blumenkohl
- Schwarztee
- Milch, Joghurt, Käse, Sauermilch
- Kartoffeln
- Olivenöl?
- Roggenbrot, Knäckebrot
- Kaffee 1–2 Tassen
- Fisch
- Tomatenprodukte
- Eier?
- Vollkorngetreide
- Mäßiger Alkoholgenuss

MEIDEN ODER REDUZIEREN

- Rauchen
- Grüntee?
- Alkohol
- Mehr als drei Tassen Kaffee
- Schweinefleisch, Leber
- Gegrilltes Fleisch
- Fett
- Soja, Sojaprodukte
- Kaffee mehr als zwei Tassen pro Tag
- Butter (Frauen)
- Mate-Tee

5.2 Mammakarzinome

Mammakarzinome sind die häufigsten Krebserkrankungen der Frau – ein Grund, weshalb zur Rolle der Ernährung dieser Patientinnen umfangreiche Untersuchungen vorliegen. Zahlreiche prognostische Faktoren sind bekannt, die den Krankheitsverlauf eines Mammakarzinoms ganz unterschiedlich beeinflussen können.

- Eine Unterscheidung erfolgt nach der Lokalisation des Karzinoms in der Brustdrüse, nämlich ob es im lobulären oder duktalen Bereich auftritt. Das **duktale Mammakarzinom,** worauf sich die folgenden Ausführungen beziehen, macht etwa 90 % aller Mammakarzinome aus. **Fünf Typen** des duktalen Mammakarzinoms sind von prognostischer Bedeutung – zum einen die vier nach molekularpathologische Aspekten eingestuften – Luminal A, Luminal B, triple-negatives und HER2-positiv.
- Zum anderen wird nach rein pathologischen Aspekten das **inflammatorische** (entzündliches) **Mammakarzinom** unterschieden.
  - Bei den ersten beiden Mammakarzinomtypen – dem Luminal-A- und dem Luminal-B-Typ – zeigen die Krebszellen auf ihrer Zelloberfläche Rezeptoren, die auf Hormone reagieren (Östrogene und/oder Progesteron). Wenn die Krebszellen auf ihrer Zelloberfläche den Wachstumsfaktor HER-2 neu aufweisen, werden sie als HER-2-positiv bezeichnet. Beim triple-negativen Mammakarzinom sind auf der Zelloberfläche der Krebszelle weder Hormonrezeptoren noch HER-2neu-Rezeptoren feststellbar. Je nach Rezeptor zeigen die Krebszellen einen unterschiedlichen Stoffwechsel und sind daher über diesen beeinflussbar.

5.2.1 Stoffwechselverhalten der Karzinome

Diese Unterscheidungen werden zwar in den folgenden Ausführungen berücksichtigt, sind allerdings nicht die Ausgangspunkte für unsere Ausführungen zu Ernährungsfragen. Hier ist das unterschiedliche Stoffwechselverhalten der Mammakarzinomtypen entscheidend. Der Stoffwechsel des Mammakarzinoms kann primär hormonell, lipogen oder glykogen getrieben sein.

- Mammakarzinome mit **Hormonrezeptoren** wie die Krebstypen Luminal-A und Luminal-B stehen unter dem Einfluss von Östrogen und/oder Progesteron.
- Die **lipogen** getriebenen Mammakarzinome exprimieren HER2, einen Wachstumsfaktor, der den Fettstoffwechsel in der Krebszelle hochfährt.
- Die **triple-negativen Mammakarzinome** werden durch das Glykogen angefeuert, sie exprimieren weder Hormonrezeptoren noch HER2. Bei ihnen steht die Vermehrung eng im Zusammenhang mit dem Blutzuckerstoffwechsel und sie sind der aggressivste Mammakarzinomtypus. Diabetikerinnen haben ein erhöhtes Risiko, an einem triple-negativen Mammakarzinom zu erkranken, aber kaum für ein hormonell und nur schwach für ein lipogen getriebenes Mammakarzinom. [231]

Je nach Karzinomtypus hängt das Wachstum eines Mammakarzinoms primär von Hormonen, vom Fettstoffwechsel oder vom Glukosestoffwechsel ab, wobei es gewisse Überschneidungen gibt, die wir zum einfacheren Verständnis hier etwas vernachlässigen. Wollen wir das Wachstum eines Mammakarzinoms durch Ernährung beeinflussen, müssen wir versuchen, diätetisch auf den primären **Stoffwechsel** der entsprechenden Krebsart hemmend zu wirken. Die **Entzündungstendenz** nimmt von dem östrogenen über den lipogenen zu dem glykogenen Mammakarzinomtypus zu, und sie wäre daher ein weiteres Kriterium, die Lebensmittel nach ihrem Entzündungsindex zu berücksichtigen. Weiterhin gibt es natürlich **Übergänge** zwischen den einzelnen Typen von Mammakarzinomen. Tritt zum Östrogenrezeptor noch der Progesteron-Rezeptor oder gar der HER-2/neu Rezeptor hinzu, erhöht sich auch die Fettstoffwechselaktivität und die Entzündungstendenz. Diese gewinnen dann für die Aggressivität des Tumors Überhand gegenüber den allein östrogengetriebenem Stoffwechsel des Mammakarzinoms.

GUT ZU WISSEN

Für eine antitumorale Ernährung beim Mammakarzinom gibt es also nicht eine einheitliche Antikrebsdiät, sondern nur eine individuell angepasste. Soll das Mammakarzinom gezielt über die Ernährung in seiner Prognose günstig beeinflusst werden, müssen also zahlreiche Aspekte des Phänotypus des Tumors und damit seines Stoffwechsels, sowie der Konstitution der Patientin berücksichtigt werden. Hier wäre es wohl für die Patientin in den meisten Fällen ratsam, sich an eine Person zu wenden, die kompetent bei onkologischen Ernährungsfragen beraten kann.

5.2.2 Hormonsensibilität der Karzinome

Der Großteil aller Mammakarzinome sind hormonsensibel, nämlich etwa 70 %; sie reagieren also auf hormonelle Einflüsse. Dies betrifft die Mammakarzinome, die sowohl den Östrogenrezeptor als auch den Progesteronrezeptor exprimieren. Ein kleiner Anteil exprimiert nur den Östrogenrezeptor allein und diese Karzinome machen etwa 12 % aller Mammakarzinome aus.

- **Prämenopausal** tritt dieses Östrogenrezeptor-positive-Karzinom eher bei schlanken Frauen auf. Diese prämenopausalen Patientinnen bedürfen präventiv sowie im Anfangsstadium der Erkrankung zum Teil andere Ernährungsempfehlungen als übergewichtige Frauen mit einem östrogenrezeptor-negativen Mammakarzinom.
- **Nach der Menopause** tritt dann jedoch gerade bei leicht und stärker übergewichtigen Frauen das Karzinom ebenfalls mit Östrogenrezeptoren vermehrt auf. Auch diese Patientinnen müssen sich zum Teil anders ernähren als schlanke prä- und postmenopausale Frauen mit Mammakarzinom.

Etwa 20 % aller Mamakarzinome exprimieren HER2 und ihr Wachstum bzw. Aggressivität hängt eng mit dem Fettstoffwechsel zusammen. Neben dem HER2 können die Krebszellen auch gleichzeitig Hormonrezeptoren exprimieren, weswegen es sich mit den hormonsensiblen Mammakarzinomen in der Häufigkeit anteilsmäßig überschneidet. Der Hormonbildung wird vom Fettstoffwechsel beeinflusst, wodurch beide eng miteinander verknüpft sind. Krebszellen, die zusätzlich zu den Hormonrezeptoren den Wachstumsfaktor HER2 exprimieren, werden dadurch aggressiver.

Das triple-negative Mammakarzinom ist die aggressivste Krebsart und ihr Anteil an der Häufigkeit der Mammakarzinome macht etwa 15 % aus, in einigen Ländern sogar bedeutend mehr. Auch bei diesem tritt mit der Menopause ebenfalls eine Umkehrung der Bedeutung von prognostischen Faktoren ein. Dieser Krebstypus tritt prämenopausal bei übergewichtigen wie auch schlanken Frauen auf, während dagegen postmenopausales Übergewicht das Risiko für diese aggressive Krebsart reduziert. [232]

GUT ZU WISSEN

Der primäre Stoffwechsel der drei unterschiedlichen Krebstypen wird also durch die Menopause, d.h. durch die hormonelle Umstellung im Organismus ebenfalls deutlich beeinflusst, was bei den Ernährungsfragen berücksichtigt werden muss.

5.2.3 Risikofaktoren: Brustdrüsendichte und ernährungsrelevante Aspekte

Inwieweit das Risiko für die Entwicklung eines Mammakarzinoms durch Ernährung beeinflusst werden kann, dazu wird in den Studien eine Spanne von 20–90 % angegeben. [144]

Brustdrüsendichte

Ein wichtiger Risikofaktor für die Entwicklung eines invasiven Mammakarzinoms ist die Brustdrüsendichte. Hier besteht die Brust **vermehrt** aus **Bindegewebe,** dagegen weniger aus Fett und sie weist zudem einzelne **Verkalkungen** auf.

Anthroposophie

Die Verkalkungen der Brustdrüse deuten vermutlich darauf hin, dass hier die gestaltenden Kopfkräfte zu stark wirken, also im Sinne der anthroposophischen Medizin eine neurasthenische funktionelle Störung und im Sinne der Traditionellen Chinesischen Medizin eine Yang-Dominanz bei der Patientin vorliegt.

GUT ZU WISSEN

Oft geht eine erhöhte Brustdichte auch mit einer Mutation in BRCA1- oder BRCA2-Genen einher, wodurch das Risiko eines Mammakarzinoms noch einmal erhöht wird.

Etwa 18 % aller Mammakarzinome sollen auf ein verdichtetes Brustdrüsengewebe zurückzuführen sein. Hierbei sind alle Mammakarzinomtypen vertreten, wobei die triple-negativen Mammakarzinome, die prognostisch eher ungünstig sind, am häufigsten vorkommen. [233] Prozentual nimmt die Brustdichte mit dem Alter ab und entsprechend weisen Frauen unter 55 Jahren mit hoher Brustdichte ein höheres Krankheitsrisiko auf als ältere Frauen. [234]

Die Brustdichte korreliert mit den **IGF-1-Werten** im Blut und die Ernährung sollte sich daran orientieren, diesen Wert zu erniedrigen. Wegen der Wirkung von IGF-1 auf das Größenwachstum in der Adoleszenz korreliert die Körperhöhe und entsprechend eine erhöhte Brustdichte mit dem Risiko für ein Mammakarzinom. Die Körperhöhe geht wiederum mit einem erhöhtem Risiko für ein hormoninsensitives (ER(-)/PR(-)) Mammakarzinom bei prämenopausalen Frauen einher. [235] Der menopausale Status verändert also in Verbindung mit Übergewicht grundlegend die Prognose.

Im dichten Brustgewebe besteht ein erhöhter **oxidativer Stress.** Frauen mit hoher Brustdichte scheiden im Urin vermehrt Malonaldehyd aus, was auf den erhöhten oxidativen Stress und dadurch ausgelöster Peroxidation (Ranzigwerden) von Lipiden der Zellwände hinweist. [236] Weiterhin bestehen bei Frauen mit erhöhter Brustdichte erhöhte Blutwerte von High-density-Lipoprotein-Cholesterol (HDL-C) [237] Die erhöhten Werte scheinen jedoch eine günstige Reaktion auf die verdichtete Brustdichte zu sein, die das bestehende Krebsrisiko zu mindern versucht. Denn erhöhte HDL-C-Werte gehen bei Frauen, insbesondere bei übergewichtigen, allgemein mit einem erniedrigten Mammakarzinomrisiko einher. [238, 239] Die höheren Werte können daher als einen Schutzfaktor interpretiert werden. Umgekehrt erniedrigen sich die HDL-C-Werte im fortgeschrittenem Krebsstadium mit Metastasenbildung. [237]

Pflanzliche Fette

Da auch die HDL-C-Werte durch Ernährung beeinflusst werden können, spielen Fette in der Ernährung eine wichtige Rolle bei der Beeinflussung der Brustdichte sowie zur Reduktion des Mammakarzinomrisikos. Einhellig ergibt **Olivenöl** in allen epidemiologischen Studien die prognostisch günstigsten Ergebnisse. Von den verschiedenen Pflanzenölen erhöht es am deutlichsten die HDL-C Werte.

Mit vermehrtem Verzehr von Olivenöl verringert sich die Brustdichte sowie das Brustkrebsrisiko der Frauen. Dies trifft prä- wie auch postmenopausal zu. Dieser günstige Effekt kann jedoch bei zu **reichlicher sonstiger Kalorienaufnahme** z. B. durch Nüsse insgesamt wieder weitgehend zunichtegemacht werden. [240]

Milch und Milchprodukte

Auch der Verzehr von Milch kann die HDL-C-Werte im Blut erhöhen und zahlreiche Studien bestätigen, dass der Verzehr mit Milchprodukten einen Tumorschutz auf die Brustdrüse ausüben kann. Die Brustdichte kann durch Milchverzehr verringert werden. Dies wurde v. a. bei prämenopausalen schlanken Frauen festgestellt. Die prognostisch günstige Wirkung der Milch im Hinblick auf ein Mammakarzinom kann neben der Erhöhung der HDL-C Werte auch auf ihren hohen Kalziumgehalt und auf die vagotone Wirkung ihrer Milchproteine zurückgeführt werden. Diesen tumorprotektiven Wirkungen der Milch stehen wiederum andere ihrer Eigenschaften entgegen. Dies sind evtl. erhöhte Gehalte an Östrogenen, IGF-1-Werte, Galaktose und an Kalorien infolge des Fettgehaltes, die also der Milch auch protumorale Eigenschaften verleihen können.

Auf den letzten Faktoren beruhen vermutlich die ungünstigen Resultate bei Brustdichte und das Risiko für ein Mammakarzinom und deren Prognose in einigen epidemiologischen Studien. Die Art der Weidehaltung und Fütterung der Kühe bestimmt die Zusammensetzung der Milch und dies könnte die unterschiedlichen Resultate in den epidemiologischen Studien erklären. Um auf der sicheren Seite zu sein, bedeutet dies für den Konsumenten und Patienten, dass sie ihre Milch von Kühen konsumieren sollten, die kein Kraftfutter erhalten und die überhaupt möglichst extensiv gehalten werden.

TIPP

Wenn eine schlanke prämenopausale Frau ein Glas Milch pro Tag trinkt und fermentierte Milchprodukte wie Joghurt genießt, wobei alle Produkte von Kühen stammen sollten, die extensiv gehaltenwerden, kann sie mit einer günstigen Wirkung auf Risiko oder Prognose eines Mammakarzinoms rechnen.

Tierische Fette

Wenn in den epidemiologischen Studien auch gesättigte Fette das Mammakarzinomrisiko erniedrigen, dann bezieht sich dies v. a. auf die Fettsäuren der Kuhmilch, weniger auf die gesättigten Fettsäuren in rotem Fleisch. Fleischverzehr **erhöht** in der Regel das **Krebsrisiko** und die **Brustdrüsendichte.** Aber auch hier bilden prämenopausale schlanke, eher untergewichtige Frauen eine Ausnahme, auf die wir später eingehen werden. Eindeutig zeigen die Studien, dass die ungesättigten Omega-3-Fettsäuren, die v. a. in Fischen und Nüssen vorkommen, das Risiko vermindern, während die Omega-6 Fettsäuren es erhöhen. Insgesamt wirkt eine fettärmere Ernährung insgesamt risikomindernd.

Kohlenhydrate

Bei schlanken vermutlich eher nicht groß gewachsenen prämenopausalen Frauen kann der Kohlenhydratverzehr durchaus die Brustdrüsendichte verringern, wenn gleichzeitig der Fettverzehr reduziert wird. [129, 241] Die Kohlenhydrate sollten jedoch nicht leicht verdaulich sein, sondern vielmehr einen **hohen Anteil an Ballaststoffen** enthalten. [242] Als ballaststoffreich kann eine Ernährung eingestuft werden, die reich an Gemüse, Früchten, Reis und Vollkornprodukten ist.

Alkohol

Einheitlich sind die Studienergebnisse zum Alkoholkonsum. Dieser ging durchwegs einher mit einer hohen Brustdichte, also prä- wie auch postmenopausal. **Ausnahme** bildet hierbei wiederum **Rotwein,** der bei mäßigem Genus durchaus mit einer Erniedrigung der Brustdichte im Zusammenhang steht.

5.3 Das hormonell getriebene Mammakarzinom

Im Anfangsstadium eines oberflächlichen begrenzten Mammakarzinoms (DCIS) ist eine therapeutische Beschränkung auf ein achtsames Überwachen und eine Einleitung einer gezielten Diät und eines Aktivitätsprogramms empfehlenswert. Damit kann die Prognose entscheidend beeinflusst werden.

Die Mehrzahl der Mammakarzinome sind hormonsensitiv und reagieren auf hormonelle Einflüsse, die durch die verzehrten Lebensmittel beeinflusst werden. Insbesondere, wenn das Mammakarzinom noch nicht in die Tiefe gedrungen ist und nur hormonell gesteuert wird, kann das **achtsame Überwachen** mit einer **gezielten Diät** kombiniert werden. Hier gilt ebenfalls das, was für das hormonell gesteuerte Mammakarzinom als Ernährungsmaßnahmen empfohlen wird.

Das prämenopausale Mammakarzinom mit Hormonrezeptoren tritt häufiger gerade bei schlanken Frauen auf. Hier bedarf es spezieller Ernährungshinweise, damit die Diät das Fortschreiten der Erkrankung oder überhaupt die Disposition hierzu hemmen kann. Es genügt nicht, ausschließlich einer sogenannten gesunden Ernährungsweise zu folgen, sondern diese Patientinnen müssen lernen, ihre individuellen Bedürfnisse und ihre konstitutionellen Eigenheiten besonders zu berücksichtigen.

5.3.1 Einfluss der Phytoöstrogene

Es stellt sich insbesondere für die an einem hormonell getriebenen Mammakarzinom erkrankte Frau die Frage, ob Phytoöstrogene in der Ernährung ihren Krankheitsverlauf beeinflussen können. Dabei müssen es nicht einmal Phytoöstrogene sein, die den Östradiolspiegel im Organismus der Frau erhöhen oder erniedrigen. Es können auch pflanzliche Ballaststoffe und tierische Fette sein, die ihn verändern.

GUT ZU WISSEN

Studien zeigen, dass **Fette** und **Ballaststoffe** in der Ernährung in den **Hormonstoffwechsel** im Organismus von prämenopausalen Frauen hineinwirken können.

STUDIEN

Je mehr Fett verzehrt wird, umso mehr erhöht sich der Östradiolspiegel an bestimmten Tagen im Zyklus und umgekehrt verhält es sich mit Ballaststoffen. Diese Studienergebnisse deuten damit bereits an, dass Fette und Ballaststoffe in der Ernährung eine wichtige Rolle für das Risiko, an einem hormonell gesteuerten Mammakarzinom zu erkranken oder einen Rückfall dieser Erkrankung zu erleiden, einnehmen. Werden vermehrt Ballaststoffe aufgenommen, erhöhen sich die Plasmawerte für das Phytoöstrogen Enterolakton und im Urin werden vermehrt Lignane ausgeschieden. Hierzu umgekehrt proportional sinkt das Risiko, an einem Mammakarzinom zu erkranken. [243]

Sojaprodukte

Phytoöstrogene sind in Sojaprodukten und in zahlreichen Getreideprodukten sowie im Kaffee und in anderen pflanzlichen Nahrungsmittel enthalten. Sojaprodukte nehmen in **Asien** einen wichtigen Platz in der Ernährung ein, und die in ihnen enthaltenen Isoflavone können v. a. das Risiko für ein prämenopausales Östrogenrezeptor-positives Mammakarzinom erniedrigen. Entsprechende Studien in **westlichen Ländern** konnten diese Wirkung meist jedoch nicht nachweisen. Hier könnten neben Soja noch andere Faktoren in der Ernährung eine Rolle spielen, sodass keine deutliche Wirkung gesehen werden konnten.

Dass sich insgesamt die Aufnahme von Sojaprodukten bei Frauen eher risikomindernd auswirken kann, dafür spricht die große Adventisten-Studie-2. In dieser Studie hatten Frauen, die sich vegan ernährten, und damit vergleichsweise oft Sojaprodukte verzehrten, ein niedrigeres Risiko, an einem Mammakarzinom zu erkranken, als Frauen, die einer vegetarischen oder einer Ernährungsweise mit Mischkost folgten.

GUT ZU WISSEN

Sojaprodukte innerhalb eines veganen Ernährungskonzeptes scheinen also keine nachteilige Wirkung auf das Krebsrisiko der Brustdrüse zu haben, sondern eher eine protektive. Eine Einschränkung aufgrund weiterer Studienergebnisse sollte jedoch gemacht werden. Frauen mit einen HER2-positiven Mammakarzinom sollten Sojaprodukte nur reduziert oder gar nicht zu sich nehmen.

Lignanhaltige Nahrungsmittel

In den **westlichen Ländern** nehmen in der Ernährung nicht die Isoflavone der Sojaprodukte eine bedeutsame Rolle ein, sondern die Phytoöstrogene der Gruppe der Lignane. Sie hemmen die Proliferation von hormonsensitiven wie auch von hormoninsensitiven Krebszelllinien. Auf Tumorzellen wirken sie also entgegengesetzt zu den endogenen Östrogenen, welche die Vermehrung von Krebszellen anregen. Auf das Knochensystem wirken die Lignane jedoch wie die endogenen Östrogene, welches sie festigen.

GUT ZU WISSEN

Wir nehmen Lignane v. a. mit Getreide (Vollkorngetreide) wie Roggen- und Weizenbrot, Knäckebrot, Getreidekaffee, aber auch im Kaffee, in Zwiebeln und Früchten wie Äpfel und verwandte Früchte, Leinsamen und weiterhin in verschiedenen Kohlarten auf.

Epidemiologische Studien zur Rolle der Lignane in der Ernährung liegen sowohl für die **Prävention** der Krebserkrankung als auch in der **therapeutischen Situation** nach der Erstdiagnose einer Krebserkrankung der Brustdrüse vor. Verschiedene epidemiologische Studien stellen eine Risikominderung v. a. bei übergewichtigen prämenopausalen, die meist Östrogenrezeptor-negativ sind, wie auch v. a. bei postmenopausalen Frauen fest. In einer therapeutischen Situation verbesserte eine lignanreiche Ernährung bei postmenopausalen Frauen ebenfalls deutlich die Überlebenszeit. Die Mortalitätsrate durch das Mammakarzinom wurde um 71 % reduziert. [244]

Warum einige Studien nur bei **postmenopausalen Frauen,** andere wiederum nur bei **prämenopausalen Frauen** eine risikomindernde Wirkung feststellen konnten, dafür gibt es keine eindeutigen Erklärungen. Einige Studien deuten an, dass Lignane risikomindernd wirken, wenn der Plasma-Östrogenspiegel tief ist, die Frauen eher hormon-rezeptornegativ und eher übergewichtig sind. [245, 246] Diese Karzinome gehen mit erhöhten Entzündungswerten im Organismus einher und Lignane könnten hierbei stärker entzündungshemmend und somit auch antitumoral wirken. Eine andere Erklärung wäre, dass sie in diesen Fällen eine günstige hormonelle Wirkung auf den Gesamtorganismus haben und so den Östrogenmangel ausgleichen und dabei aber nicht protumoral auf den Tumor wirken würden. Dies würde erklären, warum eine gemüse- und früchtereiche sowie vollkornreiche Ernährung, die ja lignanreich ist, insbesondere bei schlanken prämenopausalen Frauen mit Östrogenrezeptor-positiven Mammakarzinom nicht so eindeutig tumorprotektiv wirkt wie bei den anderen Tumortypen.

Zitrusfrüchte

Bei prämenopausalen Frauen wirken insbesondere Zitrusfrüchte **antitumoral** im Hinblick auf ein östrogenrezeptor-positives Mammakarzinom. Die Zitrusfrüchte enthalten das Flavanon Naringenin, welches mit seinen phytoöstrogenen Eigenschaften der Hormonsensitivität des Mammakarzinoms entgegenwirken kann. Aber auch hierbei gilt es Maß zu halten.

GUT ZU WISSEN

Ein sehr hoher Verzehr von mehreren Zitrusfrüchten pro Tag und evtl. zusätzliche Einnahme von Vitamin-C-Produkten kann jedoch hier zu einem erhöhten Risiko führen. [352]

Diese Studienergebnisse zeigen wiederum auch, dass Nahrungsergänzungsmittel sowie einseitige Ernährungsformen zur Krebsrisikominderung nicht empfohlen werden können.

5.3.2 Einfluss der Ernährungsweise und Nahrungsmittel

Wie bereits wiederholt ausgeführt, sind prämenopausale Frauen mit einem **Östrogenrezeptor**-positiven Mammakarzinom eher schlank und neigen weniger zu Fettablagerungen, ganz im Gegensatz zu postmenopausalen Frauen mit ebenfalls hormonsensitivem Mammakarzinom.

GUT ZU WISSEN

Zum Verständnis einer antitumoralen Ernährungsweise bei diesen prämenopausalen Patientinnen ist von besonderer Bedeutung, dass sich die Östrogensensitivität entgegengesetzt zur Entzündungstendenz in den Krebszellen und vermutlich überhaupt im Organismus verhält – dass also die Patientinnen konstitutionell zu keinen Entzündungen neigen, wenn das Karzinom allein von Östrogenrezeptoren getrieben wird. [247, 248, 249]

Die Entzündungstreiber in den Zellen, nämlich die Cox-2-Aktivität und NFkappa beta, sind bei diesen Patientinnen bis zu einem gewissen Grad unterdrückt. [250] In Tierversuchen reduzierte Östrogen nicht nur die entzündungsfördernden Signalwege, sondern hemmte auch die Aromatase-Aktivität in der Brustdrüse und schützte vor Gewichtszunahme. [251] An die Östrogensensitivität ist also zunächst eine Unterdrückung von Entzündungsprozessen gekoppelt, nicht nur auf das Karzinom begrenzt, sondern als Tendenz vermutlich im ganzen Organismus vorherrschend. Dies ändert sich jedoch beim Fortschreiten der Erkrankung, da damit die Entzündungswerte im Organismus gleichwohl ansteigen können. [139]

Wenn die Krebszellen zum Östrogenrezeptor ebenfalls **Progesteronrezeptoren** exprimieren, was mehrheitlich der Fall ist, kehrt sich die entzündungshemmende Tendenz der Mammakarzinome, die allein den Östrogenrezeptor exprimieren, in eine leicht entzündliche um. [252] Auch hier beschränkt sich die entzündliche Tendenz nicht auf das Karzinom allein, sondern betrifft auch das umliegende gesunde Gewebe. [253] Der Progesteronrezeptor wird neben seiner Hormonsensitivität deutlich vom Insulin-like Growth Faktor 1 beeinflusst und steht somit im Stoffwechsel mit einer eher entzündlichen Tendenz in Verbindung. [254]

Das entzündungshemmende Medikament Aspirin, andere NSAID dagegen weniger oder überhaupt nicht, wirkt risikomindernd im Hinblick auf das doppelt hormonsensitive Östrogenrezeptor- und Progesteronrezeptor–positive Mammakarzinom. Entsprechend sind es eher schlanke Frauen (BMI unter 25), bei denen Aspirin risikolindernd wirkt. [255] Dass diese Substanz hier gerade die Häufigkeit eines solchen Karzinoms erniedrigt, wird nicht nur auf seine entzündungshemmende Wirkung zurückgeführt, sondern auch auf sein Eingreifen in den Metabolismus von Östrogenen und dies unabhängig von Cox-2 Aktivität. [256, 257] Aspirin erniedrigt die Östradiolwerte im Blut.

Gemüse und Früchte

Prämenopausale Patientin

Die Empfehlungen hinsichtlich einer gemüse- und früchtereichen Ernährung für die prämenopausale Patientin mit Östrogenrezeptor-positiven Mammakarzinom sind aufgrund der komplexen und oft widersprüchlichen Studienergebnisse nicht einfach zu geben. In vielen Studien zeigten eine früchte- und gemüsereiche Ernährung bei hormonsensiblen Mammakarzinomen keine Wirkung, z. T. sogar eine tumorfördernde Wirkung. So hatte z. B. der Verzehr von grünem blättrigem Gemüse, also v. a. von Salaten keinen Einfluss auf ER+/PR-Mammakarzinome. Auch eine Mittelmeerdiät, die ansonsten bei vielen Tumorarten eine Risikoreduktion bewirkt, hatte keinen Einfluss auf das Risiko eines prämenopausalen Mammakarzinoms. [258] Ob eine gemüse- und früchtereiche Ernährung bei den Patientinnen mit hormonsensitiven Mammakarzinomen anti- oder protumoral wirkt, hängt von der Auswahl bestimmter pflanzlicher Nahrungsmittel sowie den individuellen Gegebenheiten (z. B. Schlankheit oder Übergewicht) ab und muss diesen angepasst werden. Dieser Aspekt ist bei den folgenden Empfehlungen zu berücksichtigen.

- Eine **schlanke Patientin** mit einem hormonsensiblen Mammakarzinom wird wohl besser auf eine Diät ansprechen, die nicht allzu stark entzündungshemmend wirkt. Sie sollte daher Wintergemüse, welches ansonsten antitumoral gegenüber fast allen Tumorarten wirkt, nur in Maßen essen. Wintergemüse ergab in zahlreichen Studien bei diesen Frauen keine oder sogar tumorfördernde Wirkungen. Andererseits sind Karotten, Knoblauch und Lauch zu empfehlen. [260] Es ist auffällig, dass viele der bei prämenopausalen Frauen wirksamen Gemüsearten Schwefelverbindungen enthalten.

Während prämenopausal v. a. Äpfel bei östrogenrezeptor-negativen Mammakarzinom antitumorale Eigenschaften ausüben können, erweist sich die Zitrone dagegen bei östrogenrezeptor-positiven, also hormonabhängigen Mammakarzinomen in vielen Studien, nicht in allen, als antitumoral wirksam. Das Flavonoid Naringenin, welches v. a. in Zitrusfrüchten vorkommt, übt modulierende Wirkung auf Östrogenrezeptoren aus, vergleichbar dem Tamoxifen.

- Bei **übergewichtigen Frauen** mit einem hormonsensitiven Mammakarzinom wirken alle Kohlarten antitumoral. Hier ist das Mammakarzinom mit entzündlichen Prozessen verknüpft und in diesen Fällen wirken Kohlarten mit ihren entzündungshemmenden Eigenschaften antitumoral.

Auch der Proliferationsmarker Ki-67 kann ein Hinweis sein, dass das Krebsgeschehen durch Entzündungsprozesse beschleunigt wird und diese Patienten sollten Wintergemüse zu sich nehmen. Ausnahmen unter den Kreuzblütler, die antitumoral bei hormonsensitiven Mammakarzinomen wirken, bilden Brokkoli, Rettich und Radieschen. Also, alle drei erwiesen sich als antitumoral wirksam bei prämenopausalen Frauen mit hormonempfindlichen Mammakarzinomen. [259]

Eine gemüse- und früchtereiche Ernährungsweise wirkt sich v. a. bei Übergewicht risikomindernd aus. Diese Karzinome sind mehr entzündlich veranlagt und hier scheinen die entzündungshemmenden und vagotonen Eigenschaften einer früchte- und gemüsereichen Ernährungsweise tumorprotektiv zu wirken. [261]

Postmenopausale Patientin

Bei postmenopausalen Frauen wirken **grünes** und **gelbes Gemüse,** wie Mais, Kürbis, Paprika, Zwiebel, Süßkartoffeln, Karotten, Petersilie, Sellerie, Spinat, Zwiebel, Gurke, Rettich, Kopfsalat, Lauch, Brokkoli, Kohl, grüne Gurken, Chicorée, Winterkürbis und Salat antitumoral. Aber auch **Früchte,** v. a. Pfirsiche, und Beeren (Blaubeeren und Erdbeeren), zeigten bei postmenopausalen Frauen mit Hormonrezeptoren-positiven Mammakarzinomen antitumorale Wirksamkeit, jedoch weniger deutlich als Gemüse. Zudem sind hier Äpfel, Bananen, Pfirsiche, Birne, zu empfehlen. Keine risikomindernde Wirkung wurde jedoch in diesen Fällen mit Zitrusfrüchten festgestellt.

Der regelmäßige Verzehr von **Sojaprodukten,** die Phytoöstrogene enthalten, nämlich das Isoflavon, erwies sich bei postmenopausalen Frauen protektiv wirksamer als bei prämenopausalen Frauen. Hierbei sprachen die Frauen, die Tamoxifen erhielten, deren Karzinome also Östrogen-empfindlich waren und deren Rezeptoren nun aber medikamentös blockiert waren, v. a. an. Weiterhin zeigte sich in Studien, dass der Sojaverzehr erst dann diese Resultate erbrachte, wenn er in der Menge dem entsprach, was Asiaten im Durchschnitt täglich in der Ernährung zu sich nehmen.

Fleisch und Eier

Prämenopausale Patientin

Bei der Interpretation der Studienergebnisse zur Rolle des Fleischverzehres auf das Risiko eines Mammakarzinoms müssen wir berücksichtigen, dass Menschen mit einem hohen Fleischverzehr in der Regel meist auch höhere Kalorienmengen verzehren, entsprechend einen hohen BMI aufweisen, oft auch vermehrt rauchen und körperlich weniger aktiv sind als Vegetarier. [262] Frauen mit **erhöhtem Fleischverzehr** werden häufiger in jüngeren Jahren schwanger und haben mehr Kinder als Vegetarierinnen oder Frauen, die wenig Fleisch verzehren. [263] Mit dem Verzehr von Fleisch gehen also meist mehrere Faktoren einher, die insgesamt zur Erhöhung des Krebsrisikos für ein Mammakarzinom beitragen können. In den meisten epidemiologischen Studien sind diese verschiedenen Faktoren nicht einzeln bewertet worden und so müssen die individuellen Verhältnisse der Patientinnen bei den Empfehlungen für den Menüplan berücksichtigt werden. Da bei einer bestimmten Patientin einerseits immer nur ein

Teil der erwähnten Faktoren zutrifft und andererseits neue Faktoren hinzutreten können, sind die folgenden Studienergebnisse nie ohne weiteres übertragbar auf den Einzelfall.

STUDIEN

In einer Langzeitstudie mit 91000 Krankenschwestern untersuchte das Institut für Epidemiologie in Harvard, USA, über einen Zeitraum von 12 Jahren den Zusammenhang zwischen Mammakarzinomen und Fleischverzehr bei prämenopausalen Frauen. Bei Frauen, die häufiger als einmal pro Tag rotes Fleisch und Fleischprodukte aßen, erhöhte sich das Mammakarzinomrisiko auf das Doppelte im Vergleich zu Frauen, die weniger als dreimal pro Woche Fleisch zu sich nahmen. [263] Die Risikoerhöhung betraf insbesondere das Östrogenrezeptor- und Progesteronrezeptor-positive Mammakarzinom. Erinnern wir uns, dass sowohl mit der Expression beider Hormonrezeptoren eine leicht entzündliche Tendenz im Organismus besteht (wie übrigens auch bei ihrem Fehlen, wobei dann die Entzündungstendenz noch deutlicher ausgeprägt ist) und damit besonders Lebensmittel mit einem höheren inflammatorischen Index, wie z. B. fettiges Fleisch, zu reduzieren oder zu meiden sind.

5

Obwohl **Fleischverzehr** eher einen höheren **entzündungsfördernden** Wert aufweist, wirkte es sich gerade im Hinblick auf das Östrogenrezeptor-positive Mammakarzinom stärker risikoerhöhend aus als gegenüber dem mehr zu Entzündungsprozessen neigenden Östrogenrezeptor-negativen Mammakarzinom. Zahlreiche weitere Studien sind zum selben Ergebnis gekommen. [264] Dies hängt vermutlich damit zusammen, dass rotes Fleisch mit Fetteinlagerungen, ja überhaupt tierisches Fett – nicht aber Milchfette – die **Verfügbarkeit** von **Östrogenen** im Organismus erhöht. Dies konnte auch an der erhöhten Ausscheidung von Östrogenen im Urin bei diesen Frauen aufgezeigt werden. Fleisch provoziert so eher ein hormonsensitives Mammakarzinom. [265] Ein weiterer Faktor kann hinzukommen. In Gruppen, die viel Fleisch verzehren, sind auch Raucherinnen stark vertreten, nämlich z. B. in der Harvard-Studie zu 15 %. Rauchen erhöht das Risiko speziell für einen Östrogenrezeptor-positiven Karzinomtyp. [266]

Jedoch gilt es Folgendes bei der Interpretation dieser Studienergebnisse zu beachten! Diese dürfen nicht so interpretiert werden, dass nun jede prämenopausale Mammakarzinompatientin komplett auf Fleisch verzichten sollte. Die dargestellte **protumorale Wirkung** von **Fleisch** für ein Mammakarzinom bedarf einer **Relativierung.** Die Streuung der Ergebnisse bei diesen Studien ist sehr breit und deutet damit an, dass immer ein Teil der Studienteilnehmer infolge eines regelmäßigen Fleischgenusses eine Risikominderung, ein anderer Teil – die Mehrheit – eine Risikosteigerung erfahren haben. Die durchschnittlich errechneten Werte sagen also für den Einzelfall wenig aus. Offensichtlich scheinen im Hinblick auf das Mammakarzinom die Eigenschaften des Fleisches je nach individueller Veranlagung protektiv oder tumorfördernd zu wirken. Im Mittel der Studienergebnisse können sich dann auch oft keine deutlichen Unterschiede zur Kontrollgruppe ergeben. Wir benötigen also Kriterien, um Einzelfälle beurteilen zu können und müssen dafür individuelle Aspekte in Betracht ziehen können.

GUT ZU WISSEN

Fleischverzehr kann durch folgende Eigenschaften das Risiko erhöhen: inflammatorische Wirkung, Steigerung des Sympathikotonus, Stimulierung der IGF-1-und Insulin-Werte und verstärkende Risikoerhöhung im Zusammenhang mit Rauchen sowie durch die damit einhergehende erhöhte Fettaufnahme.

Es wäre daher denkbar, dass bei vagotonen, eher schlanken und untergewichtigen, nicht groß gewachsen und nicht zu Entzündungen neigenden Frauen der Fleischverzehr von 1- bis maximal zweimal die Woche eine Risikominderung beinhalten könnte. Hier würde der Fleischverzehr evtl. wieder die Mittellage im Stoffwechsel stabilisieren und somit zu einer Risikominderung beitragen. Auf solche Aspekte müsste zukünftig in epidemiologischen Studien vermehrt eingegangen werden, um ihre Ergebnisse für die Ernährungspraxis relevant werden zu lassen und aus den Studien sich ergebende Fragen zu beantworten.

GUT ZU WISSEN

Woran soll sich nun die prämenopausale Patientin bei solch einer komplexen Studienlage mit vielen offenen Fragen halten? Übermäßiger Fleischverzehr, d. h. täglich einmal und mehr ist zu meiden, insbesondere von übergewichtigen Frauen und Frauen, die rauchen. Bei schlanken Frauen kann ein mäßiger Fleischverzehr von einmal bis zweimal die Woche, wenn hiernach ein Verlangen besteht, aufgrund der Studienlage nicht abgeraten werden, vielleicht sogar empfohlen werden.

Weiterhin kann auch ein reichlicher Verzehr von Eiern, d. h. täglich einmal und mehr, den Östrogenspiegel im Blut erhöhen und so zur Risikosteigerung für ein Mammakarzinom beitragen. [267]

Postmenopausale Patientin

Wie bereits ausgeführt, ist die risikoerhöhende Wirkung von Fleisch für ein Mammakarzinom v. a. auf seinem Fettgehalt zurückzuführen. Eine **Reduktio**n von **Fleischfett** infolge veganer, vegetarischer oder semivegetarischer Ernährungsweise führt gerade postmenopausal zur deutlichen Reduktion der Östradiolwerte im Serum. Fleisch dagegen steigert zudem den Sympathikotonus und steigert die entzündlichen Werte im Organismus, die postmenopausal in der Regel erhöht sind. [148] Dies steigert weiterhin das Krebsrisiko bei postmenopausalen Frauen oder verschlechtert die Prognose. Dies trifft auch für das östrogenrezeptor-negative und das triple-negative Mammakarzinom zu, was wir weiter unten ausführen werden. [268]

Fische

Prämenopausale Patientin

Fische werden wegen ihres hohen Gehalts an ungesättigten Fettsäuren zum häufigen Verzehr bei Krebspatienten empfohlen. Es gibt aber Ausnahmen bei den Krebsarten, die mit einer hohen entzündungshemmenden Tendenz im Organismus einhergehen. Dies ist neben dem sehr häufig auftretenden Basalzellkarzinom der Haut auch bei dem singulären Östrogenrezeptor-positiven Mammakarzinom von prämenopausalen Frauen der Fall. [148] Die entzündungshemmenden und antioxidativen Wirkungen von **ungesättigten Fettsäuren** können bei diesem nicht-entzündlichen Mammakarzinom **risikoerhöhend** wirken.

Der reichliche Verzehr von fettigen Meeresfischen wie z. B. Lachs, die reich an ungesättigten Fettsäuren sind, kann die entzündungshemmende Tendenz noch verstärken und zu einer Risikoerhöhung für ein singuläres Östrogenrezeptor- positives Mammakarzinom bei prämenopausalen Frauen führen. Diesen Frauen ist also von reichlichen fetthaltigen Fischverzehr abzuraten. [148] Wenn jedoch sowohl der Östrogenrezeptor wie auch der Progesteronrezeptor exprimiert wird, führt der regelmäßige Verzehr von fetten Fischen oft zu einer Risikoreduktion.

Postemenopausale Patientin

In der Regel reagieren postmenopausale Frauen auf fettige Fische wie z. B. Dorsch Makrele Kabeljau und Lachs, also Meeresfische, mit einem gegenüber prämenopausalen Frauen noch leicht erhöhten Tumorschutz, dass sich also ihr Risiko, an einem Mammakarzinom zu erkranken, erniedrigt.

5

Milch

Prämenopausale Patientin

Milch als tierisches Lebensmittel hat einige Eigenschaften mit Fleisch gemeinsam z. B. einen hohen Anteil an gesättigten Fettsäuren, andere dagegen nicht. So erhöht Milchverzehr nicht den Sympathikotonus, wie es bei Fleischverzehr der Fall ist, sondern den Vagotonus, er wirkt auch nicht entzündungsfördernd, zudem enthält Milch und insbesondere Käse viel Kalzium, das sich beim Mammakarzinom prognostisch als günstig erwiesen hat.

Bei der antitumoralen Wirkung von Milch und Milchprodukten spielt offensichtlich die **Kalzium-Aufnahme** gerade bei prämenopausalen Frauen mit Östrogenrezeptor-positiven Mammakarzinom eine besonders prognostisch günstige Rolle. Eine wissenschaftlich fundierte Erklärung gibt es hierfür nicht. Wir vermuten, dass die Kalziumaufnahme in der Milch im Organismus mit einem vermehrten Abbau und einer erhöhten Ausscheidung von Östrogenen zu tun haben könnte. Diese Hypothese könnte auch erklären, warum Milch und Milchprodukte beim Prostatakarzinom die Prognose ungünstig beeinflussen, da sie so die androgene Wirkung verstärken würden. Zahlreiche Studien weisen auch für fetthaltige Milch und Milchprodukte auf eine Risikominderung hinsichtlich des Mammakarzinoms hin, vorausgesetzt es besteht kein BMI von unter 25 und die Betreffende ist nicht übergewichtig. Die Milchfette wirken also im Gegensatz zu den Fetten im Fleisch im Allgemeinen bei normalgewichtigen prämenopausalen Frauen nicht protumoral, sondern eher im Gegenteil. [269] Milch erhöht die HDL-C-Werte, bestimmte sogenannte gute Cholesterin-Werte, die protektiv gegenüber dem metabolischen Syndrom wirken und vermutlich auch gegenüber einer Krebserkrankung. [270] Auf die verdichtete Brustdrüse als Risikofaktor für Mammakarzinome wirkt sich der Milch- und Milchproduktekonsum eher risikomindernd aus.

STUDIEN

Die epidemiologischen Studien zeigen also eine günstige antitumorale Wirkung von mäßigem Verzehr von Milch, auch Vollmilch, und Butter bei schlanken prämenopausalen Frauen. Bei schlanken Frauen ist die Fettsäuresynthase im Tumor nicht aktiviert und hier können durchaus fetthaltige Milchprodukte eine prognostisch günstige Wirkung ausüben, so auch der Käse. Bei Japanerinnen, die ja in der Regel recht schlank sind, wirkt z. B. reichliche und fetthaltige Milch- und Milchprodukte-Aufnahme antitumoral hinsichtlich eines Mammakarzinoms.

Weiterhin spielt die **gleichzeitige Aufnahme** von **anderen Lebensmitteln** ebenfalls eine Rolle, ob Milch und Milchprodukte insgesamt eher protektiv oder risikoerhöhend wirken. Wenn Milch bzw. Milchprodukte zusammen mit reichlichem Fleischverzehr genossen werden, dann kann dies das Risiko für ein Mammakarzinom erhöhen. [269, 271] Diese Beobachtung könnte u. a. das Verbot bei der **koscheren Ernährungsweise** gemäß der Tora als begründet erklären. Milchprodukte und Fleischprodukte dürfen hiernach nicht zusammen gegessen werden, sondern zeitlich soweit getrennt, dass die Verdauung eines Bestandteiles bereits vollkommen abgeschlossen sein muss. Milch und Milchprodukte wirken Wachstums- und Aufbau-fördernd und sind daher in der Wachstumsphase eines jungen Menschen das ideale Nahrungsmittel. Beim Erwachsenem dagegen kann es offensichtlich dann in Verbindung mit einem ebenfalls allein aufbaufördernden Lebensmittel, nämlich Fleisch, des Guten zu viel sein.

Ob diese Trennung beim Konsum von Milch und Fleisch sich auf das Krebsrisiko der Brust tatsächlich mindern auswirkt, müsste bei prämenopausalen Frauen erst noch in Studien abgeklärt werden.

Die positiven protektiven oder negativen Eigenschaften der Milch hängen auch von der Kuhhaltung ab. Die Kühe sollten ohne Kraftfutter ernährt und zudem möglichst extensiv, also mit viel Weidehaltung gehalten werden. Dann sind die wachstumsfördernden Substanzen in der Milch im geringeren Masse vorhanden und erst dies ermöglicht die günstige Zusammensetzung der Milch hinsichtlich ihrer tumorprotektiven Eigenschaften, wie wir bereits ausgeführt haben.

Übergewichtige Frauen sollten sich beim Verzehr von fetthaltiger Milch und fetthaltigen Milchprodukten wie v. a. von Käse und Butter Beschränkungen auferlegen, da sie bei ihnen deutlich risikoerhöhend wirken können. Dagegen sind Joghurt, Buttermilch, Hüttenkäse, Molke und Magermilch durchaus zu empfehlen.

Postmenopausale Patientin

Auch postmenopausal sind für Patientinnen, die an einem Mammakarzinom leiden, **Milch** und **Milchprodukte** zu empfehlen, aber hier immer **fettarm.**

Im Zusammenhang mit Käse stellt sich die Frage der Fette in der Ernährung im Hinblick auf eine Krebserkrankung der Brustdrüse. Da Fette kalorienreich sind, tragen sie leicht zu einer Überversorgung an Energie bei, besonders bei Bewegungsmangel und erhöhen somit das Krebsrisiko, auch für die Brustdrüse. Dies ist zunächst unabhängig von der Qualität der Fette. Wenn eine Energieüberversorgung vorliegt, dann können die meisten Fettarten, also auch mehrfach ungesättigte, das Risiko einer Krebserkrankung erhöhen. Am höchsten ist das Risiko bei gesättigten Fettsäuren. Dies trifft besonders für postmenopausale Frauen zu.

In einigen Studien wird die antitumorale Wirkung allein dem Verzehr von Magermilch, Buttermilch, Molke und Joghurt zugeschrieben.

Fette

Prämenopausale Patientin

Pflanzenfett und Milchfette weisen in ihren Eigenschaften und in ihren Wirkungen auf ein Mammakarzinomrisiko deutliche Unterschiede zu tierischem

(Fleisch-)Fett auf. **Tierisches (Fleisch-)Fett** sollte die Krebspatientin soweit wie möglich durch **pflanzliches Fett** ersetzen, um das Rückfallrisiko zu mindern. Dies trifft für prä- wie auch postmenopausale Frauen zu.

Aber auch innerhalb der pflanzlichen Fette und Milchfette sind einzelne Fettsäuren stärker antitumoral wirksam als andere und es kommt auf ihr Verhältnis untereinander an. Gesättigte und vielfachungesättigte Omega-6-Fettsäuren werden im Allgemeinen als nicht so günstig für eine antitumorale Wirkung eingestuft wie **ungesättigte Omega-3-Fettsäuren.** Epidemiologische Studien bestätigen bei prämenopausalen Frauen diese Regel jedoch nur teilweise. Die Streuung der Ergebnisse ist groß und in der Regel zeigen die gesättigten Fettsäuren bei einem Teil der Patientinnen tumorprotektive, bei einem anderen Teil tumorfördernde Eigenschaften. Ein wichtiger Faktor für die unterschiedlichen Wirkungen scheint der **BMI** zu sein. Während selbst gesättigte Fettsäuren und ungesättigte Omega-6-Fettsäuren von Milchprodukten bei schlanken Frauen das Risiko nicht erhöhen, sondern sogar auch senken können, steigern diese jedoch das Krebsrisiko bei übergewichtigen Frauen (BMI über 25).

Folgende Hypothese könnte die günstige Wirkung der entzündungsfördernden Fettsäuren bei bestimmten Tumortypen von prämenopausalen Frauen erklären. Bei singulären Östrogenrezeptor-positiven prämenopausalen Mammakarzinomen, also ohne Progesteronrezeptor-Expression, besteht eine entzündungshemmende Tendenz, die bei diesen Frauen evtl. durch die leicht entzündungsfördernde Wirkung von ungesättigten Omega-6-Fettsäuren der Milch ausgeglichen werden können.

GUT ZU WISSEN

Pflanzenfette und Öle zeigen unabhängig von ihrer Art ihrer Zusammensetzung bei nicht übergewichtigen prämenopausalen Frauen eine tumorprotektive Wirkung.

Unter allen pflanzlichen Fetten hat **Olivenöl** die besten Resultate hinsichtlich einer antitumoralen Wirkung erbracht und sollte daher z. B. beim Salat reichlich verwendet werden oder beim Braten und Dunsten. In Griechenland, wo Frauen 42 % ihrer Energie v. a. aus Olivenöl beziehen, treten vergleichsweise seltener Mammakarzinome auf, wie auch andere Stoffwechselerkrankungen z. B. Typ-2-Diabetes. Besonders prämenopausale schlanke Frauen, deren Brustdrüse eine hohe Dichte aufweist, sprechen ausgesprochen gut auf Olivenöl (und auf Grüntee – siehe unten) an. Aber auch übergewichtige Frauen (BMI über 25) sollten Olivenöl und Lebensmittel, die reich an Omega-3-Fettsäuren sind, auf dem Menüplan regelmäßig berücksichtigen.

GUT ZU WISSEN

In einer Studie erbrachte die Supplementierung von Olivenöl zu einer Mittelmeerdiät eine Risikoreduktion von 68 % gegenüber der Kontrollgruppe. Es ist daher ratsam, den Fettbedarf v. a. durch Olivenöl abzudecken.

Nüsse mit ihrem hohen Fettgehalt spielen hinsichtlich des Mammakarzinomrisikos keine eindeutige Rolle. Die Studienergebnisse sind sehr widersprüchlich, was dadurch erklärt werde kann, dass je nach BMI, Hormonstatus und Kalorienaufnahme unterschiedliche Ergebnisse erwartet werden können. Wenn in epidemiologischen Studien nicht zwischen diesen Faktoren unterschieden wurde, dann können sie ohne weiteres zu widersprüchlichen Resultaten führen. Wenn zwischen Olivenöl und Nüssen hinsichtlich ihrer antitumoralen Wirkung in epidemiologischen Studien unterschieden wird, dann erweist sich das Olivenöl antitumoral bedeutend wirksamer als Nüsse. [272]

Postmenopausale Patientin

Bei postmenopausalen Frauen erwiesen sich besonders die **gesättigten Fettsäuren** als **tumorfördernd.** Gesättigte Fettsäuren wie sie in Fleisch und fetthaltigen Milchprodukten vorkommen, sind hier also zu meiden, dagegen sind fettiger Fisch, Nüsse (bei Östrogen-negativen Mammakarzinom) und magere Milchprodukte zu empfehlen. [273]

Kohlenhydrate

Prämenopausale Patientin

Schnell verdauliche Kohlenhydrate enthalten **keine Ballaststoffe** und üben damit eine ungünstige Wirkung auf das Mikrobiom des Dickdarms aus. Die Mikroben des Dickdarms benötigen Ballaststoffe, um die Substanzen zu bilden, die modulierend, d.h. günstig auf den Östrogenstoffwechsel wirken. Eine ballaststoffreiche Ernährung kann daher hohe Östradiol- und Östrogen-Werte im Blut erniedrigen, wobei aber der Ovulationszyklus nicht beeinflusst wird. [274] Kohlenhydrate, wenn sie wenig Ballaststoffe enthalten, reduzieren also nicht den Östrogenspiegel, führen dagegen zur Erhöhung der prognostisch ungünstigen IGF-1-Werte. [275] Die Aufnahme von Ballaststoffen in Form von Gemüse, Früchten und unraffinierten Getreideprodukten (Vollkornprodukte) erwies sich entsprechend durchwegs als antitumoral, insbesondere im Hinblick auf hormonsensitive Mammakarzinome. [276]

Besteht eine hohe Brustdrüsendichte bei schlanken prämenopausalen Frauen, wirkt die Aufnahme von schnell resorbierbaren Kohlenhydraten auch bei dieser Konstitution zusätzlich tumorfördernd. [277] Ansonsten erwiesen sich die glykämische Last und eine höhere Kohlenhydrataufnahme bei schlanken Frauen mit einem BMI unter 25 eher krebsschützend, bei übergewichtigen Frauen verhielt es sich entgegengesetzt. [278]

Postmenopausale Patientin

Wenn kohlenhydrathaltige Lebensmittel zu einer dauerhaften **Erhöhung** der **Glukosewerte** im Blut führen, dann **erhöht** dies das **Krebsrisiko** der Brustdrüse bei prä- wie auch postmenopausalen Frauen. Bei postmenopausalen Frauen kam dies v.a. bei übergewichtigen Frauen vor. [279] Die glykämische Kontrollmechanismen im Organismus scheinen dafür verantwortlich zu sein, inwieweit die glykämische Belastung durch Lebensmittel risikoerhöhend oder vermindernd wirken können. [280] Für das Tumorgeschehen spielt dabei die Insulinresistenz eine bedeutsame Rolle. Dies gilt v.a. für postmenopausale Frauen. Besonders gefährdet sind Frauen, bei denen der Tumor zahlreiche IGF-1-Rezeptoren aufwies.

TIPP

Statt Weizenbrot, auch wenn dieses ein Vollkornbrot sein sollte, ist diesen Patientinnen v.a. Roggenbrot und Knäckebrot sowie Vollkornnudeln zu empfehlen. Croissants, leichtes Gebäck, Zuckerwaren, zuckerhaltige Fruchtsäfte und Getränke sind ganz zu meiden. Alles was zu einem erhöhten Zuckerstoffwechsel, zu erhöhten Insulin- und IGF-1-Werten führt, steigert deutlich das Krebsrisiko bzw. die Rückfallhäufigkeit bei diesen Patientinnen.

Grüntee, Kaffee, Alkohol

Prämenopausale Patientin

GUT ZU WISSEN

Grüntee und Kaffee verhalten sich hinsichtlich ihrer Wirkung auf die Fettsäuresynthase und ihrer hormonmodulierenden Wirkung bei einer Krebserkrankung entgegengesetzt. Während Grüntee auf die Fettsäuresynthase kaum hemmend wirkt und somit den Fettstoffwechsel weitgehend unberührt lässt, hemmt der Kaffee die Fettäurensynthase und kann somit der Fettbildung im Organismus entgegenwirken.

Die Katechine, die mit dem **Grüntee** aufgenommen werden, hemmen nur gering die Fettsäuresynthase im Organismus und in den Krebszellen. Die Fettsäuresynthase ist dafür verantwortlich, dass die Krebszellen bei ihrer Vermehrung spezifischen Lipide für die neuen Zellwände schnell bilden können. Der Grüntee bewirkt, dass die Zellwände der Krebszellen nicht ständig umgebaut werden, sondern diese eher versteifen. Er versiegelt gleichsam die Zellwände der Krebszellen, wodurch deren Proliferation vermindert wird. Auf den Östrogenstoffwechsel wirken Katechine modulierend wie Tamoxifen, ein synthetischer Östrogenrezeptormodulator, wodurch die Krebszellen ihre Empfindlichkeit auf endogene Östrogene einbüßen. Somit ist Grüntee v.a. bei prämenopausalen Frauen mit hormonsensitiven Mammakarzinom indiziert. [281, 282, 283]

Mit dem **Kaffee**genuss verhält es sich ganz anders. Bei prämenopausalen Frauen, bei denen sich Grüntee günstig auswirkt, kann reichlicher Kaffeegenuss risikoerhöhend wirken. [284] Die Kaffeesäure wirkt stark auf die Fettsäuresynthase hemmend, die bei prämenopausalen schlanken Frauen aber keine bedeutsame Rolle spielt.

Eine besondere Giftmischung ist gemeinsamer **Kaffeegenuss, Rauchen** und **Alkoholkonsum.** Während mäßiger Kaffeegenuss und Alkohol unter bestimmten Aspekten sich nicht risikoerhöhend auswirken, sticht die Kombination durch ihre hohe Gefährdung für die Gesundheit hervor. Insbesondere bei jungen Frauen im jugendlichen Alter nach der Pubertät bis 30 Jahren sind durch Alkoholgenuss besonders gefährdet. Wenn in diesen Alter Alkohol übermäßig genossen wird, erhöht es allein schon das Risiko für ein Mammakarzinom um 40 %. [285]

GUT ZU WISSEN

Zur Beruhigung: Grundsätzlich kommt es auf die Menge an, ob etwas als Gift wirkt oder nicht. Bei kleinen Mengen gibt es ein Optimum an Alkohol, welche Frauen schadlos trinken können. Sie soll bei 6 Gramm täglich liegen. Hierbei muss aber berücksichtigt werden, dass wir bereits im Salat und in Fruchtgetränken Alkohol aufnehmen, also dort, wo wir es gar nicht vermuten. Ein Deziliter Weinglas enthält bereits 10 Gramm Alkohol, wenn der Wein 12,5 % Alkohol enthält. Diese Menge zu einer guten Mahlzeit genossen, sollte sich nicht nachteilig auswirken, insbesondere, wenn es sich um Rotwein handelt. [286] Bei Weißwein, wenn er in etwas größeren Mengen genossen wird, ist wiederum eher eine nachteilige Wirkung zu erwarten.

Alkohol

Aus dem Dargelegten wird deutlich, dass **hochprozentige alkoholische Getränke** wie Spirituosen grundsätzlich zu meiden sind, um eine Gesundheitsgefährdung auszuschließen. Wird jedoch infolge einer Abhängigkeit mehr Alkohol konsumiert als die angegebene verträgliche Menge, dann lässt sich die nachteilige Wirkung auf die Gesundheit etwas abfedern. Alkohol hemmt die Aufnahme von Folsäure im Dünndarm. So führt Alkoholkonsum häufig zu einem Folsäuredefizit. Mehrere Studien zeigen auf, dass sich das erhöhte Mammakarzinomrisiko bei Alkoholkonsum verringern lässt, wenn mit der Ernährung ordentlich viel Folsäure aufgenommen wird.

GUT ZU WISSEN

Das Wort Folsäure weist mit seinem Wortstamm Fol – vom lateinischen Wort Folium für Blatt – darauf hin, dass grünes Blattgemüse eine gute Folsäurequelle ist. Rosenkohl, Römersalat Spinat sind u. a. gute Folsäurelieferanten in der Ernährung.

Aus diesen Studien dann jedoch nicht gefolgert werden, dass folsäurehaltige Supplemente bei übermäßigen Alkoholkonsum dieselbe Wirkung haben könnten wie die Folsäure in Gemüse. Dies ist falsch. Bei anderen Tumorentitäten wurde nachgewiesen, dass die Folsäure mit Gemüse aufgenommen werden muss, also in seinem natürlichen Zusammenhang belassen sein muss und nicht durch folsäurehaltige Supplemente, d. h. durch Tabletten ersetzt werden kann. [287]

Postmenopausale Patientin

Zum **Kaffeegenuss** ergeben die epidemiologischen Studien unterschiedliche Resultate. Verschiedene Studien zeigen einen tumorhemmenden Effekt bei postmenopausalen Frauen. Hierbei werden insbesondere die Mammakarzinome mit Östrogen- und Progesteron-Rezeptoren angesprochen, wenn die Patientinnen gleichzeitig Tamoxifen erhalten. Hormon-insensitive Karzinome werden postmenopausal durch Kaffeegenuss kaum beeinflusst. Hierbei ist jedoch zu beachten, dass auch die individuelle Verstoffwechselung des Kaffees sehr verschieden sein und entsprechend die Wirkung des Kaffees auf das Karzinom unterschiedlich ausfallen kann. Kaffee kann zur Erhöhung der Aufnahme von Lignanen beitragen und somit auf den Hormonstatus modulierend einwirken. Diese erhöhen im Blut die hormonbindenden Globuline und erniedrigen so zirkulierende Östrogene. Diese Wirkung wäre eher bei schlanken Frauen zu erwarten, denn hier sind diese Globuline meist erniedrigt.

Grüntee zeigte postmenopausal weniger antitumorale Wirkung als prämenopausal. Ein Grund für die geringe Wirkung des Tees beim postmenopausalen Mammakarzinom könnte darin liegen, dass hier meist die Fettsäuresynthase aktiviert ist, auf die die Katechine des Grüntees nicht hemmend wirken.

Aromatase-Hemmung bei postmenopausalen Frauen

Wenn der Östrogenspiegel nicht durch die Östrogenproduktion in den Eierstöcken bedingt ist, sondern durch Bildung von Östrogenen aus Testosteronen im Muskel- und Fettgewebe, wie es nach der Menopause der Fall ist, dann stellt sich die Frage, ob dies durch pflanzliche Nahrungsmittel beeinflusst werden kann.

Die Östrogene werden in diesen Geweben durch Umwandlung von Testosteron in Östradiol durch das Enzym Aromatase gebildet. Um dies bei postmenopausalen Frauen mit hormonsensitiven Mammakarzinomen zur verhindern oder zu reduzieren, werden therapeutisch **synthetische Aromatasehemmer** eingesetzt. Aber auch natürliche Substanzen in zahlreichen Früchten und Gemüsearten können die Aromatase hemmen, wie in zahlreichen Gewebekulturen nachgewiesen werden könnte. Aufgrund dieser Studien wird vermutet, dass die antitumorale Wirkung einer vorwiegend pflanzenreichen Ernährung, die unter den Flavonoiden v. a. Flavone und der Flavonole enthält, auch auf diesem Wege antitumoral wirken könnte. Diese beiden Flavonoidgruppen habe sich besonders wirksam in der Hemmung des Enzyms Aromatase in Gewebezellkulturen erwiesen. Zahlreiche Beobachtungsstudien zeigen, dass gerade eine gemüse- und früchtereiche Ernährung v. a. bei postmenopausalen Frauen hinsichtlich eines hormonsensitiven (ER+) Mammakarzinoms antitumoral wirkt. [288, 289]

GUT ZU WISSEN

Die Flavone und Flavonole sind v. a. in Zwiebelgewächsen, Aprikosen, Weizenkeine, Petersilie, Sellerie, Spinat, Broccoli, Blumenkohl, Randen und Kohl anzutreffen.

Ebenso ist es mit den Lignanen, die nicht über eine Aromatasehemmung die zirkulierenden Östradiolgehalte im Plasma reduzieren, sondern durch vermehrte Bildung von hormon-bindenden Globulinen und somit die Östradiolwirkung reduzieren. [290]

5

5.3.3 Empfehlungen für den Menüplan bei prämenopausalem Mammakarzinom

EMPFEHLENSWERT

- Mageres Fleisch – einmal wöchentlich
- Entrahmte Milch, ein Glas Milch pro Tag aus extensiver Kuhhaltung
- Käse (bei schlanken Frauen mit hoher Brustdrüsendichte [ER + Karzinome])
- Butter (bei schlanken Frauen mit hoher Brustdrüsendichte)
- Joghurt, Buttermilch, Molke, Hüttenkäse, Riccotta, Mozarella
- Ein Ei pro Woche
- Gemüse: v. a. Brokkoli, Rettich und Radieschen. Weiterhin Artischocke, Möhren, Petersilie, Sellerie, Spinat, Paprika, Randen, Gurken, Wassermelonen, Aubergine, Spargel, Zwiebeln, Lauch, Knoblauch
- Früchte: Schwarze Johannisbeeren, Pflaumen, Preiselbeeren, Blaubeeren, Trauben, Bohnen, Pfirsiche, Kirschen, Bananen, Granatapfel
- Rotwein
- Soja (ER + Karzinom)
- Roggenbrot, Ballaststoffe (Lignane, besonders bei übergewichtigen Frauen; ER-?)
- Zitrusfrüchte (ER +)
- Schwarztee, Grüntee
- Olivenöl (besonders bei hoher Brustdichte)
- Leinsamen

MEIDEN ODER REDUZIEREN

- Rotes Fleisch mehrmals wöchentlich
- Rauchen
- Süßigkeiten, Desserts
- Weißwein
- Alkohol
- Mehr als 1 Eier pro Tag
- Künstliche Süßstoffe
- Meeresfische bei ER +

5.3.4 Empfehlungen für den Menüplan bei postmenopausales Mammakarzinom

EMPFEHLENSWERT

- Früchte: Schwarze Johannisbeeren, Pflaumen, Preiselbeeren, Blaubeeren, Bananen, Trauben, Granatapfel, Pfirsiche, Kirschen, Aprikosen Erdbeeren (ER-), Pfirsiche, Nektarinen, Orange

- Gemüse: Artischocke, Aubergine, Bohnen, Brokkoli, Gurken, Möhren, Paprika, Petersilie, Randen, Radieschen, Sellerie, Spinat, Spargel, Wassermelonen Zwiebeln
- Sesamsamen, Leinsamen
- Roggenbrot (Lignane), Ballaststoffe
- Grüntee (ER +/PR +), Kamillentee
- Fisch, besonders Dorsch, Makrele, Lachs
- Dunkle Schokolade
- Soja
- Tomatenprodukte
- Kaffee koffeinhaltig (ER +/Tamoxifen und ER-)
- Sonnenblumenkerne, Kürbissamen
- Olivenöl

MEIDEN ODER REDUZIEREN

- Schwarztee (ER +/BR +)
- Alkohol
- Rauchen
- Rotes Fleisch
- Milchprodukte (übergewichtige Frauen)
- Schnell absorbierbare Kohlenhydrate (übergewichtige Frauen)
- Übermäßige Fettaufnahme (v. a. Rezeptor-negative Karzinome)
- Pasteten, Pizzas, Fertigessen
- Kartoffeln
- Künstliche Süßstoffe

5.4 Das lipogen getriebene Mammakarzinom – der Wachstumsfaktor HER2

Für das teilweise unterschiedliche Ansprechen eines Mammakarzinoms auf bestimmte Lebensmittel spielt noch ein weiterer Wachstumstreiber eine wichtige Rolle, nämlich HER2 (Humaner Epidermaler Rezeptor), der etwa zu 20 % bei allen Mammakarzinomen exprimiert wird.

5.4.1 Risikofaktoren

Bei Brustdrüsenkarzinomen mit erhöhter Expression von HER2 ist die **Fettsäuresynthase** in ihrer Aktivität deutlich **erhöht.** Die Hormonsensitivität spielt hierbei dann keine entscheidende Rolle mehr, denn die ER +/HER2-Krebszellen zeigen ebenfalls eine hohe Aktivität der Fettsäuresynthase. Ist die Fettsäuresynthase übermäßig aktiv, so betrifft dies meist nicht nur den Tumor, sondern vermutlich den ganzen Organismus, denn die betroffenen Frauen neigen eher zu Übergewicht.

GUT ZU WISSEN

Die Aktivität der Fettsäuresynthase verhält sich entgegengesetzt zur Östrogensensitivität des Tumors. Demzufolge zieht eine hohe Aktivität der Fettsäuresynthase nach sich, dass der Östrogenrezeptor nur wenig exprimiert wird oder gar nicht.

Dieser Karzinomtypus mit der erhöhten Fettsäuresynthase geht häufig mit hohen Entzündungswerten einher. Beim „inflammatorischen Mammakarzinom“, dem hochentzündlichen Mammakarzinom, wird häufig nur dieser Wachstumsfaktor exprimiert, und Hormonrezeptoren sind entsprechend nicht nachweisbar. Durch die Fettsäuresynthase werden in den Krebszellen ständig neue Fettsäuren gebildet, die für den Bau neuer Krebszellen benötigt werden. Bei diesem Krebstypus steht also der Fettstoffwechsel für die Proliferation der Krebszellen im Vordergrund und wegen des gesteigerten Fettstoffwechsels entsteht in den Krebszellen ein hoher oxidativer Stress.

5.4.2 Einfluss der Ernährungsweise und Nahrungsmittel

Das HER2-positive Mammakarzinom leidet unter besonders hohem **oxidativen Stress** und alle Nahrungs- und Genussmittel, die den oxidativen Stress noch im Organismus erhöhen, wirken bei dieser Tumorart besonders wachstumstreibend.

GUT ZU WISSEN

Von verschiedenen Diätformen hat sich die **DASH-Diät,** die gegen Bluthochdruck empfohlen wird, gerade bei HER2-positiven Mammakarzinomen als deutlich **risikomindernd** erwiesen.

Bei der **DASH-Diät** wird die Salzaufnahme möglichst gering gehalten, dafür aber Lebensmittel mit reichlichem Kalium-, Kalzium- und Magnesiumgehalt bevorzugt. Dies wird erreicht durch eine reichliche Aufnahme von Gemüse und Früchten, von fettarmer Milch und fettarmen Milchprodukten. Wenn Fleisch gegessen wird, dann nur fettarmes wie Fisch und Geflügel. Kohlenhydrate werden nur in Form von Vollkorngetreide empfohlen. Nüsse und Samen einige Male in der Woche verzehren. Früchte wie Äpfel oder Birnen immer mit Schale essen. Die Gesamtaufnahme von Kalorien am Tag sollte 2000 nicht überschreiten.

Mit dieser Diät wird eine **Reduktion** in der Aufnahme von **gesättigten Fettsäuren** erreicht, was zur Hemmung der HER2-positiven Mammakarzinome beiträgt. Dies stimmt mit den Ergebnissen zahlreicher epidemiologischer Studien bei dieser lipogen getriebenen Krebsform überein. Bei diesen Karzinomen sollte daher eine Ernährung gewählt werden, die einerseits die Aktivität der Fettsäuresynthase hemmt und anderseits die Entzündungswerte und den oxidativen Stress erniedrigt. Die Fettsäurensynthase kann durch bestimmte Substanzen, wie sie auch in Lebensmitteln vorkommen, gehemmt und Krebszellen dadurch sogar zum Absterben gebracht werden. Flavone, wie Apigenin und Flavonole wie Quercetin hemmen die Fettsäuresynthase. Diese kommen v. a. in grünem Gemüse, in Zwiebeln, Sellerie, Artischocken, Orangen, Petersilie und Weizenkeime vor. Als Getränk eignet sich v. a. Kamillentee zur Hemmung der Synthase.

Isoflavone und Flavonole

Isoflavone, wie sie in **Sojaprodukten** sowie die Flavanone wie sie in **Zitrusfrüchten** vorkommen, hemmen nicht die Fettsäuresynthase. Sie könnten sie evtl. sogar aktivieren. Untersuchungen zum Flavonoid Naringenin, welches phytoöstrogene Eigenschaften ausübt, deutet in diese Richtung. [291] Auch die Isoflavone in Sojaprodukten können u. U. diesen Wachstumsfaktor anregen und das Risiko eines Rückfalles erhöhen. [292] Lebensmittel, die diese Substanzen enthalten, sind also mehr für die Östrogenrezeptor-positive Mammakarzinome prämenopausaler Frauen indiziert, bei denen der Wachstumsfaktor HER2 nicht exprimiert wird.

Lignanhaltige Nahrungsmittel

Prämenopausale Mammakarzinome, insbesondere, wenn sie bei übergewichtigen Frauen und als Östrogenrezeptor-negative Mammakarzinome auftreten, reagieren besonders empfindlich auf Lignane.

TIPP

Frauen mit einem HER2-positiven Mammakarzinom sollten spätestens nach der Operation eines Mammakarzinoms folgende Nahrungsmittel vermehrt in ihrer Ernährung berücksichtigen: Roggenvollkornbrot, Leinsamen, Hülsenfrüchte, Beeren und Gemüse. Mit dem Leinsamen werden noch zusätzlich reichlich Omega-3-Fettsäuren aufgenommen, die ebenfalls in diesem Zusammenhang antitumoral wirken. Ein Suppenlöffel frisch gemahlener Leinsamen in das morgendliche Müsli ist eine wirksame Methode, um die Zufuhr von Omega-3-Fettsäuren zusammen mit Lignanen zu erhöhen.

Die Lignane werden nur genügend vom Organismus aufgenommen bzw. von ihrem pflanzlichen Stadium in eine vom menschlichen Organismus aktive Form überführt, wenn ebenfalls genügend Ballaststoffe mit der Ernährung aufgenommen werden und damit das Mikrobiom im Dickdarm die Lignane in ihre aktive Form überführen kann. So erweise sich z. B. ein hoher Salatverzehr mit viel Olivenöl insbesondere beim HER2-positiven Mammakarzinom als deutlich tumorprotektiv wirksam. [293, 294] Dieses Karzinom zeigt häufig entzündliche Tendenzen und somit ist es eigentlich nicht verwunderlich, dass hier Salate und Olivenöl, die entzündungshemmend und zudem noch regulierend auf den Fettstoffwechsel wirken, einen besonderen Schutz ausüben können. [294] Patientinnen sollten es sich daher zur Gewohnheit machen, täglich zur Hauptmahlzeit auch ein Salatgericht zu essen und diesen mit viel Olivenöl anrichten.

Die allgemeine Empfehlung hinsichtlich Rauchen, Alkoholgenuss, Fleischverzehr gilt auch für das lipogen getriebene Mammakarzinom. Besonders Alkohol wirkt auf das HER2 exprimierende Mammakarzinom wachstumstreibend.

GUT ZU WISSEN

Besonders wirksam gegen über den HER2 exprimierenden Mamakarzinomen haben sich die **einfach ungesät-**

tigten Fettsäuren erwiesen. Reich an diesen Fettsäuren sind Avocado, Mandeln, Nüsse, Olivenöl, Sesamöl und Distelöl. Tumortreibend wirkt dagegen Maisöl.

- Da der Fettstoffwechsel entscheidend auch von den Insulinwerten mitgesteuert wird, spielen bei diesem Tumortypus auch **Blutglukosewerte** eine mitbestimmende Rolle. **Kohlenhydrate** sollten daher immer in Verbindung mit **Ballaststoffen,** also als Vollkornprodukte verzehrt werden, damit der Glukoseblutspiegel möglichst konstant bleibt. Auch gekochtes Gemüse, Reis, Geflügelfleisch und Fisch sollten mit pflanzlichen Fetten angerichtet sein, um den Insulin- und Glukosespiegel im Blut konstant zu halten.
- Bei vermehrtem Verzehr von **Beeren, Trauben, Pflaumen** oder **Pfirsiche/Nektarinen** wird das aufgenommene **Flavonoidmuster** für Anthocyane erhöht, und dies wirkt prognostisch günstig auf das östrogenrezeptor-negative Mammakarzinom bei postmenopausalen Frauen.

GUT ZU WISSEN

Das World Cancer Research Fund (WCRF) gibt einige umfassende Empfehlungen für Patienten mit einem Mammakarzinom heraus, die insbesondere das Risiko für ein HERR2-positives Mammakarzinom in zahlreichen Studien reduzierten. Das WCRF fasste sie in folgenden acht Regeln zusammen:
1 Halte ein adäquates Körpergewicht stabil.
2. Sei körperlich aktiv.
3 Begrenze die Aufnahme von Fertigprodukten.
4. Iss hauptsächlich pflanzliche Lebensmittel.
5. Begrenze die Aufnahme von tierischen Lebensmitteln.
6. Begrenze den Alkoholkonsum.
7. Begrenze die Salzaufnahme und die Aufnahme von salzigen Lebensmitteln.
8. Nimm keine Supplemente, sondern ernähre dich vielseitig genug.

5.4.3 Empfehlungen für den Menüplan

EMPFEHLENSWERT

- Rohes Gemüse wie Salate
- Grünes Gemüse, Wintergemüse, Zwiebeln, Sellerie, Artischocken, Orangen, Petersilie und Weizenkeime
- Schwarze Johannisbeeren, Pflaumen, Preiselbeeren, Blaubeeren, Bananen, Trauben, Granatapfel, Pfirsiche, Kirschen, Aprikosen Erdbeeren (ER-), Pfirsiche, Nektarinen, Orange
- Gemüse: Artischocke, Aubergine, Bohnen, Brokkoli, Gurken, Möhren, Paprika, Petersilie, Randen, Radieschen, Sellerie, Spinat, Spargel, Wassermelonen Zwiebeln,
- Sesamsamen, Leinsamen
- Roggenvollkornbrot. Leinsamen, Hülsenfrüchte
- Grüntee (ER+/PR+), Kamillentee
- Fisch, besonders Dorsch, Makrele, Lachs
- Dunkle Schokolade
- Olivenöl, Avocado, Mandelnüsse, Sesamöl, Distelöl.
- Tomatenprodukte
- Kaffee koffeinhaltig (ER+/Tamoxifen und ER-)
- Sonnenblumenkerne, Kürbissamen
- Fettarme Milch

MEIDEN ODER REDUZIEREN

- Alkohol
- Sojaprodukte, Citrusfrüchte
- Schwarztee (ER+/BR+)
- Maisöl
- Rauchen
- Rotes Fleisch
- Fettige Milchprodukte (übergewichtige Frauen)
- Schnell resorbierbare Kohlenhydrate (übergewichtige Frauen)
- Übermäßige Fettaufnahme (v.a. Rezeptor-negative Karzinome)
- Pasteten, Pizzas, Fertiggerichte
- Kartoffeln
- Künstliche Süßstoffe
- Salzige Lebensmittel

5.5 Das glykogen getriebene Mammakarzinom – triple-negatives Mammakarzinom

Genau entgegengesetzt zum hormonsensitiven und Her-2 exprimierenden Mammakarzinom verhält sich das triple-negative Mammakarzinom (triple-negative Breast Cancer TNBC), welches weder Progesteronrezeptoren noch die beiden bereits erwähnten Wachstumsfaktoren aktiviert. Hier ist kaum eine Aktivität der Fettsäuresynthase nachzuweisen – ganz im Gegensatz zum HER2 exprimierenden Mammakarzinom – und wegen fehlender Östrogen- und Progesteronrezeptoren spielen hormonelle Einflüsse ebenfalls kaum eine Rolle für seine Proliferation. [295] Bei dieser Krebsart nimmt der **Glukosestoffwechsel** die zentrale Rolle für die Proliferation ein.

Das triple-negative Mammakarzinom geht häufig einher mit BRCA1-Gen-Mutationen. Und es kommt prä- wie auch postmenopausal vor. Er ist prognostisch ungünstig und eine entsprechende Diagnose für die Patientin und Familie schockierend. Das Tumorwachstum und der Stoffwechsel bei diesem Krebstypus weisen Besonderheiten auf.

- Der Tumor ist ausgesprochen von der **Glukosezufuhr** abhängig. Die besondere Empfindlichkeit dieses Tumortyps auf Kohlenhydrate kann vielleicht erklären, warum hier bereits nicht nur leicht verdauliche Kohlenhydrate, sondern auch Getreidekörner risikoerhöhend wirken können. [296]
- Zudem geht dieser Krebstypus mit hohen **Entzündungsmarkern** einher und die Vitamin-D-Werte sind bei diesen Patientinnen im Blutplasma deutlich erniedrigt. [297–299]

5.5.1 Risikofaktoren

Das triple-negative Mammakarzinom bedingt in der Regel einen aggressiveren Krankheitsverlauf als die anderen Mammakarzinomtypen. Bei ihm spielen verschiedene genetische und Ernährungsfaktoren zusammen eine besondere Rolle. Bei prämenopausalen Frauen stellt Diabetes ein Risikofaktor dar, wie überhaupt dieser Krebstypus stark vom Glukosestoffwechsel geprägt ist.

Das Risiko, an einem triple-negativen Mammakarzinom zu erkranken, steigt mit einer chronischen **metabolischen Azidose** an. Je mehr rotes Fleisch, Geflügel, Zucker, Milch mit hohem Fettgehalt, tierische Fette und phosphorhaltige Getränke und Speisen konsumiert werden, umso eher entwickelt sich eine metabolische Azidose und das Risiko für ein triple-negatives Mammakarzinom steigt an. Der Verzehr von Fertigprodukten mit einem hohen Gehalt an Fruktose durch Verwendung von Maissirup als Süßungsmittel kann hierbei zur Erhöhung des Risikos für ein triple-negatives Mammakarzinom beitragen.

Beim triple-negativen Mammakarzinom wird in der Regel ein niedriger Vitamin-D-Spiegel festgestellt. Ob er eine ursächliche Rolle für die Krebserkrankung spielt, ist nicht bekannt.

5.5.2 Einfluss der Ernährungsweise und Nahrungsmittel

Eine früchte- und gemüsereiche Ernährung **erniedrigt** die **Azidose.** [268] Der pH-Wert des Urins ist ein Indikator für das Maß der metabolischen Azidose und der Patient kann somit anhand des Säurewertes des Urins kontrollieren, wie weit seine Ernährung die Alkalose im Stoffwechsel bewirkt hat. [300] Fleisch steigert zudem den Sympathikotonus und die entzündlichen Werte im Organismus. Dies erhöht weiterhin das Krebsrisiko und trifft insbesondere für das östrogenrezeptor-negative und triple-negative Mammakarzinom zu. [268]

Kohlenhydrate

Kohlenhydrate können zu einer Alkalose des Stoffwechsels beitragen, aber auch den Blutzucker erhöhen und damit auf das glykogen getriebene Mammakarzinom fördernd einwirken.

GUT ZU WISSEN

Die Patientin mit einem triple-negativen Mammakarzinom sollte daher eine kohlenhydratreduzierte, wenn nicht sogar eine ketogene Diät in Betracht ziehen.

EXKURS

Es gibt hierzu keine valide klinische Studie, doch erstaunliche Einzelverläufe. Hier ein Beispiel: Christiane Wader, eine attraktive schlanke Frau von 27 Jahren, erkrankte 2009 an einem triple-negativen Mammakarzinom, bereits mit Lymphknotenbefall. Es wurde eine BRCA1-Genmutation festgestellt, was häufig zusammen mit einem triple-negativen Mammakarzinom einhergeht. Sie ließ eine Chemotherapie – sieben Zyklen -, Operation und Bestrahlung bei sich durchführen. Bereits zwei Jahre später werden bei ihr multiple Lebermetastasen festgestellt. Diese konnten erfolgreich operiert werden, wonach eine Bestrahlung und erneute Chemotherapie angeschlossen wurden. Vorsorglich ließ sich Christiane Wader noch die Eierstöcke entfernen. Bereits während der letzten Chemotherapie beginnt Christiane Wander sich ketogen zu ernähren. Es brauchte einige Zeit und intensives Studium, doch nach mehreren Monaten war der Zeitaufwand für die Zubereitung der täglichen Mahlzeiten im üblichen Rahmen und das Essen so vielseitig, dass es ihr und ihrer Familie gut schmeckte. Sie erlebten es nicht als ein Verzicht und ihre Freude am Essen wurde nicht beeinträchtigt. Daneben treibt sie jeden Tag Ausdauersport wie Fahrradfahren, Nordic Walking oder einfach Spazierengehen. Während sie im Jahr 2010 nach erfolgreicher konventioneller Behandlung kaum noch etwas außer Haus unternehmen konnte, weil sie sich dazu zu schwach fühlte, ist sie im Jahr 2018 so leistungsfähig wie nie zuvor und hat bislang keinen weiteren Rückfall mehr erlebt. Sie ist krebsfrei, voller Tatendrang, blickt voller Zuversicht in die Zukunft und hilft vielen Krebspatienten in der Beratung zur ketogenen Diät. Im Internet sind zahlreiche weitere Informationen zu dieser Krankengeschichte zu finden und es können Vorträge von Christiane Wader zu ihrer Krankengeschichte und ihrer Ernährungsweise auf You Tube angesehen werden.

Ketogene Diät

Der äußerst positive Gesundheitsverlauf der geschilderten Patientin nach der schweren Erkrankung kann mit drei Faktoren der ketogenen Diät zusammenhängen.

- Zunächst wird der **Glukosestoffwechsel** dieses Krebstypus durch die Ernährungsweise reduziert, bzw. Rückfälle oder Metastasensbildungen deutlich erschwert.
- Dazu wirkt die ketogene Diät ausgesprochen **antiinflammatorisch,** da sie die Kortisolwerte erhöht und Entzündungssignalwege reduziert.

Beide Faktoren sind bei diesem Karzinomtyp bedeutsam, da er ausgesprochen glykogen gesteuert wird und bei ihm ganz im Gegensatz zu dem Östrogenrezeptor-positiven Mammakarzinome die Entzündungswerte deutlich erhöht sind.

Eine dritte Wirkung der ketogenen Diät kommt bei diesem Karzinomtyp hinzu, der aber in seiner Rolle im Krebsgeschehen und insbesondere beim triple-negativen Mammakarzinom naturwissenschaftlich nicht verstanden wird. Die ketogene Diät erhöht und normalisiert die **Vitamin-D-Werte** im Blut. [301, 302] Bei diesem Krebstypus scheinen die Vitamin-D-Werte häufig besonders erniedrigt zu sein bzw. erniedrigte Werte von Vitamin D erhöhen deutlich das Risiko bei Frauen für ein triple-negatives Mammakarzinom. [299] Eine dunkle Hautfarbe, in der weniger Vorstufen von Vitamin D als in einer hellen Haut gebildet werden, könnten danach als ein Risikofaktor für Entstehung eines Triple negativen Mammakarzinoms beitragen, was das häufige Auftreten dieses Krebstypus bei Afroamerikanerinnen miterklären könnte.

5.5.3 Empfehlungen für den Menüplan

EMPFEHLENSWERT

- Schwarze Johannisbeeren, Pflaumen, Preiselbeeren, Blaubeeren, Bananen, Trauben, Granatapfel, Pfirsiche, Kirschen, Aprikosen Erdbeeren (ER-), Pfirsiche, Nektarinen, Orange
- Gemüse: Artischocke, Aubergine, Bohnen, Brokkoli, Gurken, Möhren, Paprika, Petersilie, Randen, Radieschen, Sellerie, Spinat, Spargel, Wassermelonen Zwiebeln,
- Sesamsamen, Leinsamen
- Roggenbrot (Lignane), Ballaststoffe
- Grüntee (ER +/PR +), Kamillentee
- Fisch, besonders Dorsch, Makrele, Lachs
- Dunkle Schokolade
- Soja
- Tomatenprodukte
- Kaffee koffeinhaltig (ER +/Tamoxifen und ER-)
- Sonnenblumenkerne, Kürbissamen
- Olivenöl

MEIDEN ODER REDUZIEREN

- Schwarztee (ER +/BR +)
- Alkohol
- Rauchen
- Rotes Fleisch
- Milchprodukte (übergewichtige Frauen)
- Schnell absorbierbare Kohlenhydrate (übergewichtige Frauen), wie Weizenbrot
- Übermäßige Fettaufnahme (v. a. Rezeptor-negative Karzinome)
- Pasteten, Pizzas
- Kartoffeln
- Künstliche Süssstoffe
- Fertiggerichte
- Maisöl

5.6 Zusammenfassende Betrachtung der drei Mammakarzinomtypen

Um eine optimale Wahl von Nahrungsmitteln für eine antitumorale Wirksamkeit bei Mammakarzinom-Patientinnen zu treffen, müssen wir deren unterschiedlichen Stoffwechselcharakteristika berücksichtigen.

5.6.1 Östrogenrezeptorpositive Mammakarzinome

Pathophysiologie: Bei schlanken oder normalgewichtigen prämenopausalen Frauen mit östrogenrezeptorpositiven Mammakarzinomen haben wir den hormonellen Typus repräsentiert. Hier sind die Lebensmittel zu bevorzugen, die v. a. eine Modulation der Östrogenaktivität auf den Tumor und im gesamten Organismus bewirken. Einerseits sollen sie die Östrogenwerte im Blut reduzieren, dann die Wirkung der endogenen Östrogene auf die Rezeptoren des Karzinoms einschränken, dabei aber gleichzeitig keinen nachteiligen Einfluss auf den Ovolutionszyklus und den Knochenstoffwechsel ausüben. Weiterhin kann der Fettstoffwechsel bei ihnen bis zu einem gewissen Grade angeregt werden, um dem oft vorhandenen Risikofaktor der Brustdichte entgegen zu wirken. Sie weisen wohl einen erhöhten High Density Lipoprotein (HDL) Cholesterol–Gehalt im Serum auf, aber gleichzeitig eine erniedrigte Triglyzerid-Konzentration. [303]

TIPP

Fettige Milchprodukte, fettige Samen, fettige Früchte und Pflanzenöle können wir hier daher durchaus empfehlen. Unter den Gemüsearten sind hier besonders die schwefelhaltigen Sorten zu empfehlen, wie Zwiebel, Knoblauch, Lauch, Frühlingszwiebel, Brokkoli, Rettich und Radieschen.

5.6.2 Mammakarzinome mit starker Expression von HER-2

Pathophysiologie: Vorherrschend ist der Fettstoffwechsel durch erhöhte Aktivität der Fettsäuresynthase. Hier gilt es, den Fettstoffwechsel primär zu reduzieren.

TIPP

Vor allem die Polyphenole in grünem Gemüse, v. a. roh genossen in Form von Salaten, hemmen die Fettsäuresynthase und sollten daher täglich im Menüplan berücksichtigt werden. Hier spielt dann auch das Olivenöl in der Ernährung eine besondere Rolle.

5.6.3 Triple-negative Mammakarzinome

Pathophysiologie: Bei Frauen mit triple-negativen Mammakarzinomen, also die weder Hormonrezeptoren, noch HER-2 besonders stark an den Tumorzellen exprimieren, stellt der Glukosestoffwechsel das ausschlaggebende Risiko für das Tumorwachstum dar. Bei diesen Patientinnen ist der Glukosewert im Blut erhöht, der Vitamin-D-Gehalt hingegen erniedrigt. Das Karzinom tritt oft zusammen mit Überwicht, aber auch bei jungen schlanken Frauen auf.

TIPP

In diesen Fällen wäre zu prüfen, ob eine pflanzlich ausgerichtete ketogene Diät von der Patientin durchgeführt werden könnte (s. Exkurs Fallbeispiel).

5.7 Ovarialkarzinom

Beim Ovarialkarzinom (Eierstockkarzinom) gibt es zahlreiche verschiedene histologische Typen, die den Krankheitsverlauf der Patientinnen unterschiedlich beeinflussen. Am häufigsten kommt das epitheliale Eierstockkarzinom vor, auf das sich die folgenden Ausführungen beziehen. Patienten mit einem Ovarialkarzinom zeigen auf eine gemüse- und früchtereiche Ernährung und bei gleichzeitigen niedrigen

Fleischkonsum eine deutlich verlängerte Überlebenszeit. Dies trifft insbesondere für Patienten zu, die bereits vor ihrer Diagnose einer hochwertigen Diät folgten, also einen hohen Anteil an Gemüse in ihrer Ernährung zu sich nahmen. [306] Eine Verbesserung der Prognose trat jedoch auch für Patientinnen ein, die erst nach der Diagnose diese Diät berücksichtigten. [305]

5.7.1 Risikofaktoren und Besonderheiten

Mit verschiedenen anderen Karzinomen teilt das Ovarialkarzinom u. a. zwei Charakteristika:

- **Entzündungen:** Eine Mehrheit von Studien zur Rolle von Entzündungen deuten an, dass diese für die Entstehung eines Ovarialkarzinoms eine Rolle spielen können. Die Einnahme von Aspirin erwies sich in einer Auswertung von 25 epidemiologischen Studien als protektiv gegenüber einem Ovarialkarzinom. [219] Eine antiinflammatorische Ernährungsweise kann demnach der Patientin mit Ovarialkarzinom empfohlen werden. Dies bedeutet, dass gesättigte, Trans- und Omega-6-Fettsäuren gemieden und andererseits einfach ungesättigte Omega-3-Fettsäuren bevorzugt werden sollten.
- **Typ-2-Diabetes:** Dieser erhöht leicht das Risiko für ein Ovarialkarzinom. [304] Hieraus lässt sich ableiten, dass Kohlenhydrate in der Diät einer Patientin mit Ovarialkarzinom evtl. zu reduzieren sind. Ein entsprechender Risikofaktor für ein Ovarialkarzinom bei postmenopausalen Frauen ist Übergewicht, wenn hierbei v. a. der Hüftumfang grösser als 90 cm ist.
- Weiter beachtenswerte Faktoren sind beim Ovarialkarzinom folgende Aspekte:
  - **Schwangerschaften** vermindern das Risiko für ein Ovarialkarzinom, ebenso reduziert das Stillen das Risiko. Aber auch die Einnahme von oralen Kontrazeptiva senkt das Risiko, wenn diese vor dem Alter von 35 Jahren eingenommen werden und damit Geburten auf ein späteres Alter verschoben werden. Die Unterdrückung der Ovulation durch Kontrazeptiva verhindert das Ansteigen von inflammatorischen Prozessen im Organismus während dieser Phase und vermindert somit das Risiko für ein Ovarialkarzinom.
  - Auffällig in den epidemiologischen Studien ist die Risikoerhöhung für ein Ovarialkarzinom bei **Übergewicht** sowie bei **Milchkonsum.** Der Käseverzehr allein ist hiervon jedoch nicht betroffen.

5.7.2 Einfluss der Ernährungsweise und Nahrungsmittel

Milch und Milchprodukte

Der Verzehr von Milch und Milchprodukte **erhöht** die **Häufigkeit** von **Ovarialkarzinomen.** [307] Besonders risikoerhöhend wirkt sich aus, wenn Milch getrunken und zusätzlich Käse gegessen wird. [308] Verantwortlich hierfür werden die erhöhten Werte von hormonaktiven Östrogenderivaten, aber auch IGF-1 und Laktose in der Milch gemacht. Frauen, die unter Laktoseintoleranz leiden und daher in der Regel Milchprodukte meiden, erkranken selten an einem Ovarialkarzinom. [309] Käse allein scheint dagegen nicht risikoerhöhend zu wirken. In einigen Studien verbesserte er sogar die Prognose von Patientinnen mit Ovarialkarzinom.

Grüntee und Kaffee

Eine Studie befasst sich mit der Rolle des **Grüntees** für das Überleben von Patienteinnen mit Ovarialkarzinom. Die Überlebensrate wurde durch tägliches Trinken von mindestens einer Tasse Grüntee deutlich erhöht. Grüntee kann aber auch zur Vorbeuge eines Ovarialkarzinoms empfohlen werden, denn es reduzierte deutlich das Risiko, an dieser Krebsart zu erkranken, wenn mindesten eine Tasse pro Tag getrunken wurde. [310]

Kaffeegenuss veränderte verschiedenen Studien zufolge nicht das Risiko für das Ovarialkarzinom, hierbei spielten jedoch individuelle Stoffwechselwege eine Rolle, denn in einigen Studien wurden erhöhte, in anderen wiederum erniedrigte Risiken gefunden.

Gemüse und Früchte

Beim Eierstock hat sich v. a. **Gemüse risikovermindernd** gegenüber einer malignen Entartung erwiesen, weniger dagegen Früchte. Ein reichlicher Früchteverzehr zeigt in einigen Studien sogar eine deutliche Risikoerhöhung. [311, 312, 313]

Früchte enthalten Fruktose und können daher auf das glykogen und hormonell gesteuerten Eierstockkarzinom fördernd wirken. Es ist zu vermuten, dass Fruktose auf den Glukosestoffwechsel beim Eierstockkarzinom als Brandbeschleuniger wirken könnte und daher sollten Patientinnen sich beim Früchteverzehr zurückhalten und mehr Gemüse essen. Der Fruktoseverzehr sollte von Patientinnen täglich auf unter 10 Gramm beschränkt werden. Zum Fruktosegehalt der verschiedenen Lebensmittel sind im Internet entsprechende Tabellen zu finden, sodass eine Patientin sich hierüber leicht informieren und entsprechende Maßnahmen treffen kann.

Neben **Nicht-Zitrusfrüchten** zeigten ebenfalls **Zitrusfrüchte** keine antitumorale Wirkung bei diesem Karzinom, ja Zitrusfrüchte scheinen das Karzinomrisiko hier ebenfalls eher noch zu erhöhen. Werden Früchte genossen, dann sollten es v. a. Beeren sein, die bedeutend weniger Fruktose und Zucker enthalten. Grünes Gemüse, Brokkoli und Bohnen, überhaupt Hülsenfrüchte wie auch Zwiebelgewächse erwiesen sich dagegen als besonders antitumoral wirksam. Gemüse trägt zur besseren Glukosehomöostase im Blut bei. Rohes Gemüse, v. a. Endiviensalat, rohe Karotten und Kohlarten, steigert gegenüber gekochten nochmals seine antitumorale Wirkung und wirkt damit der tumorfördernden entzündlichen Tendenz beim Eierstockkarzinom entgegen. [314, 315]

Sojaprodukte, regelmäßig verzehrt, bieten einen hohen Schutz gegenüber einem Ovarialkarzinom. [316]

Fleisch und Fisch

Geflügelfleisch und **Fisch** können empfohlen werden, nicht aber rotes Fleisch und Fleischprodukte. Besonders Fisch wirkt aufgrund seines hohen Gehaltes an Omega-3-Fettsäuren antiinflammatorisch.

Fette

Der Verzehr von **gesättigten** und tierischen **Fetten** könnte evtl. die extraovarielle Östrogenproduktion anregen und so Einfluss auf ein Ovarialkarzinom nehmen. Entsprechende Studien konnten diese Annahme jedoch nicht bestätigen. Allein bei postmenopausalen Frauen zeichnete sich eine Zunahme des Risikos für ein Ovarialkarzinom bei einem hohen Verzehr von tierischen gesättigten Fetten ab. Die Einnahme von Olivenöl hatte dagegen auch hier protektive Wirkung.

Kartoffeln und Kohlenhydrate

Regelmäßiger **Kartoffelverzehr** beeinflusste nicht das Risiko, an einem Ovarialkarzinom zu erkranken.

Reichliche Kohlenhydrataufnahme förderten das Risiko. So wurde für Desserts und Zucker wie auch für Brot, Nudeln, Suppen und Reis eine höhere Gefährdung festgestellt.

Orale Kontrazeptiva und Phytoöstrogene

Die längere Einnahme von oralen Kontrazeptiva und zahlreiche Schwangerschaften reduzieren das Risiko für ein Ovarialkarzinom. Hormonelle Einflüsse spielen demnach beim Ovarialkarzinom eine bedeutsame Rolle. Damit stellt sich die Frage, wie sich eine Ernährung reich an Phytoöstrogenen hinsichtlich eines Ovarialkarzinom auswirken könnte. Die entsprechenden Studien zeigen meist jedoch keine oder nur eine schwache protektive Wirkung und diese beruht weniger an der aufgenommenen Menge an Lignanen als vielmehr auf den Isoflavonen, die mit Sojaprodukten aufgenommen werden.

5.7.3 Empfehlungen für den Menüplan

EMPFEHLENSWERT

- Soja
- Bohnen, Kapern, Grünkohl, Dill, Kresse, Rüben, Schnittlauch, Brokkoli, Sellerie, Petersilie, Steckrüben, Peperoni, Spinat, Zwiebeln, Knoblauch, rohe Endivie

- Grüntee
- Hafer, Hirse, Gerste, Dinkel, Flachssamen
- Schwarztee (2 Tassen am Tag)
- Fische
- Kaffee?
- Käse
- Wenn Früchte, dann v. a. Beeren
- Nüsse
- Olivenöl
- Rohe Karotten

MEIDEN ODER REDUZIEREN

- Rotes Fleisch?
- Teigwaren
- Zitrusfrüchte
- Gesüßte Desserts, Süßigkeiten
- Reis
- Weizenbrot
- Eier
- Milch, Milchprodukte zusammen mit Milch
- Suppen
- Früchte, Fruktose
- Fertiggerichte, Instantgerichte, tiefgefrorene Lebensmittel
- Gesüßte Getränke

5.8 Gallenblasenkarzinom

Die Häufigkeit von Gallenblasenkarzinomen in Japan soll höher sein als in den USA. Vielleicht erklären unterschiedliche Trinkgewohnheiten das höhere Auftreten dieser Tumorerkrankungen in Japan gegenüber den USA. In den USA wird mehr Kaffee getrunken, in Japan mehr Tee. Regelmäßiger Kaffeegenuss kann das Risiko für dieses Karzinom reduzieren und dies könnte eine Erklärung für das geringere Auftreten von Gallenkarzinomen in den USA sein. Scharfe Gewürze wie roter Chili, Paprika oder Senf erhöhen das Risiko, an einem Gallenblasenkarzinom zu erkranken.

- **Gemüse und Früchte:** Wie auch beim Leberkarzinom spielt Gemüse eine wichtige antitumorale Rolle, insbesondere grünes Blattgemüse wie Spinat, Mangold, Grünkohl, Kopfsalat und Rettichblätter, aber auch grüner Chili. Andere Gemüsearten wie auch Früchte zeigen antitumorale Wirkungen, diese waren aber geringer und statistisch nicht signifikant. Hierzu gehören die Kohlarten, Bohnen, Zwiebeln und weiße Rüben.
- **Fleisch:** Schweine-, Hammel- und Rindfleisch, insbesondere wenn gebraten, wie überhaupt Gebratenes, erhöhte das Risiko. Fischverzehr dagegen erniedrigte es. Zucker, das dem Nachtisch oder einem Getränk zugesetzt wurde, erwies sich besonders tumorfördernd.
- **Milch und Milchprodukte:** Milchgenuss und etwas weniger derjenige von Milchprodukten reduzierten das Risiko eines Gallenblasenkarzinoms.

Es gelten folgende Empfehlungen für den täglichen Menüplan (➤ Kasten).

EMPFEHLENSWERT

- Früchte: Mango, Orange, Melone, Papaya
- Kaffee
- Ballaststoffe
- Grünes blättriges Gemüse wie z. B. Spinat, Salate
- Kohl, Bohnen Zwiebeln, weiße Rübe, Rettich, grünes Chilli, Süßkartoffeln
- Eier
- Schwarztee (Frauen), Grüntee
- Mäßiger Alkoholgenuss über längeren Zeitraum
- Milch

MEIDEN ODER REDUZIEREN

- Rauchen
- Gebratene Gerichte
- Senf
- Gesüßte Getränke und Desserts
- Paprika
- Rindfleisch, Schaffleisch, Schweinefleisch
- Über den Hunger essen

5.9 Endometriumkarzinom

Die folgenden Ausführungen des Endometriumkarzinoms (Gebärmutterkörperkrebs) beziehen sich v. a. auf den östrogenabhängigen Typ-1-Tumor, der das etwa 90 % der Karzinome bei dieser Lokalisation ausmacht. Vermutlich ist aber auch der Typ-II-Tumor nicht ganz hormonunabhängig. [317]

5.9.1 Risikofaktoren

Durch Vermeidung von Risikofaktoren in der Ernährung kann das Risiko eines Endometriumkarzinoms deutlich gesenkt werden. Bei Befolgen z. B. einer mediterranen Diät mit einerseits viel Gemüse, Früchten, Nüssen, Getreide und Fisch und andererseits wenig Milchprodukten und Fleisch wird die Risikoreduktion mit 50–55 % angegeben.

Risikofaktoren für die Entwicklung eines Endometriumkarzinoms sind Typ-2-Diabetes, Übergewicht, wobei der Hüftumfang von mehr als 88 cm eine wichtige Rolle spielt. Zudem erhöht auch die Gewichtszunahme von mehr als 20 kg gegenüber demjenigen im Alter von 20 Jahren deutlich das Risiko, dass sich ein Endometriumkarzinom entwickelt. Die Einnahme von Aspirin reduziert dagegen das Risiko, was darauf hinweist, dass Entzündungsprozesse zum Entstehen dieser Krebserkrankung beitragen und eine antiinflammatorische Ernährung bevorzugt werden sollte.

5

5.9.2 Einfluss der Ernährunsgweise und Nahrungsmittel

Endometriumkarzinome werden neben seiner hormonellen Beeinflussung vorrangig **glykogen gesteuert,** d. h. Insulinresistenz, hohe Glukosewerte im Blut und Übergewicht beeinflussen ihn deutlich.

Um die Risikofaktoren im Stoffwechsel zu reduzieren, ist die Aufnahme von leichtverdaulichen Kohlenhydraten, wie z. B. Weißbrot, aber auch Kartoffeln, zu meiden oder zumindest zu reduzieren.

TIPP

Als Kohlenhydrate sind **Vollkornprodukte** mit einem hohen Anteil an Ballaststoffen wie z. B. Hafer zu bevorzugen. Auf die Nacht sollten keine festen Mahlzeiten mehr eingenommen werden, da auch diese zu erhöhten Glukose- und Insulinwerten beitragen können. Fertiggerichte, tiefgefrorene Menüs können infolge ihrer industriellen Zubereitung höhere Mengen an Fruktose, Palmöl und andere Zusatzstoffe enthalten, die Entzündungswerte im Organismus erhöhen können. Diese Lebensmittel sollten v. a. von Endometriumkarzinompatientinnen gemieden werden.

Eine hormonelle Beeinflussung des Endometriumkarzinoms wird in den meisten Fällen bis zu einem gewissen Grad angenommen. Hierbei ist allerdings zu beachten, dass sich die Gebärmutter teilweise hormonell entgegengesetzt zur Brustdrüse verhält. Während Tamoxifen die östrogene Wirkung bei einem Östrogen-sensitiven Mammakarzinom reduziert, erhöht es bei der Gebärmutter diese und kann so hier sogar u. U. ein Karzinom induzieren. Allein Isoflavone, also Sojaprodukte, erwiesen sich bei schlanken Frauen als tumorprotektiv. Die Lignane, wie sie in Tee, Gemüse, Vollkornbrot, Kaffee, Früchten und Wein vorkommen, spielen in diesem Zusammenhang keine bedeutende Rolle. Nur das Flavanol Quercetin, welches eine schwach phytoöstrogene Wirkung ausübt, zeigte eine tumorprotektive Wirkung.

Früchte und Gemüse

Zahlreiche epidemiologische Studien untersuchten die Rolle von Früchten und Gemüse auf das Risiko für die Entwicklung eines Endometriumkarzinoms. Hierbei zeigte sich insgesamt, dass **Früchte marginal, Gemüse** dagegen **deutlich** das **Risiko mindern** konnten. Früchte sind leicht verdaulich und erlauben eher, dass der Glukosespiegel im Blut ansteigt, was bei dieser Tumorerkrankung fördernd wirken kann. Zudem enthalten sie Fruktose, was vielleicht noch stärker das Wachstum der Tumorzellen anregen kann als die Glukose. Wenn in den epidemiologischen Studien bei gesunden Menschen nur eine geringe Reduktion des Risikos für eine Krebserkrankung der Gebärmutter durch reichlichen Verzehr von Früchten festgestellt werden konnte, dann sollte dies bereits Endometriumkarzinompatientinnen zur Vorsicht mahnen. Sie tun gut daran, v. a. Gemüse gegenüber Früchten zu bevorzugen.

GUT ZU WISSEN

Gemüse wirkt u. a. stärker entzündungshemmend als Früchte und damit insbesondere beim Endometriumkarzinom antitumoral. Es aktiviert auch durch seine Ballaststoffe die Dickdarmmikroben, die wiederum durch ihre Stoffwechselprodukte antitumoral wirken. Unter den Gemüsearten nehmen besonders die Kohlarten eine schützende Rolle bei Gebärmutterkrebs ein.

Kaffee und Grüntee

Reichlicher Kaffeegenuss, etwa vier Tassen täglich, reduzierte in den meisten epidemiologischen Studien das Risiko eines Endometriumkarzinoms. Eine Vermutung für seine **antitumorale** Wirkung ist, dass Kaffeegenuss die Insulinsekretion einerseits hemmt und andererseits die Insulinsensitivität heben könnte. Die Rolle der Lignane im Kaffee schätzen wir für seine antitumorale Wirkung gegenüber einem Endometriumkarzinom als gering ein, da die Lignane überhaupt bei dieser Tumorart keine überzeugenden Resultate erbracht haben.

Grüntee, jedoch nicht Schwarztee, reduzierte ebenfalls das Risiko.

Fette

Bei **übergewichtigen Frauen** kann reichlicher Fettverzehr in Form von rotem Fleisch, Margarine, Butter und Eier das Risiko erhöhen, weniger dagegen bei **schlanken Frauen.** Übermäßige Kalorienzufuhr erhöht am stärksten das Risiko für ein Gebärmutterkarzinom im Vergleich zu allen anderen Krebsarten. Einschränkungen der Kalorienzufuhr beim Fett, bei den Kohlenhydraten und tierischen Eiweißen sind also in diesen Fällen notwendig. Milchprodukte übten in verschiedenen epidemiologischen Studien dagegen keinen Einfluss auf das Krebsrisiko der Gebärmutter aus.

Nikotin und Alkohol

Erstaunlicherweise verringern **Rauchen** und **Alkoholgenuss** die Disposition für diese Tumorerkrankung. Die zahlreichen Studien zur Rolle des Rauchens beim Endometriumkarzinom bestätigen alle die **protektive** Wirkung. Hierbei ist auch auffällig, dass Rauchen das Krebsrisiko allein in der Gebärmutter erniedrigt, aber nicht am Gebärmuttermund, der eine andere Histologie, nämlich ein Plattenepithel und damit einen anderen Stoffwechsel aufweist. Am Gebärmuttermund wird das Krebsrisiko durch Rauchen erhöht. Es belegt deutlich den Einfluss der unterschiedlichen Stoffwechselsituationen in den verschiedenen Lokalisationen für das Krebsrisiko. Erklärungen für die spezifische protektive Wirkung des Rauchens beim Endometriumkarzinom gibt es nicht. Die antitumorale Wirkung des Rauchens bei Gebärmutterkrebs ist bei jeder Patientin individuell abzuwägen im Hinblick auf andere nachteilige Wirkungen für ihre Gesundheit. Eine Langzeitstudie zum Genuss von Alkohol in Form von Wein oder Bier unter 5 g pro Tag (jeden zweiten Tag einen Drink) bestätigte die Reduktion des Krebsrisikos. Eine weitere Erhöhung des Alkoholgenusses erbrachte jedoch keine weitere Reduktion, dagegen eine Risikoerhöhung. Dies scheint v. a. für übergewichtige Frauen zuzutreffen.

GUT ZU WISSEN

Zusammenfassend ragen Gemüse und Kaffee als antitumorale Maßnahmen in der Ernährung beim Endometriumkarzinom heraus. Fleisch und Fleischprodukte, überhaupt alles was einen hohen inflammatorischen Index aufweist, erhöht die Häufigkeit, an einem Endometriumkarzinom zu erkranken.

5.9.3 Empfehlungen für den Menüplan

EMPFEHLENSWERT

- Knoblauch
- Soja (besonders bei schlanken prämenopausalen und übergewichtigen postmenopausalen Frauen)
- Gemüse: Grünkohl, Spinat, Paprika, Kresse, Rüben, Chicorée, Mangold, Bohnen, Brokkoli, Petersilie, Salat, Kürbis
- Früchte außer Äpfel haben jedoch kaum Einfluss auf Krebsrisiko
- Kaffee
- Leinsamen
- Zwiebel
- Grüntee
- Getreide/Ballaststoffe
- Leichter Alkoholgenuss (Wein und Bier)
- Käse
- Rauchen
- Nüsse, Walnüsse
- Olivenöl
- Roggenbrot, Knäckebrot

MEIDEN ODER REDUZIEREN

- Fettkonsum bei übergewichtigen Frauen (übermäßige Kalorienzufuhr)
- Rotes Fleisch
- Margarine, Butter
- Eier, aber nicht gekochte Eier
- Spirituosen
- Fettkonsum
- Fisch?
- Milch
- Joghurt
- Kartoffeln
- Leicht verdauliche Kohlenhydrate
- Tiefgefrorene Produkte
- Fertigmenus
- Instantgerichte, wie Instant noodles

5.10 Zervixkarzinom

Das Zervixkarzinom (Gebärmutterhalskrebs) kann in zwei verschiedenen histologischen Typen auftreten und zwar einerseits als **Plattenepithelkarzinom** oder als **Adenokarzinom.** Für beide Karzinomtypen bestehen zum Teil gemeinsame, dann aber auch sehr unterschiedliche Risikofaktoren.

GUT ZU WISSEN

Rauchen ist einer der größten Risikofaktoren für das Zervixkarzinom, welches hier am Plattenepithel als Plattenepithelkarzinom auftritt. Patientinnen, die an dieser Krebsart mit der Histologie eines Plattenepithelkarzinoms leiden, sollten also, falls sie rauchen, unverzüglich hierauf verzichten.

Bei übergewichtigen Frauen kann es jedoch zu einer Umwandlung des Gewebes von einem Plattenepithel- in ein Drüsenepithelkarzinom kommen und somit treten hier bei einer Zellentartung Drüsenepithelkarzinome des Gebärmutterhalses auf. In diesen Fällen übt das Rauchen keine nachteilige Wirkung aus. [318]

Beide Tumorarten erfordern auch diätetisch unterschiedliche Maßnahmen. Hierzu gibt es keine spezifischen Untersuchungen, und wir müssen uns mit den Erkenntnissen aus anderen Karzinomarten behelfen.

- **Gemüse:** Grünes Gemüse, wie Salate, Wurzeln wie Karotten, Zwiebeln, Knoblauch und auch Zitrusfrüchte wirken hier antitumoral. Karotten sollten mehrmals wöchentlich gegessen werden.
- **Früchte:** Beim Plattenepithelkarzinom des Muttermundes wird die Zitrusfrucht vermutlich von größerer Bedeutung sein als beim Drüsenepithelkarzinom.
- **Fette:** Bei leichtem oder höherem Übergewicht von Frauen ist die Energiebeschränkung und Beachtung der Fette von besonderer Bedeutung.
- **Milch und Milchprodukte:**
  - Während Milch auf die Gebärmutter leicht die Krebsgefährdung erhöht, übt sie in dieser Hinsicht einen tumorprotektiven Einfluss auf das Plattenepithel des Gebärmutterhalses aus.
  - Milch und Milchprodukte tragen hierbei vermutlich zur ausreichenden Versorgung mit Vitamin A bei, das bei Patientinnen mit Zervixkarzinom in der Regel im Blut erniedrigte Werte aufweist.

Diese Ausführungen ergeben folgende Empfehlungen für den Menüplan beim Zervixkarzinom (➤ Kasten).

EMPFEHLENSWERT

- Möhren
- Grünes Gemüse, Salate
- Milch, Milchprodukte
- Zwiebeln, Knoblauch, Kürbis
- Zitrusfrüchte
- Brazilnüsse

MEIDEN ODER ZU REDUZIEREN

- Vitamin-Supplemente
- Rauchen
- Rotes Fleisch, insbesondere Schweinefleisch, Fleischprodukte

5.11 Hirntumoren

Viel häufiger als die eigentlichen Hirntumoren, die wir hier behandeln werden, treten Hirnmetastasen auf – etwa dreimal so häufig wie primäre Gehirntumoren. Wir werden hier aber allein auf die primären

Gehirntumoren eingehen, die etwa 1% aller neu diagnostizierten Karzinome ausmachen. Unter den Hirntumoren werden am häufigsten die Gliome diagnostiziert, also Tumoren, die sich aus dem Stützgewebe des Gehirns, den Gliazellen entwickeln. Zu ihnen zählen die Oligodendrogliome, Astrozytome und Glioblastome. Die Gliazellen machen etwa die Hälfte der Gehirnmasse aus und sind zehnmal zahlreicher als Neurone vertreten. Sie üben strukturelle, metabolische, immunologische und isolierende Funktionen im Gehirn aus. Die folgenden diätetischen Maßnahmen beruhen auf Studienergebnissen, die bei Gliomen festgestellt wurden.

5.11.1 Risikofaktoren

Die Mehrheit der epidemiologischen Studien kommt zu dem Schluss, dass Ernährungsfaktoren die Häufigkeit und die Prognose eines Gehirntumors deutlich beeinflussen und das Risiko bis zu 70% reduzieren können. [319] Wiederholt sind hierbei auch wieder Unterschiede zwischen Mann und Frau festgestellt worden. Gliome werden etwa zu einem Drittel häufiger bei Männern diagnostiziert als bei Frauen und erkrankte Frauen zeigen häufig eine längere Überlebenszeit als Männer auf. [320]

- **Übergewicht** und auch der **Glukosespiegel** spielen jedoch für das Risiko, an einem Gliom zu erkranken, keine oder nur eine unbedeutende Rolle. [112]
- **Diabetes mellitus** wirkt nicht tumorfördernd im Hinblick auch ein Gliomrisiko, es reduziert sogar eher das Risiko. [111]
- Ist die Krebserkrankung jedoch ausgebrochen, dann scheint gerade bei Männern eine hohe **Glukose**- und **Fruktoseaufnahme** des Tumors die Prognose zu verschlechtern. [321]
- In den Krankengeschichten von Gliompatienten sind Pollen-, Milch- und Nussallergien sowie Asthma bronchiale viel seltener festzustellen als in der Gesamtbevölkerung. Offensichtlich übt die **allergische Krankheitsdisposition** einen gewissen Schutz gegenüber einer Gliomerkrankung aus. [322] Erklärt werden diese Beobachtungen mit der Dominanz der humoralen Immunantworten, also der gesteigerten Antikörperabwehr im Gehirn, die infolge dieser allergischen Krankheiten auch bei einer Krebserkrankung vielleicht stärker antitumoral wirken können. [323]
- Die Rolle von **Entzündungsprozessen** für das reduzierte Gliomrisiko zeigt sich auch darin, dass sich dieses andererseits leicht erhöht, wenn über längere Zeit Aspirin oder Antihistaminika eingenommen werden. [219, 324]

Dass Diabetiker eher ein leicht erniedrigtes Risiko aufweisen, an einem Gliom zu erkranken, als dies in der Gesamtbevölkerung der Fall ist, deutet an, dass der Stoffwechsel der Gliome neben Glukose von anderen Substanzen stark beeinflusst wird. Epidemiologische Studien zeigen, dass insbesondere die aufgenommene Fettmenge und die gesättigten Fettsäuren sowie, evtl. auch die aufgenommene Menge an Fleischproteinen zu einem erhöhten Gliomrisiko führen und die Prognose des Patienten entscheidend beeinflussen könnten.

5.11.2 Einfluss der Ernährungsweise und Nahrungsmittel

Offensichtlich spielt also die **Höhe der Energieaufnahme** eine wichtige Rolle für ein höheres Gliomrisiko sowie für den Krankheitsverlauf wie kleinere Studien aufzeigen. [322] Diese Annahme wird auch durch Tierversuche gestützt. In Tierversuchen bewirkte die ketogene Diät nur dann eine Lebensverlängerung, wenn hiermit auch eine Reduktion der Kalorienaufnahme einherging. [325]

GUT ZU WISSEN

Wird die Energieaufnahme berücksichtigt, dann ergibt sich auch, dass ein großer Teil der risikoerhöhenden Eigenschaften des Fleisches auf dessen Energiegehalt zurückzuführen ist. Energiereiche Saucen wie Sauce Hollandaise oder Salatsaucen, sowie wie auch insbesondere gesättigte Fette, wie sie im Fleisch vorkommen, sind daher zu meiden.

Besonders Produkte aus Schweinefleisch wie Speck, Schinken und geräuchertes und gepökeltes Fleisch, auch Corned Beef und Eier erwiesen sich als risikoerhöhend. Geflügelfleisch übt dagegen einen risikomindernden Einfluss aus. Frischer Fisch reduziert ebenfalls das Risiko eines Gehirntumors. [326]

Die **gesättigten Fettsäuren,** wie sie v. a. in tierischen Fleischprodukten vorkommen, sind also zu meiden. Dagegen wirkten die mittellangkettige Öle tumorhemmend. Sie fördern in den Mitochondrien die Fettverbrennung und wirken daher vermutlich der hohen Zuckerverwertung der Tumorzellen entgegen. Ihnen wird auch eine nervenschützende Wirkung zugeschrieben. Mittellangkettige Öle und Fette sind in Avocado, Nüssen, Butter und Kokosnussöl enthalten. Ebenfalls aufgrund tierexperimenteller Studien können wir eine tumorprotektive Wirkung von Olivenöl gegenüber einem Gliom annehmen.

Milchprodukte

Wie bei vielen anderen Tumorlokalisationen ergeben Milchprodukte ebenso beim Gliom hinsichtlich ihrer antitumoralen Wirkung widersprüchliche Resultate.

GUT ZU WISSEN

Auch hier müssen wir annehmen, dass ein Verzehr von Milch und Milchprodukten zusammen mit Fleisch und Fleischprodukten ihre an sich günstige Wirkung in eine tumorfördernde Wirkung umschlagen lässt.

- In Verbindung mit Fleisch gewinnt die anabole Wirkung Überhand und kann so das Tumorwachstum fördern. Fetthaltige Milch ist vermutlich wegen des Energiegehaltes vom Gliompatienten überhaupt zu meiden.
- Magermilch und andere fettarme Milchprodukte können dagegen u. a. wegen ihres hohen Kalziumgehaltes zur antitumoralen Wirkung bei einem Gehirntumor beitragen.

Die Höhe der Kalziumaufnahme erwies sich in einer großen epidemiologischen Studie protektiv gegenüber einer Gliomerkrankung. [327]

Alkohol

Beim Alkohol muss zwischen Bier, Spirituosen und rotem Wein unterschieden werden. Während die Spirituosen das Risiko erhöhen, ergeben die meisten Studien zu **Wein** und **Bier** gegenteilige Resultate; sie wirken also in Maßen genossen leicht **tumorschützend.** [328]

Weißbrot

Ein höheres Risiko besteht ebenfalls beim regelmäßigen Verzehr von Weißbrot, dagegen wurde es durch dunkles Brot reduziert.

Früchte und Gemüse

GUT ZU WISSEN

Energieärmere Lebensmittel wie Früchte und Gemüse reduzieren das Risiko eines Gehirntumors, wenn sie ballaststoffhaltig sind.

Unter den **Gemüsearten** übten Kohl, Blumenkohl, Kopfkohl, Rosenkohl, Brokkoli, also Wintergemüse, weiterhin Bohnen, Zwiebeln und insbesondere Karotten in verschiedenen epidemiologischen Studien protektive Wirkungen aus. Dagegen erhöhten **Äpfel, Melonen** und **Zitrusfrüchte** das Risiko eines Gehirntumors. Dies könnte mit ihrem Gehalt an Fruchtzucker zurückzuführen sein, wenn diese Früchte vermehrt genossen werden.

GUT ZU WISSEN

Die Studienergebnisse können also einen Hinweis geben, dass Früchte ausgewählt werden sollten, deren Gehalt an Fruchtzucker niedrig ist und dass insgesamt der Schwerpunkt der Diät auf Gemüse zu legen sei.

Entsprechende Tabellen zum Fruktosegehalt der einzelnen Lebensmittel finden sich im Internet. Bei Frauen erwiesen sich auch Bananen und nitrathaltiges Gemüse wie Kopfsalat, Spinat, Grünkohl und Mangold als risikomindernd, nicht aber bei Männern. [329] Der Genuss von Erbsen, scheint nicht für die Häufigkeit des Auftretens von Gehirntumoren bei Erwachsenen von Bedeutung zu sein. Tomatenprodukte, im Gegensatz zur rohen Tomate, die geringfügig das Risiko erhöhen können, bewirkten eine Verlangsamung des Wachstums eines hochgradigen Glioms. In experimentellen Tierstudien verlangsamten Preiselbeeren und Wachholderbeeren das

Wachstum von Gliomen. Für Zitrusfrüchte bestehen widersprüchliche Resultate. Die Mehrheit der Studien zeigen eine leicht tumorfördernde Wirkung für ein Gliom an. [330, 331] Zitrusfrüchte sollten also nicht übermäßig genossen werden.

TIPP

Um die tägliche Aufnahme von Früchten und v.a. von Gemüse sicherzustellen, können z.B. Smoothies täglich zugeführt werden: Gemüse und Obst sollte in einem Mischungsverhältnis von circa 80/20 im Smoothie verarbeitet werden. Im Gemüseanteil ist Wintergemüse zu bevorzugen wie z.B. in folgender Mischung: Feldsalat o.Ä., Petersilie, Grünkohl, Kresse, Staudensellerie, Chicorée, Karotten. Als Obst kommen infrage: Apfel, Mango oder/und Papaya, Kiwi, Avocado. Als Gewürze können noch hinzugefügt werden: daumenstückgroßer Ingwer, ein Esslöffel Chiasamen, Matchapulver.

Kaffee und Tee

In der Regel weisen Kaffee und Tee – Schwarztee und Grüntee – abwechselnd täglich genossen eine deutliche **protektive** Wirkung gegenüber einem Gliom auf, v.a. beim Mann. Wird nur Kaffee genossen, zeigen die Resultate von protektiver über keine bis zu tumorfördernden Eigenschaften eine breite Streuung. Er führt so je nach Stoffwechselveranlagung zu erhöhten Xanthin-Werten im Blut, und dies tritt wiederum mit einer Gliomerkrankung in Verbindung auf. [332] Rauchen zeigt in den meisten Fällen keine Beziehung oder nur eine geringfügig erhöhende Wirkung auf das Gliomrisiko.

5.11.3 Empfehlungen für den Menüplan

EMPFEHLENSWERT

- Avocado, Nüsse, Möhren, Kohlkopf, Blumenkohl, Rosenkohl, Brokkoli (Frauen)
- Kaffee und Schwarztee oder Grüntee tgl. abwechselnd
- Tomatenprodukte
- Geflügel, frischer Fisch
- Roggenbrot, Gerste, Hafer
- Butter
- Olivenöl, Nüsse (Sesam- und Paranüsse nur beschränkt wegen ihres hohen Methioningehalts)
- Soja-Produkte
- Wein
- Bohnen
- Preiselbeeren, Wacholderbeeren, Blaubeeren
- Nitrathaltiges grünes Blattgemüse wie Spinat, Mangold, Grünkohl (Frauen)
- Magermilch und Magermilchprodukte

MEIDEN ODER REDUZIEREN

- Spirituosen
- Gesalzene Lebensmittel
- Rotes Fleisch, Schinken, Speck
- Gepökeltes Rindfleisch
- Äpfel, Melonen, Zitrusfrüchte
- Rohe Tomaten
- Schweinefleisch und Fleischprodukte
- Corned Beef
- Salz und gesalzene Lebensmittel
- Gesalzener Fisch
- Kaffee

5.12 Nicht-Melanome der Haut: Plattenepithelkarzinom und Basalzellkarzinom

Das größte Organ unseres Körpers ist die Haut und die hier auftretenden nicht-melanomen Hautkarzinome, die sogenannten weißen Hautkarzinome, werden von allen Karzinomarten am häufigsten diagnostiziert.

- Bei etwa 80–90 % aller Hautkarzinome handelt es sich um ein **Basalzellkarzinom.** Glücklicherweise metastasiert diese Tumorart selten und führt zu keiner erhöhten Mortalität. Sie entsteht in der Haut unter der Keratinschicht, in der Basalschicht, dort wo die neuen Hautzellen sich bilden, die dann nach außen geschoben werden.
- Der zweithäufigste Hautkrebs ist das **Plattenepithelkarzinom,** auch Spinaliom oder Stachelzellkarzinom genannt, welches in der höheren Epidermisschicht entsteht und metastasieren kann, wenn es in die Tiefe dringt. Diese Karzinomart ist daher mit einer leicht erhöhten Mortalitätsrate verbunden. [333]
- Eine nicht-kanzeröse Vorstufe des Plattenepithelkarzinoms ist die **aktinische Keratose** (Lichtkeratose; aktinisch = strahlenverursacht), die in etwa 10 % der Fälle sich zu einem

Plattenepithelkarzinom entwickeln kann. Ob es sich auch zu einem Basalzellkarzinom entwickeln könnte, dazu bestehen konträre Aussagen und ist wohl eher unwahrscheinlich.

5.12.1 Risikofaktoren

Nicht nur eine übermäßige Sonnenexposition mit ihren UV-Strahlen tragen zu einem erhöhten Risiko für ein Hautkarzinom bei, auch Schlankheit, Hellhäutigkeit und Hautstruktur sind als konstitutionelle Aspekte disponierende Faktoren für diese Erkrankung. Obwohl schlanke Menschen eher an einem nicht-melanomen Hautkarzinom erkranken als übergewichtige Menschen, stellt die Dicke der Fettschicht der Haut einen Risikofaktor für diese Hauterkrankung dar. Je ausgeprägter sie ist, umso mehr erhöht sich das Risiko, an einem Plattenepithelkarzinom oder Basalzellkarzinom der Haut zu erkranken. Je dicker und fester die Haut ist, umso weniger ist sie pigmentiert und damit hellhäutiger und eher zu Krebserkrankungen disponiert.

Ähnlich wie bei den Karzinomen des Mundes, welches bei übergewichtigen Menschen vermindert auftritt, würden wir eine Abnahme der Hautkarzinome erwarten, da Übergewicht sich in den letzten Jahrzehnten, v. a. in der westlichen Welt, fast epidemisch verbreitet hat. Das Gegenteil ist leider bei den Hautkarzinomen der Fall.

GUT ZU WISSEN

Hautkarzinome nehmen insgesamt deutlich an Häufigkeit zu, und es scheint die Sonnenlichtexposition (vermehrte ultraviolette Strahlung) in diesem Fall die protektiven Aspekte des Übergewichtes nichtig zu machen. Sonnenschutz steht daher bei Plattenepithel- wie auch beim Basalzellkarzinom als präventive Maßnahme an erster Stelle. An zweiter und dritter Stelle folgen diätetische Maßnahmen und sportliche Aktivitäten, die beiden Tumorerkrankungen entgegenwirken können.

Vitamin D

Vitamin D, welches in der Haut durch UV-Einstrahlung gebildet wird, nimmt bei Hauttumoren eine facettenreiche Rolle ein und die Studienergebnisse sind zum Teil widersprüchlich. Erstaunlicherweise ist bei Patienten mit Plattenepithelkarzinomen und Basalzellkarzinomen der **Vitamin-D-Spiegel** meist **höher** als bei gesunden Menschen. [334, 335, 336, 337] Dies mag mit der Konstitution des Menschen zusammenhängen, der ein höheres Risiko für Hautkrebs aufweist. Er ist in der Regel hellhäutig, eher blond und blauäugig und reagiert damit empfindlich auf ultraviolettes Licht, das die Vorstufen von Vitamin D in der Haut entstehen lässt.

Wegen des Zusammenhangs vom erhöhten Vitamin-D-Spiegel und Basalzellkarzinom kann die Einnahme von Vitamin-D-Präparaten nicht empfohlen werden, da sie hier das Risiko der Erkrankung erhöhen können; auf das Risiko für ein Plattenepithelkarzinom übten sie dagegen keinen oder nur einen geringen Einfluss aus. [334]

Mit den höheren Vitamin-D-Werten dieser Patienten geht auch ein **festerer Knochenbau** einher, denn diese erleiden seltener Knochenbrüche, als es in der Bevölkerung sonst der Fall ist. [338] Dies wurde insbesondere bei Patienten mit einem Basalzellkarzinom festgestellt. [339] Das Vitamin D3, welches in der Haut entsteht, spielt gleichwohl eine Rolle, um die Rückfallhäufigkeit bei einem Basalzellkarzinom zu erniedrigen, dagegen aber nicht das Vitamin D3, welches mit der Ernährung aufgenommen wird. [340, 341] Der Patient mit einem Basalzellkarzinom sollte sich also nicht ganz einer Sonnenlichtexposition verweigern, sondern sich dieser in einer für die Haut schonenden Weise aussetzen.

Ernährung

Bestimmte Ernährungsweisen und wenig körperliche Aktivität nehmen als prädisponierende Faktoren eine leicht unterschätzte Rolle ein. Die Ernährung kann besonders die **Rückfallhäufigkeit** nach einem überstandenem Plattenepithelkarzinom beeinflussen. So konnte die Rückfallhäufigkeit um 55 % **gesenkt** werden, wenn z. B. häufig grünes blättriges Gemüse gegessen und selten Rohmilch und Milchprodukte verzehrt wurden. [342] Auf das Risiko für eine Ersterkrankung hatte die Ernährungsweise dagegen kaum einen Einfluss. Ganz anderen Ernährungsempfehlungen sind beim Vorliegen eines Basalzellkarzinoms zu folgen, was wir im nächsten Kapitel näher ausführen werden.

5.12.2 Unterschiede zwischen Plattenepithel- und Basalzellkarzinom

Das Basalzellkarzinom und das Plattenepithelkarzinom der Haut weisen wohl einige Gemeinsamkeiten, aber insgesamt deutlich mehr Unterschiede im Verlauf und in ihren Stoffwechseleigenheiten auf. Gemeinsam ist den Plattenepithel- und Basalzellkarzinomen, dass sie seltener bei übergewichtigen **Menschen** auftreten, sondern eher bei **schlanken,** insbesondere das Basalzellkarzinom. So zeigen z. B. übergewichtige Frauen gegenüber schlanken ein deutlich niedrigeres Risiko für ein Plattenepithelkarzinom. [46, 343]

Das Basalzellkarzinom metastasiert in der Regel nicht im Gegensatz zum Plattenepithelkarzinom, wenn dieses in die Tiefe dringen kann.

Auf den unterschiedlichen Stoffwechsel von Plattenepithelkarzinomen zu Basalzellkarzinomen weist die Tatsache hin, dass Patienten mit Typ-1-Diabetes vermehrt an einem Plattenepithelkarzinom erkranken, dagegen nicht an einem Basalzellkarzinom. Der Glukose- bzw. Kohlenhydratstoffwechsel scheint beim Plattenepithelkarzinom eine größere Rolle zu spielen als beim Basalzellkarzinom. Es tragen auch Entzündungsprozesse zu ihrer Entstehung bei, während dies kaum beim Basalzellkarzinom der Fall ist.

Entzündungshemmende Substanzen wie Aspirin können bei regelmäßiger Einnahme das Auftreten von Plattenepithelkarzinomen reduzieren, dagegen nicht jenes eines Basalzellkarzinoms, sondern hier teilweise sogar erhöhen. [344] Unter der Einnahme von entzündungshemmenden Omega-3-Fettsäuren können ebenfalls vermehrt Basalzellkarzinome auftreten. [204] Allergische Hautentzündungen andererseits vermindern das Risiko für ein Basalzellkarzinom, aber nicht für ein Plattenepithelkarzinom. [345]

GUT ZU WISSEN

Diese Studienergebnisse deuten an, dass Entzündungsprozesse auf die Entstehung eines Plattenepithelkarzinoms fördernd wirken, während das Gegenteil bei der primären Erkrankung an einem Basalzellkarzinom der Fall ist.

Nach dem Auftreten eines Basalzellkarzinoms können dann jedoch reaktiv Entzündungsprozesse und eine verstärkte Hautdurchblutung in den betroffenen Bereichen auftreten. Im Lauf einer wiederholten Erkrankung an einem Basalzellkarzinom kann also die antiinflammatorische Tendenz in eine proinflammatorische Reaktionsweise umkippen, was daraus gefolgert werden kann, dass nun die Einnahme von Aspirin die Rückfallhäufigkeit kaum beeinflusst. [346] In dieser Phase der Erkrankung sind dann v. a. Wurzelgemüse regelmäßig im Menüplan zu berücksichtigen.

Die Mehrheit der epidemiologischen Studien weist darauf hin, dass Rauchen das Risiko für ein Basalzellkarzinom nicht erhöht, dagegen deutlich – etwa um 50 % – dasjenige für ein Plattenepithelkarzinom. [348] Einige Studien fanden sogar, dass Rauchen über längere Zeiträume, jedoch nicht über 18 Jahre und nicht über 15 Zigaretten am Tag, die Häufigkeit des Auftretens von Basalzellkarzinomen reduzierte. [349, 350] Dies traf auch für Rückfälle zu. [351] Diese Befunde sind recht ungewöhnlich, da in der Regel die kanzerogenen Substanzen, die beim Rauchen aufgenommen werden, eine Krebsentstehung fördern, so wie dies z. B. beim Plattenepithelkarzinom der Haut wie auch bei Adenokarzinomen verschiedener Lokalisationen der Fall ist. Eine Studie mit Zwillingsgeschwistern deutet jedoch an, dass Rauchen auch das Risiko zu einem Basalzellkarzinom erhöhen kann, aber nur bei Frauen, nicht dagegen bei Männern. [344] Für die unterschiedlichen Einflüsse des Rauchens auf die Tumorhäufigkeit je nach Hautkarzinomtypus und je nach Geschlecht gibt es bis heute keine naturwissenschaftliche Erklärung.

5.12.3 Einfluss der Ernährung und Nahrungsmittel

Ist einmal ein Plattenepithelkarzinom oder ein Basalzellkarzinom aufgetreten und überwunden worden, tritt bei etwa 30 % der Fälle ein Rückfall ein. Um die **Rückfallhäufigkei**t zu reduzieren, sind verschiedene Maßnahmen notwendig, wobei der Sonnenschutz ein Faktor unter verschiedenen anderen ist. [347] Neben Sonnenschutz sind nun Ernährung und Lebensstiländerungen die entscheidenden Faktoren, um die Rückfallhäufigkeit bei einer Krebserkrankung der Haut zu erniedrigen und überhaupt einer Disposition zu Hautkrebs entgegenzuwirken. Besonders erfolgversprechend sind diätetische Maßnahmen zur Verhütung eines Plattenepithelkarzinoms der Haut. Allein diätetische Maßnahmen reduzierten in einer prospektiven 10-jährigen epidemiologischen Studien die Häufigkeit, an einem Plattenepithelkarzinom zu erkranken um mehr als 50 %. [204] Hierbei wurde einer Diät gefolgt, die sich allgemein auch bei vielen anderen Krebsarten bewährt hat, daneben aber auch Lebensmittel beinhaltete, die spezifisch reduzierend auf das Risiko dieser Hauterkrankung wirkten.

Wie wir bereits ausgeführt haben, tragen beim Basalzellkarzinom grundsätzlich andere Verhältnisse zu seiner Entstehung bei als beim Plattenepithelkarzinom der Haut und bei den meisten anderen Tumorarten. Entsprechend sind die Ernährungsempfehlungen hier z. T. unterschiedlich von jenen, die allgemein als antitumoral wirksam eingestuft werden.

Auch körperliche Aktivitäten wie Joggen, Skifahren, Schwimmen, Surfen können in sehr unterschiedlicher Weise der Entstehung von Hautkrebs entgegenwirken, worauf wir im späteren Kapitel näher eingehen werden.

Fleisch, Fisch und Fette

Deutliche Unterschiede bestehen ebenfalls beim Fleischverzehr. Häufiger Fleischverzehr besonders von fettreichem Fleisch erhöhte die Häufigkeit eines Plattenepithelkarzinoms, insbesondere, wenn es gebraten wurde. [204] Dies trifft insbesondere für Menschen mit einem bereits behandelten Plattenepithelkarzinom der Haut zu, denn bei ihnen verdreifachte sich das Risiko eines Rückfalles. Beim Basalzellkarzinom kann Fleischverzehr dagegen sogar das Risiko reduzieren. [204]

- **Plattenepithelkarzinome,** schwächer auch Basalzellkarzinome, werden durch eine fettarme Diät in ihrem Auftreten reduziert, obwohl diese Patienten in der Regel nicht übergewichtig sind. Eine fettreiche pflanzliche Diät, bei der viel Olivenöl verwendet wird, kann das Risiko für ein Basalzellkarzinom erniedrigen. [182] Andererseits kann die Einnahme von entzündungshemmenden Omega-3-Fettsäuren das Risiko für ein Basalzellkarzinom erhöhen (➤ 3.7.3), dagegen nicht dasjenige des Plattenepithelkarzinoms, bzw. dieses wird sogar erniedrigt. [204]
- Patienten mit einem **Basalzellkarzinom** sollten weitgehend auf den Verzehr von fettigen Fischen verzichten und keine Fisch-Öl-Präparate einnehmen. Prognostisch günstige Wirkungen von Olivenöl, Sonnenblumenöl und Haselnussöl (einfach ungesättigte Fettsäuren) wurden auf den Verlauf von Hautkarzinomen, insbesondere auch für das Basalzellkarzinom festgestellt.

Bei beiden Tumorarten hat sich eine **fettarme Diät** als protektiv erweisen. Hinsichtlich der optimalen Zusammensetzung der Fette gibt es zwischen beiden Tumorarten jedoch deutliche Unterschiede. Während ein hohes Verhältnis von Omega-3- zu Omega-6-Fettsäuren u. a. aufgrund seiner antiinflammatorischen Wirkung das Risiko für ein Plattenepithelkarzinom erniedrigt, kann das Überwiegen von Omega-3-Fettsäuren dagegen zu einer Erhöhung des Risikos für ein Basalzellkarzinom führen. Beim Plattenepithelkarzinom sind fettige Fische mit ihrem hohen Gehalt an Omega-3 Fettsäuren im Menüplan regelmäßig zu berücksichtigen. Auch beim Basalzellkarzinom sollten die Fette mit einem hohen Anteil von einfach ungesättigten Fettsäuren im Vordergrund der Ernährung stehen. Hierzu gehört Olivenöl und die anderen erwähnten Öle und Früchte mit einem hohen Gehalt an einfach ungesättigten Fettsäuren wie sie z. B. in Avocado und Nüssen vorkommen. Sie können also weiterhin ohne Einschränkung genossen werden, insbesondere beim Basalzellkarzinom. [182]

Da beim Plattenepithelkarzinom zudem auch tierisches Eiweiß in Form von Fleisch nur in geringen Mengen verzehrt werden soll, wird der Energiebedarf vorwiegend durch Kohlenhydrate gedeckt werden müssen. Hierbei ist innerhalb einer **pflanzenreichen Kost** bei den Getreidesorten Vollkornprodukten dem Vorzug zu geben. Kohlenhydrate sind auch in Form von Kartoffeln zu empfehlende Energiequellen, die sich sowohl beim Plattenepithel- wie auch Basalzellkarzinom nicht nachteilig auswirkten. Snacks, Weißbrot und Süßigkeiten sind jedoch zu meiden.

Milchprodukte

Bei beiden Tumorarten sind **fetthaltige Milch- und Milchprodukte** wie Vollmilch, Käse und Joghurt, insbesondere auch Sahne, zu meiden. [342, 358] Auf Butter muss jedoch wegen ihres hohen Gehaltes an einfach ungesättigten Fettsäuren bei beiden Tumorarten nicht verzichtet werden.

- Milchprodukte wie Vollmilch, Käse, Rahm und Joghurt, besonders, wenn sie fetthaltig sind, erhöhen beim Patienten, der zu einem **Plattenepithelkarzinom** neigen könnte, das Risiko für diese Tumorart der Haut. Dies trifft v. a. dann zu, wenn die Haut bereits eine aktinische Keratose aufweist oder bereits an einem Plattenepithelkarzinom erkrankt gewesen ist. Fettreiche Milchprodukte wirken hier tumorfördernd.
- Beim **Basalzellkarzinom** konnten wir nur eine Studie finden, die sich mit dem Verzehr von Milchprodukten und dem Auftreten von Basalzellkarzinom auseinandersetze. Die Ergebnisse der Studie zeigen, dass Milchprodukte mit hohem Fettgehalt von Patienten mit einen Basalzellkarzinom gemieden werden sollen.

Gemüse, Früchte und Nüsse

- Dem Genuss von Früchten und Gemüse kann sich derjenige voll hingeben, der an einem **Plattenepithelkarzinom** leidet oder einen Rückfall befürchtet. Ein reichlicher Verzehr von grünem Blattgemüse erbrachte in einer Studie eine Risikominderung von 54 % beim Plattenepithelkarzinom der Haut. [204] Bei den Gemüsearten standen Bohnen, Linsen, Erbsen, Karotten, Rosenkohl, Kürbis, Brokkoli, Spinat und Mangold im Vordergrund.
- Auf **Basalzellkarzinome** weisen Früchte und Gemüse nur eine schwache risikomindernde Wirkung auf. Hier kann sogar des Guten zu viel getan werden.
  - Reichlicher Verzehr von Gemüse führte in einigen Studien zu einer leichten Risikoerhöhung. [182]
  - Wiederholt wurde gefunden, dass eine höhere Aufnahme von Folsäure, welches v. a. in dunkelgrünem blättrigem Gemüse vorkommt, mit einer Erhöhung des Risikos für ein Basalzellkarzinom einhergeht. [182] Dies hängt vermutlich mit der entzündungshemmenden Wirkung von Gemüse zusammen.
  - Eine Ausnahme bilden Möhren, die das Risiko deutlich für ein Basalzellkarzinom erniedrigen. Der entsprechende Patient sollt also häufig stattt eines grünen Salates einen Karottensalat und andere Wurzelgemüse genießen wie z. B. die Rande, Rüben und Fenchel. Dies ist aber unseres Wissens bisher nicht in epidemiologischen Studien untersucht worden, aber gleichwohl können diese Gemüsearten für den Patienten empfohlen werden. Beta Caroten als Supplement verabreicht zeigte dagegen keine antitumorale Wirkung. Nüsse und Früchte mit einem hohen Gehalt an einfach ungesättigten Fettsäuren wie Avocado, Olive, Sonnenblumenkerne, Sesamkerne und Distelöl erwiesen sich deutlich risikomindernd beim Basalzellkarzinom. [182]

Das Basalzellkarzinom spricht überhaupt weniger auf bestimmte Diäten an als das Plattenepithelkarzinom. So wird in den meisten Studien nicht nur eine schwache Wirkung von Gemüse und Früchten gegen ein Basalzellenkarzinom festgestellt, sondern auch eine schwache Beziehung zwischen Fettaufnahme und Risiko für das Basalzellkarzinom, abgesehen **der** nachteiligen Wirkung von Fischölen und der prognostisch günstigen Wirkung von einfach ungesättigten Fettsäuren wie z. B. in Olivenöl, Sonnenblumenöl und Haselnussöl. **Zitrusfrüchte** haben sich gegenüberüber verschiedenen Plattenepithelkarzinomen als tumorprotektiv erwiesen. Bei den Plattenepithelkarzinomen der Haut gibt es jedoch eine Besonderheit. Bei vermehrter Sonnenexposition kann der Verzehr von Zitrusfrüchten sogar das Risiko sowohl für ein Plattenepithelkarzinom wie auch ein Basalzellkarzinom erhöhen. Verantwortlich hierfür werden die lichtsensibilisierenden Substanzen in Zitrusfrüchten gemacht, nämlich die Furocoumarine. Also bei heller Haut, häufiger Arbeit oder Sportaktivitäten im Freien sollte der Verzehr von Zitrusfrüchten beschränkt sein, um das Risiko für Hautkrebs möglichst niedrig zu halten. Dies spielt somit nur eine Rolle, wenn man dem Licht besonders ausgesetzt ist, so z. B. durch seine Berufstätigkeit im Freien oder wenn die bereits vorhandenen Hautkarzinome sich auf sonnenexponierten Stellen des Körpers befinden. Anders scheint es sich zu verhalten, wenn zerriebene Zitronenschale regelmäßig bei der Essenszubereitung hinzugefügt wird. Hierdurch erniedrigte sich die Häufigkeit des Auftretens eines Plattenepithelkarzinoms bis zu 78 % in der Studienpopulation gegenüber der Kontrollgruppe, die beide in einer Gegend mit vermehrter Sonneneinstrahlung lebten (Süd Arizona, USA). [352] Ob Zitrusschale ebenfalls Einfluss auf das Basalzellkarzinom ausübt, ist bisher nicht untersucht worden.

Nahrungsmittel, die deutlich antiinflammatorisch wirken wie grünes Blattgemüse, erniedrigen also die Häufigkeit von Plattenepithelkarzinomen. Beim Basalzellkarzinom dagegen sollte es nur in beschränktem Maße gegessen werden, da es hier bei übermäßigem Genuss sogar zu einer Erhöhung des Risikos führen kann. Hier sind **Wurzelgemüse** wie z. B. Möhren, Randen, Fenchel und Rüben zu bevorzugen.

Getränke – Alkohol, Kaffee, Tee

Auffällig sind die Ergebnisse hinsichtlich des Genusses von **Kaffee** beim **Basalzellkarzinom.** Werden regelmäßig täglich 3–5 Tassen Kaffee getrunken, so trat das Basalzellkarzinom seltener auf. Eine Risikoreduktion von über 40 % wurde in einigen Studien festgestellt. Auch war regelmäßiger koffeinhaltiger Kaffeegenuss der entscheidende Faktor, um das Auftreten eines zweiten Basalzellkarzinoms zu verhindern. [347] Hier scheint Koffein eine wichtige Rolle zu spielen, denn koffeinfreier Kaffee zeigte nicht diese Wirkung.

GUT ZU WISSEN

Koffein stimuliert den Sympathikus. Es wird daher v. a. den Patienten helfen, die Vagotoniker sind. Koffein verändert weiterhin den Stoffwechsel der Haut. Es führt zu einem Abbau des Hautfettgewebes, was vielleicht zur antitumoralen Wirkung von Koffein gegenüber einem Basalzellkarzinom beitragen kann. Gesteigert wird diese Wirkung noch, wenn der Kaffeegenuss z. B. nach dem Joggen erfolgt, also als antitumorale Maßnahme können etwa 3–5 Tassen Kaffee täglich genossen werden und insbesondere, wenn dies im Zusammenhang mit körperlicher Aktivität geschieht. Tierversuche zeigten, dass die Kombination von physischer Aktivität und Koffeinaufnahme sogar eine höhere antitumorale Wirkung erbringt als beide Elemente addiert. [353, 354]

Regelmäßiger Genuss von koffeinhaltigen **Schwarzem Tee** verminderte ebenfalls das Auftreten von Basalzell- sowie Plattenepithelkarzinomen. Ist der Patient jedoch bereits an einem Plattenpithelkarzinom erkrankt gewesen, dann erhöhte Schwarztee das Risiko eines Rückfalles. [342] Bei einem Plattenepithelkarzinom der Haut scheint insbesondere Schwarztee mit Zitrusschalen eine erhöhte protektive Wirkung auszuüben. [352]

Mäßiger Genuss von **Rotwein** resultierte bei Frauen in einer verminderten Erkrankungshäufigkeit an Basalzellkarzinomen, jedoch nicht bei Männern. Ebenfalls kann Bier in Maßen genossen werden, da es das Risiko für ein Basalzellkarzinom eher erniedrig als erhöht. Spirituosen dagegen steigerten die Häufigkeit von Basalzellkarzinomen in mehreren epidemiologischen Studien, übten aber auf das Plattenepithelkarzinom kaum oder keinen Einfluss aus. [355]

Es ist auffällig, dass Rauchen, Kaffee- und roter Wein- oder Biergenuss die Erkrankungshäufigkeit an einem Basalzellkarzinom reduzieren kann. Der Patient, der an einem Basalzellkarzinom erkrankt war, und einen Rückfall vermeiden möchte, kann sich also an den üblichen Gaumenfreuden wie z. B. Fleisch sowie auch anderen Genüssen wie Rauchen, roter Wein und Kaffeetrinken in Maßen erfreuen. Der Patient mit einem Plattenepithelkarzinom muss sich dagegen gerade bei diesen Genüssen Beschränkungen unterwerfen.

Eier

Reichlicher Verzehr von Eiern, d. h. jeden zweiten Tag ein Ei, erhöht das Risiko für ein Basalzellkarzinom. Der hellhäutige Mensch, der überhaupt ein erhöhtes Risiko für ein Hautkarzinom aufweist, sollte daher von täglichen Eiergenuss absehen.

Kohlenhydrate

Patienten mit einem Typ-1-Diabetes zeigen ein erhöhtes Risiko für ein Plattenepithelkarzinom, aber nicht für ein Basalzellkarzinom.

- Danach kann ein erhöhter Glukosespiegel im Blut das Risiko für ein **Plattenepithelkarzinom** steigern.
- Beim **Basalzellkarzinom** scheint der Glukosestoffwechsel von geringerer Bedeutung zu sein. Gleichwohl sollte auch der Patient mit einem Basalzellkarzinom wie jener mit einem Plattenepithelkarzinom Weißbrot, Snacks und Süßigkeiten meiden.

Getreidebrot, Pasta und Kartoffeln dagegen hatten keinen Einfluss auf das Risiko der beiden Tumorarten. Der regelmäßige Kartoffelverzehr erniedrigte in verschiedenen Studien sogar das Risiko für ein Basalzellkarzinom.

Reisverzehr und Arsenaufnahme

Menschen, die täglich Reis zu ihrer Hauptmahlzeit essen, erkranken häufiger an einem Plattenepithelkarzinom im Vergleich zu Menschen, die wenig oder keinen Reis essen. Dies wird auf den erhöhten Arsengehalt von Reispflanzen zurückgeführt. Die Reispflanze saugt anorganisches Arsen aus dem Wasser, in dem sie wächst, sowie aus dem Boden und speichert es. [356] Daher sind die Arsengehalte im Reis, besonders Vollkornreisprodukten und parboiled Reis besonders hoch. Normalerweise ist dies kein Grund, Reisprodukte zu meiden.

TIPP

Menschen, die jedoch an einem Plattenepithelkarzinom der Haut erkrankt sind, können eine besondere Empfindlichkeit gegenüber anorganischen arsenhaltigen Reis und Reisprodukten entwickeln und sollten daher ihren Reiskonsum beschränken. Auch Algen und Krustentiere reichern Arsen im Vergleich zu ihrer Umgebung um das Hunderttausendfache an und sind daher von anfälligen Menschen nur in beschränktem Maße zu verzehren.

Gewürze

Bei 62 Patienten mit Läsionen infolge eines Hautkarzinoms besserte ein oral eingenommener Alkoholextrakt von **Kurkuma** sowie eine topische Zubereitung aus Kurkuma die Beschwerden. Der unangenehme Geruch infolge der geschwürigen Hauterkrankung verschwand bei 90 % der Patienten, der Juckreiz bei fast allen. Bei etwa 10 % der Patienten nahm die Größe der Hautläsionen ab. Nur bei einem Patienten trat allergisch bedingter Juckreiz auf. [357]

Für **Ingwer** und **andere Gewürze** liegen wohl zahlreiche Tierversuche vor, die eine antitumorale Wirkung gegenüber bösartigen Hauttumoren aufzeigen, klinische Studie konnten wir dagegen zur Anwendung von anderen Gewürzen bei Hautumoren bisher nicht finden.

5.12.4 Zusammenfassung

Hinsichtlich der diätetischen Maßnahmen bestehen also bei beiden Tumorarten deutliche Unterschiede, ja z. T. sogar Gegensätze. Der Disposition zur Erkrankung an einem Plattenepithelkarzinom scheint eine proinflammatorische Tendenz der Haut zugrunde zu liegen, die das Risiko erhöht, beim Basalzellkarzinom dagegen ist das Gegenteil der Fall. Im Laufe der wiederholten Erkrankung an einem Basalzellkarzinom kann aber die antiinflammatorische Tendenz in eine proinflammatorische umkippen bzw. überlagert werden. Die Haut erfährt in den disponierten Bereichen eine vermehrte Durchblutung und die Kapillaren vergrößern sich. Es entstehen Teleangiektasien. Aus diesen unterschiedlichen Dispositionen der Haut für eine nicht-melanome Karzinomerkrankung können die Unterschiede der Ergebnisse in den entsprechenden Studien erklärt werden.

GUT ZU WISSEN

Aus den Studien lässt sich der Schluss ziehen, dass der Patient mit einem Basalzellkarzinom eher eine Ernährung benötigt, die durchaus ab und zu einen höheren inflammatorischen Index aufweist, also entzündungsfördernd im Organismus wirkt wie z. B. eine Mischkost mit Fleisch. Im Verlauf der wiederholten Erkrankungen an einem Basalzellkarzinom kann sich jedoch eine inflammatorische Tendenz in prädisponierten Hautbereichen herausbilden und dann ist die Ernährung entsprechend anzupassen.

5.12.5 Empfehlungen für den Menüplan

Menüplan bei Plattenepithelkarzinom der Haut

EMPFEHLENSWERT

- Grüntee und Schwarztee mit Zitronenschale
- Tomatenprodukte, Karotten
- Früchte und Gemüse wie Bohnen, Linsen Erbsen, Kürbis, Rosenkohl, Brokkoli, insbesondere grünes Blattgemüse wie z. B. Mangold, andere Kohlarten
- Getreide
- Fisch
- Kakao, Bitterschokolade
- Geflügel
- Fett-reduzierte Milchprodukte
- Nüsse
- Reis beschränkt
- Roggenbrot, Knäckebrot
- Frische Kräuter und Gewürze
- Zitronenschale zerrieben dem Essen zugefügt
- Kurkuma
- Mäßiger Weingenuss

MEIDEN ODER REDUZIEREN

- Rotes Fleisch
- Weißbrot
- Fetthaltige Milchprodukte wie Vollmilch Käse, Butter, Rahm
- Eier
- Alkohol
- Zitrusfrüchte
- Selenium-Präparate
- Brazil Nüsse
- Vitamin-D-Präparate
- Reis, Reismilch, Reiswaffeln, Reiscracker wegen der damit verbundenen Arsenaufnahme

Menüplan bei Basalzellkarzinom der Haut

EMPFEHLENSWERT

- Roter Wein bei Frauen
- Mäßiger Fleischverzehr (Rind, Schwein Hühner)
- Möhren
- Kartoffeln
- Kaffee
- Olivenöl (einfach ungesättigte Fettsäuren)
- Sonnenblumenöl, Sesamöl
- Haselnüsse, Mandelnüsse
- Bier
- Butter
- Avocado
- Mäßiger Biergenuss

MEIDEN ODER REDUZIEREN

- Spirituossen
- Eier
- Fettige Fische
- Verarbeitetes fetthaltiges Fleisch wie Wurstwaren, Aufschnitt
- Fett (mehrfach ungesättigte Fettsäurenwie Omega-3 Fettsäuren)
- Milch
- Zitrusfrüchte
- Vitamin-D-Präparate
- Fischöl-Präparate
- Vitamin-Supplemente

5.13 Kolonkarzinom

In den westlichen industrialisierten Ländern tritt das Kolonkarzinom 30-mal häufiger auf als in Indien und in vielen Teilen Afrikas. Übergewicht und einseitige Ernährung spielen ursächlich beim Kolonkarzinom eine bedeutsame Rolle.

GUT ZU WISSEN

30–50 % der Kolonkarzinome werden durch Ernährung und Bewegungsmangel in ihrer Entstehung und in ihrem Verlauf beeinflusst. [359]

5.13.1 Einfluss der Ernährung und Nahrungsmittel

Durch eine gezielte antitumorale Ernährung und durch zusätzliche regelmäßige körperliche Tätigkeiten könnte vermutlich bei etwa bis zu 45 % der Fälle die Prognose verbessert werden und in Risikofällen das Auftreten eines kolorektalen Karzinoms überhaupt verhindert werden. [360] Selbst in fortgeschrittenem Stadium III konnte in einer Studie die

Diätumstellung die Prognose deutlich verbessern. [361] Nur 10–20 % der kolorektalen Karzinome werden auf nicht beeinflussbare genetische Faktoren zurückgeführt. [359]

Bei Frauen ist die Wahrscheinlichkeit an einem Kolonkarzinom zu erkranken geringer als bei Männern, jedoch lässt sich bei ihnen die Prognose schwieriger durch Ernährungsumstellung beeinflussen als beim Mann. Die Häufigkeit des Auftretens eines Kolonkarzinoms ist bei Frauen weiterhin reduziert, wenn sie postmenopausal eine Hormontherapie erhalten. Östrogene scheinen also bei Frauen einen gewissen protektiven Schutz vor einem Kolonkarzinom zu bieten.

Männliche und **weibliche Patienten** mit einem Kolonkarzinom reagieren sehr unterschiedlich auf diätetische Maßnahmen, deren Ursachen kaum verstanden werden. Übergewicht verschlechtert die Prognose beim Mann mit einem kolorektalen Karzinoms deutlicher als bei einer Frau. Die Fettsäuresynthase, also das Enzym, welches Fettsäuren in den Zellen bildet, weist auch beim Mann im Tumor eine größere Aktivität auf als bei der Frau. Zudem sind erhöhte Glukosewerte beim Mann, aber nicht bei der Frau, mit einem erhöhten Risiko eines Kolonkarzinoms verbunden. [362] Umgekehrt verhält es sich bei übermäßiger Energieaufnahme. Insbesondere der Fettverzehr stellt bei Frauen einen Risikofaktor dar. [363] Der Fleischkonsum zur Entstehung eines Kolonkarzinoms spielt wiederum beim Mann eine bedeutendere Rolle als bei der Frau. Mit erhöhtem Fleischverzehr von mehr als 50 g pro Tag erhöht sich auch der inflammatorische Index der Ernährung und entsprechend nimmt er in der Ernährung beim Mann eine bedeutendere Rolle als bei der Frau ein. [364] Dabei scheint die Häufigkeit des Fleischverzehrs noch eine größere Rolle zu spielen als die Menge. Zweimal am Tag Fleisch genossen, also z. B. zu Mittag eine Fleischmahlzeit und auf die Nacht noch etwas Wurstwaren, erhöhte deutlicher das Risiko für ein Kolonkarzinom, als wenn die gleiche Fleischmenge in einer Mahlzeit verzehrt wurde. [365]

Entzündungsprozesse im Darm sind beim Mann ein größerer Risikofaktor als bei der Frau. Gleichermaßen spielen bei Mann und Frau erhöhte Insulinwerte eine Rolle für das Risiko, an einem kolorektalen Karzinom zu erkranken.

5.13.2 Phytoöstrogene

Deutliche Unterschiede in der Wirkung bei Mann und Frau auf das Risiko und den Verlauf eines kolorektalen Karzinoms zeigten sich durch die Aufnahme von Lignanen. Pflanzliche Lignane sind Östrogene, die v. a. in Europa mit dem Brotverzehr aufgenommen werden. [366] Sie kommern auch in Früchten, Gemüse, ganzen Körnern, Leinsamen, Sesamsamen, Tee, Wein und anderen Lebensmitteln vor. Im Darm entstehen aus ihnen durch Bakterienaktivität die **Enterolaktone und Enterodiole,** die im Körper östrogenartig wirken.

STUDIEN

Wegen der vermuteten Rolle von Östrogenen für die Entwicklung eines kolorektalen Karzinoms und auf die Prognose von Patientinnen mit einem kolorektalen Karzinom wurde die Wirkung von Phytoöstrogenen in zahlreichen Studien untersucht. Bei Männern scheinen sie keinen prognostisch günstigen Einfluss auf das Krebsgeschehen auszuüben, in einigen Studien werden sie sogar mit einem nachteiligen Einfluss auf die Häufigkeit und den Krankheitsverlauf in Verbindung gebracht. Widersprüchliche, d. h. fördernde und hemmende Zusammenhänge ergaben die epidemiologischen Studien bei Frauen, die jedoch auf verschiedene Aspekte zurückgeführt werden können. Oft wurde die Phytoöstrogenaufnahme aufgrund der Gehalte in den einzelnen Lebensmitteln errechnet, aber dann bei der Auswertung nicht berücksichtigt, welche Mengen der einzelnen Lebensmittel z. B. an Leinsamen mit der Ernährung aufgenommen wurden. Also der Gehalt der einzelnen Lebensmittel an Lignanen wurde bestimmt und durch deren Addition ihre Gesamtaufnahme errechnet. Für die Auswertung spielte dann also keine Rolle mehr, in welcher Form bzw. in welchen Lebensmitteln die Lignane vorgelegen haben und in der sie aufgenommen worden sind.

Weiterhin kann eine Verstopfung den Gehalt der Enterolaktone und Enterodiole im Blut erhöhen, da dann mehr von ihnen resorbiert wird. In diesen Fällen kann die Verstopfung für das Risiko eines kolorektalen Karzinoms ausschlaggebender sein als die aufgenommenen Enterolignane. Wenn dieser Faktor in den epidemiologischen Studien bei Frauen nicht berücksichtigt wird, kann es auch hier zu Fehlinterpretation hinsichtlich der antitumoralen Rolle der Enterolignanen kommen.

Insbesondere bei übergewichtigen postmenopausalen Frauen wurde wiederholt ein risikoerhöhender Zusammenhang mit hohen Plasmawerten von Enterolaktonen beobachtet. [367] Für die tägliche Ernährungspraxis kann dies ein Hinweis sein, dass ein träger Darm in diesen Fällen unbedingt mit Ballaststoffen angeregt werden und evtl. weniger Brot, v. a. kein Weißbrot, mehr gegessen werden sollte.

Auch bei Raucherinnen korrelierte ein hoher Enterodiolgehalt im Blut mit einem erhöhten Risiko. [367]

Beim Mammakarzinom wurde dagegen eine günstige Wirkung auf die Prognose durch hohe Werte von Enterolaktonen im Blut festgestellt, wenn diese durch die Aufnahme von Lignanen in Form von Leinsamen in Verbindung mit Ballaststoffen gebildet wurden. Vergleichbare Ergebnisse konnten hinsichtlich des Kolonkarzinoms in zahlreichen Tierversuchen aufgezeigt werden, sodass wir auch bei Frauen eine günstige Wirkung von Leinsamen auf das Risiko und die Prognose hinsichtlich eines Kolonkarzinoms annehmen.

TIPP

Leinsamen regen durch ihre Ballaststoffe den Darm in seiner Aktivität an und könnten so in Verbindung der Anregung der Darmbakterien und der phytoöstrogenen Eigenschaften antitumoral auf ein kolorektales Karzinom wirken.

Milch und Milchprodukte

TIPP

Auch Milch enthält Lignane, aber ihre antitumorale Wirkung beim Kolonkarzinom kann wohl nicht allein hierauf zurückgeführt werden. Für die antitumorale Wirkung der Milch beim Kolonkarzinom können bis heute wissenschaftlich keine einzelnen Inhaltsstoffe verantwortlich gemacht werden.

Der Genuss von **Milch** und **Milchprodukten** reduziert in der Regel das Risiko für ein kolorektales Karzinom, v. a. beim Mann und weniger ausgeprägt bei der Frau. [368] In der Auswertung der Adventisten-Studie 2 mit über 60000 Teilnehmern zeigten die Lacto-Vegetarier eine deutliche Risikominderung. Zahlreiche andere Studien belegen ebenfalls die protektive Wirkung von Milch und Milchprodukten (Joghurt, Käse, Rahm, Sauerrahm und Butter) gegenüber einem kolorektalen Karzinom.

Besonders wirksam gegen ein Kolonkarzinom scheinen die **Molkeneiweiße** zu sein. Bei der Käseherstellung fällt das Kasein aus, das dann zu Käse verarbeitet wird. Übrig bleibt als „Abfallprodukt" die Molke, welche die Molkeneiweiße enthält.

STUDIEN

Nicht nur zahlreiche Tierversuche belegen, dass Molkeneiweiß oder das hieraus isolierte **Laktoferrin** ein chemisch induziertes Kolonkarzinom verhindern kann, auch mehrere klinische kontrollierte Studien zeigen die deutlich antitumorale Wirksamkeit von Molkeneiweiß und Laktoferrin auf das Kolonkarzinom auf. Laktoferrin wurde in eine Dosierung von 250 mg täglich Patienten mit einem metastasierenden Kolorektalkarzinom während einer Chemotherapie mit 5-FU und Leucovorin-Calcium gegeben. Die Dosierung entspricht etwa der Menge von 2 l Molke täglich. Alle wesentlichen Parameter wie Anämie, Hb-Werte und rote Blutzellen sowie verschiedene immunologische Parameter sowie die Nebenwirkungen der Chemotherapie auf Leber und Nierenwerte wurden deutlich verbessert im Vergleich zu reinen Chemotherapie-Gruppe. [369] In einer anderen klinischen kontrollierten Studie mit 104 Patienten wurde das Wachstum von kolorektalen Polypen unter der Verabreichung von Laktoferrin bestimmt. In einer Dosierung von 3,0 g Laktoferrin täglich wurde das Wachstum der Polypen gehemmt. [370] In zwei weiteren klinischen kontrollierten Studien mit 48 und 77 Patienten mit Kolonkarzinom wurde die Wirkung von Molkeneiweiß auf funktionale Fähigkeiten vor und nach einer Operation geprüft. Die Patienten erhielten 4 Wochen vor der und 4 oder 8 Wochen nach der Operation Molkeneiweiß als Ergänzung zur täglichen Ernährung. Eine deutliche Besserung in der Gehleistung gegenüber der Kontrollgruppe wurde bereits vor der Operation erreicht und diese verbesserte sich noch nach der Operation. [371, 372] Schließlich wurde in einer weiteren klinischen kontrollierten Studie die Wirkung von Laktoferrin in der Dosierung von 200 mg täglich als Supplement zur Ernährung auf die Hämoglobin-Werte bei Anämie von Patienten mit fortgeschrittenen Krebserkrankungen, darunter 11 Kolonkarzinomfälle, geprüft. Die Hämoglobinwerte erhöhten sich bei diesen Patienten in gleicher Weise wie bei denen, die Eisen intravenös in Verbindung mit Erythropoietin erhalten hatten. [373]

In all diesen Studien wurde also nicht Molke getrunken, sondern allein deren Eiweißfraktion oder hiervon das Laktoferrin eingenommen. Gebräuchlich ist die Einnahme von Molkeneiweiß bei Bodybuildern, um den Muskelaufbau zu fördern. Hierbei werden aber beträchtlich höhere Mengen an Molkeneiweiß aufgenommen, als in den hier angegebenen Studien eingesetzt wurden.

Fisch

Auch bei Veganern, die Fische essen, aber keine Milchprodukte zu sich nehmen, reduzierte sich die Häufigkeit in der Adventisten-Studie deutlich. Bei regelmäßigem Verzehr von Fisch mit seinem hohen Gehalt an Omega-3-Fettsäuren sank das Risiko um 50 %.

TIPP

Der Patient mit einem kolorektalen Karzinom sollte also mindesten einmal wöchentlich einen fetthaltigen Fisch, wie z. B. Lachs oder Hering als Hauptmahlzeit verzehren

Kohlenhydrate

Getreide und hierunter wiederum der **Roggen** als ganzes Korn weist nicht nur einen hohen Gehalt an Lignanen, sondern auch an Ballaststoffen auf, was besonders wichtig zur Vermeidung eines kolorektalen Karzinoms ist. Eine hohe Aufnahme von Ballaststoffen reduzierte um 40 % das Risiko für ein kolorektales Karzinom. Häufiger Verzehr von Nudeln, Kartoffeln und Reis erhöhte das Risiko, dagegen trug brauner Reis zur Reduktion bei.

Fleisch und Fleischprodukte

Im Gegensatz zum Nierenkarzinom, bei dem alle Fleischarten einschließlich Geflügelfleisch das Krebsrisiko erhöhen, erweist sich **Geflügelfleisch,** jedoch ohne Haut genossen, beim Kolonkarzinom als risikomindernd oder übte keinen Einfluss auf die Prognose aus. Risikoerhöhend wirkten hingegen Fleisch von Rind, Kalb, Schwein Lamm, Büffel, Pferd und Ziege wie bei vielen anderen Tumorarten auch.

STUDIEN

In Europa kam die groß angelegte epidemiologische Mammutstudie, die EPIC-Studie (European Prospective Investigation into Cancer and Nutrition)", bei der mehr als 500000 Personen in zehn Ländern im Hinblick auf ihr Krebsrisiko einschließlich des kolorektalen Karzinoms ausgewertet wurden zum gleichen Ergebnis wie die Studien beim Mammakarzinom. Im Vergleich zu Personen, die weniger als 20 Gramm Fleisch pro Tag verzehrten, hatten Personen, die Fleisch in großen Mengen aßen, ein doppelt so hohes Risiko, an einem kolorektalen Karzinom zu erkranken. Wie bereits ausgeführt (➤ 1.3), gab am 26. Oktober 2015 die Welt Gesundheitsorganisation ein Kommuniqué heraus, das darauf hinwies, dass rotes Fleisch und verarbeitetes Fleisch wie Hot Dogs, Schinken Würste, Corned Beef und andere Fleischzubereitungen wie z. B. in Saucen das Risiko für ein kolorektales Karzinom deutlich erhöhen. Die Experten der WHO errechneten, dass der tägliche Verzehr von 50 Gramm einer Fleischportion pro Tag das Risiko für ein kolorektales Karzinom um 18 % erhöhe. Hiermit wurde nun auch behördlich die krebserregende Wirkung von reichlichem Fleischverzehr auf das Kolon festgehalten und löste zahlreich kontroverse Diskussionen in den Medien aus. Dies obwohl die ersten Erkenntnisse hierzu mehr als 15 Jahre zurückliegen und somit zumindest in Fachkreisen schon lange bekannt waren.

Besonders gravierend wirkt sich in der Ernährung die Kombination **von tierischem Fett** mit **Fleischeiweiß,** wie es im roten Fleisch vorliegt, aus. Aus Studien mit Tieren können wir folgern, dass tierisches Fett in Verbindung Fleischeiweißen in der Ernährung das Risiko für ein Kolonkarzinom deutlich erhöhen kann. Ist der tierische Fettanteil in der Ernährung hoch und wird dieser zusammen mit Fleischeiweiß gegessen z. B. in Form eines Beefsteaks, dann veränderte dies auf die Dauer nicht nur nachteilig das Mikrobiom, also die Bakterienzusammensetzung im Kolon, sondern führte auch zu Stoffwechselveränderung im Sinne eines metabolischen Syndroms, also mit Verfettung der Leber, Insulinresistenz, Dyslipidämie, Hypercholesterinämie und einer systemischen Entzündungstendenz im Organismus. Tiere, die statt Fleischeiweiß pflanzliches Eiweiß (Soja) oder Milcheiweiß (Casein) mit dem tierischen Fett im Futter erhielten, zeigten keine vergleichbaren Stoffwechselveränderungen. [374] Dies wurde auch durch die Nurse Health Study bestätigt, indem sich hier das Risiko parallel zum steigenden Fettgehalt des roten Fleisches bis über das Zweifachen für ein Kolonkarzinom erhöhte, wenn dieses über längere Zeit gegessen wurde. [375] Auch hier zeigt sich, dass es weniger auf den Fettgehalt insgesamt in der Ernährung ankommt als vielmehr auf das tierische (Fleisch-)Fett in Verbindung mit Fleischverzehr. Epidemiologische Studien, die nur den Fettgehalt der Ernährung bestimmen, aber nicht deren Qualität und dies ohne Zusammenhang mit dem Fleischverzehr ihrer Studienteilnehmer können dann zum Ergebnis kommen, dass eine fettarme Ernährung keinen Einfluss auf das Krebsrisiko hätte.

GUT ZU WISSEN

Die Wirkungen von Fleischeiweiß, Milcheiweiß und Sojaeiweiß in Verbindung mit tierischem Fett – außer Milchfett – können auf den Stoffwechsel also extrem unterschiedlich ausfallen, wie Tierversuche nahelegen.

Obst und Gemüse

Hinsichtlich der antitumoralen Bedeutung von Obst und Gemüse besteht nach der wiederholt erwähnten EPIC-Studie (European Prospective Investigation into Cancer and Nutrition) ein Unterschied zwischen Kolon und Rektum.

- **Gemüse:**
  - Hinsichtlich des **Rektumkarzinoms** erwies sich grünes blättriges Gemüse wie z. B. Spinat und Blattsalat als schützend vor einer Krebserkrankung. Diese protektive Wirkung stieg mit der Vielfältigkeit der aufgenommenen Gemüsearten dann noch an.
  - Beim **Kolonkarzinom** ist die Ernährung ebenfalls mit grünen blättrigen Gemüsearten, weiterhin mit Melonen, Kohlarten, Zwiebeln, Knoblauch, Karotten, Brokkoli, Sellerie, Petersilie antitumoral wirksam, dagegen weniger Bohnen, überhaupt Hülsenfrüchte.
- **Obst:** Unter den Früchten verminderten hier v. a. Beeren, Zitrusfrüchte und Äpfel, auch in Form von frischen ungezuckerten Fruchtsäften, das Krebsrisiko. Die Zitrone ist hier weniger von Bedeutung als im Mund-, Rachen- und Atmungsbereich. Insgesamt sind die Resultate mit Früchten nicht so überzeugend wie beim Gemüseverzehr. [194] Insbesondere bei übergewichtigen Männern reduzierte sich das Risiko für ein Kolonkarzinom um 56 % bei reichlichem Gemüseverzehr! [376] Bei Frauen waren es v. a. die normalgewichtigen, die am besten auf eine gemüse- und obstreiche Diät ansprachen. [377]

Gewürze

Schließlich darf der Hinweis auf **Kurkumin** hier nicht fehlen. Große gezielte epidemiologische Untersuchungen fehlen hierzu, alle In-vitro-, In-vivo- und kleinere klinische Studien weisen jedoch auf seine antitumorale Wirksamkeit bei kolorektalem Karzinom hin.

Kaffee, Tee, andere Getränke und Alkohol

Das Trinken von **Kaffee** kann beibehalten werden, da sich 2–3 Tassen Kaffee risikomindernd bei dieser Tumorlokalisation, insbesondere beim Kolonkarzinom, auswirken

Mehr als ein Glas eines **alkoholischen Getränks** erhöht das Risiko. Rotwein-Polyphenole wie Resveratrol wirken jedoch auf das Kolonkarzinom antitumoral – und so können täglich auch zwei Gläser Rotwein bedenkenlos genossen werden.

Schwarztee und **Grüntee** zeigten in den meisten Studien ebenfalls eine protektive Wirkung.

Salz

Auffällige Studienergebnisse liegen für die Rolle von Salz beim Kolonkarzinom vor. Wurden **viel gesalzene Speisen** gegessen, erhöhte sich das Risiko für ein Kolonkarzinom um das Dreifache gegenüber einem geringen Salzverzehr. [376, 378] Bei diesen Auswertungen wurden andere beeinflussende Faktoren wie Alter und Übergewicht berücksichtigt und ausgeschlossen. Gleichwohl ist ein hoher Salzverzehr meist mit Übergewicht vergesellschaftet und inwieweit der Salzverzehr ein unabhängiger Risikofaktor für ein Kolonkarzinom ist, lassen wir hier offen. Ansonsten zeigte sich, dass auch das Magenkarzinom, Brustkarzinom und Nierenzellkarzinom mit erhöhtem Salzverzehr einhergehen, allerdings weniger deutlich als beim Kolonkarzinom.

Gewürze

Kurkuma wurde in mehreren klinischen Pilotstudien auf seine antitumorale Wirksamkeit beim Kolonkarzinom und seinen präkanzerösen Vorstufen geprüft. Dabei wurden bis maximal 3,6 g Kurkumin pro Tag eingenommen. Kurkumin konnte in pharmakologischen wirksamen Mengen im der Darmschleimhaut der Patienten nachgewiesen werden. Die Entzündungsmarker Prostaglandin E2 in den Leukozyten der Patienten gingen unter der Einnahme des Gewürzes zurück.

Bei Patienten mit Kolonpolypen nahm unter einer sechsmonatigen Einnahme von Kurkumin die Anzahl und Größe ab.

Auch mit **Ingwer** sind einige klinische Pilotstudien bei Menschen im Hinblick auf seine antitumorale Wirkung beim kolorektalem Karzinom durchgeführt worden. Die Entzündungsmarker COX-1 und Prostaglandin E2 wurden bei Risikopatienten erniedrigt.

In Tierversuchen verhinderte Ingwer die Entwicklung von Kolonkarzinomen. [379]

Für **andere Gewürze** wie Thymian, Oreganum, Zinnamon und Rosmarin liegen nur anekdotische Berichte zu ihrer antitumoralen Wirkung beim Menschen vor. In Zellkulturen konnte jedoch deren krebshemmende Wirkung auf Kolonkarzinomzellen bestätigt werden.

5.13.3 Zusammenfassende Übersicht

- Beim **Mann** sind mehr der Fett-, Fleisch- und Zuckerstoffwechsel in Verbindung mit Übergewicht die wichtigsten Risikofaktoren für ein kolorektales Karzinoms. Risikoerhöhend kommt noch eine Entzündung im Darm hinzu. Diese Faktoren spielen insgesamt bei der Frau eine geringere Rolle, müssen aber gleichwohl in der Ernährung berücksichtigt werden.
- Bei **Frauen** nehmen hormonelle Einflüsse eine größere Rolle ein. Die Aufnahme von Phytoöstrogenen in Verbindung mit Ballaststoffen kann hier das Risiko zusätzlich erniedrigen und bei einer Erkrankung die Prognose verbessern.

Insgesamt sind die Streuungen der Ergebnisse groß, so dass letztendlich die Entscheidung hinsichtlich der Ernährung individuell gefällt werden muss. Körperliche Aktivität, Rauchen, Alkohol und eine geistige Ausrichtung sind weitere Faktoren, die bei Ernährungsumstellungen ebenfalls berücksichtigt werden müssen.

5.13.4 Empfehlungen für den Menüplan beim Kolonkarzinom

EMPFEHLENSWERT

- Roggenbrot
- Ballaststoffe
- Fisch
- Knoblauch, Zwiebel, Spinat, Brokkoli, Salat, Tomatenprodukte, Sellerie, grünes Blattgemüse, Schnittlauch, Bohnen, Erbsen, Linsen
- Milch und Milchprodukte – fettarm? (Joghurt, Käse, Rahm, Sauerrahm und Butter)
- Kohlarten
- Grüntee, Schwarztee
- Äpfel
- Rotwein
- Blaubeeren (Heidelbeeren)
- Walnuss
- Honig?
- Kartoffeln
- Getrocknete Bohnen, getrocknete Früchte
- Geflügel
- 1–3 Tassen Kaffee
- Olivenöl
- Leinsamen, Sesamsamen bei Frauen
- Beeren wie z. B. Himbeere
- Kurkumin, Ingwer
- Naturreis

MEIDEN ODER REDUZIEREN

- Rotes Fleisch
- Konservierte Lebensmittel tierischen oder pflanzlichen Ursprungs – außer getrocknete Früchte und Bohnen
- Weizenbrot, Nudeln
- Zuckergesüßte Getränke
- Rauchen
- Käse?
- Pilze
- Zitrusfrüchte (Männer)
- Griechischer Joghurt (enthält keine Molkeneiweiße)

- Eier
- Früchte?
- Gesalzene Speisen
- Alkohol
- Ingwer bei Darmblutungen
- Karotten (Männer)

5.13.5 Empfehlungen für den Menüplan beim Rektumkarzinom

EMPFEHLENSWERT

- Grünes Blattgemüse
- 1–3 Tassen Kaffee, auch koffeinfreier Kaffee
- Früchte
- Linsen, Erbsen
- Schwarztee

MEIDEN ODER REDUZIEREN

- Fleisch
- Eier
- Bohnen
- Getreide
- Alkohol

5.14 Leberkarzinom

Im Gegensatz zu den Karzinomen des Kopfes und des Atemtraktes spielen für die Leber nicht Früchte, sondern allein **Gemüse** in der Ernährung die entscheidende Rolle zur Reduktion des Risikos für ein Karzinom oder eines Rückfalles.

STUDIEN

Zahlreiche epidemiologische Studien kommen übereinstimmend zum Schluss, dass Gemüseverzehr antitumoral in der Leber wirkt, während Früchte hierzu nicht beitragen.

Dies bedeutet nicht, dass Patienten mit einem Leberkarzinom nun ganz auf Früchte verzichten sollen, sondern allein, dass in der täglichen Ernährung Gemüse Teil des Speiseplans sein sollte, nicht unbedingt Früchte.

- **Gemüse und Gewürze:** Sellerie, Pilze, Spinat, Zwiebeln, Spargel, Salate, Karotten, Kohl, Schnittlauch und Gewürze wie Pfefferminze, Thymian, Rosmarin, Petersilie und vermutlich auch Kurkumin wirkten antitumoral.
- **Fleischverzehr** zeigte hier keinen Einfluss auf die Häufigkeit des Auftretens von Leberkarzinomen. Auch hieraus sollte nicht geschlossen werden, dass nun ungehemmt Fleisch gegessen werden könnte. Die Studienergebnisse beziehen sich auf den gewöhnlichen normalen Verzehr von Fleisch ein- bis dreimal die Woche.
- **Kaffeegenuss** von 1–3 Tassen pro Tag muss nicht eingeschränkt werden. Mehrere Studien, die zu der Rolle des Kaffeegenusses hinsichtlich eines Leberkarzinoms durchgeführt worden sind, kommen zu dem Schluss, dass hiermit das Auftreten eines Leberkarzinoms reduziert wird. Mäßiger Genuss von Rotwein im Zusammenhang mit einer sogenannten mediterranen Ernährung reduzierte ebenfalls das Risiko. Bei der mediterranen Diät wird v. a. dem Olivenöl eine wichtige Rolle bei der krebsprotektiven Wirkung zugeschrieben.
- Regelmäßiger **Fischverzehr** wird in Studien als günstig zur Prävention eines Leberkarzinoms beurteilt. Besonders übergewichtigen Menschen ist dies zu empfehlen, da sie gemäß einer epidemiologischen Studie hiervon am meisten profitieren.
- **Milch und Käse** erhöhten das Risiko, während Joghurt keinen Einfluss hatte. Wie bei fast allen Empfehlungen zur Karzinomprävention ist auch hier der Genuss von Grüntee mit einzubeziehen.
- **Rauchen und Alkohol** erhöhen auch in der Leber das Risiko für eine bösartige Gewebsentartung.

Es gelten folgende Empfehlungen für den täglichen Menüplan beim Leberkarzinom (➤ Kasten).

EMPFEHLENSWERT

- Gemüse (Früchte zeigten keinen oder nur einen geringfügigen Einfluss auf das Krebsrisiko): Karotten, Spinat, Pfeffer, Kohl, Pfefferminze, Thymian, Rosmarin, Oregano, Petersilie, Zwiebeln, Sellerie, Spargel
- Rotwein
- Nüsse
- Kaffee
- Fisch
- Joghurt
- Grüntee
- Olivenöl
- Fleisch: geringfügig risikomindernd oder keinen Einfluss

MEIDEN ODER REDUZIEREN
- Milch und Käse?
- Bier, Spirituosen
- Rauchen
- Milchprodukte(?), Käse(?), aber nicht Joghurt

5.15 Bronchialkarzinom

Auch beim Lungenkarzinom müssen wir zwischen **Plattenepithel-** (Squamous cell carcinona) und **Drüsenepithelkarzinom** (Adenokarzinom) unterscheiden – die weiteren histologischen Karzinomtypen der Lunge kommen seltener vor und vernachlässigen wir hier.

5.15.1 Risikofaktoren

Das Plattenepithelkarzinom der Lunge tritt häufig in Zusammenhang mit **Rauchen** auf. Diese Patienten sind meist schlanker als Patienten mit Drüsenepithelkarzinom der Lunge. Überhaupt scheint Übergewicht das Risiko für die Entwicklung eines Bronchialkarzinoms nicht zu erhöhen, sondern es konnte eher eine umgekehrte Beziehung festgestellt werden. Dies ist deutlich bei Rauchern der Fall. Entscheidender als der BMI für das Risiko eines Bronchialkarzinoms ist der Hüftumfang, mit dem das Bauchfett bestimmt wird. Ist der Hüftumfang im Verhältnis zum Body-Mass-Index hoch, dann stieg das Risiko für ein Bronchialkarzinom deutlich an.

Beim Plattenepithelkarzinom wie auch beim Drüsenepithelkarzinom entwickelt sich mit Fortschreiten der Erkrankung **oxidativer Stress,** worauf erhöhte Werte von Malonaldehyd und Nitrite im Blut der Patienten hinweisen. Malondaldehyd entsteht im Fettstoffwechsel, wenn sich hier vermehrt Sauerstoffradikale als Peroxide bilden können, Nitrite hingegen deuten dagegen auf einen gestörten Eiweißstoffwechsel, der diese Radikale vermehrt aufweist. Bedeutsam ist, dass diese Radikalbildung v. a. im Zusammenhang mit einem Plattenepithelkarzinom entsteht, dagegen weniger in Verbindung mit einem Adenokarzinom der Lunge. Somit ist zu erwarten, dass insbesondere das Plattenepithelkarzinom günstig auf eine antioxidative Ernährung anspricht, worauf wir noch eingehen werden.

GUT ZU WISSEN
Beim Lungenkarzinom tritt häufig im Verlauf der Erkrankung ein Gewichtsverlust ein. Hier braucht es spezielle Ernährungsmaßnahmen, um das Gewicht zu stabilisieren.

5.15.2 Einfluss der Ernährungsweise und Nahrungsmittel

Je nach histologischem Typ des Karzinoms reagiert der Patient unterschiedlich auf einzelne Nahrungsmittel, auch sein Geschlecht und v. a., ob der Patient noch raucht oder geraucht hat, spielt bei der antitumoralen Wirkung der Lebensmittel eine entscheidende Rolle. Dabei können die einzelnen Lebensmittel je nach bestimmten Faktoren, wie z. B. Geschlecht, unterschiedlich auf den Krankheitsverlauf wirken. Diese Unterschiede zeigen sich jedoch nicht so deutlich in den epidemiologischen Studien, sodass wir hierauf nicht näher eingehen werden. Insgesamt ergibt sich hinsichtlich der antitumoralen Wirkung von Lebensmitteln beim Lungenkarzinom ein sehr facettenreiches Bild und wichtige Fragen sind hierzu ungenügend untersucht.

Fleisch, Fisch und Eier

Wie bei vielen anderen Tumorarten erhöhen Fleisch und Eier auch das Risiko für ein Lungenkarzinom, sie erweisen sich zudem als nachteilig für die Prognose von Bronchialkarzinompatienten mit. Dies trifft insbesondere auf **rotes Fleisch** und verarbeitetes Fleisch zu. Aber auch **weißes Fleisch,** d. h. Fleisch vom Huhn wirkte in einigen Studien risikoerhöhend, wobei vermutlich andere Faktoren, wie der reichliche gleichzeitige Verzehr von Milchprodukten und/oder Kartoffeln wie auch von Brot, hierbei die Risikoerhöhung mitbeeinflusst haben könnten. Je nach Patient, je nach dem Zusammenwirken verschiedener Nahrungsmittel und deren Zubereitung muss bei der Beurteilung der Ernährungsweise eines an einem Bronchialkarzinom erkrankten Patienten weiter differenziert werden.

Der Verzehr von **Fisch** wirkte sich in der Regel für das Risiko wie auch für die Prognose günstig aus. Diese Wirkung wird v. a. dem hohen Gehalt an Omega-3-ungesättigten Fettsäuren in Fischen zugeschrieben.

Früchte

In der EPIC-Studie (European Prospective Investigation into Cancer and Nutrition) und in anderen Studien wurde bei Rauchern festgestellt, dass eine Vielfalt von Früchten und Gemüsearten das Risiko eines Plattenepithelkarzinoms stärker reduziert als dasjenige eines Drüsenepithelkarzinoms. [380, 381]

GUT ZU WISSEN

Besonders Früchte wirken antitumoral bei Rauchern mit einem Lungenkarzinom; in verschiedenen Studien zeigten sie sogar allein eine deutlich antitumorale Wirkung, während Gemüse das Krankheitsgeschehen nicht beeinflusste. [382]

Die spezifische Wirkung von Früchten auf das **Plattenepithelkarzinom** könnte auf ihre ausgesprochenen antioxidativen Eigenschaften zurückzuführen sein, da bei dieser Tumorart der oxidative Stress besonders hoch ist. Bei Nicht-Rauchern wurden oft keine entsprechenden Unterschiede bei der antitumoralen Wirkung von Früchten und Gemüse zwischen den beiden histologisch unterschiedlichen Krebstypen gesehen. Dies wurde v. a. in den Ländern festgestellt, in denen wegen des warmen Klimas wenig Wintergemüse gegessen wird. Dagegen zum Beispiel in Schweden, wo viel Wintergemüse gegessen wird, z. Teil auch als Salat, und im allgemeinen weniger Früchte als in warmen Ländern, erwies sich der Gemüseverzehr als bedeutend stärker risikomindernd gegenüber einem Bronchialkarzinom. Dies traf sowohl für Raucher als auch Nichtraucher zu. [383] Es sollte also bei allen Studien zwischen einzelnen Gemüsearten unterschieden werden und zudem noch, wie sie zubereitet wurden, um Empfehlungen aus den epidemiologischen Studien ableiten zu können. Widersprüchliche Studienergebnisse könnten dann evtl. aufgeklärt werden.

Die Früchte, die am deutlichsten die Krebsinzidenz für Drüsenepithelkarzinome wie auch Plattenepithelkarzinome in den epidemiologischen Studien verringerten, waren **Äpfel** und überhaupt **Früchte** der **Rosazeen.** [384, 197] Trat bei einem bei Raucher ein Drüsenepithelkarzinom auf – ein Plattenepithelkarzinom wäre beim Raucher eher zu erwarten –, erwies sich ein hoher Verzehr an Äpfeln und anderen Früchten der Rosazeen als besonders risikomindernd. [102] Bei Plattenepithelkarzinomen von Rauchern wirkten zudem noch speziell **Zitrusfrüchte,** täglich verzehrt, als tumorprotektiv, dagegen nicht gegenüber einem Drüsenepithelkarzinom. [150] Patienten mit einem Drüsenepithelkarzinom sollten daher den Verzehr von Zitrusfrüchten einschränken. [385]

Gemüse

STUDIEN

In zahlreichen Studien sind die Studienergebnisse zur tumorprotektiven Wirkung von Gemüse hinsichtlich eines Lungenkarzinoms widersprüchlich. Aus den Studien ziehen wir den Schluss, dass eigentlich v. a. grüne blättrige Gemüsearten wie Salate sowie grünes Wintergemüse antitumorale Wirkungen ausüben. Außerdem reduzieren Karotten und Tomaten in zahlreichen Studien das Risiko für ein Lungenkarzinom. Wenn in den Studien das Gemüse keine antitumorale Wirkung beim Bronchialkarzinom zeigte, könnte dies auf das Fehlen und die geringe Vertretung dieser pflanzlichen Lebensmittel zurückgeführt werden. Beim Drüsenepithelkarzinom von Nicht-Rauchern scheinen zudem Bohnen und Erbsen, wenn sie einmal wöchentlich gegessen werden, antitumorale Eigenschaften aufzuweisen. [385]

In **Nordeuropa** wirkte der Gemüseverzehr von **Salaten** und **gekochtem Wintergemüse** deutlich antitumoral beim Lungenkarzinom. Bei reichlichem Verzehr von Kohlarten wurde in einer holländischen epidemiologischen Studie eine Risikoreduktion von 50 % erreicht, Lungenkarzinome traten also in dieser Gruppe nur halb so häufig auf im Vergleich zu den Studienteilnehmern, die am wenigsten dieses Gemüse verzehrt hatten. [381]

In **südeuropäischen** oder vorderasiatischen Ländern, wo wenig oder kein gekochtes Wintergemüse zur Verfügung steht, sind dann nur die **Salate** tumorprotektv wirksam. [382] In diesen Ländern führte sogar reichlicher Verzehr von gekochtem Gemüse, also ohne Wintergemüse, zu einer Erhöhung des Risikos für ein Lungenkarzinom. [382, 386] Dies soll nicht zu einer Reduktion des Gemüseverzehrs verführen, sondern dazu anregen, dass Wintergemüse wie die verschiedenen Kohlarten und Brokkoli neben dem täglichen Salatverzehr das ganze Jahr über genossen werden sollten. Die antitumorale Wirkung von gekochtem Gemüse gegenüber einem Lungenkarzinom könnte also davon abhängen, wie stark hierbei Wintergemüsearten berücksichtigt sind, da sie unter den Gemüsearten am deutlichsten das Risiko für ein Lungenkarzinom erniedrigten. [381] Bei Studien, in denen sich nur Früchte als antitumoral gegenüber einem Bronchialkarzinom erwiesen haben, stellt sich die Frage, ob dies auf einen Mangel an gekochten Wintergemüse und Salate in der Ernährung zurückgeführt werden könnte. Einschlägige Studien mit dieser Fragestellung sind bisher nicht durchgeführt worden.

Neben dem Wintergemüse zeigten überhaupt roh gegessenes Gemüse wie Salate, verschiedenes grünes Blattgemüse, Tomaten, Karotten, Gurken zubereitet mit Olivenöl oder Sonnenblumenöl die deutlichste antitumorale Wirkung gegenüber einem Lungenkarzinom. Zudem erwies sich frischer Fisch als antitumoral wirksam. Sojaprodukte verringern das Krebsrisiko bei Nicht-Rauchern.

Kaffee, Tee und Alkohol

Beim Genuss von **Kaffee** spielt wiederum eine entscheidende Rolle, ob gleichzeitig geraucht wird. In diesem Fall wirkt der Kaffeegenuss deutlich risikoerhöhend. Die Wirkung hängt mit dem Koffeingehalt des Kaffees zusammen.

- Entkoffeinierter Kaffee wirkt bei Rauchern oder ehemaligen Rauchern nicht risikoerhöhend.
- Der Nichtraucher kann dagegen 1–2 Tassen täglich seinen Kaffee unbedenklich genießen, wenn er ihn gut verträgt. [387] Höhere Mengen können aber dann auch bei ihm ebenfalls zur Entwicklung eines Lungenkarzinoms beitragen, insbesondere beim Mann. [388]

Unter den Teesorten ist v. a. der **Grüntee** als regelmäßiges Getränk zu empfehlen Er übt eine deutlich tumorprotektive Wirkung auch auf die Lunge aus. [389]

Alkoholische Getränke sind grundsätzlich zu meiden, außer Rotwein. Ein Glas Rotwein pro Tag kann eine deutliche Risikominderung für ein Bronchialkarzinom bewirken. [184]

Getreide und Brot

Anthroposophie

Die anthroposophische Ernährungslehre weist darauf hin, dass pflanzliche Nahrungsmittel je nach dem Teil der Pflanze, wie Wurzel, Kraut, Blüte oder Frucht, der von ihnen zu Nahrungszwecken verwendet wird, entsprechend spezifisch auf den Menschen einwirken. Der Krautteil einer Nahrungspflanze wirkt im Sinne der funktionellen Dreigliederung besonders auf das mittlere, das Rhythmische System des Menschen stärkend. Zu diesen Nahrungsmitteln gehören auch die verschiedenen Getreidearten.

Vollkorngetreide sollte daher zur Stärkung der Lunge jeden Morgen genossen werden. Weißbrot und Gebäck, das leicht verdauliche Stärke enthält und somit die Blutzucker- und Insulinwerte erhöhen, können hingegen eine Krebsentwicklung in der Lunge fördern. Dies trifft insbesondere für das Risiko eines Plattenepithelkarzinoms zu. Erhöhte Insulin- wie auch erhöhte Blutzuckerwerte sind ein unabhängiger Risikofaktor für die Entwicklung eines Lungenkarzinoms.

Kartoffeln

Anthroposophie

Reichlicher Salatgenuss, d. h. insbesondere grünes blättriges Gemüse, welches einerseits sehr viel Chlorophyll und andererseits nach Rudolf Steiner pflanzliches Fett enthält, stärkt die Funktionen der Lunge und erniedrigt das Risiko eines Lungenkarzinoms, wie wir es bereits ausgeführt haben. Umgekehrt schwächt nach Aussagen von Rudolf Steiner reichlicher Kartoffelverzehr die Lungenfunktion und erhöht das Risiko z. B. an einer Lungentuberkulose zu erkranken. [390]

Wir können aufgrund zahlreicher epidemiologischer Studien hinzufügen, dass reichlicher Kartoffelverzehr auch das Risiko erhöhen kann, an einem Lungenkarzinom zu erkranken bzw. die Sterblichkeit von Patienten mit einem Lungenkarzinom erhöhen kann. Verschiedene epidemiologische Studien haben dies in den letzten Jahren bestätigt. [76, 77] In einer Studie erwies sich wöchentlich mehrmaliger Verzehr von Kartoffeln, d. h. mehr als einmal in der Woche, bereits als risikoerhöhend. [391]

Die **risikoerhöhende Wirkung** der Kartoffel für ein Lungenkarzinom, wie sie in einigen Studien aufgezeigt werden konnte, wird naturwissenschaftlich auf die leicht verdauliche Stärke der Kartoffel sowie weiterhin auf besondere Zubereitungsarten der Kartoffel wie Dünsten und Frittieren zurückgeführt. Zum eigentlichen Verständnis für den Zusammenhang einer evtl. **Lungenschwächung** und dem **Kartoffelverzehr** ist aus geisteswissenschaftlicher Sicht ein weiterer Aspekt bedeutsam.

Anthroposophie

Im Sinne der funktionellen Dreigliederung wirken grüne Blätter, überhaupt der Krautteil der Pflanze, gesundend auf Lungen- und Herztätigkeit, also auf das Rhythmische System des Menschen. Die Kartoffel ist eine Knolle, damit eigentlich ein oberirdischer Krautteil, der aber in diesem Falle in der Erde wächst und beim Verzehr vom Organismus irrtümlich als Wurzel eingestuft und dadurch zum Sinnes-Nervensystem eine besondere Beziehung erhält. Das Gehirn wird aber so von der Kartoffel nur einseitig ernährt. Auf der anderen Seite wird das Rhythmische System, also Lunge und Herz, in ihren Funktionen durch häufigen Kartoffelverzehr nicht richtig genährt, da dieses Lebensmittel wohl zu diesem Organ eigentlich eine Beziehung aufweist, aber aufgrund ihrer scheinbar wurzelhaften Knollennatur die Lunge in ihren Funktionen nicht richtig anregen kann.

Eine Wesensbeziehung eines Lebensmittels wie dasjenige der Kartoffel zu bestimmten Organen trifft mehr oder weniger für alle Lebensmittel zu und wird dadurch offenbar, dass sie je nach Organ unterschiedlich auf das Krebsrisiko wirken. Bei keiner anderen Tumorart als diejenige der Lunge sind bisher diese prognostisch ungünstigen Wirkungen eines hohen Kartoffelverzehres so ausgeprägt festgestellt worden. Gleichwohl ist zu berücksichtigen, dass ein Lebensmittel immer im Zusammenhang mit anderen Lebensmitteln, mit denen es gemeinsam oder im vielseitigen Wechsel verzehrt wird, in seiner Wirkung beurteilt werden muss und dabei insgesamt Einseitigkeiten einzelner Nahrungsmittel in der Ernährung ausgeglichen werden können.

Nüsse

Nüsse können den **oxidativen Stress** mindern und damit das Risiko für eine Krebserkrankung der Lunge reduzieren. Insbesondere **Raucher** profitieren hierbei am meisten. Auch der Selengehalt von Paranüssen könnte zur antitumoralen Wirkung beitragen

Milch und Milchprodukte

Epidemiologische Studienergebnisse zum Einfluss von Milch- und Milchproduktekonsum auf die Prognose und Verhinderung eines Bronchialkarzinoms sind **widersprüchlich.** Während die Mehrzahl der Studien eine Risikominderung aufzeigte, wurde in einigen Studien keine und eine positive Beziehung festgestellt. Die widersprüchlichen Resultate lassen sich vielleicht durch folgende Erklärung verstehen.

- Wurden Milch und Milchprodukte **zusammen** mit **Fleisch** mehrmals wöchentlich verzehrt, dann deuten die Studien an, dass hierdurch die risikoerhöhende Wirkung von Fleisch noch deutlich gesteigert

die Milch und die Milchprodukte sehr fetthaltig sind.
wurde. Dies könnte besonders der Fall sein, wenn die Milch und die Milchprodukte sehr fetthaltig sind.

- Wurde dagegen **kaum Fleisch** neben der Milch und den Milchprodukten konsumiert, dann könnte dies ihre tumorprotektive Beziehung erklären, wie sie in der Mehrzahl der Studien gefunden wurde. [382]

Besonders beim kleinzelligen und beim Plattenepithelkarzinom wurden tumorprotektive Wirkungen beim Verzehr von Milch festgestellt. [307] Männer scheinen hierbei besonders zu profitieren. [392]

5.15.3 Gewichtsverlust

Gewichtsverlust tritt im Krankheitsverlauf häufig ein. In diesen Fällen kann eine Supplementierung der Ernährung mit Omega-3-Fettsäuren empfohlen werden. 2, 2 g bis 2, 9 g Fischöl täglich bewirkte in verschiedenen Studien eine Stabilisierung des Gewichtes. In diesem Zusammenhang sollte auch die **Budwig-Diät** erwähnt werden. Johanna Budwig war eine Chemikerin und Apothekerin, die für Krebspatienten einen regelmäßigen Verzehr von Magerquark mit kaltgepressten Leinsamenöl empfahl. Auch Hüttenkäse sollte in dieser Diät berücksichtigt werden. Zu der Kombination von Milcheiweißen und Leinsamenöl gibt es wohl keine klinische oder epidemiologische Studie, die die Wirksamkeit belegen würde, jedoch die erwähnten epidemiologischen Studien zu Omega-3-Fettsäuren allein und die in klinischen Studien festgestellte günstige Wirkung von bestimmten Milcheiweißen, auf die wir bereits beim kolorektalen Karzinom hingewiesen haben, lassen eine günstige Wirkung der Budwig-Diät zur Stabilisierung des Gewichtes auch bei Patienten mit Bronchialkarzinom erwarten. In Tierversuchen erwies sich das Milcheiweiß Lactoferrin gegenüber einem Lungenkarzinom als antitumoral wirksam, indem es die Tumorentzündung und die Blutgefäßversorgung des Tumors hemmte. [393] Auch ein außergewöhnlich günstiger Krankheitsverlauf einer Patientin, die an dem äußerst aggressiven kleinzelligen Lungenkarzinom erkrankt war und neben der üblichen Chemotherapie auch viele andere natürliche Supplemente, u. a. Lactoferrin, erhielt, ist publiziert worden. [394]

5.15.4 Zusammenfassung

Eine Ernährungsweise mit viel Kartoffeln, Fleisch, Eiern und Kaffeegenuss und zusätzliches Rauchen **erhöhen** das **Risiko** für ein Lungenkarzinom deutlich bzw. verschlechtern bei bestehendem Lungenkarzinom die Prognose entscheidend. Konstitutionell kommt risikoerhöhend hinzu, wenn ein an sich nicht übergewichtiger Mensch besonders zu Bauchfett neigt.

Risikomindernd verhält es sich, wenn täglich grünes Blattgemüse, v. a. roh mit Olivenöl angerichtet, genossen wird und Wintergemüse v. a. Kohlgemüse, aber auch Karotten und verarbeitete Tomaten im wöchentlichen Menüplan enthalten sind. Auch Fisch sollte einmal in der Woche berücksichtigt werden. Weiterhin sollte auch täglich eine Walnuss gegessen werden. Früchte wie Äpfel sowie andere Früchte der Rosazeen wirken ebenfalls risikomindernd. Unter den Kräutern ist besonders für Salbei eine antitumorale Wirkung in den epidemiologischen Studien festgestellt worden.

Beim **Drüsenepithelkarzinom** zeigten noch Bohnen und Linsen antitumorale Eigenschaften. Beim **Plattenepithelkarzinom** ist noch speziell mehrmals wöchentlicher Genuss von Zitrusfrüchten sowie zum Verzehr von Milch bei Männern zu empfehlen.

5.15.5 Empfehlungen für den Menüplan

EMPFEHLENSWERT

- Salate und rohes grünes Gemüse
- Getreide
- Vor allem grünes Wintergemüses wie Kohlgemüse, Grünkohl, Brokkoli, weiterhin Kürbis Karotten, Spinat, Sellerie, Schnittlauch
- Soja
- Früchte: Äpfel, Pflaumen, Preiselbeeren (vor allem Drüsenepithelkarzinom)
- Grüntee
- Olivenöl, Sonnenblumenöl
- Zitrusfrüchte (nur bei Plattenepithelkarzinom der Lunge und v. a. bei Rauchern)
- Tomatenprodukte
- Haselnüsse, Pistazien, Walnüsse, Mandeln, Paranüsse
- Erbsen, Linsen (nur bei Adenokarzinom der Lunge)
- Rotwein
- Salbei
- Milch und Milchprodukte wie Hüttenkäse, Käse, Magerquark

5

MEIDEN ODER REDUZIEREN

- Kaffee koffeinhaltig
- Rindfleisch, Schweinefleisch
- Helles Brot, Snacks
- Reis
- Milch und Milchprodukte in Verbindung mit Fleischkonsum
- Beeren?
- Kartoffeln mehr als ein- bis zweimal wöchentlich
- Alkoholische Getränke außer Rotwein
- Butterschmalz
- Margarine

5.16 Magenkarzinom

Die Häufigkeit, an einem Magenkarzinom zu erkranken, nimmt mit dem höheren Alter zu und übertrifft zahlreiche andere Tumorarten wie z. B. das Nierenkarzinom oder Melanom. Während das Kardiakarzinom des Magens, das am Mageneingang entsteht, in den die Speiseröhre mündet, in den letzten Jahren stark zugenommen hat, ist das distale Magenkarzinom in den letzten Jahrzehnten zunehmend seltener diagnostiziert worden.

Das distale Nicht-Kardiakarzinom tritt bei Männern etwa doppelt so häufig auf wie bei Frauen, während das Kardiakarzinom etwa gleich oft bei Männern und Frauen vorkommt. Dies war nicht immer so. Im Jahre 1992 würde auch das Kardiakarzinom bei Männern viel häufiger diagnostiziert als bei Frauen. [395] Wir vermuten, dass die epidemische Ausbreitung von Übergewicht bei Frauen zu dieser Steigerung an Kardiakarzinomen beigetragen hat. Östrogene scheinen bei Frauen dagegen einen gewissen Schutz gegen das distale Magenkarzinom zu ermöglichen. Entsprechend wirken auch orale Kontrazeptiva hier tumorprotektiv bei Frauen. [396] Auch Männer, die sich wegen eines Prostatakarzinoms einer Östrogenbehandlung unterziehen, erkranken ebenfalls selten am Kardiakarzinom. [397]

5.16.1 Risikofaktoren

Das Risiko, an einem kardial gelegenen Magenkarzinom zu erkranken, steigt deutlich bei einem BMI von 27 und darüber an, also bei Übergewicht. Andererseits tritt es aber auch bei Untergewicht vermehrt auf, jedoch heute bedeutend seltener. Hier verläuft das Risiko in Beziehung zum Gewicht in einer U-Form mit ungleichen Schenkeln nach oben. [398] Eine Helicobacter-pylori-assoziierte chronische Gastritis, also eine Entzündung der Magenschleimhaut erhöht das Risiko für das distale Nicht-Kardiakarzinom, jedoch nicht für das Kardiakarzinom. [399] Die erhöhte Häufigkeit in Verbindung mit einem Helicobacter-pylori-Befund lässt sich durch Verzehr von Knoblauch deutlich reduzieren. [400]

Wenn über drei Jahre und länger regelmäßig Aspirin eingenommen wird, erkranken diese Menschen seltener am Magenkarzinom. Dies könnte ebenfalls auf die kanzerogene Rolle von Entzündungen beim Magenkarzinom hinweisen.

5.16.2 Einfluss der Ernährungsweise und Nahrungsmittel

STUDIEN

Ernährung und Genussmittel spielen eine bedeutsame Rolle für die Entstehung eines Magenkarzinoms In der EPIC-Studie (European Prospective Investigation into Cancer and Nutrition) konnte das Risiko für ein Nicht-Kardiakarzinom um 47 %, für das Kardiakarzinom sogar um 77 % durch eine mediterrane Ernährungsweise, Vermeidung von Alkohol und Rauchen sowie von Übergewicht reduziert werden. [401]

Das proximale Kardiakarzinom des Magens teilt einige epidemiologische und pathogenetische Faktoren mit dem Speiseröhrenkarzinom, und zeigt daher auch ein anderes Verhalten bei einer Krebserkrankung im Vergleich zu Karzinomen im distalen Teil des Magens. Besonders bei Übergewicht von Frauen tritt das Kardiakarzinom häufig auf. Vermutlich benötigt ein übergewichtiger Mensch mit Kardiakarzinom eine andere Diät als ein Patient mit der gleichen Diagnose, der jedoch normal- oder untergewichtig ist. Auch der Patient mit einem Nicht-Kardiakarzinom des Magens wird wiederum andere Schwerpunkte in seiner Diät setzen müssen. In den epidemiologischen Studien sind häufig in sehr vielen Fällen diese verschiedenen phänotypischen Kriterien nicht berücksichtigt worden, sodass die verschiedenen Ernährungsfragen offenbleiben müssen.

Glukoseverfügbarkeit im Blut spielt für die Krebserkrankung des Magens bei übergewichtigen Menschen, bei denen also das Risiko für ein Kardiakarzinom erhöht ist, eine bedeutsame Rolle. Dies trifft v. a. auf Frauen zu, und sie sollten auf leicht verdauliche Kohlenhydrate wie Weißbrot, Snacks, Gebäck und Nudeln, evtl. auch auf Kartoffeln verzichten oder zumindest reduzieren sowie die Kalorienaufnahme beschränken. Frauen mit Typ-1-Diabetes zeigen ein größeres Risiko, an einem Magenkarzinom zu erkranken. Männliche Diabetiker, die bereits an einem Magenkarzinom erkrankt sind, zeigen eine erhöhte Mortalität. Insgesamt legen diese Ergebnisse nahe, dass für Magenkarzinom-Patienten, die zudem an Übergewicht und an Diabetes leiden, eine Aufnahme von leicht verdaulichen Kohlenhydraten als prognostisch besonders ungünstig zu beurteilen ist.

TIPP

- Zu vermeiden sind gesalzene Lebensmittel. Auch gesalzene und getrocknete Fische sind aus dem Menüplan zu streichen
- Rauchen erhöht deutlich das Risiko eines Magenkarzinoms, sowohl für das Nicht-Kardiakarzinom wie auch insbesondere für das Kardiakarzinom.

Früchte

Sowohl beim Kardiakarzinom als auch beim Nicht-Kardiakarzinom spricht der Magen besonders gut auf Früchte an, weniger dagegen auf Gemüse.

TIPP

Bei einer chronischen Magenschleimhautentzündung sollten oft und regelmäßig verschiedene **Vitamin-C-reiche Früchte** gegessen werden, da sie auch die Entzündungstendenz hemmen. **Pfirsiche, Mango, Zitrusfrüchte und Kürbis** erwiesen sich hier als krebshemmend.

Ein dreifach höheres Risiko, an einem Magenkarzinom zu erkranken, hatten diejenigen, die nur zweimal oder weniger wöchentlich eine Frucht aßen gegenüber denjenigen, die täglich eine Frucht verzehrten. Ein sogar 16-faches höheres Risiko wiesen die Menschen auf, die eine Zitrusfrucht nur zweimal im Monat oder seltener zu sich nahmen gegenüber denen, die sie einmal die Woche oder häufiger genossen. Zitrusfrüchte scheinen Magenkarzinome der Kardia, also des Eingangsbereichs, v. a. zu reduzieren, weniger dagegen die Nicht-Kardiakarzinome. [198, 402]

Gemüse

Unter den Gemüsearten waren insbesondere **grüne Gemüsearten wie Lattich, Salat, Spinat, grüne Bohnen Wirsing, Grünkohl, Lauch, Bärlauch, Gurke** tumorprotektiv. Grünes Gemüse ist besonders chlorophyllreich und dieser Pflanzenfarbstoff des Lichtes könnte gerade beim Kardiakarzinom eine antitumoral Wirkung ausüben. Vermutlich wird diese Wirkung noch gesteigert, wenn die Gemüsearten roh genossen werden, denn in zahlreichen Studien erwies sich gerade rohes Gemüse als besonders tumorprotektiv. [403]

TIPP

Neben grünem Gemüse erniedrigten folgende Gemüsearten das Risiko eines Magenkarzinoms: Bohnen, Erbsen, Linsen, Tomatenprodukte, Kohlsalat, Sellerie, und Möhren. Sojaprodukte dagegen scheinen keinen Einfluss auf die Entstehung eines Magenkarzinoms auszuüben.

Knoblauch, Zwiebeln

Erste Hinweise auf die **protektive Wirkung** von Knoblauch und Zwiebeln in der Ernährung stammten aus Untersuchungen, die im Nordosten Chinas durchgeführt wurden, wo Magenkarzinome sehr verbreitet sind.

STUDIEN

Als man die Essgewohnheiten der Bewohner dieser Region analysierte, zeigte sich, dass manche Personen relativ wenig Knoblauch und Zwiebeln verzehrten und dass dieser geringe Verzehr mit einem dreimal höheren Erkrankungsrisiko für ein Magenkarzinom verbunden war. [404]

Ähnliche Resultate erbrachten Studien in Italien, welche die Ernährungsgewohnheiten des Nordens, wo verhältnismäßig wenig Knoblauch verwendet wird, mit denen des Südens, wo Unmengen von Knoblauch gegessen werden, miteinander verglichen: Der reichliche und häufige Verzehr von Gemüse der Zwiebel-Familie reduzierte die Häufigkeit

5

eines Magenkarzinoms, des Nicht-Kardiakarzinoms, erheblich. Knoblauch schützt offenbar besonders wirkungsvoll vor der Entwicklung von Krebs, der aufgrund von endogenen Nitrosaminen entsteht, einer Klasse chemischer Verbindungen, die ein sehr hohes krebserregendes Potential aufweisen. Diese chemischen Verbindungen werden von unserer Darmflora ausgehend vom roten Fleisch und Nitriten gebildet – einer Klasse von Nahrungsmittelzusätzen, die häufig als Konservierungsmittel eingesetzt wird und besonders in Marinaden und Fleischprodukten wie Würsten, Speck und Schinken enthalten sind. Die Inhaltsstoffe des Knoblauchs verhindern die Bildung von Nitrosaminen, die hochwirksame Karzinogene sind. Sie verringern u. a. auf dieser Weise vermutlich das Risiko für ein Nicht-Kardiakarzinom. Auf das Risiko für ein Kardiakarzinom scheinen sie keinen Einfluss zu haben. [405]

Unter den Inhaltsstoffen der Zwiebelgewächse spielen offenbar Schwefelverbindungen für die krebshemmende Wirkung eine entscheidende Rolle. Aber sicherlich trägt auch der außerordentlich hohe Gehalt an Flavonoiden, besonders an Quercetin, entscheidend zur antitumoralen Wirkung bei.

Getränke

Kaffeegenuss von 1,5 Tassen pro Tag scheint das Risiko für ein Magenkarzinom nicht zu beeinflussen. Werden jedoch 6 Tassen Kaffee pro Tag getrunken, erhöht sich das Risiko deutlich. Statt übermäßigem Kaffeegenuss ist Grüntee zu empfehlen. In einer epidemiologischen Studie in China reduziert der Grüntee das Auftreten eines Magenkarzinoms um 81 %(!) bei Alkoholikern.

Milch und **Milchprodukte** können weiterhin genossen werden. Umfangreiche Studien ergaben keine Risikoerhöhung für ein Magenkarzinom, einige Studien zeigten sogar eine Risikoreduktion. Dies trifft vermutlich eher bei schlanken Menschen zu. Dagegen sollten übergewichtige Magenkarzinompatienten fettige Milch und Milchprodukte meiden oder reduzieren.

Fleisch

Die Zunahme des Kardiakarzinoms im letzten Jahrzehnt beruht vermutlich auf der **gestiegenen Kalorien-** und **Fettaufnahme** in der Ernährung. Die Kalorienaufnahme wird noch deutlich erhöht, wenn gleichzeitig Fleischproteine täglich oder fast täglich gegessen werden. Die Studienergebnisse lassen jedoch hierzu bisher nur Vermutungen zu. Die Studien hinsichtlich der Rolle des Genusses von Geflügelfleisch sind widersprüchlich. Während bei anderen Tumorlokalisationen Geflügelfleischverzehr das Risiko nicht beeinflusst oder vermindert, gibt es hinsichtlich des Magenkarzinoms auch Studienergebnisse, die eine Risikoerhöhung sowie auch eine Erniedrigung festgestellt haben. Vielleicht hängt dies mit der unterschiedlichen Fütterung der Tiere je nach Region zusammen. Die Ernährung der Masthähne beeinflusst u. a. die Zusammensetzung des Fettes der Tiere. Bei starkem Einsatz von mästendem Futter ergeben sich im Fleisch höhere Werte für Omega-6-Fettsäuren, die wiederum beim Verzehr durch den Menschen das Krebsrisiko erhöhen können. Auch bei einem distalen Magenkarzinom sollte der Fleischverzehr drastisch reduziert werden. [406]

- Einen Drink pro Tag eines alkoholischen Getränkes erhöhte nicht das Risiko für ein Magenkarzinom, sei es ein Kardia- oder Nicht-Kardiakarzinom, drei Drinks pro Tag erhöhen es aber deutlich.
- Unregelmäßige Mahlzeiten sowie auch spät am Abend oder in der Nacht zu essen, erhöhen vermutlich gerade das Auftreten des Kardiakarzinoms im besonderen Maße. [407]

5.16.3 Zusammenfassung

Beim Kardiakarzinom des Magens haben sich in den letzten beiden Jahrzehnten die krebsauslösenden Faktoren grundlegend verändert. Früher waren eindeutig Männer häufiger als Frauen sowohl vom Kardia- wie auch Nicht-Kardiakarzinom betroffen und zudem trat es v. a. bei schlanken oder untergewichtigen Menschen auf.

Anthroposophie

Diese Merkmale weisen darauf hin, dass bei diesen Menschen ein Überwiegen der oberen vom Kopf ausgehenden Lebenskräfte gegenüber den vom Stoffwechselpol ausgehenden unteren Lebenskräften vorherrscht und damit die hier auftretenden Drüsenepithelkarzinome noch eine gewisse Ähnlichkeit im Stoffwechsel der Plattenepithelkarzinome der Speiseröhre aufweisen.

Dass diese Grundtendenz auch heute nicht nur beim Nicht-Kardiakarzinom, sondern auch bei den übergewichtigen Frauen eine Rolle spielt, dafür sprechen die guten Resultate mit **Zitrusfrüchten** beim Kardiakarzinom. Neu ist, dass diese Menschen besonders auf einen stabilen Glukosespiegel im Blut achten müssen.

- Ernährungsempfehlungen:
  - Dem Magenkarzinompatienten ist dreimal wöchentlich bis täglich ein Fruchtsalat, der auch Orangen enthält, zu empfehlen. Jeden Tag zumindest eine Frucht essen und bei den warmen Mahlzeiten sind v. a. Zwiebelgewächse zu berücksichtigen. Zudem Salate als ersten Gang essen. Milchprodukte von biologisch geführten Betrieben können verzehrt werden. Fisch ist zu empfehlen. Wenn Fleisch verzehrt wird, sollte es nicht mit Nitriten behandelt sein und die Zubereitung möglichst schonend gewesen sein. Fleischprodukte wie Würste, Schinken, Aufschnitt sind ganz zu meiden.
  - Vor allem auf regelmäßige Mahlzeiten ist zu achten und auf späte Abendmahlzeiten oder während der Nacht ist zu verzichten.

5.16.4 Empfehlungen für den Menüplan

EMPFEHLENSWERT

- Kohl, Grünkohl, Rotkohl, Brokkoli, Gurke, Karotten, grüner Pfeffer, Zwiebeln, rote Zwiebeln, Knoblauch, Lauch, Schnittlauch, Sellerie, Erbsen, Bohnen, Linsen, Rote Bete
- Früchte: Zitrusfrüchte, Beeren, Preiselbeeren, Trauben
- Grüntee
- Milch, insbesondere Käse
- Tomatenprodukte
- Traubensaft, Rotwein
- Zitrusfrüchte beim Kardiakarzinom
- Fettaufnahme
- Rohes grünes Gemüse wie Salat, Rucola, Spinat, Mangold Brokkoli, Wirsing, Lauch

MEIDEN ODER REDUZIEREN

- Geflügelfleisch (bei Kardiakarzinom)?
- Milchprodukte, außer Käse
- Gesalzene Lebensmittel
- Nitrosamine (rotes Fleisch)
- Leber
- Fleisch, Aufschnitt, Schinken, Würste, Speck
- Weißbrot, Nudeln
- Kaffee drei und mehr Tassen pro Tag
- Alkohol, Spirituosen, ein Drink pro Tag ist erlaubt
- Erdnüsse
- Rauchen

5.17 Melanom

5.17.1 Besonderheiten des Melanoms

Das Melanom ist wohl die seltenste maligne Hauterkrankung, zeigt jedoch unter ihnen die höchste Sterblichkeitsrate, nämlich 75 % aller Todesfälle infolge eines Hautkarzinoms. Menschen mit heller Hautfarbe und mit einer Haut, die sich bei Sonneneinstrahlung nicht bräunt, erkranken häufiger an einem bösartigen Hautmelanom.

Das Verhalten des Melanoms zeigt beim Fortschreiten sowie geschlechtsbezogen verschiedene eigenartige z. T. widersprüchliche Charakteristika. Insgesamt tritt das Melanom etwa eineinhalbmal häufiger beim Mann als bei der Frau auf, jedoch bis zum Alter von 40 Jahren sind Frauen häufiger als Männer betroffen. Im Alter von 75 Jahren ist dann wiederum die Häufigkeit des Melanoms bei Männern dreimal so hoch wie bei Frauen. [409]

5.17.2 Risikofaktoren

Das Risiko, an einem Melanom zu erkranken, wird in Zusammenhang mit Einwirkungen von **UV-Strahlungen,** die zu Entzündungen der Haut in Form eines Sonnenbrandes führen, aber auch generell bei einer erhöhten Exposition gegenüber kosmischen Strahlen, denen Piloten und Kabinenmitgliedern besonders ausgesetzt sind, gesehen. Piloten und Kabinenmitglieder weisen eine etwa verdoppelte bis verdreifachte Häufigkeit von

Melanomerkrankungen gegenüber der Allgemeinbevölkerung auf. [410] In diesen Fällen ist die Entstehung eines Melanoms nicht mit vorausgehenden Entzündungen der Haut verbunden.

Wegen der unterschiedlichen Entstehungswege eines Melanoms sind vermutlich die Studien mit entzündungshemmenden Substanzen wie Aspirin oder Ibuprofen in ihren Resultaten sehr unterschiedlich, auch im Hinblick auf die Ergebnisse von Mann und Frau. Während im Stadium 1 der Erkrankung Aspirin keine oder sogar beim Mann nachteilige Wirkung auf die Prognose und ebenso auf das Risiko bei einer Gefährdung für eine Melanomentwicklung ausübte, ergeben sich im fortgeschrittenen Stadium mehrheitlich günstige Resultate für die Prognose. Offensichtlich spielen bei der Initiationsphase eines Melanoms neben Entzündungsprozessen auch andere Faktoren eine bedeutsame Rolle.

Das **Körpergewicht** übt je nach Geschlecht einen unterschiedlichen Einfluss auf die Häufigkeit des Melanoms aus. [411] Männer mit Übergewicht erkranken häufiger an einem Melanom als Normalgewichtige, bei Frauen ist es umgekehrt. Eine übergewichtige Frau muss also im Hinblick auf ihr Melanomrisiko sowie zur Reduktion eines möglichen Rückfalles nach einer Melanomerkrankung nicht unbedingt versuchen abzunehmen. Gleichwohl sollten sie bei Aufnahme von kohlenhydrathaltigen Lebensmitteln die Gesamtmenge der Kohlenhydratmenge im Rahmen halten, also Lebensmittel mit einer hohen Kohlenhydratdichte wie Baguettes meiden. [412] Was an Kohlenhydraten zu viel gegessen und nicht verbraucht wird, speichert der Mensch mit Hilfe von Insulin als Fett.

5.17.3 Einfluss der Ernährungsweise und Nahrungsmittel

Eine gesunde Diät, z. B. eine mediterrane Ernährungsweise, kann die Häufigkeit der Erkrankungen an einem Melanom bis um 50 % reduzieren. [408] Durch Ernährungsumstellungen kann also beim Melanom, im Gegensatz z. B. zum Basalzellkarzinomen der Haut, das Risiko und die Rückfallhäufigkeit deutlich reduziert werden.

Im fortgeschrittenen Stadium wirken Entzündungsprozesse (➤ 7.17.4) tumorfördernd. Dieses unterschiedliche Verhalten des Melanoms je nach Stadium erfordert dann auch unterschiedliche Empfehlungen für die Ernährung. Hiermit könnte im Zusammenhang stehen, dass der Verzehr von Fleisch je nach Stadium der Erkrankung unterschiedliche Wirkungen auf den Verlauf einer Melanomerkrankung ausübt. Im fortgeschrittenen Stadium ist Fleisch aus verschiedenen Gründen zu meiden und es sind Lebensmittel mit einem geringen inflammatorischen Index auszuwählen. Generell ist eine v. a. vegetarische oder vegane Ernährungsweise zu bevorzugen.

Fleisch und Entzündungsprozesse

Während Fleischverzehr das Risiko, an einem Melanom zu erkranken, und im Anfangsstadium einer Melanomerkrankung keinen Einfluss auf die Erkrankung ausübte oder sogar im Zusammenhang mit einem günstigen Verlauf stand, verschlechterte der Verzehr von Fleisch die Prognose in **fortgeschrittenem Stadium** der Erkrankung. [413, 210, 414] Diese gegenteilige Beeinflussung je nach Stadium der Erkrankung könnte u. a. mit der entzündungssteigernden Wirkung von Fleisch im Zusammenhang stehen.

Hinsichtlich des Risikos für eine Melanomerkrankung spielen weiterhin die **Nitrosamine,** die zur Rotfärbung des Fleisches verwendet werden, erstaunlicherweise eine risikohemmende Rolle. Bei verarbeitetem Fleisch, wie z. B. Würsten, Schinken war die risikomindernde Wirkung gegenüber dem roten Fleisch deutlicher ausgeprägt. Metzger, die den Nitrosaminen durch ihren Beruf besonders ausgesetzt sind, weisen gegenüber der statistisch normalen Mortalitätsrate in der Bevölkerung infolge eines Melanoms ein verringertes Risiko auf, hieran zu sterben. [415] Ansonsten werden die Nitrosamine als Kanzerogene eingestuft. Wieso sie hinsichtlich eines Melanoms tumorprotektiv wirken könnten, ist bisher nicht weiter erforscht worden und somit gibt es dafür auch keine wissenschaftliche Erklärung. Auch der Verzehr von **Eiern** erbrachte erstaunlicherweise eine Reduktion des Melanomrisikos, im Gegensatz zu vielen anderen Karzinomarten.

Gemüse und Früchte

Beim Melanom zeigten **Karotten,** verschiedene **Kohlarten** und insbesondere **Blattgemüse** wie Spinat, Mangold, Kopfsalat, Wirsingkohl krebsschützende Eigenschaften. Auch beim täglichen Verzehr von **Früchten** konnte eine deutliche höhere Überlebenszeit bei Melanompatienten festgestellt werden. Bei den Früchten waren es v. a. die Zitrusfrüchte, die die Häufigkeit verminderten, hierbei ist jedoch die Sonnenbelastung zu berücksichtigen. Bei höherer Sonnenbelastung können die Zitrusfrüchte auch die Häufigkeit von Melanomen erhöhen, da sie lichtsensibilisierend in der Haut wirken. Weiterhin wird aufgrund von Tierversuchen angenommen, dass sich insbesondere die Früchte wie Mango, Erdbeere, Äpfel, Kiwis und Trauben gegenüber einem Melanom tumorprotektiv erweisen könnten.

Getränke

Täglicher **Teegenuss,** aber auch von **Kaffee,** wirkten antitumoral. [408] Beim Kaffee kam es auf den Koffeingehalt an. Etwa 3–4 Tassen Kaffee mit einem Koffeingehalt von etwa 400 mg täglich reduzierte das Melanomrisiko um etwa 20–30 % gegenüber einer täglichen Tasse Kaffee mit einem schwachen Koffeingehalt, v. a. bei Frauen. Auch Rauchen übte keine nachteilige Wirkung aus hinsichtlich des Risikos. [418] Alkoholgenuss, d. h. Wein scheint ebenfalls keinen nachteiligen Einfluss auf das Melanom auszuüben, hochprozentige Getränke dagegen schon.

Fisch

Fischverzehr hatte einen **geringfügigen tumorhemmenden Effekt** beim Melanom. Fischöle als Supplemente eingenommen weisen dagegen sehr widersprüchliche Resultate im Hinblick auf eine Risikoerhöhung für ein Melanom auf, und es ist eher von ihrer regelmäßigen Einnahme abzuraten und stattdessen ein- bis zweimal wöchentlich fetthaltigen Fisch zu essen.

Kohlenhydrate

Leicht verdauliche Kohlenhydrate, Insulinresistenz und hohe Hunger-Glukosewerte erhöhen das Risiko für ein Melanom und sind vermutlich insbesondere für die **Metastasierung** mitverantwortlich. Beim Melanom des Auges, dem Uvea-Melanom, konnte gezeigt werden, dass je stärker der Insulin-like-Growth Faktor-Rezeptor von den Melanomzellen exprimiert wurde, umso häufiger trat dann eine Metastasierung ein und die hohe Mortalitätsrate dieser Karzinomart hängt hiermit zusammen. [419] Weisen die Melanomzellen keine dieser Rezeptoren auf, metastasieren sie auch nicht. Hier stellt sich die Frage, wie die Expression dieser Rezeptoren bzw. ihre Aktivität durch die Ernährung beeinflusst werden kann. Auf die Rezeptoren wirkt der in der Leber gebildet Insulin-like-Growth Faktor 1. Er wird durch erhöhten Verzehr von bestimmten Milchprodukten wie Kasein seiner Produktion angeregt. Diese Lebensmittel sollten daher neben den leicht verdaulichen Kohlenhydraten nur in reduziertem Masse von einem Melanompatienten genossen werden. [420, 179] Auch reichlicher Fleischverzehr erhöht den IGF-1-Spiegel und sollte daher vom Patienten ebenfalls deutlich reduziert werden. [133]

5.17.4 Mikronährstoffe und Nahrungsergänzungsmittel

Die Einnahme von antioxidativen Supplementen, nämlich von **Vitamin C, Vitamin E, Beta Caroten, Selenium** und **Zink** ging mit einem erhöhten Risiko für eine Melanomerkrankung bei Frauen, nicht aber bei Männern einher. [416] Eine Studie zeigte ein erhöhtes Risiko für ein Melanom auf, wenn der Selengehalt im Blut erhöht war und supplementiert wurde. Die Selenaufnahme mit den Nahrungsmitteln beeinflusste hingegen nicht die Melanomhäufigkeit. [417] Für den Melanompatienten bedeutet dies, dass er durchaus auf eine Selensupplementierung zusätzlich zu seiner Nahrung verzichten sollte.

Ein besonderes Risiko besteht während der Schwangerschaft, an einem Melanom zu erkranken.

Hierbei ist häufig auch der **Vitamin-D-Spiegel** deutlich erniedrigt, obwohl der Organismus in dieser Phase einen erhöhten Kalziumbedarf aufweist. Während der Schwangerschaft könnten daher Konsum von Milch, aber nicht Käse, Milchfett, Butter und Milcheiweiß außer Casein und Fische in der Ernährung von besonderer Bedeutung sein.

5.17.5 Empfehlungen für den Menüplan beim Melanom

EMPFEHLENSWERT

- Zitrusfrüchte bei dunklem Hauttyp und keiner besonderen Sonnenexposition z.B. infolge von beruflicher Tätigkeit
- Früchte wie Mango, Äpfel, Kiwis, Trauben, Erdbeeren
- Gemüse wie Blattgemüse, verschiedene Kohlarten, Spinat, Mangold, Kopfsalat, Karotten mehr als fünfmal wöchentlich
- Zwiebeln
- Schwarztee 2–3 Tassen
- Fische wie Lachs sowie Schaltiere wie Austern
- Koffeinhaltiger Kaffee
- Gewürze wie Petersilie, Salbei, Rosmarin
- Fleisch und verarbeitete Fleischprodukte ein- bis zweimal wöchentlich, aber keinesfalls im fortgeschrittenen Stadium zuführen
- Eier
- Nüsse, Paranüsse nur beschränkt wegen des hohen Selengehaltes
- Milch, Milchfett, aber nicht Käse
- Sonnenblumenöl, Olivenöl

MEIDEN ODER REDUZIEREN

- Supplemente wie Fischöle und antioxidative Vitamine
- Zitrusfrüchte bei hellem Hauttyp und Sonnenexposition
- Fertigprodukte (Linolsäure)
- Fleisch häufiger als dreimal wöchentlich
- Rohe Tomaten
- Alkohol außer Rotwein

5.18 Mundhöhlen-, Pharynx- und Kehlkopfkarzinom

Wir behandeln hier die **Plattenepithelkarzinome** des Mund-, Rachen- und Kehlkopfbereiches gemeinsam, da sie sich gegenüber der Wirkung von verschiedenen Nahrungs- und Genussmitteln mit einer Ausnahme, nämlich Kaffee, auf den wir eingehen werden, sehr ähnlich verhalten. Zahlreiche Beobachtungsstudien weisen nach, dass die Häufigkeit von Mundhöhlen-, Pharynx- und Kehlkopfkarzinomen durch eine antitumorale Ernährungsweise deutlich gesenkt werden kann, nämlich z. B. beim Kehlkopfkarzinom um 25–50 %. [421, 422]

Insgesamt nimmt in der westlichen Welt das Risiko, hieran zu erkranken, infolge der Zunahme von übergewichtigen Menschen in der Bevölkerung ab (➤ 7.19.2). In Schweden machen die Mundhöhlenkarzinome etwa 1,2 % und in USA 2,1 % aller Karzinome aus, während sich ihr Anteil an allen Karzinomen in Indien auf 40–50 % belaufen.

Kehlkopfkarzinome sind in der westlichen Welt die größte Gruppe unter den Tumoren der Kopf-Halsregionen, ihr Anteil an allen Karzinomen ist dabei aber nur geringfügig höher als derjenige der Mundhöhlenkarzinome. Männer sind häufiger von Mund-, Rachen- und Kehlkopfkarzinomen betroffen, d. h. bei Mund- und Rachenkarzinomen etwa zwei- bis dreimal, beim Kehlkopfkarzinom sogar etwa zehnmal häufiger als Frauen.

5.18.1 Risikofaktoren

Schlanke Menschen erkranken häufiger an einem Karzinom des Mundes, Rachens oder Kehlkopfes als übergewichtige Menschen. [423] Übergewichtige Menschen erkranken also seltener an einem Mundhöhlen-, Pharynx- und Kehlkopfkarzinom als Normalgewichtige und übergewichtige Patienten, die an diesen Karzinomen gleichwohl erkrankt waren, erleiden dann seltener Rückfälle. [424]

GUT ZU WISSEN

Die größten Risikofaktoren für Mundhöhlen- oder Pharynxkarzinome neben Schlankheit und Alter sind Alkohol und Rauchen. Bis zu 82 % aller Karzinome des Mundraumes können auf langjähriges Rauchen zurückgeführt werden.

Das inflammatorische Potenzial von Nahrungsmitteln spielt für das Risiko, an einem Plattenepithelkarzinom des Mundes und Rachenbereiches zu erkranken, eine bedeutende Rolle. [425] Damit verhalten sich diese Plattenepithelkarzinome anders als die Basalzellkarzinome der Haut sowie bestimmte Mammakarzinome prämenopausaler Frauen, bei denen Lebensmittel, die inflammatorische Prozesse maßvoll anregen, zu einer Risikoreduktion beitragen können.

Umgekehrt erhöhte die Einnahme des entzündungshemmenden Aspirins nach der Diagnose eines Mundhöhlen-, Pharynx- und Kehlkopfkarzinoms die Überlebenszeit deutlich. [426] Eine **fett- und kalorienreiche** Kost, wobei dies die tierischen Fette betrifft, steigert im ganzen Organismus die Tendenz zu Entzündungen, was wiederum das Risiko für diese Krebsarten erhöht. Hierauf werden wir noch näher eingehen. Auf Fast Food reagiert der Körper wie auf eine Infektion und diese ist daher besonders zu meiden.

STUDIEN

Bei allen Plattenepithelkarzinomen, zu denen die bösartigen Tumoren des Mundes, Rachens und Kehlkopfes größtenteils gehören, steht zunächst die Vielfalt in der Ernährung mit Früchten und Gemüsearten an erster Stelle der Empfehlungen. Für eine Auswertung von insgesamt weltweit 71 Beobachtungsstudien zur antitumoralen Rolle von Früchten und Gemüse bei einem Mundhöhlenkarzinom wählten die Forscher 16 Studien aus, die von der Qualität her am meisten überzeugten. Diese Studien umfassten insgesamt 5000 Personen. Ihre Auswertung ergab eine Risikoreduktion von etwa 50 %, wenn jeden Tag zumindest eine Portion Früchte oder Gemüse gegessen wurde. Die besten Ergebnisse zur Risikoverminderung, d.h. ein Risikorückgang von über 65 %, ergaben sich, wenn täglich fünfmal eine Portion von Früchten oder Gemüse genossen wurde. Umgekehrt erhöhte sich das Risiko, an einem Mundhöhlenkarzinom zu erkranken um mehr als das Doppelte, wenn der Verzehr von Gemüse und Obst nicht jeden Tag erfolgte, immer im Vergleich zu den Personen, die täglich diese zu sich nahmen. [427]

5.18.2 Einfluss der Ernährungsweise und Nahrungsmitteln

Früchte

Der Verzehr von Früchten scheint etwas stärker gegen diese Karzinomarten **antitumoral** zu wirken als Gemüse und dies beruht v. a. auf Zitrusfrüchten. Beobachtungsstudien zeigen, dass das Risiko, an einem Mund-, Rachen und Kehlkopfkarzinom zu erkranken, durch den regelmäßigen Verzehr von Zitrusfrüchten um mehr als 50 % reduziert werden kann, was die **hervorragende Rolle** von **Zitrusfrüchten** in der Verhütung dieser Erkrankung, aber auch zur Vermeidung eines Rückfalles eindrücklich aufzeigt. [428, 429]

GUT ZU WISSEN

Orangen sollten mit anderen Früchten in einem Fruchtsalat häufig und regelmäßig genossen werden. Zu diesem Ergebnis kommen mehr als acht epidemiologische Studien. Bei Genuss von Orangensaft muss jedoch darauf geachtet werden, dass er keinen zugesetzten Zucker enthält. Auch sein Faseranteil spielt eine wichtige Rolle.

TIPP

Bei Orangensaft ohne Ballaststoffanteil wird die Glukose und Fruktose sehr schnell resorbiert und dies kann zu Zuckerspitzen im Blut führen, was protumoral wirken könnte. Am besten ist es also, die ganze Frucht zu essen oder den frisch gepressten Saft zu genießen.

Neben der besonderen Rolle der Zitrusfrüchte spielen **andere Früchte,** wie Erdbeeren, Himbeeren, Preiselbeeren, Äpfel, Nektarinen, Pflaumen und Pfirsiche ebenfalls eine wichtige Rolle. Preiselbeeren führten zu einer Rückbildung von präkanzerösen Läsionen im Mundbereich. [430] Es ist zu vermuten, dass die Früchte zusammen sogar synergistisch wirken können, was die einzelnen Studienergebnisse nahelegen.

Gemüse

GUT ZU WISSEN

Unter den Gemüsearten führten in den epidemiologischen Studien **grünes Blattgemüse** wie Spinat und Kopfsalat zum Rückgang des Krebsrisikos. Weiterhin nehmen die Kreuzblütler wie Brokkoli eine wichtige Rolle ein. Sie sollten zumindest einmal in der Woche auf dem Essensteller vorkommen.

Auch die Hülsenfrüchte wie Bohnen, Linsen und Erbsen ergaben gute Resultate und sollten auch besonders in der Ernährung berücksichtigt werden. Es wurden ebenfalls für Pfeffer, verarbeitete wie auch rohe Tomaten und Möhren günstige Resultate gesehen. Auffällig ist die starke tumorprotektive Wirksamkeit von **rohem,** also nicht gekochtem **Gemüse,** gegenüber Mundhöhlen-, Pharynx- und Kehlkopfkarzinomen. [431, 432] Knoblauch und Zwiebeln reduzierten hier jedoch nur geringfügig das Risiko. In Tierversuchen hat sich zudem **Rote-Bete**-Saft als wirksam bei Karzinomen des Mundes und des Rachens erwiesen. [430] Zwei Beobachtungsstudien weisen auf die tumorprotektive Wirkung von Wurzelgemüse, also z. B. von Rote Bete bei Männern hin. [433, 434] Wurzelgemüse sollten mindestens viermal die Woche gegessen werden, um eine tumorprotektive Wirksamkeit zu erreichen. [434]

Kohlenhydrate

Es spielen auch erhöhte Glukosewerte für den Verlauf der Erkrankung eine ungünstige Rolle, besonders bei postmenopausalen Frauen. Alle Lebensmittel, die zu einer schnellen Erhöhung des Blutzuckerspiegels führen, sind also auch bei diesen Tumorarten zu meiden. Hierzu zählen Süßigkeiten, weißes Brot, gesüßte Getränke und Speisen, Desserts, Kuchen, fein gemahlenes Getreidegebäck, aber auch übermäßiger Kartoffelverzehr. [173] Umgekehrt verhält es sich mit Vollkorngetreide, welches das Risiko in verschiedenen Studien durchaus senkte. [435] Hoher Maisverzehr wurde wiederholt mit gehäuftem Auftreten von Mundhöhlenkarzinomen in Verbindung gebracht, besonders bei Alkoholikern.

Fleisch

Wie bei den meisten anderen Tumorlokalisationen erhöht auch hier der Fleisch- und Fleischprodukteverzehr das Risiko, an einen Mundhöhlen-, Pharynx- oder Kehlkopfkarzinom zu erkranken. Im Wesentlichen wird die tumorfördernde Wirkung auf den Fettgehalt des Fleisches und der Fleischprodukte zurückgeführt. [436] Geflügelfleisch und Fisch erwiesen sich jedoch als leicht risikomindernd oder ohne Einfluss auf das Risiko; sie können also regelmäßig genossen werden. Auch Eier können deutlich das Risiko erhöhen. [434, 437]

Getränke

Bei Mundhöhlen- und Pharynxkarzinomen führte Kaffee- und Teegenuss von mehr als einer Tasse pro Tag zu einer geringfügigen Verminderung des Risikos. Bei Tee hat sich hier v. a. Schwarztee und Grüntee in mehreren Studien als krebshemmend erwiesen.

Beim Kehlkopfkarzinom führt Kaffeegenuss, und zwar dosisabhängig, zu einem erhöhten Risiko. Jede Tasse Kaffee, die täglich mehr genossen wurde, erhöhte das Risiko, an einem Kehlkopfkarzinom zu erkranken. [438, 439] Insbesondere, wenn mehr als 4 Tassen Kaffee pro Tag getrunken werden, stieg die Risikokurve steil an. [439] Tee in der Dosierung von 1–2 Tassen pro Tag beeinflusste die Häufigkeit des Auftretens eines Kehlkopfkarzinoms nicht. [439]

Fette und Öle

Unter den Ölen erwies sich **Olivenöl** bei Kehlkopfkarzinomen als risikomindernd. Auch andere pflanzliche Öle, die einen hohen Anteil an einfach-ungesättigten Fettsäuren enthalten, wie Sonnenblumenöl, Sesamöl, Distelöl und Rapsöl sowie die Frucht Avocado und Nüsse reduzierten das Risiko für ein Mundhöhlen- und Pharynxkarzinom. Tierische Fette dagegen erhöhten es.

Milch und Milchprodukte

Die Rolle von Milch und Milchprodukten beim Mundhöhlen-, Pharynx- und Kehlkopfkarzinom muss aufgrund der Studienergebnisse differenziert beurteilt werden, wobei zwischen den einzelnen Tumorlokalisationen kein wesentlicher Unterschied zu bestehen scheint. Werden Milch und Milchprodukte im Zusammenhang mit einer fleischreichen Nahrung aufgenommen, wird das Risiko, an einem Mundhöhlen- oder Pharynxkarzinom zu erkranken, erhöht. [440] Das Alter, BMI und Geschlecht üben ebenfalls Einfluss auf die Wirkungsweise von Milch und Milchprodukten aus. Menschen unter 60 Jahren mit einem normalen BMI und v. a. männlichen Geschlechts zeigten bei vermehrten Milchverzehr, d. h. bis zu viermal die Woche, ein verringertes Risiko, an Mundhöhlenkarzinom zu erkranken. [441] Würde häufiger als viermal die Woche oder weniger als einmal die Woche Milch getrunken, würden sich die Risikoeinschätzungen erhöhen. Kehlkopfkarzinom trat dann häufiger auf. [434] Es gilt also auch hier, ein richtiges Mittelmaß zu finden.

5.18.3 Zusammenfassung

Aus den Studienergebnissen lässt sich schließen, dass der häufige Verzehr von Wurzelgemüse, rohem Gemüse, blättrigem grünem Gemüse, Zitrusfrüchten, Fisch und Pflanzenölen das Risiko, an einem Mundhöhlen-, Pharynx- oder Kehlkopfkarzinom zu erkranken, am deutlichsten reduzierte und auch im vergleichbaren Ausmaß die Rückfallhäufigkeit nach einer überstandenen entsprechenden Krebserkrankung verringerte.

Während Kaffeegenuss das Risiko für ein Mund-Rachenkarzinom nicht beeinflusste oder eher erniedrigte, wirkt Kaffee tumorfördernd gegenüber Kehlkopfkrebs, insbesondere im Zusammenhang mit Rauchen.

5.18.4 Empfehlungen für den Menüplan

EMPFEHLENSWERT

- Zitrusfrüchte
- Wurzelgemüse mehr als viermal die Woche: Karotten, Zwiebel, Knoblauch, Randen, Radieschen Schwarzwurzeln Fenchel, Knollensellerie, Kohlrabi, Meerrettich
- Weiterhin Äpfel, Pfirsiche, Nektarinen, Pflaumen, Birnen, Erdbeeren, Bohnen, Linsen, Erbsen, Brokkoli, Avocado, Pfeffer
- Schwarztee, Grüntee
- Preiselbeeren, Himbeeren
- Olivenöl
- Fisch
- Tomatenprodukte und rohe Tomate
- Bananen
- Reis
- Vollkorngetreide
- Kaffee, 3–4 Tassen (Mundhöhlenkarzinom und Pharynxkarzinom, nicht bei Kehlkopfkarzinom)
- Rohes Gemüse

MEIDEN ODER REDUZIEREN

- Alkohol und Rauchen
- Fetthaltiges und verarbeitetes rotes Fleisch, Omelette und gebratene Eier
- Süßigkeiten, Desserts
- Kaffee bei Kehlkopfkarzinom
- Gemischte Samenöle
- Gebratene Gerichte
- Kartoffeln
- Eier
- Fein gemahlenes Getreide, Weißbrot
- Butter
- Kuchen, Desserts
- Betelnüsse
- Mais bei Alkoholikern

5.19 Nierenzellkarzinom

Beim Nierenzellkarzinom handelt es sich in etwa 80–90 % der Fälle um ein Adenokarzinom innerhalb des Nierenparenchyms. Karzinome des Nierenbeckens weisen eine andere Histologie auf, und wir behandeln sie zusammen mit den Blasenkarzinomen. Mit der Zunahme von Übergewicht in den letzten Jahrzehnten in der westlichen Welt ist auch die Häufigkeit von Nierenzellkarzinomen deutlich angestiegen.

5.19.1 Risikofaktoren

Rauchen, Übergewicht und Bluthochdruck sind entscheidende Risikofaktoren für die Krebserkrankung des Nierengewebes. Männer sind fast doppelt so häufig betroffen wie Frauen. Zudem weisen Frauen bei einem Nierenkarzinom eine bessere Prognose auf. Typ-2-Diabetes ist auch hier ein Risikofaktor und macht damit deutlich, dass Kohlenhydrate in der Ernährung eine wichtige Rolle für die Entstehung dieses Karzinoms spielen können.

5.19.2 Einfluss der Ernährungsweise und Nahrungsmittel

Eine Ernährungsweise mit einem **hohen inflammatorischen Index,** der v. a. durch einen hohen Fleischverzehr beeinflusst wird, erhöht das Risiko für ein Nierenzellkarzinom deutlich. Besonders trifft dies bei übergewichtigen Frauen (BMI über 25), unter 60 Jahren und Raucherinnen zu.

Die Bevorzugung von stark gesalzenen Speisen und geringer Flüssigkeitsaufnahme erhöht das Risiko für ein Nierenzellkarzinom. [442] Überraschenderweise übt Alkoholgenuss hier eine tumorprotektive Wirkung aus, insbesondere bei Frauen (➤ 3.8.1). Insgesamt spielen diätetische Faktoren eine bedeutsame Rolle für die Entwicklung von Nierenzellkarzinomen und können die Häufigkeit seines Auftretens bis zu 60 % reduzieren. [443] Männer sprechen dabei deutlich besser als Frauen auf die Ernährung mit viel Gemüse und Früchten an. [444, 445]

Früchte und Gemüse

Häufiger Genuss von **Äpfeln, Tomatenprodukten** und v. a. **Wurzelgemüse** [443, 445, 446], ebenso weitere Gemüsearten wie Brokkoli und verschiedene Kohlarten, wenn regelmäßig auf dem Speiseplan berücksichtigt, wirkten deutlich **tumorprotektiv.** [447] Auch Bananen, Paprika, Kürbis und Mais erwiesen sich tumorprotektiv auf die Niere. [173, 446] Zitrusfrüchte dagegen übten hier keinen Einfluss auf das Tumorgeschehen aus. Für Raucher und Raucherinnen sehen die Ergebnisse jedoch ernüchternd aus. Hier zeigten Gemüse und Früchte kaum eine antitumorale Wirkung. [446]

Auffällig ist, dass wenige Studien sogar **Risikoerhöhungen** durch reichlichen Gemüseverzehr bei Frauen festgestellt haben, d. h., dass häufiger das Nierenzellkarzinom auftrat, wenn Frauen sich mit bestimmten Gemüsearten reichlich ernährten. [444, 448, 449] Diese Ergebnisse wurden nur vereinzelt festgestellt, während die meisten Studien ein geringeres Risiko für Nierenzellkarzinomen durch eine gemüse- und früchtereiche Ernährung feststellen konnten.

Das gehäufte Auftreten von Nierenzellkarzinomen in einzelnen Studien ist jedoch gleichwohl von Interesse, da es evtl. auf eine besondere Empfindlichkeit der Niere bei übermäßigen Stickstoffaufnahme z. B. durch Nitrit, Nitrat und überhaupt Stickstoffgehalt von Lebensmitteln im Zusammenhang stehen könnte.

Fleisch und Fisch

Wie bei vielen anderen Tumorarten übten auch hier **Fleischprodukte** eine deutlich **krebsfördernde** Wirkung aus. Vor allem rotes Fleisch vom Rind, Schwein und Lamm sowie auch Fleischprodukte wie Schinken, Salami, Würste, Hot Dogs und Hamburger. Auch die Zubereitungsart spielt eine Rolle für die risikoerhöhende Wirkung. Grilliertes, frittiertes oder gebratenes Fleisch erwies sich prognostisch am ungünstigsten.

Der regelmäßige Verzehr von **fettigen Fischen** wie Lachs, Hering, Sardinen und Makrelen **reduzierten** das **Risiko** für ein Nierenzellkarzinom.

Milch und Milchprodukte

Die zahlreichen Studien, die den Einfluss von Milch- und Milchproduktekonsum auf die Häufigkeit des Auftretens von Nierenzellkarzinomen untersucht haben, kommen z. Teil zu **widersprüchlichen** Ergebnissen. Wenn Milch mit einem hohen Fettgehalt – mehr als ein Glas pro Tag – und wenn reichlich Butter verzehrt wurden, dann führte dies zu einem deutlich erhöhten Risiko, an einem Nierenzellkarzinom zu erkranken. [450] Hierbei besteht aber keine lineare Dosisabhängigkeit, sodass bezweifelt werden muss, ob der Milch- und Milchproduktekonsum ein unabhängiger Einflussfaktor für das Nierenzellkarzinom darstellt. Hierfür spricht, dass andere Studien keinen Einfluss oder sie sogar ein vermindertes Risiko für das Nierenzellkarzinom aufzeigten. Die gleichzeitige Aufnahme von Energie in Form von Fett und der Fleischverzehr spielen vermutlich im Zusammenhang mit dem Konsum von Milch- und Milchprodukten die entscheidende Rolle, ob diese das Risiko erhöhen können.

GUT ZU WISSEN

Wer keine oder nur wenig Fleisch isst, zudem keine tierische Fette verzehrt, kann durchaus im üblichen Rahmen auch Milchprodukte und Milch verzehren, d.h. ein- bis zweimal am Tag.

Kohlenhydrate

Dass Typ-2-Diabetiker vermehrt u.a. an einem Nierenzellkarzinom erkranken, verweist auf die Rolle der Kohlenhydrate für die Entstehung eines Nierenzellkarzinoms hin. Besonders bei Frauen wirkt sich der regelmäßige Verzehr von **Weißbrot** als tumorfördernd auf die Niere aus. [445] Diese Tendenz wird verstärkt, wenn gleichzeitig wenig Gemüse und Früchte verzehrt werden. Überhaupt lassen die unterschiedlichen Studienergebnisse vermuten, dass der Verzehr von Kohlenhydraten im Zusammenhang mit einer hohen Energieaufnahme durch tierische Fette und der geringe Verzehr von Früchten und Gemüse beurteilt werden muss. Werden viel Gemüse und Früchte gegessen, keine oder wenig tierische Fette aufgenommen, dann spielt die Kohlenhydrataufnahme z.B. in Form von Kartoffeln, Getreidewaren, Brot, Desserts keine ausschlaggebende Rolle mehr.

EXKURS: FALLBEISPIEL

Anders kann es jedoch in Falle der Krebserkrankung der Niere sein, wie im Falle des Flugkapitäns Jean-Jacques Trochon. Er war mit 42 Jahren an einen einem Nierenkarzinom der linken Niere erkrankt. Nach der Diagnose wurde unverzüglich die linke Niere mit dem Tumor entfernt. Doch neun Jahre später kehrte die Krebserkrankung zurück, und zwar mit insgesamt 26 Lungenmetastasen. Hier wurde nun dreimal operiert, bei denen ein Teil der Metastasen entfernt wurden. Jedoch war kaum eine Operation überstanden, wucherten schon neue Herde in beiden Lungenhälften nach. Die Ärzte rieten zu einer Chemo- und Antikörpertherapie. Diese lehnte Trochon ab und stattdessen begann er wiederholt zu fasten und sich ketogen zu ernähren d.h. fast ohne Kohlenhydrate. Rigoros ließ er in seiner Ernährung alles Zuckerhaltige weg, strich von seinem Menüplan Fertigprodukte, Fastfood, zusatzreiche Produkte und bevorzugt nun frische hochwertige Bioware. Beeren, Obst, Granatapfel Spirulina, Kohlgemüse, Kurkuma und fetter Fisch wurden nun regelmäßig gegessen. Alle sechs bis acht Wochen unterbrach er seinen Ernährungsplan mit einer fünftägigen Fastenperiode. Bei der nächsten onkologischen Untersuchung stellten die Onkologen erstaunt fest, dass alle Metastasen verschwunden waren. Dies bestätigt der betreuende Onkologe, der Pariser Nierenspezialist Dr. Bernard Escudie: „Die Krankheit ist ohne spezifische medizinische Behandlung nun unter Kontrolle". Trochon konnte die Tätigkeit als Linienpilot der Air France wiederaufnehmen und fühlt sich nun kerngesund.

Getränke: Kaffee, Tee, Alkohol

Die meisten Beobachtungstudien finden keinen Zusammenhang oder nur eine geringfügige Risikominderung zwischen **Kaffee-** und **Teegenus**s einerseits und das Auftreten eines Nierenzellkarzinoms andererseits. Wird dagegen koffeinfreier Kaffee genossen, erhöhte sich das Risiko für ein Nierenzellkarzinom deutlich. [451, 452] Eine Beobachtungsstudie in Kanada erbrachte jedoch für normalgewichtige Männer eine Erhöhung des Risikos, nicht aber für Frauen. [453] Auch die Flüssigkeitsaufnahme insgesamt stand nicht mit dem Risiko eines Nierenzellkarzinoms in Verbindung.

Dass **Alkoholgenuss** das Risiko für ein Nierenzellkarzinom deutlich reduziert, wie praktisch alle Beobachtungstudien feststellen, ist ein unerwartetes Ergebnis und kann bis heute nicht erklärt werden. [186]

5.19.3 Phosphor-, Stickstoff-, Nitrit- und Nitrataufnahme

In der westlichen Welt wird durch die Ernährung etwa doppelt so viel Phosphor aufgenommen, wie als Tagesbedarf empfohlen wird. Hierzu trägt im Wesentlichen der Konsum von **rotem Fleisch** bei. Phosphor im Blut belastet die Niere und führt zu einer beschleunigten Alterung. Wie weit Phosphor selber zur Krebsentstehung in der Niere beitragen kann, lässt sich nicht beantworten.

Lebensmittelzusätze

Problematisch für die Gesundheit sind in diesem Zusammenhang die **Phosphat-Lebensmittelzusätze.** Diese Phosphorbestandteile werden in Colagetränken, Instantgetränken, Instantgerichten und Fleisch zugesetzt. Zugesetzte Phosphate können vom menschlichen Organismus zu fast 100 % absorbiert werden und folglich die Nierenfunktion belasten. Derjenige, der bereits unter einer Nierenschwäche leidet, sollte sich eingehender mit dieser Problematik auseinandersetzen.

Einerseits können **Nitrate** und **Nitrite** wohl eine Gefäßerweiterung und damit eine Blutdrucksenkung bewirken, andererseits können sie jedoch die glomeruläre Filtrationsrate erniedrigen, was bei einer bereits eingeschränkten Nierenfunktion zu Überlastungen der Niere führen kann. [454] Das Risiko, dass sich aus Nitriten endogen Nitrosamine bilden, die kanzerogen wirken können, ist jedoch bei vegetarischer Ernährung bedeutend geringer, als wenn häufiger Fleisch gegessen wird. Die entsprechende Umwandlung wird durch das Vitamin C von Gemüsearten verhindert.

STUDIEN

Die meisten Studien konnten keine Erhöhung des Risikos für ein Nierenzellkarzinom durch vermehrten Verzehr von grünem blättrigem Gemüse und Wurzelgemüse feststellen, die besonders nitrathaltig sind. Auch Teegenuss verhinderte die Nitrosaminbildung. [455] Für die Zusammenhänge zwischen Nierenzellkarzinom und Stickstoffaufnahme in Form von Nitriten, Nitraten und pflanzlichen Eiweißverbindungen lassen sich nur in einigen wenigen Studien Anhaltspunkte zu finden. [444, 448, 449]

Für ein gehäuftes Auftreten von Nierenzellkarzinom in Verbindung mit aufgenommenen Stickstoffmengen in Form von Nitraten und Nitriten müssen vermutlich mehrere Faktoren zusammenkommen. Allein die Aufnahme von Stickstoffverbindung durch eine vegetarische Ernährung führt zu keiner Erhöhung, sondern vielmehr zu einer Erniedrigung der Häufigkeit, an einem Nierenzellkarzinom zu erkranken. Die **pflanzlichen Stickstoffverbindungen** wie Nitrate im Salat oder im Wurzelgemüse stehen in keiner Beziehung zum Nierenzellkarzinom bzw. in der Regel erniedrigen sie das Risiko. Kommen jedoch größere Mengen an Nitraten und Nitriten zum Trinkwasser durch reichlichen Fleischverzehr dazu, evtl. auch noch als **Risikofaktor** das Rauchen, dann könnte so ein Zusammenhang zwischen aufgenommenen Stickstoffverbindungen und Nierenzellkarzinom erklärt werden. Hierbei scheinen zudem Frauen bedeutend empfindlicher zu reagieren als Männer. Wenn also in Studien festgestellt wurde, dass reichlicher Verzehr von Salat und Hülsenfrüchten zu einem häufigeren Auftreten von Nierenzellkarzinomen von Frauen führte, dann vermuten wir, dass hier noch andere Faktoren wie Trinkwasser und Fleischverzehr eine Rolle spielten.

Hieraus kann nur der Schluss gezogen werden, dass Patienten mit Nierenfunktionsstörungen **Gemüse** aus Betrieben beziehen sollten, die **biologischen** oder **biologisch-dynamischen** Anbau betreiben. Bei dieser Anbauweise sind die Nitratgehalte der Pflanzen deutlich niedriger als bei Pflanzen, die mit Kunstdünger, also v. a. Stickstoff- und Phosphatdünger angebaut wurden. Vielleicht sollte sich der Patient noch über den Nitratgehalt seines Trinkwassers erkundigen. Gerade in ländlichen Gegenden könnte der Nitratgehalt höher liegen und dann wäre der Verzehr des Leitungswassers zu reduzieren und auf Mineralwasser umzustellen.

5.19.4 Zusammenfassung

Eine gemüse- und früchtereiche Ernährungsweise bei gleichzeitiger geringer Aufnahme von Kohlenhydraten sind die entscheidenden Faktoren, um die Entwicklung eines Nierenkarzinoms zu vermeiden und um die Prognose nach einer Erkrankung deutlich zu verbessern. Ob eine ketogene Diät durchgeführt werden soll, muss nach individuellen Gesichtspunkten beurteilt werden.

GUT ZU WISSEN

Ein besonderer Aspekt der Niere scheint zu sein, dass sie ähnlich wie die Bauchspeicheldrüse empfindlich auf höhere Mengen auf Nitrosamine ist, die sich aus Nitraten und Nitriten bilden können.

5.19.5 Praktische Empfehlungen für den täglichen Menüplan

EMPFEHLENSWERT

- Grünes blättriges Gemüse, Wurzelgemüse wie Fenchel, Rote Beete, Karotten, Knollensellerie, Pastinaken, Topinambur, Möhren, Rote Beete, Radieschen, Rettich, Rüben, Fenchel, Kohlrabi, Meerrettich
- Kohlarten, Paprika, Kürbis, Mais
- Beeren, Äpfel
- Bananen
- Fettige Fische
- Walnuss, eine Paranuss alle zwei Tage
- Tee
- (Alkohol)

MEIDEN ODER REDUZIEREN

- Weißbrot, Süßigkeiten, Snacks, Desserts
- Fleisch und Fleischprodukte
- Lebensmittel mit Phosphatzusetzen
- Salz
- Tierisches Fett
- Gesalzene Lebensmittel
- Fruchtsäfte
- Keine gesalzenen Lebensmittel
- Keine Fertigprodukte
- Hülsenfrüchte, Linsen, Bohnen
- Zuckermelone
- Koffeinfreier Kaffee

5.20 Pankreaskarzinom

Die Bauchspeicheldrüse ist von zentraler Bedeutung bei der Verdauung der Speisen und für den Energiestoffwechsel im Organismus. Einerseits ermöglicht sie mit ihren Enzymen – mehr als 32 verschiedene Enzyme – die Verdauung v. a. von Eiweißen, aber auch von Fetten und Kohlenhydraten, andererseits steuert sie durch die Insulinausschüttung den Blutzuckerspiegel, die Energieverwertung in den Zellen und die Energiespeicherung in Form von Fett im Organismus. Beide Funktionen können im Laufe einer Karzinomerkrankung der Pankreas schwer beeinträchtigt werden und bedürfen dann einer spezifischen Substitutionstherapie. Auf diese Aspekte werden wir hier aber nicht eingehen.

Pankreaskarzinompatienten verspüren meist erst im fortgeschrittenem Stadium Beschwerden wie z. B. einen dumpfen Schmerz im Bauch und leiden evtl. unter Verdauungsstörungen. Die Diagnose Pankreaskarzinom wird daher oft entsprechend spät gestellt. Die Krankheit ist also bereits sehr weit fortgeschritten und dies gilt es nun bei allen Ernährungsempfehlungen zu berücksichtigen. Der betroffene Patient wird sich in der Regel auch erst jetzt der Frage, welche Veränderungen er evtl. in seiner Ernährungsweise vornehmen sollte, stellen.

5.20.1 Risikofaktoren

Männer erkranken 30–50 % häufiger an einem Pankreaskarzinom als Frauen, das Geschlecht spielt also häufig eine Rolle für die Erkrankung, wobei wir über die Gründe hierfür nur spekulieren können. Weitere Risikofaktoren sind Übergewicht, Rauchen, Alkohol und Diabetes.

Mit diesen Risikofaktoren sind häufig Entzündungsprozesse im Organismus vergesellschaftet, die für den Krankheitsverlauf eine wichtige Rolle spielen. Typ-2-Diabetes-Patienten leiden häufig an einer chronischen Pankreatitis und bei ihnen ist das Risiko erhöht, an einem Pankreaskarzinom zu erkranken.

Auf die Bedeutung der Rolle von **Entzündungen** für die Entwicklung eines Pankreaskarzinoms weist auch die Tatsache hin, dass die regelmäßige Einnahme von Aspirin zu einer Reduktion des Auftretens dieses Karzinoms um über 40 % führte. [456] Die Bedeutung der entzündlichen Marker wie C-reaktives Protein für den Krankheitsverlauf wird dadurch unterstrichen, dass sie als Tumormarker verlässlichere Aussagen zur Progression der Erkrankung erlauben. [457] Allergien wiederum verhalten sich jedoch umgekehrt zur Häufigkeit eines Pankreaskarzinoms. Menschen, die an Heuschnupfen und Asthma leiden, also allergische Reaktionen vom Soforttyp zeigen, erkranken bedeutend seltener an Pankreaskarzinomen als Menschen ohne entsprechende Allergien. [458, 459] Hautallergien fallen jedoch nicht hierunter. Damit ist das Auftreten eines Pankreaskarzinoms mit einer eigenartigen Gemengelage von entzündlichen und entzündungshemmenden Prozessen verbunden, die es auch in der Ernährung möglicher Weise zu berücksichtigen gilt.

TIPP

Rauchen und trinken von Alkohol sowie übermäßiger Kaffeegenuss erhöhen das Risiko deutlich und sollten daher vom Patienten gemieden werden.

5.20.2 Einfluss der Ernährungsweise und Nahrungsmittel

In fortgeschrittenem Stadium der Erkrankung haben die **Entzündungsprozesse** im Organismus schon ein deutliches Ausmaß erreicht und üben immer mehr Einfluss auf das Befinden des Patienten aus. Die zunehmenden entzündlichen Prozesse gehen einher mit Gewichtsverlust.

Die Prognose und das Befinden des Patienten hängen ganz wesentlich davon ab, dass er sein Gewicht stabil halten kann. Für die Ernährung bedeutet dies, dass sie ausgesprochen antiinflammatorisch wirken muss.

GUT ZU WISSEN

Omega-3 Fettsäuren üben eine deutliche entzündungshemmende Wirkung aus, also wie sie v.a. im Fischöl enthalten sind, und sie können zur Gewichtsstabilisierung eingesetzt werden. Zudem regen sie die Energiegewinnung an. Auch die Einnahme von L-Carnitin, eine Verbindung der beiden Aminosäuren Methionin und Lysin, wirkte einem Gewichtsverlust bei Patienten mit Pankreaskarzinom entgegen.

Eiweiße, die reichlich die Aminosäure Cystein enthalten wie das Molkeneiweiß sollten in der Ernährung beim fortgeschrittenen Pankreaskarzinom nicht fehlen, um einem drohenden Gewichtsverlust entgegenzuwirken. [460] Diese Proteine werden auch für den Muskelaufbau beim Krafttraining eingesetzt. Vielleicht spielen sie auch eine besondere Rolle gerade beim Pankreaskarzinom, da sie die Absorption von Zink aus dem Darm fördern.

Die Pankreasdrüse hat eine besondere Beziehung zu **Zink.** Die Beta-Zellen der Pankreas enthalten den höchsten Zinkgehalt von allen Zellen im Organismus und dieser spielt eine entscheidende Rolle für die physiologische Insulinsekretion. Bei einer chronischen Entzündung der Pankreas besteht immer ein Zinkdefizit im Organismus. [461] In epidemiologischen Studien zeigte sich. dass ein reichlicher Verzehr von zinkhaltigen Lebensmitteln das Risiko, an einem Pankreaskarzinom zu erkranken, deutlich reduzierte. [462] Wir können annehmen, dass es auch in der therapeutischen Situation antitumoral wirkt. Zu den zinkreichen Lebensmitteln gehören u.a. Sonnenblumenkerne, Cashewkerne, Haferflocken und Vollkornprodukte. Evtl. wäre auch die Einnahme eines homöopathischen Zinkpräparates in der therapeutischen Situation zu empfehlen. Ein weiteres Element ist **Selen,** welches bei Patienten mit einem Pankreaskarzinom erniedrigt ist.

TIPP

Hier genügt es, jede Woche 1–3 Paranüsse zu essen, denn sie enthalten reichlich Selen. Eine Überdosierung an Selen z.B. durch den täglichen Verzehr einer Paranuss merken Sie daran, wenn ihre Fingernägel anfangen, weich und brüchig zu werden.

Gemüse und Früchte

Eine gemüse- und früchtereiche Ernährungsweise wirkt **entzündungshemmend** im Organismus und ist daher auch dem Patienten mit einem Pankreaskarzinom zu empfehlen.

- Bei Männern war die Häufigkeit, an einem Pankreaskarzinom zu erkranken, um 49 % reduziert, wenn sie viel Früchte und Gemüse aßen im Vergleich zu Männern, bei denen das Gegenteil der Fall war. [463]
- Patienten mit Übergewicht sprechen besonders gut auf eine früchte- und gemüsereiche Ernährung an. Der Patient sollte also Früchte jeden Tag zur Genüge essen.

GUT ZU WISSEN

Hinsichtlich der Gemüsearten ergaben sich folgende Resultate. Unter den Früchten sind noch die Orange, Grapefruit, Äpfel, Birnen und Pfirsiche sowie Beeren zu erwähnen, deren Verzehr protektiv wirkt und die Häufigkeit des Pankreaskarzinoms um 25 % reduzierte. [464]

TIPP

Eine Frucht, die besonders erwähnt werden soll, ist die Zitrusfrucht. Menschen, die dreimal wöchentlich bis einmal täglich Zitrusfrüchte verzehrten, erkrankten seltener am Pankreaskarzinom als Vergleichspersonen mit geringeren Zitrusverzehr. [465]

Verantwortlich für diese tumorprotektive Wirkung werden die Flavonoide der Zitrusfrüchte gemacht, die entzündungshemmend und antioxidativ wirken. In einer schwedischen Studie wurde gefunden, dass neben der Zitrusfrucht auch insbesondere der tägliche Verzehr von Möhren tumorprotektiv gegenüber einem Pankreaskarzinom wirkte.

Die **eiweißreichen Gemüsearten** Bohnen, Erbsen und Linsen zählen ebenfalls zu den deutlich protektiven Lebensmitteln bei einem Pankreaskarzinom. Da der Pankreaspatient kein oder nur wenig Fleisch essen sollte, ist die Aufnahme von pflanzlichen Proteinen, wie sie in hohem Maße in Bohnen, Erbsen und Linsen enthalten sind, besonders wichtig. Zudem weist dieses Gemüse kaum Nitrate auf und schont damit die Bauchspeicheldrüse.

Weiterhin können folgende **Gemüsearten empfohlen** werden: Spinat, Spargel, Avocado, Brokkoli und Süßkartoffeln. Besonders protektiv wirkte grünes Gemüse bei Rauchern, während bei Nicht-Rauchern oder früheren Rauchern die Wirkung nicht so deutlich zu erkennen war. Folate als Supplement zeigten keine antitumorale Wirkung auf das Pankreaskarzinom, sie sollten daher auch nicht eingenommen werden.

Bei der Aufnahme von Gemüse und Früchte spielen die Ballaststoffe, die damit in den Darm gelangen und von hier aus eine sehr wichtige Rolle für den Krebsschutz ausüben. [466]

STUDIEN

Verwirrend sind die widersprüchlichen Studienergebnisse hinsichtlich des Verzehrs von **grünem Blattgemüse** wie z. B. Mangold, Spinat, Grüner Pfeffer und Salate. Diese Gemüsearten zeigten in verschiedenen Studien deutliche protektive Wirkungen, daneben aber auch wiederum in anderen Studien tumorfördernde Eigenschaften. Obwohl grünes Blattgemüse ausgesprochen antiinflammatorisch wirkt, erhöhte es in verschiedenen Studien das Risiko für ein Pankreaskarzinom. [467, 468, 469]

Hier spielt vermutlich die Nitrataufnahme evtl. im Zusammenhang mit Fleischverzehr die ausschlaggebende krebsfördernde Rolle. Nitrate, aus denen sich Nitrosamine bilden können, wirken besonders kanzerogen auf die Bauchspeicheldrüse. Sollte durch reichlichen Fleischverzehr bereits die Nitrat- und Nitritaufnahme hoch sein, dann könnte die zusätzliche Nitrataufnahme durch grünes Gemüse insbesondere grüner Salat, die kanzerogene Wirkung auf die Bauspeicheldrüse auslösen. Dies sind Vermutungen, doch könnten sie plausibel den festgestellten nachteiligen Effekt von grünem Gemüse auf die Krebsentwicklung in der Bauchspeicheldrüse erklären. Als Vorsichtsmaßnahme wäre in diesem Zusammenhang zu empfehlen, wie wir es bereits bei der Niere gemacht haben – Gemüse nur aus biologisch-organisch betriebenen Betrieben zu beziehen, in denen das Gemüse nicht mit Stickstoff gedüngt wird, und weiterhin auf Fleischverzehr weitgehend zu verzichten.

Nüsse

Die Walnuss und andere Nüsse sind auch beim Pankreaskarzinom antitumoral wirksam.

Getränke

Mäßiger **Kaffee**genuss hatte keinen Einfluss oder reduzierte sogar das Krebsrisiko in der Bauchspeicheldrüse, übermäßiger Genuss von Kaffee, d. h. mehr als drei Tassen täglich erhöhte jedoch deutlich das Risiko. Beim Patienten mit Pankreaskarzinom kann eine besondere Empfindlichkeit der

Bauspeicheldrüse für die Inhaltstoffe von Kaffee vermutet werden, und es ist wohl am besten für den Patienten, ganz auf Kaffee zu verzichten und stattdessen Schwarztee und andere Teesorten zu trinken.

Der Genuss von **Schwarztee** reduzierte die Häufigkeit des Auftretens von Pankreaskarzinomen. Während sonst der Grüntee durchgehend in den epidemiologischen Studien deutlich antitumorale Wirkung zeigt, wurde hinsichtlich des Pankreaskarzinoms nur bei Frauen eine protektive Wirkung festgestellt. Die Kombination von Grüntee – sei es eine oder mehr als eine Tasse täglich – in Verbindung mit dem Verzehr von Zitrusfrüchten reduzierte jedoch für Männer wie auch für Frauen deutlich die Häufigkeit des Auftretens eines Pankreaskarzinoms. [465] Also, sollte Grüntee immer täglich zusammen mit einer Zitrusfrucht genossen werden und der Grüntee mit etwas Zitronensaft versehen werden.

TIPP

Mit Zellkulturen eines Pankreaskarzinoms wurde gezeigt, dass Extrakte von Achillea millefolium (Tausendgüldenkraut) und Calendula officinalis (Ringelblume) diese Krebszellen hemmen und auch die Wirkung von Chemotherapeutika erhöhen können. [470] Für Pankreaskarzinom-Patienten kann daher die regelmäßige Einnahme von Tausendgüldenkrauttee sowie Ringelblumentee empfohlen werden.

Kohlenhydrate

Getreide in Form von **Vollkornbrot** erwies sich in acht epidemiologischen Studien beim Pankreaskarzinom als protektiv wirksam. Bei Vollkornprodukten aus Weizen waren die Ergebnisse jedoch widersprüchlich. Evtl. spielt hier die Konstitution eine Rolle, dass bei übergewichtigen Menschen Vollkornprodukte aus Weizen das Risiko erhöhen könnten. Dieser Zusammenhang ist aber bisher nicht belegt.

Zugefügter Zucker z.B. im Dessert oder in Getränken wie in Fruchtgetränken erhöhte das Krebsrisiko in der Bauchspeicheldrüse, besonders bei übergewichtigen Frauen. Hier spielt vermutlich die Fruktose eine ausschlaggebende Rolle und könnte als Brandbeschleuniger im Falle eines Pankreaskarzinoms wirken. Beerensäfte oder Beeren sind in diesem Fall zu bevorzugen, da sie wenig Zucker und Fruktose enthalten.

Tierische Fette, Milchfette, pflanzliche Fette

Tierisches Fette, neben Fleisch – also auch Milchfette –, können hinsichtlich des Pankreaskarzinoms **tumorfördernd** wirken. [471] So sollte der Pankreaskarzinompatient Butter und Sahne meiden und z. B. das Brot mit Olivenöl beträufeln, statt Butter auf das Brot zu streichen – so wie dies in Südspanien in der Landbevölkerung üblich ist. [472] Auch fettiger Käse könnte bei reichlichem Verzehr tumorfördernd wirken. [473] Anders sieht es mit mageren Milchprodukten aus. [474] Sie scheinen keinen Einfluss auf das Pankreaskarzinom zu nehmen oder evtl. sogar tumorschützend wirken, wenn sie nicht in Verbindung mit rotem Fleisch genossen werden. [474]

Fleisch

Auf **rotes Fleisch,** Leber, Schinken und Würste sollte der Pankreaskarzinompatient ganz verzichten, da diese Fleischprodukte auch auf diese Tumorerkrankung deutlich fördernd wirken können. Die kanzerogene Wirkung von Fleisch hinsichtlich eines Pankreaskarzinom wird noch durch die Behandlung mit Nitriten zur Farbintensivierung gesteigert.

Wie steht es mit **Geflügelfleisch?** Die größte Untersuchung, die sich dieser Frage widmete, ist die europäische EPIC-Studie (European Prospective Investigation into Cancer and Nutrition), die 470000 Probanden über ein Jahrzehnt hinweg beobachtete. Die Wissenschaftler waren selbst von ihren Studienergebnissen überrascht und konnten sich dies nur so erklären, dass der Zufall ihnen ein Streich gespielt habe. Sie hatten herausgefunden, dass nicht nur rotes Fleisch, sondern auch Hühnerfleisch mit einer erhöhten Inzidenz des Pankreaskarzinoms einherging. Andere Studien hatten eine Reduktion der Häufigkeit von Pankreaskarzinomen von mehr als 50% bei langjährigem Verzehr von Geflügelfleisch gefunden. [475] Die Widersprüche können scheinbar sein und folgende Interpretation mag sie erklären. Wird rotes Fleisch durch vermehrten Verzehr von Geflügelfleisch ersetzt, führt dies zu einer Reduktion der Häufigkeit von Pankreaskarzinomen. Werden aber Vegetarier mit Nichtvegetariern verglichen, auch wenn die Nichtvegetarier nur selten

Fleisch essen und somit der Gruppe von Menschen, die Geflügelfleisch anstelle von rotem Fleisch essen hinsichtlich der Risikobeurteilung entsprechen könnten, dann tritt das Pankreaskarzinom bei den Vegetariern seltener auf als bei den Halbvegetariern. Je mehr Geflügelfleisch gegessen wird, umso mehr steigt das Risiko eines Pankreaskarzinoms linear an, wobei dies aber deutlich schwächer ausfällt als bei rotem Fleisch. Vegetarier aßen in den Studien mehr pflanzliche Proteine in Form von Bohnen, Erbsen und Linsen wie auch Nüsse und Samen als die Nichtvegetarier und dies mag dazu beigetragen haben, dass sie auch das geringste Risiko für ein Pankreaskarzinom aufwiesen. Gerade die Pflanzen mit hohem Proteingehalt erweisen sich als besonders protektiv gegenüber einem Pankreaskarzinom.

GUT ZU WISSEN

Epidemiologischen Studien zeigen immer nur Beziehungen und Verknüpfungen auf, aber keine kausalen Zusammenhänge. Studienergebnisse spiegeln daher immer die komplexen Wirkungsweisen zwischen den zahlreichen einzelnen Lebensmitteln und den statistisch erfassbaren Reaktionsweisen der Studienteilnehmer wider und sollten entsprechend umsichtig interpretiert werden.

Fisch

Langkettige Omega-3-Fettsäuren, wie sie v. a. in **Meeresfischen** vorkommen, wirken stark entzündungshemmend im Stoffwechsel des Menschen und entsprechend wird angenommen, dass sie beim Pankreaskarzinom prophylaktisch wie auch therapeutisch hilfreich sein könnten. In den Studien zeigt sich, dass die Zubereitung der Fische einen entscheidenden Einfluss für ihre tumorhemmende Wirkung haben könnte.

TIPP

Nur nicht gebratener und nicht frittierter Fisch reduziert das Risiko für ein Pankreaskarzinom.

Gewürze

Kurkumin soll speziell in diesem Zusammenhang erwähnt werden. Kurkumin ist der gelbe Farbstoff der Kurkuma-Wurzel, der als Curry-Gewürz bekannt ist. In Tierversuchen konnte nachgewiesen werden, dass es präkanzeröse Veränderungen im Darm rückgängig machen kann. Auch Pankreaskarzinom-Patienten wurde es in großen Dosen in mehreren klinischen Studien verabreicht.

STUDIEN

In zwei offenen klinischen Studien bei Patienten mit einem Pankreaskarzinom wurde bei je 17–25 Patienten 8 g Kurkumin pro Tag zusammen mit Gemcitabin, einem Chemotherapeutikum, welches oft bei Patienten mit Pankreaskarzinomen eingesetzt wird, verabreicht. Die Studien waren daraufhin angelegt, die Sicherheit und Verträglichkeit der kombinierten Therapie festzustellen. Die hohe Kurkumindosis von 8 Gramm zusammen mit Gemcitabin wurde in einzelnen Fällen in einer Studie nicht gut vertragen, in einer anderen klinischen Studie traten dagegen keine Beschwerden infolge der hohen Kurkumindosen auf.

In einer klinischen Phase-II-Studie wurde Kurkurmin ebenfalls in einer Dosierung von 8 g pro Tag, jedoch ohne gleichzeitige Chemotherapie, bei Patienten mit fortgeschrittenem Pankreaskarzinom geprüft. [476] Von insgesamt 21 Patienten, die die Ärzte untersuchen konnten, sprachen zwei positiv auf die Behandlung an. Bei einem von ihnen bildete sich der Tumor um 73 % zurück, allerdings entwickelte sich später an dessen Stelle eine neuer kurkuminresistenter Tumor. Der andere Patient aber zeigte über den Verlauf von 18 Monaten eine stetige Verbesserung. Das einzige Mal, bei dem die Krebsmarker wieder in die Höhe schossen, war während einer kurzen dreiwöchigen Pause, als die Kurkumin-Therapie unterbrochen wurde. Die Ansprechrate von zwei Patienten unter 21 mag sehr gering erscheinen, doch ist sie bei der Chemotherapie nur unwesentlich höher. Zudem wurden laborchemische Veränderungen im Blut der Patienten festgestellt, die als günstig für eine antitumorale Wirkung eingestuft wurden. Weiter Schlussfolgerung lassen sich aus diesen Studien nicht ziehen.

Wie und in welcher Dosierung Kurkurmin am besten verzehrt werden soll, haben wir anfangs im Kapitel ausgeführt (➤ 3.4.1). Würde das Ernährungsprogramm entsprechend den hier ausgeführten Erkenntnissen umgestellt, dann könnte sicherlich auch Kurkumin zur Verbesserung der Prognose beitragen.

Ebenfalls von besonderem Interesse bei Erkrankungen der Pankreas ist das Gewürz Ingwer. In Zellkulturen mit Pankreaskarzinomzellen und in Tieren mit Pankreaskarzinom erwies sich Ingwer als ausgesprochen antitumoral wirksam. [477] Klinische Studie bestehen hierzu jedoch nicht. In Anbetracht der Unbedenklichkeit des Gewürzes ist trotz der schwachen Studienlage der regelmäßige Verzehr dieses Gewürzes als Tee, Sirup oder im Essen für Patienten mit Pankreaskarzinom zu empfehlen.

5.20.3 Zubereitungen

Lebensmittel, die **frittiert, grilliert, geräuchert** oder **gesalzen** worden sind, können auf die Bauchspeicheldrüse krebsfördernd wirken. Die dabei entstehenden Nitrosamine, polyzyklisch aromatische Hydrokarbone und heterozyklische aromatische Amine, könnten hierfür verantwortlich sein. Die Zubereitungsart kann bedeutsamer sein für die krebsfördernde Wirkung als das Lebensmittel selber, wenn es anders zubereitet worden wäre.

TIPP

Zusammenfassend können wir dem Pankreaskarzinompatienten eine Ernährungsweise empfehlen, die weitgehend pesco-vegan ist, also eine vegane Ernährung ohne tierische Produkte, jedoch mit mageren Milchprodukten und mit zusätzlichem Fischverzehr. Daneben solltenüsse und Zitrusfrüchte reichlich genossen werden.

5.20.4 Empfehlungen für den Menüplan

EMPFEHLENSWERT

- Zitrusfrüchte
- Gemüse: Kapern, Grünkohl, Dill, Kresse, Schnittlauch, Brokkoli, grüne Rübe
- Bohnen, Linsen, Erbsen, Spinat, Avocado, Kopfsalat, Spargel, Karotten, Gemüse nur aus biologischem Anbau
- Kurkurmin
- Rohe Früchte, Äpfel, Birne, Beeren
- Gekochter Fisch
- Süßkartoffeln
- Getrocknete Früchte
- Schwarztee
- Vollkornprodukte außer Weizen
- Walnüsse, Nüsse
- Olivenöl
- Zink (Sonnenblumenkerne, Cashewkerne, Haferflocken, Vollkorngetreide, Kürbiskerne und Weizenkeime sind zinkreich)
- Huhn anstelle von rotem Fleisch, wenn auf tierisches Fleisch nicht verzichtet werden kann

MEIDEN ODER REDUZIEREN

- Rotes Fleisch, besonders durch Nitrite rot gefärbtes Fleisch
- Rauchen
- Süße Früchte bei Übergewicht
- Fruchtsäfte bei Übergewicht
- Butter, andere Milchprodukte?
- Weißbrot und leicht verdauliche Kohlenhydrate, v. a. bei Frauen
- Gesüßte Getränke, Zucker, Süßigkeiten, Honig, Marmelade
- Weiße Kartoffeln bei Frauen
- Supplemente, Multivitaminpräparate
- Rohe Tomaten
- Kaffee mehr als drei Tassen täglich
- Eier
- Kartoffeln bei Frauen, frittierte Kartoffeln, Chips
- Margarine, Salatsaucen, frittierte oder gebratene Mahlzeiten
- Mit Stickstoff gedüngtes Gemüse

5.21 Prostatakarzinom

Das Prostatakarzinom ist eine der häufigsten Krebserkrankungen des Mannes und bis zu 90 % der Männer im höheren Alter weisen eine gutartige Vergrößerung der Prostata auf, die zu Beschwerden beim Wasserlassen führen kann.

Aufgrund der Bedeutung sowohl der gutartigen wie auch bösartigen Prostatavergrößerung für das Befinden des Patienten sind bis heute eine kaum zu überblickende Vielzahl von wissenschaftlichen Publikationen zur Frage des Einflusses der Ernährung und von körperlicher Aktivität auf den Krankheitsverlauf des Prostatakarzinoms wie auch zu seiner Verhütung bzw. zur Beeinflussung einer gutartigen Prostatavergrößerung erschienen. Im Jahre 2015 erfasste eine Forschergruppe aus Bristol 12037! Abstracts und Publikationen zur Frage des Einflusses von Ernährung und körperlicher Aktivität auf das Prostatakarzinom. [478]

5.21.1 Einfluss der Ernährungsweise und Nahrungsmittel

Die Berücksichtigung einer Ernährungsweise, die nach heutigen naturwissenschaftlichen Erkenntnissen einer gutartigen wie auch bösartigen Vergrößerung der Prostata entgegenwirkt, könnte gemäß einer Beobachtungsstudie in Griechenland [479] das Risiko, an Prostatakarzinom zu erkranken, um etwa 40 % senken. Auch Bewegungsmangel trägt zur Erhöhung des Krebsrisikos für die Prostata bei. 65-Jährige und jüngere Männer reduzierten durch regelmäßige körperlich Aktivität ihr Risiko, an einer gutartigen Geschwulst der Prostata zu erkranken um 41 % und für eine maligne Prostatakarzinomerkrankung um 31 % [480]. Eine epidemiologische Studie, die beide Faktoren zusammen im Hinblick auf die Risikoreduktion für ein Prostatakarzinom untersuchen würde, liegt unseres Wissens bisher nicht vor.

Zahlreiche Beobachtungsstudien sind auch bei Patienten mit bereits diagnostizierten Prostatakarzinom durchgeführt worden. Diese Studien untersuchten v. a. bei Patienten mit Prostatakarzinom in einem frühen Stadium (Gleason score unter 7, PSA 4–10 ng/ml) den Einfluss der Ernährung auf den weiteren Verlauf der Erkrankung. In allen Studien

- wurden die PSA-Werte gesenkt oder stabil gehalten,
- konnte eine konventionelle Therapie um Jahre hinausgeschoben werden,
- war die Mortalitätsrate deutlich erniedrigt im Vergleich zu Patienten, die keiner spezifischen Diät folgten. [481, 211, 482, 483, 484]

Eine gezielte wissenschaftlich begründete Ernährung bewirkt also nicht nur ein geringeres Auftreten eines Prostatakarzinoms, sondern wirkt auch positiv therapeutisch bei bereits diagnostiziertem Prostatakarzinom.

5.21.2 PSA-Werte

Erhöhte PSA-Werte, d. h. über 4,0 ng/ml, können beim Mann schnell die Alarmglocken läuten lassen und werden als erster Hinweis auf eine Vergrößerung der Prostata eingestuft. Bei PSA-Werten zwischen 4,0 und 10 ng/ml muss auch das Alter berücksichtigt werden: So kommt es bei über 70-Jährigen physiologischerweise zu einer Vergrößerung der Prostata und damit auch bei einer gesunden Prostata zu höheren PSA-Werten, etwa bis zu 7,2 ng/ml. Ob es sich beim Überschreiten dieser Werte wirklich um ein malignes Prostatakarzinom handelt, welches konventionell behandelt werden sollte, beantwortet dieser Test überhaupt noch nicht.

Die **erhöhten Testergebnisse** sollten zunächst als Aufforderung verstanden werden, die eigene Lebensweise hinsichtlich der Ernährung und körperlichen Aktivität, zu hinterfragen, unabhängig von möglichen weiteren ärztlichen Untersuchungen und Wiederholungen des PSA-Tests.

GUT ZU WISSEN

Es liegen heute genügend klinische Studien vor, die belegen, dass eine gezielte Diät und körperliche Ausdaueraktivitäten erhöhte PSA-Werte bei Low-Risiko-Prostatakarzinomen wieder senken und im Falle eines Rückfalles eines konventionell behandelten Prostatakarzinoms seine Erhöhung deutlich verlangsamen können.

STUDIEN

- In einer Studie mit 93 Patienten mit einem Prostatakarzinom in einem frühen Stadium, mit PSA-Werten zwischen 4 und 10 ng/ml, konnten folgende Ergebnisse gezeigt werden. Die Patienten, die zu einer pflanzenbasierten, fettarmen Ernährung wechselten und ihre körperliche Aktivität steigerten, blieben mit ihren PSA-Werten stabil und nur 5 % dieser Patienten mussten im Verlaufe der zweijährigen Studie mit einer konventionellen Therapie beginnen, während dieser Anteil sich in der Kontrollgruppe auf 27 % belief. [211, 485]
- In einer weiteren Studie mit 14 Patienten nach einem Rückfall eines Prostatakarzinoms bewirkte eine pflanzenbasierte Diät eine signifikante Reduktion der PSA-Werte innerhalb von 6 Monaten. Während sich vor der Diätumstellung die PSA-Werte in 11,9 Monaten verdoppelten, verlängerte sich diese Zeit nach der Umstellung auf 112,3 Monate. [482]
- Eine deutliche Verlängerung der Verdoppelung der PSA-Werte von 15 auf 54 Monate wurde in 46 Patienten mit operiertem oder bestrahltem Prostatakarzinom durch tägliche Einnahme von Granatapfelsaft in der Menge erreicht, was einer Aufnahme von 570 mg total Polyphenole täglich entsprach. [486]

Aus den zahlreichen Studien, von denen hier nur drei repräsentativ referiert sind, kann der Schluss gezogen werden, dass eine pflanzenbasierte Diät nicht nur prophylaktische Wirkungen gegenüber einem Prostatakarzinom, sondern auch ein therapeutisches Potential bei dieser Erkrankung aufweisen kann.

5.21.3 Wie entwickelt sich das Prostatakarzinom

Insbesondere beim Prostataadenom, der gutartigen Prostatavergrößerung, und beim Prostatakarzinom im Anfangsstadium, wird als therapeutische Strategie zunächst beobachtet und abgewartet (**watchful waiting**). In dieser Phase sollte eine gezielte erfolgversprechende „diätetische Therapie" vom Urologen empfohlen werden. Hier sollte von den onkologischen Urologen, der Krebsliga und den Krankenkassen eine breite Öffentlichkeitsarbeit geleistet werden. Naturwissenschaftliche experimentelle wie auch klinische Daten für diese Öffentlichkeitsarbeit sind genügend vorhanden.

Dem Prostatakarzinom geht in der Regel eine langjährige nicht-maligne tumoröse Phase voraus. Wie es bei Männern mit zunehmendem Alter oft zu einem Bauchansatz kommt, so bildet sich auch innerlich ein Fettansatz in der Prostata. Besonders Männer im Alter von 50–60 Jahren sind hiervon betroffen. Die Fetteinlagerungen vergrößern die Prostata und dies kann sich für den betroffenen Mann unangenehm bemerkbar machen. Der Urinabgang wird infolge der Vergrößerung der Prostata schwieriger und ist viel häufiger nötig als in jungen Jahren. Der Betroffene muss dann z. B. evtl. mehrmals nachts aufstehen, weil er von Harndrang geplagt wird.

Vermehrter Fettansatz

Der vermehrte Fettansatz der Prostata im Alter beruht auf dem besonderen Stoffwechsel dieser Drüse. Prostatazellen bevorzugen für ihren Stoffwechsel die Energie aus Fettsäuren gegenüber Glukose und führen daher nur im geringen Ausmaß Glykolyse und entsprechend eine verminderte Glukoseaufnahme durch. [487] Mit der Verlangsamung des Stoffwechsels im Alter kommt es dann zur verminderten Verbrennung von Fettsäuren und vermehrten Fettablagerung in den Prostatazellen, insbesondere, wenn mehr Fett in der Ernährung aufgenommen wird, als Energie verbraucht wird. Dies erklärt wahrscheinlich, warum das Wachstum eines Prostatakarzinoms durch fetthaltige tierische Lebensmittel wie Milch und Fleisch besonders stimuliert wird. [488–490]

Vermehrte Bildung entzündlicher Botenstoffe

Zur der bereits erhöhten Sauerstoffradikalbildung durch die Verbrennung der Fettsäuren in den Prostatazellen kommt nun eine vermehrte Bildung entzündlicher Botenstoffe durch die Fetteinlagerung hinzu, was beides mit der Zeit zur malignen Entartung führen kann. Die malignen Prostatazellen behalten ganz im Gegensatz zu anderen Krebszellen die Verbrennung – die Beta-Oxidation – der Fettsäuren bis zu einem gewissen Grad aufrecht. [491]

GUT ZU WISSEN

Wie der Bauchansatz durch eine gezielte Ernährung und körperliche Aktivität beeinflusst und sogar vermieden werden kann, so ist dies auch bis zu einem gewissen Grad für das Prostataadenom möglich, also für die gutartige Prostatavergrößerung im Alter. Die entzündlichen Prozesse in der Prostata können z. B. durch eine antiinflammatorische Ernährung reduziert und damit der Geschwulstbildung entgegengewirkt werden.

Erhöhter Glukosespiegel

Für die Entstehung eines Prostatakarzinoms scheint im Gegensatz zu den meisten Karzinomen ein erhöhter Glukosespiegel, wie er beim Typ-2-Diabetes vorliegt, keine fördernde Rolle auszuüben. Zuckerhaltige Getränke und Lebensmittel erhöhen hier kaum das Risiko für ein Prostatakarzinom. Verschiedene Studien zeigen auch eine entgegengesetzte Beziehung zwischen dem Typ-2-Diabetes und der Häufigkeit eines Prostatakarzinoms. [492] Ob dies mit den reduzierten Testosteronwerten in

Verbindung steht, ist sehr fraglich. Die erniedrigten PSA-Werte bei ihnen im Vergleich zu einem Nicht-Diabetiker könnten so erklärt werden. Dies trifft v. a. bei Patienten unter etwa 60 Jahren zu. Um diese Lebensphase tragen erhöhte Insulinwerte, aber nicht Glukosewerte, vermehrt zur Risikoerhöhung für ein Prostatakarzinom bei. [493] Diese Patienten zeigen dann auch oft erhöhte Testosteronwerte im Serum im Vergleich zu gesunden Menschen. Auch Stressfaktoren, die zu einem erhöhten Kortisolspiegel im Blut führen und zu einer erhöhten Fettbildung im Organismus beitragen, erhöhen das Risiko, dies aber v. a. bei jüngeren Patienten. Insgesamt wird die Rolle der endokrinen Hormone bei der Entstehung eines Prostatakarzinoms ungenügend verstanden.

Tritt Prostatakrebs jedoch beim Typ-2-Diabetiker gleichwohl auf, dann ist die Prognose schlechter als beim Nicht-Diabetiker. [494] Während leicht erhöhte Blutzuckerwerte keinen oder nur einen geringen Einfluss auf das Risiko eines Prostatakarzinoms haben, besteht andererseits eine deutliche Korrelation zwischen den Cholesterinwerten im Blut und dem Prostatakarzinomrisiko. [495] Es sei daher bereits hier auf zwei Lebensmittel hingewiesen, welche die Blutfettwerte hinsichtlich einer antitumoralen Wirkung für ein Prostatakarzinom verändern. Männer mit einem erhöhten Risiko für ein Prostatakarzinom sollten täglich Haferbrei (vegan zubereitet z. B. mit Hafermilch, also nicht mit Milch) essen und dadurch ihre Cholesterinwerte erniedrigen. [496] Auch der tägliche Verzehr von einer Avocado oder überhaupt von fetthaltigen Früchten, Nüssen und Samen wirken sich günstig auf die Blutfettwerte aus und reduziert deutlich das Risiko für ein Prostatakarzinom. [497, 498]

GUT ZU WISSEN

Fetthaltige Früchte wie die Olive oder Avocado, zudem Nüsse wie Walnuss und fetthaltige Samen wie Granatapfelsamen, Leinsamen oder Kürbissamen weisen eine besondere Beziehung zur Prostata auf und halten sie bei regelmäßigem täglichem Verzehr schlank und geschmeidig. Nicht geeignet sind dagegen die Öle der Frucht der Ölpalme, der Früchte der Sonnenblume, der Keime der Maispflanze. Haferbrei, vegan zubereitet, erniedrigt die Cholesterin- und Insulinwerte und wirkt somit antitumoral auf die Prostata.

5.21.4 Einfluss der Ernährungsweise und Nahrungsmittel

STUDIEN

Die Eckdaten der epidemiologischen Studien zur Häufigkeit eines Prostatakarzinoms lassen sich folgendermaßen zusammenfassen. Das Risiko, an einem Prostatakarzinom zu erkranken, kann um etwa 35 % durch eine strikte **vegane Diät** reduziert werden, wie z. B. die Adventisten-Studie-2 in den USA aufzeigte. Auch bei bereits diagnostiziertem Prostatakarzinom kann durch eine **pflanzenbasierte Diät** das Fortschreiten der Erkrankung deutlich verlangsamt und eine konventionelle Behandlung um mindesten zwei Jahre hinausgeschoben werden. [211] Die Mortalität von Prostatakarzinompatienten erniedrigte sich um 33 % bei denjenigen, die ihre Kalorien vermehrt von pflanzlichen Fetten und weniger von Kohlenhydraten gewannen. Andererseits erhöhte sich das Risiko, an der Erkrankung zu sterben um 81 %, wenn vermehrt tierisches Fett auf Kosten von Kohlenhydraten verzehrt wurden, und zwar bereits, wenn nur 5 % der Kohlenhydrate durch Fett in der Ernährung ersetzt wurden. Eine weitere Studie untersuchte den Einfluss eines intensiven Gehtrainings von mindestens drei Stunden wöchentlich auf den Verlauf eines Prostatakarzinoms und stellte fest, dass die Progression der Erkrankung um 57 % reduziert wurde im Vergleich zu der Kontrollgruppe, die weniger intensiv trainierte.

Insgesamt erlauben die Studien zum Prostatakarzinom die allgemeine Schlussfolgerung, dass eine **vegane Ernährung,** also ohne Milch, Milchprodukte und Fleisch, in der besonders auch Nüsse und Samen wie Walnüsse, Granatapfelkerne und Kürbissamen eine besondere und spezifische Rolle spielen, evtl. noch ergänzt durch **Meeresfische,** die besten antitumoralen Ergebnisse erbringt. Für die antitumorale Wirkungen scheinen die pflanzlichen Fette die entscheidende Rolle spielen. Auch der Genuss von schwarzem Kaffee ein- bis zweimal täglich verringert das Risiko, an Prostatakrebs zu erkranken.

Die Rolle der Ernährung bei der Progression eines benignen Prostataadenoms in ein malignes Prostatakarzinom wurde in einer kontrollierten klinischen Studie in China eindrücklich gezeigt. Besonders bei prämalignen Läsionen der Prostata, die sich erfahrungsgemäß in 30 % der Fälle in bösartige Tumoren weiterentwickeln, kann eine **präventive Diät** sehr wirksam sein. Dies belegt eine doppelblinde

5

placebokontrollierte Studie mit 60 Freiwilligen mit intraepithelialen Neoplasien der Prostata.

- In der Gruppe, die das Placebo erhalten hatte, entwickelt sich in 30 % der Fälle erwartungsgemäß ein Prostatakarzinom (bei 9 von 30 Männern) innerhalb eines Jahres.
- In der Gruppe, die Grüntee-Catechin-Kapseln (Größenordnung: sechs Tassen Grüntee täglich) zu sich genommen hatte, waren dies nur 3 %, d. h. ein Mann nach einem Jahr war betroffen.

Der Unterschied war auch statistisch hoch signifikant. [499]

Aber nicht nur eine solche Ernährungsweise wirkt antitumoral auf die Prostata, ebenso wichtig ist es, dass die Mahlzeiten regelmäßig eingenommen werden und dass der Zeitraum zwischen letzter fester Mahlzeit des Tages und dem Schlafengehen mindestens drei Stunden betragen sollte. Schichtarbeiter sind besonders gefährdet, an einer Vergrößerung der Prostata und evtl. an ihrer malignen Entartung zu erkranken, da sie ihre Mahlzeiten unregelmäßig und auch nachts einnehmen.

5

Fette

Fette spielen in der Ernährung für die Krebsentstehung in der Prostata und für den Verlauf der Erkrankung eine entscheidende Rolle. Vor allem **tierische Fette** werden in der Prostata abgelagert und führen zu ihrer Vergrößerung. Daher sollte der betroffene Mann tierische Fette soweit als möglich meiden und Fette aus dem Pflanzenreich und evtl. von Meeresfischen zu sich nehmen.

Unter den **Pflanzenfetten** stechen die der **Walnuss** heraus. Die Walnuss ist sehr fettreich und enthält noch spezifische Substanzen, die die Prostata schlank halten. Sie enthält hohe Mengen an Ellagsäure, die nachweislich antitumoral auf die Prostata wirkt. [500, 501] In Tierversuchen wurde gezeigt, dass eine walnussreiche Fettdiät Prostatatumoren zum Schrumpfen bringen kann, was in der Kontrollgruppe, die Sojabohnenöl in vergleichbaren Mengen erhalten hatte, nicht festgestellt wurde. Auch auf die PSA-Werte kann eine Walnussdiät günstig wirken.

TIPP

Aufgrund der zahlreichen tierexperimentellen Untersuchungen, der Kenntnisse zu den Inhaltsstoffen der Walnuss und Erfahrungen beim Menschen sollten jedem Mann, der an einer Prostatavergrößerung leidet oder hierzu neigen könnte, oder bereits an einem Prostatakarzinom erkrankt ist, empfohlen werden, jeden Tag einige Walnüsse (ca. 35–75 g) zu essen.

Samen und Nüsse

Überhaupt scheinen fetthaltige Früchte, Samen und Nüsse eine beruhigende Wirkung auf die Prostata auszuüben und evtl. ihrer Größenzunahme entgegenzuwirken. Neben der **Walnuss** sollte z. B. jeden zweiten oder dritten Tag eine **Paranuss** gegessen werden. Damit wird der Bedarf an Selen voll abgedeckt und dies ist bedeutsam, da ein tiefer Selenmangel mit einer verschlechterten Prognose bei einem Prostatakarzinom einhergehen kann. Die Einnahme von Selensupplementen kann jedoch zu einer Überdosierung führen und dann das Krebsrisiko sogar erhöhen. [502] Weiterhin enthält die Paranuss reichlich schwefelhaltige Aminosäuren, die ebenfalls hier antitumoral wirken können. Eine Überdosierung mit Paranüssen zeigt sich darin, dass die Fingernägel brüchig werden. Bekannt ist die günstige Wirkung von **Granatapfelkernen,** die u. a. auch Ellagsäure enthalten, und Kürbiskernen auf die Prostata. Hier sind es neben den Polyphenolen wohl auch die besonderen Fette, die evtl. eine antitumorale Wirkung ausüben. Verschiedene epidemiologische Studien und auch experimentelle Studien mit Tieren zeigen, dass Leinsamen antitumoral auf die Prostata wirkt. [503]

Leinsamen

Die Rolle von Leinsamen beim Prostatakarzinom wird von einigen Forschern als **fraglich** oder **ungünstig** beurteilt. Um die Problematik der Betrachtung von Inhaltsstoffen ohne Berücksichtigung der entsprechenden Lebensmittel aufzuzeigen, sei hier ein Exkurs zu dieser Thematik eingefügt. Die Beurteilung der fraglichen bzw. ungünstigen Wirkung von Leinsamen auf das Prostatakarzinom basieren nicht auf Studien mit Leinsamen selber, sondern sind aus Untersuchungen abgeleitet worden, in denen die Gesamtaufnahme der alpha-Linolensäure bestimmt wurde, unabhängig von ihrer Herkunft. Da Leinsamen einen hohen Gehalt von **alpha-Linolensäure** aufweisen, wurden die Ergebnisse ebenfalls auf die Einnahme von Leinsamen selber übertragen. Die Wirkungsweise des Leinsamens kann jedoch nicht allein auf die der alpha-Linolensäure reduziert werden. Im Zusammenhang mit den anderen Inhaltsstoffen des Leinsamens übt diese Fettsäure eine unterschiedliche und spezifische Wirkung gegenüber derjenigen aus, die durch ihre Aufnahme insbesondere aus tierischen Nahrungsmitteln bedingt sein kann. Allein aufgrund von Berechnungen der Aufnahme von alpha-Linolensäure, ohne deren Herkunft zu berücksichtigen, auf die Wirkung von Leinsamen selber zu schliessen, ist wissenschaftlich fragwürdig und kommt zu Schlussfolgerungen, die den Ergebnissen der Studien zur Aufnahme von Leinsamen selber widersprechen.

Milch und Milchprodukte

Bei hoher Aufnahme von Milch und Milchprodukten treten vermehrt Prostatakarzinome auf, zudem kann das Wachstum eines Prostatakarzinoms beschleunigt werden. [504, 505] Neben dem Fettgehalt der Milch werden vier Faktoren vermutet, die hierbei protumoral wirken können.

- Einerseits die **Kalzium-Aufnahme,** die alpha1-adrenergische Rezeptoren der Prostata aktiviert und damit Krebszellen der Prostata besonders stimuliert.
- Andererseits die vermehrte Aufnahme des **Insulin-like Growth Faktors-1,** der ebenfalls verhältnismäßig hoch in der Milch enthalten ist. Er stimuliert das Wachstum vieler Karzinome und auch insbesondere dasjenige der Prostata. [506] Besonders Kühe, die viel Kraftfutter erhalten, weisen einen hohen Gehalt des Insulin-like Growth Factors-1 auf. Es ist daher wichtig, Milch und Milchprodukte von einem biologischen Hof stammen, in dem Kühe kein Kraftfutter erhalten.
- Drittens enthält die Milch auch einen Vorläufer von **Dihydrotestosteron,** dem eine fördernde Rolle bei der Entstehung des Prostatakarzinoms zugeschrieben wird.
- Als vierter Faktor kommt der hohe **Kaseingehalt** der Milch und von Milchprodukten hinzu, die besonders in Prostatazellen Wachstumsfaktoren aktivieren. Die auf die Prostata tumorfördernde Wirkung wurde v. a. bei Vollmilch festgestellt, dagegen sind die Resultate mit Käse, Joghurt und Butter bedeutend weniger deutlich oder ganz ohne Einfluss auf das Krebsgeschehen der Prostata. Hier scheint wiederum eine Rolle zu spielen, ob gleichzeitig Fleisch gegessen wird. Wenn dies der Fall ist, dann könnten evtl. alle Milchprodukte auf die Prostata das Risiko im Sinne einer tumorfördernden Wirkung von Fleisch noch verstärken.

GUT ZU WISSEN

Dass Milch im Alter nicht allgemein im Organismus tumorfördernd wirkt, zeigen die Studien beim Kolonkarzinom. Hier verbessern Milch und Milchprodukte die Prognose des Patienten und anderseits reduzieren sie das Risiko, an einem kolorektalen Karzinom zu erkranken.

Phytoöstrogene, Lignane, Isoflavone, Kaffee

Nicht nur die Fette im Leinsamen wirken antitumoral, sondern ihr Zusammenwirken mit anderen Inhaltstoffen. Auch die Phytoöstrogene haben antitumorale Eigenschaften.

Mehrheitlich reagieren Prostatakarzinome wie diejenigen der Brustdrüse empfindlich auf **Hormone** und werden hierbei in ihrem Wachstum stimuliert. Damit stellt sich die Frage, wie Phytoöstrogene auf Prostatakarzinome wirken.

Bei den Phytoöstrogenen spielen zwei Substanzgruppen eine wichtige Rolle,

- nämlich die **Isoflavone** wie sie z. B. in Form von Genistein und Daidzein in der Soja vorkommen
- und die **Lignane,** die in zahlreichen Pflanzen und in Getreidearten enthalten sind.

Besonders der Leinsamen weist hohe Werte von **Lignanen** auf und seine deutlich tumorprotektive Wirkung bei Prostatakarzinomen wird hierauf zurückgeführt. [507] In asiatischen Ländern spielen die Sojaprodukte mit ihrem hohen Gehalt an Isoflavonen die entscheidende antitumorale Rolle in der Ernährung, in Europa und in USA sind es v. a.

Getreideprodukte mit einem hohen Lignangehalt. Insbesondere Roggenbrot zeigt einen hohen Lignangehalt, weswegen es häufig und regelmäßig genossen werden sollte. Auch **Kaffee** trägt in der westlichen Welt zur Aufnahme von Lignanen wesentlich bei und ist daher beim Prostatakarzinom als Genussmittel ebenfalls zu berücksichtigen.

TIPP

Kaffee kann also auch vom Patienten mit Prostatakarzinom maßvoll, d.h. 1–2 Tassen pro Tag weiter genossen werden. Er sollte ohne Milch, am besten als Espresso getrunken werden. Espresso weist zudem einen hohen Gehalt an Bitterstoffen auf, die auf Krebszellen der Prostata hemmend wirken können.

GUT ZU WISSEN

Die Prostatakrebszellen, wie bei verschiedenen anderen soliden Krebsarten, weisen funktionsfähige Bitterstoffrezeptoren auf, deren Aktivierung durch täglichen Espressogenuss und durch andere Bitterstoffe in der Nahrung das Wachstum des Tumors hemmen kann.

Grüntee, Schwarztee, Zitrusfrüchte

In zahlreichen Studien wurde für **Grüntee** eine deutliche antitumorale Wirkung gegenüber einem Prostatakarzinom aufgezeigt. Er reduziert das Risiko, dass sich ein prämaligner Zustand in ein malignes Prostatakarzinom verwandelt und auch bei einem fortgeschrittenen aggressiven Prostatakarzinom verringert er die Mortalitätsrate deutlich. [499]

STUDIE

In einer klinischen Studie mit Patienten, die an einem sehr fortgeschrittenen hormonrefraktären Prostatakarzinom litten, stellten die Prüfärzte nur eine minimale klinische Wirksamkeit des Grüntees fest. Eine Kontrollgruppe wurde bei der Auswertung aber nicht mit einbezogen und Grüntee war die einzige komplementäre Maßnahme bei diesen Patienten. [508] Es wird empfohlen, einen halben bis ganzen Liter Grüntee täglich zu trinken – etwa sechs Tassen.

TIPP

Eine gewisse Steigerung der antitumoralen Wirkung von Grüntee erscheint möglich, wenn auch Zitrusfrüchte in der Ernährung berücksichtigt werden. Eine rote Pampelmuse zum Frühstück genossen, könnte evtl. die Wirkung von Grüntee noch erhöhen.

Schwarztee zeigte keine vergleichbare Wirkung. In einigen Studien wurde sogar eine tumorfördernde Wirkung von Schwarztee gezeigt.

Fleisch

Der regelmäßige Verzehr von Schinken, Rinderfleisch, Schwein und Lammfleisch **erhöht** das **Risiko** für ein Prostatakarzinom. [509] Der wöchentliche Verzehr von Fleisch sollte deutlich unter 500 Gramm liegen, um nicht krebsfördernd zu wirken. [510] Ein mittelgroßes Steak wiegt bereits 250 Gramm.

Besonders tumorfördernd insbesondere beim Prostatakarzinom wirkt sich vermutlich der Verzehr von **Fleisch** und **Milchprodukten** in derselben Mahlzeit aus, wie z.B. Wurst und Käse oder Milchsoßen in Verbindung mit Fleisch. Milch bzw. Milchprodukte und Fleisch steigern sich vermutlich in ihren anabolen Eigenschaften und wirken so besonders tumorfördernd beim erwachsenen Menschen. Verschiedene epidemiologische Studien legen diesen Schluss nahe. Vermutlich ist die koschere Ernährungsweise im Judentum auf entsprechende Erfahrungen oder Einsichten zurückzuführen.

Vielleicht kann die Fleisch- und milchreiche Ernährung der Amerikaner erklären, wieso beim Prostatakarzinom die Unterschiede in der Häufigkeit zwischen z.B. USA und China so frappierend sind. Bei den US-Amerikanern tritt das Prostatakarzinom prozentual hundertmal häufiger auf als bei den Chinesen in China. Hierzu sind zahlreiche epidemiologische Untersuchungen durchgeführt worden, um ihrer Ursache nachzugehen. Die Studien ergaben, dass Lebensstilfaktoren, v.a. hierbei die Ernährung, eine Schlüsselrolle für die Erhöhung der Häufigkeit eines Prostatakarzinoms in den USA spielen.

Sollte auf Fleisch nicht verzichtet werden können, kann Geflügelfleisch verwendet werden, welches das Risiko im Gegensatz zu rotem Fleisch weniger stark erhöht. Das Geflügelfleisch sollte aber nicht gegrillt oder gebraten werden, da sich hierbei kanzerogene Stoffe bilden können.

Gemüse und Obst

Unter den Gemüsearten erbringen die verschiedenen **Kohlarten** wie z. B. Blumen-, Wirsingkohl und Rosenkohl sowie Brokkoli die besten antitumoralen Ergebnisse. Bei Brokkoli sind es die schwefelhaltigen Verbindungen wie z. B. die Sulforaphane, die v. a. antitumoral wirken. [511] Auch mit Spinat und Karotten wurden in epidemiologischen Studien deutliche antitumorale Wirkungen festgestellt. [512, 511] Aufgrund dieser Studien können wir jedem Prostataadenom- oder -Karzinompatienten empfehlen, einmal in der Woche, eine warme Mahlzeit mit Spinat, mit Blumenkohl und mit Brokkoli zu essen. Dass eine solche **gemüse-** und **früchtereiche Ernährung** auch bereits bei einem diagnostizierten Prostatakarzinom **antitumoral** wirkt, konnte am Verlauf des für das Prostatakarzinom spezifischen Organmarkers PSA in mehreren Studien festgestellt werden. Unter diesen Diäten wurde z. B. in einer klinischen Studie mit zehn Krebspatienten eine Reduktion des PSA-Wertes bei neun Patienten festgestellt und dies blieb über einen längeren Zeitraum so.

Schauen wir uns die verschiedenen Aspekte einer früchte- und gemüsereichen Diät genauer an, dann ergibt sich ein differenziertes Bild. Insgesamt scheint der Gemüseverzehr eine größere protektive Rolle beim Prostatakarzinom zu spielen als die von Früchten. [513] Zitrusfrüchte und Himbeeren haben auf die Entwicklung des Karzinoms hier geringere Bedeutung als bei Plattenepithelkarzinomen im Mund-, Rachen- und Ösophagusbereich. Die Frucht, die in ihrer antitumoralen Wirksamkeit zur Prävention des Prostatakarzinoms am besten untersucht wurde, ist die **Tomate.** Die Forscher R. Beliveau und D. Gingras bezeichnen in ihrem Buch „Krebszellen mögen keine Himbeeren" die Tomate als die beste „Freundin" der Prostata. Der regelmäßige und hohe Verzehr von Tomatenprodukten führt zu einer verringerten Häufigkeit dieses Tumors. Hierbei ist aber ein spezieller Aspekt zu beachten. Während verschiedene vergleichende Studien nachweisen, dass oft rohes Gemüse wirksamer das Krebsrisiko reduzierte als gekochtes Gemüse, so ist es bei der Tomate umgekehrt. Roh genossen übt sie kaum oder widersprüchliche präventive Wirkungen aus.

STUDIE

In einer Studie mit Prostata-Patienten verschlimmerte der Verzehr von rohen Tomaten den Krankheitsverlauf. Ganz andere Wirkungen zeigten dagegen Tomatenprodukte, wie Tomatensoßen, Tomatenmark, Ketchup, Tomatensaft. Diese verringern deutlich das Fortschreiten der Erkrankung und reduzieren das Krebsrisiko. [514, 515, 516, 517]

GUT ZU WISSEN

Damit die Tomate antitumoral wirken kann, muss sie also erst erhitzt werden und kann dann erst als Soße, Getränk oder Paste genossen werden. Am besten erhitzen Sie frisch geerntete Tomaten in Olivenöl, bis sie weich werden und geniessen sie sie so zubereitet. Erst durch das Erhitzen wird der Tomatenfarbstoff Lycopin frei, der z. B. in Kombination mit Olivenöl besonders gut aufgenommen wird und die tumorprotektive Wirkung ausübt.

Sie werden die entspannende Wirkung dieser Zubereitung der Tomate auf die Prostata nachts feststellen, wenn Sie weniger häufig oder überhaupt nicht mehr von Harndrang geplagt werden. Roh verzehrt besteht ein gewisses Risiko, dass sie bei Vorliegen eines Prostatakarzinoms den Krankheitsverlauf beschleunigen könnte. In Tierversuchen konnte gezeigt werden, dass Tomatenprodukte zusammen mit Brokkolipulver dazu führen können, dass das Prostatakarzinom kleiner wird. [518]

Andere **Früchte,** die in epidemiologischen Studien antitumorale Wirkung auf das Prostatakarzinom gezeigt haben, sind Avocado, Apfel, Granatapfel, Trauben, Heidelbeeren, Gurken, Melone, Guave-Frucht, Grapefruit, Papaya, Mango, Orangen, Drachenfrucht, Kiwis, schwarze Johannisbeeren, Heidelbeeren und Erdbeeren. [519, 520]

Getreide

Während sich bei anderen Tumorentitäten **raffinierte Getreideprodukte,** Zucker und zuckerhaltige

Getränke sowie Desserts meistens risikoerhöhend auswirken, ist dies beim Prostatakarzinom in der Mehrheit der Studien nicht der Fall. Erhöhte Glukosewerte im Blut nehmen hier nicht die Bedeutung ein, wie bei anderen Tumorarten. Einige wenige Studienergebnisse zeigen eine Risikoerhöhung. Dies können wir so erklären: Wenn raffinierte Kohlenhydrate anstelle von tierischem Fett aufgenommen werden, dann wirken sie auch risikomindernd, sollten sie dagegen zusätzlich verzehrt werden, dann können sie auch hier risikoerhöhend wirken, wie einzelne Studien zeigen.

Eine deutliche höhere antitumorale Wirkung gegenüber einem Prostatakarzinom weist das **Vollkorngetreidebrot** im Vergleich zu den raffinierten Getreideprodukten auf. Hierbei spielen ihre Ballaststoffe eine wichtige Rolle. Auch bei einer bestehenden den malignen Prostataerkrankung mildern sie deren Aggressivität.

Nicht nur die Ballaststoffe, auch die **Phytoöstrogene** im Vollkorngetreide können zur antitumoralen Wirkung beitragen. In einer kontrolliert randomisierten Studie mit 17 Patienten mit Prostatakarzinom erniedrigte sich der Organmarker PSA signifikant unter einer Diät, bei der 50 % des Energiebedarfes durch Vollkornroggenprodukte abgedeckt wurde. [521] Eine Diät mit raffinierten Weizenprodukten und zusätzlicher Zellulose als Ballaststoff konnte die PSA-Werte nicht reduzieren. Die Diät mit Vollkornroggenbrot erhöhte die Urinausscheidung von Lignanen, was darauf hindeutet, dass dieses Phytoöstrogen im Plasma erhöht wurde. Die nüchternen Insulinwerte sind im Plasma erniedrigt worden, worauf ebenfalls die antitumorale Diät mit Vollkornroggenbrot beruhen kann.

Fisch

Die Resultate zum Fischverzehr zeigen **mehrheitlich tumorprotektive** Wirkungen, gegensätzliche Resultate wurden aber ebenfalls gefunden. [522, 523] Während ein hoher Fischverzehr das Risiko für ein Kolonkarzinom durchwegs verringert, deuten die unterschiedlichen Ergebnisse beim Prostatakarzinom an, dass hierbei der Fischverzehr sowohl **stimulierend** wie auch **hemmend** wirken kann. Zubereitungen wie gesalzen oder geräuchert oder in Konservendosen verpackt, aber auch der Fettgehalt sowie genetische Dispositionen des Konsumenten spielen evtl. eine Rolle hinsichtlich der pro- oder antitumoralen Wirkung des Fischgenusses auf die Prostata. [524, 525] Bestehen Veränderungen beim Konsumenten im Entzündungsgen COX2, dann üben die Fettsäuren des Fisches vermutlich nicht die antiinflammatorische Wirkung aus, die zur Tumorprotektion beitragen kann. [526]

Studien, die eine krebshemmende Wirkung durch Fischverzehr nachweisen, führten dies mehrheitlich auf **fettige Meeresfische** wie z. B. Lachs zurück. Aufgrund dieser differenzierten, z. T. widersprüchlichen Studienergebnisse, kann im Hinblick auf ein Prostatakarzinom demjenigen empfohlen werden, der gerne Meeresfische isst, dies weiterhin zu genießen, dagegen derjenige, der keinen Fisch mag, auch weiterhin diesen zu meiden.

Eier

Der Prostatakarzinompatient sollte auf **reichlichen Eierverzehr verzichten.** In einer umfangreichen epidemiologischen Studie mit Prostatakarzinompatienten zeigte sich, dass, wenn mehr als zweieinhalbmal in der Woche ein Ei verzehrt wurde, sich das Risiko für eine Progression der Erkrankung um 81–100 % erhöhte. [522, 527] Auf das Risiko zur Entwicklung eines Prostatakarzinoms dagegen schien der hohe Verzehr innerhalb der Beobachtungperiode von zwei Jahren keinen Einfluss zu haben. Es wird vermutet, dass die stimulierende Wirkung eines häufigen Eierverzehrs bei bereits diagnostizierte Prostatakarzinom auf dem hohen Gehalt von Cholin in den Eiern beruhen könnte.

Alkoholische Getränke und Rauchen

Während **alkoholische Getränke** nur einen geringen Einfluss auf die Entwicklung eines Prostatakarzinoms ausüben, erhöht Rauchen deutlich das Krebsrisiko für die Prostata. Unter den alkoholischen Getränken übt Rotwein sogar einen protektiven Effekt aus, während Weißwein, Bier und Spirituosen das Risiko leicht erhöhen können.

Die tumorfördernde Wirkung von **Rauchen** könnte mit seinem Einfluss auf den Lipidstoffwechsel und mit der Aktivierung des sympathischen Nervensystems zu tun haben, die zusammen zur Risikoerhöhung für ein Prostatakarzinom entscheidend beitragen können.

5.21.5 Empfehlungen für den Menüplan

EMPFEHLENSWERT

- Mahlzeiten regelmäßig einnehmen, letzte feste Tagesmahlzeit mindestens 3 Stunden vor dem Schlafengehen
- Avocado, Oliven
- Tomatenprodukte, v.a. gekochte Tomaten, Tomatensauce und Tomaten erhitzt in Olivenöl
- Walnüsse, Leinensamen, 1 Paranuss alle 2–3 Tage (Selen), Granatapfelkerne, Kürbiskerne
- Kaffee ohne Zucker oder Milch, Grüntee (bis zu 6 Tassen tägl.), Tee
- Zitrusfrüchte, Melone, Guave Frucht, Grapefruit, Papaya?, Mango, Orangen, Drachenfrucht
- Grünes Blattgemüse wie Spinat, Wintergemüse wie verschiedene Kohlarten, insbesondere Brokkoli und Blumenkohl; Wurzelgemüse: Karotten, Knoblauch, Zwiebeln; Paprika, Gurken
- Äpfel, Trauben, Kiwis, Erdbeeren, schwarze Johannisbeeren, Heidelbeeren
- Dunkle Schokolade
- Reis
- Roggenbrot, Knäckebrot, Hafer, Haferbrei
- Buttermilch?, Molke?
- Sojamilch, Soja unfermentiert
- Kurkuma
- Olivenöl
- Rotwein
- Weißer Knopf-Pilz (Weißer Champignon)
- Linsen, Erbsen, Bohnen
- Getrocknete Früchte, wie Rosinen, Datteln
- Magnesiumchlorid, (Zink)

MEIDEN ODER REDUZIEREN

- Unregelmäßige Mahlzeiten, keine festen Mahlzeiten vor dem Schlafengehen
- Industriegebäck wegen des Fettgehaltes
- Tierische Fette, gesättigte Fette
- Häufiger Eierverzehr, d.h. mehr als zweieinhalbmal wöchentlich
- Fisch?
- Sonnenblumenöl, Maisöl, Palmöl
- Papaya?
- Fertigpizzas, Kartoffelchips, Pommes
- Übermäßiger Fettkonsum
- Schwarztee, Mate Tee
- Rotes und verarbeitetes Fleisch vom Schwein, Rind und Lamm sowie Geflügel und Putenfleisch
- Snacks, Süßigkeiten, Zucker?
- Weißmehlprodukte
- Spirituosen? Weißwein, Bier
- Kalzium-Präparate
- Rauchen
- Milch, Milchprodukte wie z.B. Joghurt, Butter, außer Buttermilch und Molke

5.22 Schilddrüsenkarzinom

Ein Schilddrüsenkarzinom ist die häufigste endokrine Krebserkrankung und sie hat zudem in den beiden letzten Jahrzehnten dramatisch an Häufigkeit zugenommen. In einigen Ländern ist sie überhaupt die häufigste (Korea) oder zweithäufigste Karzinomart (arabische Länder) bei Frauen. Frauen erkranken hieran zwei- bis sechsmal häufiger als Männer. Das Schilddrüsenkarzinom kann in Verbindung mit einer Über- und Unterfunktion der Schilddrüse entstehen. Das letztere ist wohl meistens der Fall. Diese Patienten neigen zu Übergewicht und auch zu Typ-2-Diabetes. Eine Hashimoto-Thyreoiditis und ein papilläres Schilddrüsenkarzinom können gemeinsam auftreten. [529]

5.22.1 Risikofaktoren

Ethnische Studien zeigten, dass ein **geringer sympathischer Tonus** und ein **erhöhter Parasympathikotonus** im autonomen Nervensystem mit einem erhöhten Risiko für eine Schilddrüsenerkrankung einhergeht. Melanesische Frauen und bestimmte Indianerstämme in den USA wiesen vergleichsweise ein extrem hohes Risiko für eine Schilddrüsenerkrankung auf. Zur Zeit scheint sich dies jedoch zu ändern, da inzwischen die Zunahme von Schilddrüsenkarzinomen bei weißen Bevölkerungsschichten größer geworden ist als z.B. bei der malinesischen Bevölkerung, was vermutlich mit der Zunahme von Übergewicht zu tun hat. **Übergewicht** wird in allen Studien als der größte Risikofaktor für eine Schilddrüsenerkrankung angesehen.

5

5.22.2 Einfluss der Ernährungsweise und Nahrungsmittel

Zwischen 40 % und 60 % aller Schilddrüsenkarzinome können ursächlich auf eine falsche Ernährung zurückgeführt werden. [528] Eine gezielte Diät kann hier also deutlich das Risiko für eine Erkrankung reduzieren und die Prognose bei einer Erkrankung verbessern. Ein Schilddrüsenkarzinom geht in der Mehrheit der Fälle (70–80 %) vom Drüsenepithel der Schilddrüse aus. Hierbei stellen die sogenannten **papillären Karzinome** die häufigste Entartung der Zellen dar. Sie sind prognostisch eher günstig zu beurteilen, weil sie langsam wachsen und meist auf die Schilddrüse beschränkt bleiben.

Während die Ursachen für ein Schilddrüsenkarzinom und ihre Zunahme meist sehr kontrovers beurteilt werden, besteht doch hier hinsichtlich der Ernährungsempfehlungen für die Patienten in einem Punkt Einheitlichkeit: **Kohlenhydrate sind zu meiden,** besonders fein gemahlenes Getreide. Während beim Prostatakarzinom die Kohlenhydrate praktisch keinen oder nur einen geringen Einfluss auf das Risiko wie auch Tumorprogression ausüben, spielen die Kohlenhydrate für das Risiko wie auch Progression eines Schilddrüsenkarzinoms die größte Rolle. Eine Studie zeigt, dass regelmäßiger Verzehr von raffinierten ausschließlich aus Stärke bestehenden Kohlenhydraten, das Risiko eines Schilddrüsenkarzinoms verdoppelt. [52] Aber selbst eine Vollkorngetreideernährung kann hier im Gegensatz zu allen anderen Karzinomlokalisation das Risiko für ein Schilddrüsenkarzinom erhöhen. [530]

Gemüse und Früchte

Während **Gemüse** das Risiko erniedrigt, insbesondere rohes Gemüse, können es **Früchte** in einzelnen Fällen erhöhen, also ganz im Gegensatz zu vielen anderen Krebsarten. [52, 531] Dies mag mit ihrem hohen Anteil an Zucker, Fruktose und an Kohlenhydraten der Früchte überhaupt in Zusammenhang stehen, was offensichtlich das Risiko für ein Schilddrüsenkarzinom steigert.

Kohlenhydrate

Die negative Rolle der Kohlenhydrate beim Schilddrüsenkarzinom steht im Zusammenhang mit anderen endokrinologischen und metabolischen Erkrankungen. Übergewicht, hierbei v. a. durch das Bauch- und Hüftenfett bedingt, sowie eine Insulinresistenz erhöhen deutlich das Risiko für ein Schilddrüsenkarzinom. Ausnahme bildet hierbei das medulläre Schilddrüsenkarzinom, das jedoch selten auftritt.

GUT ZU WISSEN

Beim Schilddrüsenkarzinom ist also ganz besonders auf die Glukosewerte im Blut zu erachten und einer Low-Carb-Diät zu folgen. Hierzu gehört nicht nur die Vermeidung von feingemahlenem Getreide, sondern überhaupt alle stärkehaltigen Lebensmittel zu reduzieren oder ganz zu meiden, also auch die Kartoffeln und Teigwaren. Dies trifft insbesondere für übergewichtige Patienten zu.

Die zahlreichen Befunde zu Krebserkrankung der Schilddrüse deuten an, dass der Stoffwechseltypus, der v. a. in hohem Maß seine Energie aus der Zuckerverbrennung und der Glykolyse gewinnt, also stoffwechselmäßig ein sogenannter Glykotyp ist, ein erhöhtes Risiko für eine Erkrankung der Schilddrüse aufweist. Er sollte also unbedingt seinen Stoffwechsel dazu bringen, dass im Organismus **mehr Fett verbrannt** wird. Dies kann er durch den vermehrten Genuss von Hülsenfrüchten, Fisch und von Olivenöl anregen. Auch das Meiden von besonders zuckerhaltigen Früchten ist zu empfehlen, da hierdurch die Glukoseverbrennung noch mehr angeregt wird, worauf wir bereits hingewiesen haben.

GUT ZU WISSEN

Während also der Patient mit einem Schilddrüsenkarzinom stärke- und zuckerhaltige Früchte meiden sollte, sind ihm Wurzelgemüse wie Karotten, Sellerie, Pastinaken, Rettich, Rote Bete, Schwarzwurzeln und Topinambur zu empfehlen. Für Karotten und Steckrüben bestehen entsprechende eindrücklichen Studienergebnisse. [532] Dabei gehören Steckrüben zu den Kreuzblütlern, deren Verzehr eher mit einer höheren Häufigkeit von Schilddrüsenkarzinomen in Verbindung gebracht werden, insbesondere im Zusammenhang mit Jodmangel.

Zwei Studien deuten an, dass sich der Verzehr von Rohkost prognostisch besonders günstig auf eine benigne oder maligne Schilddrüsenerkrankung auswirken kann. [531, 533]

Anthroposophie

Rohkost soll nach Rudolf Steiner v. a. auf die Peripherie des Organismus wirken und dabei Kieselsäureprozesse unterstützen, d. h. peripherische Gestaltungkräfte stärken. Nach Rudolf Steiner wirken Wurzelgemüse vor allen regulierend auf die Atmung und damit auf die Vermittlung zwischen Ätherleib und Astralleib. Hierbei spielt die Schilddrüse als Vermittlerin zwischen diesen beiden Wesensebenen eine wichtige Rolle.

Fleisch

Hinsichtlich des Fleischverzehrs besteht eine auffällige Besonderheit für das Schilddrüsenkarzinom. Nicht Schweine- oder Rinderfleisch zeigt die deutlichste Risikoerhöhung für das Schilddrüsenkarzinom, sondern das **magere Hühnerfleisch.** Weiterhin ist auffällig, dass auch der Verzehr von **Lammfleisch** mit einer deutlichen Risikoerhöhung in Verbindung steht. Beim Schweine- und Rinderfleisch sind es v. a. die verarbeiteten Produkte, wie Schinken, Salami, Würste, die zur Risikoerhöhung beitragen, weniger der Verzehr von Fleisch. Zahlreiche epidemiologische Studien zeigen auf, dass Geflügel-, Truthahn- und Lammfleisch das Risiko für ein Schilddrüsenkarzinom deutlich erhöhen.

STUDIEN

Belegt ist, dass Geflügel und Lammfleisch die Schilddrüse in ihrer Aktivität stimulieren und den energetischen Stoffwechsel in der Leber erhöhen. Nach einer Mahlzeit von Geflügel- oder Lammfleisch kommt es durch die Anregung der Schilddrüse zu einer deutlichen Erhöhung der Wärmebildung infolge der intensiven Stoffwechseltätigkeiten. [534] Hier besteht also eine spezielle Beziehung zwischen den Eiweißen von Geflügel, Truthahn und Lamm und der Schilddrüse. Dies kann offensichtlich zu einer erhöhten Disposition für eine maligne Entartung der Schilddrüse beitragen. Vielleicht hängt die hohe Häufigkeit von Schilddrüsenkarzinomen in den arabischen Ländern mit dem hohen Verzehr von Schaffleisch und Geflügelfleisch zusammen.

Fisch

Salzwasserfische können das Risiko erniedrigen und dies wird mit ihren höheren Jodgehalt in Zusammenhang gebracht. Aber auch hierbei sollte Maß gehalten werden, denn zu reichlicher Fischverzehr, wie er in Küstengegenden auftreten kann, vermag ebenfalls das Krebsrisiko der Schilddrüse zu erhöhen. Auch Fischprodukte, also in industriell verarbeiteter Form, haben in einigen Ländern zu einer Häufung von Erkrankungen der Schilddrüse geführt. [535] Bei der Verarbeitung werden offensichtlich die Nährstoffe, v. a. Omega 3-Fettsäuren zerstört, auf denen die antitumorale Wirkung der Seefische v. a. beruht.

Kaffee

Mehrere Studien zeigen, dass Kaffee kein Risiko zur Förderung der malignen Entartung der Schilddrüse darstellt, in einigen Studien sogar einen leichten Tumorschutz bewirkte.

Fette

Es mag paradox erscheinen, dass der übergewichtige Schilddrüsenkarzinompatient gerade mehr **pflanzliche Fette** in seinen Mahlzeiten berücksichtigen und entsprechend den Kohlenhydratanteil seiner täglichen Ernährung reduzieren soll.

GUT ZU WISSEN

Da beim Schilddrüsenkarzinom in den meisten Fällen eine Unterfunktion ihrer Hormonproduktion vorliegt, sollte die Schilddrüse in ihrer Tätigkeit wieder angeregt werden. Hierzu bedarf es der Fette, denn diese sind ihr Werkzeug, mit denen sie im Organismus eingreifen und ihre Ausgleichfunktionen zwischen Ab- und Aufbau erfüllen kann.

Der Fett- und Eiweißkonsum sollte aber nur den Bedarf für die Energieversorgung erfüllen und nicht übersteigen. So erstaunt es vielleicht nicht mehr, dass auch moderates Rauchen hier krebsschützend wirken kann, da das Rauchen einer Gewichtszunahme entgegenwirkt. [536] Diese Wirkung könnte damit zusammenhängen, dass durch Rauchen der Fettstoffwechsel angeregt und Glukose von der Leber ans Blut abgegeben wird, wodurch dann mangels Hungers weniger gegessen wird. Entsprechende naturwissenschaftliche Forschungen fehlen hierzu jedoch. Aber auch mäßiger Alkoholgenuss reduzierte leicht das Krebsrisiko für die Schilddrüse.

Gemüse

Nur bei Jodmangel sind unter den Gemüsearten die verschiedenen **Kohlarten** zu meiden oder seltener bei den Mahlzeiten zu berücksichtigen, da sie die Jodaufnahme in die Schilddrüse verhindern. Also während praktisch bei allen anderen Tumorentitäten die verschiedenen Kohlarten als Wintergemüse am deutlichsten antitumorale Resultate erbrachten, kann es in einzelnen Fällen beim Schilddrüsenkarzinom umgekehrt sein.

Sollen bei Problemen mit der Schilddrüse **Sojaprodukte** in der Ernährung gemieden werden? Es gibt mehrere Studien, die andeuten, dass die Sojaisoflavone die Schilddrüse in ihrer hormonellen Funktion beeinträchtigen könnten. In der Adventist Health Study 2 und in der EPIC-Studie (European Prospective Investigation into Cancer and Nutrition) wurde bei den Vegetariern und bei Veganer eine geringere Rate an Hypo- oder Hyperschilddrüsenfunktionen festgestellt als bei den Studienteilnehmern, die auch Fleisch aßen. [537–539] Dies lässt den Schluss zu, dass auch bei einer fleischlosen sowie auch veganen Ernährung, bei der vermehrt Sojaprodukte verwendet werden, keine nachteiligen Wirkungen auf die Schilddrüse zu erwarten sind.

5.22.3 Empfehlungen für den Menüplan

EMPFEHLENSWERT

- Mageres Fleisch, aber kein Geflügel, Truthahn oder Schaffleisch
- Gemüse, v. a. auch rohes Gemüse
- Olivenöl
- Zitrusfrüchte, Mandarine
- Kaffee
- Frische Meeresfische
- Kaki-Früchte
- Karotten, Steckrüben (Wurzelgemüse)
- Tomaten
- Grüner Salat
- Moderater Alkoholgenuss
- Moderates Rauchen
- Hüttenkäse (fett- und kohlenhydratarm)
- Rohkost
- Austernschalenkalk
- Nüsse

MEIDEN ODER REDUZIEREN

- Raffinierte Kohlenhydrate in Form von Brot, Kuchen, Gebäck, Nudeln, Snacks
- Frische Früchte reich an Vitamin C
- Tierisches Fett
- Übermäßig Käse, Butter
- Kohlarten bei Jodmangel
- Multivitaminpräparate
- Zucker
- Kartoffeln
- Öle, außer Olivenöl
- Geflügelfleisch, Truthahnfleisch, Lammfleisch
- Kohlenhydratanteil reduzieren, auch Vollkorngetreide
- Reis

5.23 Speiseröhrenkarzinom

Beim Speiseröhrenkarzinom ist zwischen Plattenepithel- und Drüsenepithelkarzinom zu unterscheiden, weil beide Tumorarten sich in ihrem Stoffwechsel sehr verschieden verhalten. Plattenepithelkarzinome treten vermehrt bei schlanken Menschen auf, Drüsenepithelkarzinome des Ösophagus dagegen vorwiegend bei übergewichtigen Menschen.

5.23.1 Risikofaktoren

Unter allen Karzinomarten steigt mit dem Übergewicht das Risiko eines Speiseröhrenkarzinoms in Form eines Drüsenepithelkarzinoms am meisten an. Gerade diese haben daher im letzten Jahrzehnt wegen der epidemischen Ausbreitung von Übergewicht in westlichen Ländern rasant zugenommen. Zwischen 1975 und 2000 ist die Häufigkeit von Drüsenepithelkarzinomen der Speiseröhre um das 6–7-Fache angestiegen und nimmt seitdem weiterhin zu. Es ist daher klar, dass hier an erster Stelle der Empfehlung der Kalorieneinschränkung und Umstellung der Ernährung auf kalorienarme Lebensmittel, also auf eine vorwiegend pflanzliche Kost, gefolgt werden sollte. Während alle diätetischen Empfehlungen, die für das Karzinom im Mund, Rachen und Kehlkopfbereich gelten, auch für das Plattenepithelkarzinom der Speiseröhre zutreffen, verhält es sich also beim Drüsenepithelkarzinom der Speiseröhre anders.

5.23.2 Einfluss der Ernährungsweise und Nahrungsmittel

Neben dem **Körpergewich**t spielen **vier weitere Stoffwechselfaktoren** eine Rolle, bei denen sich die beiden Tumortypen der Speiseröhre deutlich unterscheiden:

- Der Verzehr von Fett und Fleisch erhöht das Risiko für eine Adenokarzinom, aber nicht für ein Plattenepithelkarzinom.
- Alkohol übt wiederum keinen Einfluss auf das Adenokarzinom aus, während es das Risiko für ein Plattenepithelkarzinom deutlich erhöht.
- Ballaststoffe des Getreides senken das Risiko für ein Adenokarzinom, aber nicht für ein Plattenepithelkarzinom.
- Rauchen erhöht wohl das Risiko für beide Tumortypen, jedoch deutlicher für das Plattenepithelkarzinom.

Getränke

Kaffee erhöhte das Risiko für ein Drüsenepithelkarzinom, hatte aber keinen Einfluss auf Plattenepithelkarzinome des Ösophagus. Die Studienergebnisse sind hierzu nicht ganz einheitlich. Vermutlich ist dies eine Frage der Menge. Der Genuss einer Tasse Kaffee reduzierte in einer Studie das Auftreten von Speiseröhrenkarzinomen.

Kohlenhydrate

Kohlenhydratreiche Lebensmittel wie Brot, Nudeln, Kartoffeln und Reis werden eher günstig zur Reduktion des Risikos für ein Plattenepithelkarzinom beurteilt. Allerdings trifft das nur für Männer zu. Also die Nahrungsmittel, die beim Mann eher eine Gewichtszunahme bewirken wie kohlenhydrat- und stärkehaltige Lebensmittel, erweisen sich protektiv gegenüber einem Plattenepithelkarzinom. Hier ist also der Verzehr von Weizenbrot und Nudeln zu empfehlen. Bei der Frau bewirken sie keine oder eine geringfügige Risikoerhöhung. Erklärungen für diese Unterschiede zwischen Mann und Frau gibt es nicht.

Zur krebshemmenden Wirkung hinsichtlich eines Drüsenepithelkarzinoms des Ösophagus tragen Phytoöstrogene bei, also Substanzen in Pflanzen, die im Menschen eine hormonelle Wirkung ausüben. Dies sind v. a. die **Lignane,** die in höherer Konzentration z. B. im Roggenbrot vorkommen. [540] Daher ist den Patienten, die an einem Drüsenepithelkarzinom leiden, Roggenbrot statt Weizenbrot zu empfehlen.

5

Fett und Fleisch

Fett und Fleisch erhöhen das Risiko für die Entwicklung von Drüsenepithelkarzinomen, dagegen beeinflussen sie kaum die Entstehung von Plattenepithelkarzinomen. Dies trifft jedoch nicht zu, wenn das Fleisch durch **Nitrite** rot gefärbt ist. Diese Verbindungen erhöhen die Gefährdung für Plattenepithelkarzinome. Schinken, Marinaden und Würste enthalten häufig Nitrite.

Auch Geflügelfleisch erhöhte hier deutlich das Risiko für Drüsenepithelkarzinome, aber nicht für Plattenepithelkarzinome. Hier reduzierte es sogar das Risiko.

Zitrusfrüchte

Eine **zitrusfrüchtefreie Diät,** auch wenn ansonsten eine reiche Früchteernährung genossen wird, erhöht das Risiko für ein Plattenepithelkarzinom der

Speiseröhre. Unter den Früchten spielen also Zitrusfrüchte eine herausragende Rolle zur Vermeidung eines Plattenepithelkarzinoms des Ösophagus und zur Reduktion eines Rückfalls. Dagegen spielen sie keine bedeutende Rolle beim Drüsenepithelkarzinom. [541] Weiterhin haben sich Bananen und Kiwis beim Plattenepithelkarzinom als antitumoral wirksam erwiesen. [542]

Beim Drüsenepithelkarzinom der Speiseröhre sind die besten Resultate mit Spinat und anderen blättrigen Gemüsearten wie Blattsalat erreicht worden. Auch Kohlsorten, v. a. Brokkoli, haben sich als wirksam erwiesen.

GUT ZU WISSEN

Der Verzehr von Milchprodukten soll bei beiden malignen Veränderungen der Speiseröhre erniedrigt werden. Olivenöl kann auch hier bei beiden Karzinomtypen empfohlen werden.

Deutlich risikoerhöhend für Plattenepithelkarzinome sind Rauchen und Alkoholgenuss, beim Adenokarzinom spielt dagegen der Alkoholgenuss keine bedeutende Rolle, jedoch Rauchen.

5.23.3 Empfehlungen für den Menüplan beim Drüsenepithelkarzinom

EMPFEHLENSWERT

- Spinat, Blattsalat, Spargel, Brokkoli, Avocado, Rosenkohl, Blumenkohl, Bohnen Linsen, Erbsen, Pfeffer, Randen, Karotten, Auberginen
- Äpfel, Beeren, Kirschen, Pflaumen, Traubensaft
- Roggenbrot, Vollkorngetreidebrot, Frühstückvollkorngetreide, v. a. Vollkornweizen
- Ballaststoffe
- Rotwein
- Preiselbeeren

MEIDEN ODER REDUZIEREN

- Weißbrot
- Rauchen
- Fleisch
- Fetthaltige Milchprodukte
- Kaffee
- Alkohol, außer Rotwein

5.23.4 Empfehlungen für den Menüplan beim Plattenepithelkarzinom

EMPFEHLENSWERT

- Zitrusfrüchte, Kiwis, Bananen
- Reis
- Nudeln, Weizenbrot, Frühstückvollkorngetreide, v. a. Vollkornweizen
- Olivenöl
- Geflügel
- Äpfel, Pfirsiche; Nektarinen, Pflaumen, Birnen, Erdbeeren
- Rohes Gemüse, zubereitetes Gemüse
- Grüntee
- Getreideballaststoffe
- Soja
- Erdnüsse ein- bis dreimal pro Woche
- Wurzelgemüse wie Rote Beete

MEIDEN ODER REDUZIEREN

- Alkohol, Rauchen
- Fettiges Fleisch
- Bier, Spirituosen
- Butter
- Heiße Getränke z. B. Mate Tee
- Nitrosamine
- Kaffee

KAPITEL

6 Tägliches Bewegungstraining als „Anti-Krebs-Fitnessprogramm"

6.1 Vier Krankengeschichten und Ausdauersport

Die folgenden Krankengeschichten zeigen eindrücklich auf, wie intensives Ausdauertraining zur Überwindung einer schweren Krebserkrankung beitragen bzw. ganz neue Energiequellen schaffen kann. Sie sollen besonders den Krebserkrankten ermutigen, Ausdauertraining zu seinem Hobby zu machen.

EXKURS: FALLBEISPIEL KOLONKARZINOM

Im Jahre 1979 erkrankte Uwe Haetzel, ein Journalist in Berlin, im Alter von 38 Jahren an einem Kolonkarzinoms, der Tumor war so groß wie eine Kinderhand und war bereits von der Darmwand ins umliegende Gewebe eingedrungen. Ein Geweberiss hatte zu einer massiven Darmblutung geführt. Der Tumor konnte operativ entfernt werden. Auf Bestrahlung und Chemotherapie verzichtete Uwe Haetzel und begann bereits im Krankenhaus mit einem Lauftraining, was die Ärzte wegen der frischen Operationsnarben missbilligten. Von seinem Chirurgen wurde er wegen seiner unkonventionellen Behandlungsideen getadelt. Nichtsdestotrotz trainierte er von nun an täglich mit dem Ziel, Extremsportler zu werden und dies dann beim Ultraman Hawaii unter Beweis zu stellen. Der Wettkampf setzt sich aus drei Disziplinen zusammen: Auf 9,7 km Schwimmen, folgen 425 km Radfahren und abschließend einen Doppelmarathon von 83,3 km.

1988 ist es dann endlich soweit und auf Hawaii schwimmt, radelt und rennt Uwe Haetztel gleichsam seiner Krebserkrankung davon. In seiner Altersklasse wird er Sieger und fühlt nun, dass er die Krebserkrankung ganz überwunden hat. 1992 wiederholt Uwe Haetztel den Ultraman mit drei Berliner Freunden auf Hawaii. Heute, 35 Jahre nach der Entfernung eines mandarinengroßen Darmtumors, ist er immer noch sportlich aktiv, jetzt auf Mallorca lebend. [543]

Inzwischen haben zahlreiche Studien bestätigt, dass intensive Ausdauerbelastung beim Krebspatienten und Krebsüberlebenden aufsehenerregende Resultate im Hinblick auf die Überlebenszeit erbringen können. Uwe Haetzel fühlt sich heute nachträglich in seinem ungewöhnlichen Verhalten bei der Krebserkrankung in seinen damaligen Entscheidungen auch wissenschaftlich bestätigt.

EXKURS: FALLBEISPIEL MAMMAKARZINOM

Die junge Engländerin Jane Tomlinson erkrankte bereits mit 26 Jahren an einem Mammakarzinom. Drei Jahre später erlitt sie einen Rückfall und ihre Brust musste erneut operiert werden, zudem wurde eine Chemotherapie wiederholt. Nach weiteren 6 Jahren bzw. im Jahre 2000, 9 Jahre nach der Erstdiagnose, wurden Metastasen im Knochen und in der Lunge festgestellt. Die Ärzte gaben der Patientin noch eine Überlebenszeit von 6 Monaten, im besten Falle von maximal 12 Monaten. Die Konfrontation mit dem Tod und mit dem Gedanken, von ihren Kindern so früh Abschied nehmen zu müssen, katalysierte in ihr neue Energie. Sie startete mit einem rigorosen Ausdauertraining. Lief mehrmals Marathonrennen, fuhr Fahrradrennen durch ganz Europa und die USA und nahm 2004 auch am Ironman Thriathlon teil. Nicht nur die Krebserkrankung auch die vier Chemotherapiezyklen hatten jedoch ihre Spuren hinterlassen und sie starb mit 43 Jahren im Jahre 2007, sie hatte also ihre schwere Krebserkrankung seit der Erstdiagnose um 17 Jahre überlebt und die von den Ärzten prognostizierte Überlebenszeit bei Weitem übertroffen. [544]

EXKURS: FALLBEISPIEL HODENKARZINOM

Mit 26 Jahren erkrankt der Amerikaner Lance Amstrong an einem Hodenkarzinom. Bei der Diagnosestellung waren bereits Metastasen im Gehirn und in der Lunge vorhanden. Operativ wurden ein Hoden, zwei Gehirnmetastasen entfernt und anschließend eine der schärfsten Chemotherapien durchgeführt. Drei Jahre später 1999 gewinnt Armstrong einen der härtesten Sportwettkämpfe der Welt, die Tour de France, und wiederholt diesen Erfolg sechsmal. Wegen Dopings werden ihm diese Siege jedoch aberkannt. Zusätzlich zum Radsport läuft Armstrong regelmäßig Marathons, im März 2016 mit 44 Jahren die Ultra Marin Challenge über 50 Meilen bzw. 76 km. 19 Jahre nach einer schweren Krebserkrankung vollbringt Armstrong extreme Ausdauerleistungen und stellt so unter Beweis, dass man sich nicht seiner Krebserkrankung hoffnungslos ausliefern muss. [545]

EXKURS: FALLBEISPIEL HIRNTUMOR

Bei dem französischen Arzt Servan-Schreiber wird durch Zufall im Jahr 1991 ein Gehirntumor entdeckt. Während seiner Facharztausbildung forschte er mit bildgebenden Verfahren über Funktionen des Vorderhirns. Dabei ließ er die aktiven Gehirnfunktionen auch an sich als

Versuchskandidat durch einen Magnetresonanztomografen abbilden. Hierbei wurde ein runder walnussgroßer Tumor im Gehirn entdeckt. Im Jahre 2011 ist Servan Schreiber nach einem zweiten Rückfall des Gehirntumors gestorben. Er hat also 19 Jahre nach der Erstdiagnose des Gehirntumors überlebt. Was ist hieran bemerkenswert? Servan-Schreiber hat ein sehr eindrückliches Buch über seinen Wandel bei der Wahrnehmung seiner Krankheit und seiner Einstellung als Arzt zur Krebsbehandlung geschrieben. Nach der Erstdiagnose hat er sich zunächst so verhalten, wie er es als Mediziner auch von seinen Patienten erwartet hätte und es auch in der Onkologie üblich ist: Er war bei der Beurteilung seines Gesundheitszustandes v. a. auf seinen Tumor fixiert. Nach dem ersten Rückfall änderte sich seine Sichtweise der Erkrankung vollkommen. Er fragte sich nun, ob nicht auch sein gesamter Organismus erst die Vorrausetzungen geschaffen hätte, dass ein Rückfall möglich geworden ist. Er stellte nun in seinen Studien fest, dass Entzündungsfaktoren im Organismus ganz entscheidend das Tumorwachstum wie auch die Krebshäufigkeit beeinflussen können. Entzündungsfaktoren werden wiederum durch die Ernährung wie auch durch einen Bewegungsmangel angeregt und diese Faktoren können tumorfördernd wirken. U. a. weckten diese Erkenntnisse sein Interesse an Ernährungsfragen und ihrer Rolle bei einer Krebserkrankung. Neben der kompletten Umstellung seiner Ernährung gehörte nun auch ein tägliches Bewegungstraining zu seinen Maßnahmen, um einen weiteren Rückfall nach erneuter Operation und einjähriger Chemotherapie vorzubeugen. Servan-Schreiben begann jedoch nicht mit einem Extremausdauersport, sondern unternimmt etwas, was jedem Krebspatienten auch empfohlen werden kann. Er legt sich einen Begleiter in Form eines anhänglichen Hundes zu und lief mit ihm jeden Morgen mindestens zwanzig Minuten. Wenn ihm nicht dazu zumute war, erinnert ihn sein treuer vierbeiniger Lebensgefährte daran, dass der morgendliche Spaziergang absolut notwendig sei und so konnte Servan-Schreiber gar nicht anders als sich an dieses Training ununterbrochen zu halten. [546]

Allein zur Disziplinierung der täglichen Bewegungsaktivitäten ist jedem Krebsüberlebenden zu empfehlen, sich solch einen Begleiter in seinem Leben aufzunehmen, wenn dies ihm möglich ist. Er muss einfach jeden Tag mehrmals Gassi geführt werden und bringt damit Herrchen oder Frauchen dazu, mindesten eine Stunde am Tag zu bewegen.

Alle vier Beispiele sind außergewöhnliche Krankengeschichten, in denen die Diagnose Krebs zu einer enormen körperlichen Leistungsfähigkeit anspornte. Nur bei dem ersten Fall verweigerte der Patient die Chemotherapie und Bestrahlung, in den drei anderen Fällen wurde die konventionelle Therapie komplett durchgeführt. Gleichwohl waren die Krebspatienten zu extremen Sportleistungen fähig. Wieweit die Ernährung und Bewegung die Überlebenszeit bzw. das Überleben dieser Persönlichkeiten beeinflusst hat, lässt sich nicht beurteilen. Aus Einzelfällen können keine allgemeinen Aussagen abgeleitet werden. Bei diesen Patienten und Krebsüberlebenden haben jedoch die selbst gewählten Maßnahmen neue Lebensenergie entstehen lassen und eine Leistungsfähigkeit ermöglicht, die selbst für ganz gesunde Menschen außergewöhnlich ist. Die Krebserkrankung machte sie nicht zu Opfern einer schweren Erkrankung, sondern zu Menschen, die zu besonderen Leistungen fähig wurden und dabei neue Energiequellen in sich entdeckten. Ihr Leben bekam einen neuen Sinn.

Im Folgenden werden wir die wissenschaftlichen Studienergebnisse vorstellen, die belegen, dass Ausdauertraining nicht nur das Krebsrisiko drastisch senken kann, sondern ebenso das Rückfallrisiko.

6.2 Mögliche Erklärungen für Wirkungen des Ausdauersports bei Krebskranken

Um die direkten Zusammenhänge zwischen täglicher körperlicher Aktivität und Krebsgeschehen zu verstehen, weisen wir auf folgende Beziehungen hin. Erinnert sei, dass der Krebspatient bei Beginn seiner Erkrankung häufig bereits einen **erhöhten Knochenabbau** aufweist. Ausnahmen sind Patienten mit Nicht-Melanom-Hautkarzinomen und hormonell gesteuerten Karzinomen.

GUT ZU WISSEN

Neben den pflanzlichen Lebensmitteln, die eine Verstärkung der Knochendichte bewirken können, erhöht auch eine andere Maßnahme die Knochenstärke entscheidend, nämlich körperliche Aktivitäten; gleichzeitig haben sich diese als sehr wirksam zur Reduktion von Rückfällen, der Mortalität und der Krebs-bedingten Müdigkeit bei Krebspatienten erwiesen. [547, 548]

Knochenabbau und Krebserkrankung können zueinander in Beziehung stehen, wobei die Gründe dafür bisher nicht verstanden werden. Wir fügen hier eigene Forschungsergebnisse ein, um die Beziehung zwischen Krebserkrankung und Knochendichte aufzuzeigen. Der Tumor als Karzinom entsteht wohl im Epithelgewebe, also an den Körpergrenzen des Organismus nach außen, in der Haut und nach innen in den Schleimhäuten. Wenn Krebszellen im Organismus zu wandern beginnen, um evtl. Metastasen zu bilden, exprimieren sie mehrheitlich auf ihrer Zelloberfläche Marker von weißen Blutkörperchen, insbesondere von Monozyten und Makrophagen. [549, 550] Entwickeln sich diese Zellen weiter, nehmen sie immer mehr die Eigenschaften von Osteoklasten an, also von Knochenzellen, die den Knochen auflösen. Mit Vorliebe siedeln sich diese Zellen daher auch im Knochen an. Es gibt jedoch einen fatalen Unterschied zu den eigentlichen Osteoklasten. Während diese sich im Zusammenschluss von zahlreichen Makrophagen bilden, haben die Krebszellen diesen Prozess umgekehrt: Sie verschmelzen nicht miteinander, sondern stattdessen teilen sich ungehemmt. Der Fusionsprozess der Osteoklasten und der Proliferationsprozess der Krebszellen beruhen wohl auf vergleichbaren zellulären Voraussetzungen, führen aber zu entgegengesetzten Resultaten.

6

GUT ZU WISSEN

Je mehr Sport und v. a. Ausdauersport getrieben wird, desto mehr wird der Stoffwechsel und die Energiegewinnung so geändert, dass vermehrt Fettsäuren verbrannt werden und weniger Blutzucker, was den Krebsstoffwechsel stark behindert. Ebenso wichtig scheint es zu sein, dass sich auch die Osteoklasten wieder in richtiger Art am Knochen bilden und hier zusammen mit den Osteoblasten die Knochengestaltung verstärken.

Die Osteoklasten bilden sich in der Regel aus Monozyten und Makrophagen. In der Haut sind diese Zellen als dendritische Zellen vertreten. Die Zellen, die sich zu Osteoklasten entwickeln, reagieren äußerst sensibel auf Gleichgewichtsverlagerung, wie diese ständig z. B. beim Laufen vorkommen. Zusammen mit den Osteoblasten formen sie den Knochen ständig in der Weise um, dass dieser zur Aufrichtung im Organismus optimal beitragen kann. Je mehr Ausdauersport betrieben wird, umso ausgeprägter werden die Aufrichtung und das Gleichgewichtsgefüge des Organismus trainiert. Fehlt diese ständige Herausforderung zur Aufrichtung der Knochengestaltung, dann werden der Prozess der Osteoklasten, aber auch die Osteoblastenbildung vernachlässigt und stattdessen vagabundieren diese Zelle als **falsche Osteoklasten** und **Fibroblasten** im Organismus. Wenn dieser Prozess nicht durch bestimmte andere Abwehrmechanismen unterbunden wird, kann dies zur Krebsentstehung und der fehlgeleiteten Entwicklung der Krebszelle in Richtung Osteoklasteneigenschaften führen.

Ausdauersport hilft also auf verschiedenen Ebenen gegen eine Krebsentwicklung auf zellulärer Ebene. Es geht hier nicht nur um ein Fitnessprogramm, sondern um eine **gezielte antitumorale Maßnahme.** Hierzu sind zahlreiche wissenschaftliche Publikationen erschienen, auf die hier hingewiesen sei, wenn der Leser sich mit diesen Aspekten genauer auseinandersetzen will.

6.2.1 Studien zum Ausdauersport als antitumorale Maßnahme

Von den verschiedenen physischen Tätigkeiten, mit denen der Knochen gestärkt werden kann, hat sich das **einstündige tägliche Training** im **zügigen Gehen** wie Nordic Walking als wirksamste Methode zur Reduktion der Risiken einer Krebserkrankung und zur Prävention erwiesen. Es konnten am deutlichsten diejenigen Marker erniedrigt werden, an denen sich die Stärke des aktuellen Knochenabbaus ablesen lässt.

GUT ZU WISSEN

Betrachten wir zunächst die epidemiologischen Studien, welche die Wirkung des täglichen Gehtrainings auf die Rückfallhäufigkeit und Mortalität von Krebspatienten aufzeigen. Hunderte von epidemiologischen Studien sind der Frage nachgegangen, inwieweit sich tägliche körperliche Aktivität, v. a. Wandern, auf eine Reduktion der Häufigkeit von Krebserkrankungen auswirkt. [551]
Die polnischen Wissenschaftlerinnen Joanna Kruk und Urszula Czerniak von den Universitäten Szczecin und Posnan fanden aufgrund der Resultate von zahlreichen Fallkontrollstudien, dass durch körperliche Aktivität eine durchschnittliche Risikoreduktion an Krebs zu erkranken von 20–30 % erreicht wurde. Je nach Studie variierten die Ergebnisse beträchtlich, nämlich von 0–90 %. Karzinome, deren Prognose sich deutlich mit Übergewicht

verschlechtert, werden stärker durch tägliches Gehtraining prognostisch günstig beeinflusst. So sind die Resultate bei postmenopausalem Mammakarzinom und beim Kolonkarzinom bisher die besten. [6]
Auch bei bereits mit Krebs diagnostizierten Patienten sind zahlreiche Studien durchgeführt worden. Eine der eindrücklichsten Studienergebnisse wurde 2011 von der amerikanischen Wissenschaftlerin Stephanie George und sechs weiteren Wissenschaftlern, die an verschiedenen Universitäten tätig sind, publiziert. Ihre Untersuchungen wurden bei Mammakarzinompatientinnen durchgeführt. Prä- und postmenopausale Patientinnen wurden über sechs Jahre hinsichtlich ihrer Rückfallhäufigkeit und krebsbedingten Mortalität überwacht. Sowohl die Rückfallhäufigkeit als auch die krebsbedingte Mortalität reduzierte sich um 90 % im Vergleich zu Patientinnen, die keine besondere Diät verfolgten und wenig physische Aktivität ausübten. [552]
Eine weitere Studie, die 2014 publiziert wurde und die nur den Einfluss der physischen Aktivität auf die krebsbedingte Mortalität auswertete, zeigte eine Reduktion der krebsbedingten Mortalität um 38 %. Diese Studie umfasste 1072 Männer mit verschiedenen Karzinomen und dauerte von 1993–2008. [553]

Aus diesen drei Veröffentlichungen, die repräsentativ für Hunderte von Studien stehen, die in den beiden letzten Jahrzehnten zur Frage der Wirksamkeit von körperlicher Aktivität auf das Krebsgeschehen durchgeführt wurden, wird klar ersichtlich, wie bedeutsam körperliches Training zusätzlich zur gezielten Ernährung für die Lebenserwartung des Krebsüberlebenden ist. Die Studienergebnisse brauchen hinsichtlich der Wirksamkeit keinen Vergleich mit den chemotherapeutischen Maßnahmen im vergleichbaren Stadium der Krebserkrankung scheuen. Vergleichende Studien zur Anwendung von Chemotherapie versus körperlicher Aktivität und Ernährung in der adjuvanten Situation sind in den medizinischen Datenbanken jedoch nicht zu finden.

GUT ZU WISSEN

Die verschiedenen Studien zur körperlichen Aktivität zeigen auch, dass je nach Tumorart die Resultate unterschiedlich sind. Für einige Karzinomarten wie Melanom und Gehirntumoren liegen keine aussagekräftigen Studien vor.

6.2.2 Rolle des aufrechten Gangs – Balance zwischen Himmel und Erde

Wir dürfen die tägliche Bewegung in der Aufrichtung nicht nur als einen rein biologischen Ablauf verstehen, der ausschließlich dem Zweck der Fortbewegung dient, sondern sollten diese auch als Ausdruck eines tief menschlichen Daseinsaspekts begreifen. Zum besseren Verständnis beobachten wir ein Kind, das gerade gehen lernt. Die Aufrichtung ist dem Kind nicht mit der Geburt einfach gegeben, sondern muss aus seinem Inneren heraus von ihm errungen werden. Bei den ersten Schritten in der Aufrichtung sieht man dem Kinde seine fast unbeschreibliche innere Freude und seinen Stolz an. Trotz wiederholten Hinfallens wird es weiterhin versuchen aufrecht zu gehen, von einem inneren Drang getrieben und von einem Glücksgefühl ergriffen, wenn es hierbei Fortschritte macht. Wenn es dann später wie selbstverständlich laufen kann, scheint es mit einer Leichtigkeit fast über den Boden zu schweben. Die Aufrichtung löst im Kind ein Gefühl der Leichtigkeit aus, das alle Erdenschwere abzuschütteln scheint; es verleiht ein bisher unbekanntes Selbstbewusstsein. Mit dem freien Laufen entwickelt sich auch die Sprachfähigkeit. Der ganze Organismus gestaltet sich in der Aufrichtung zwischen Himmel und Erde um.

Dieses Erlebnis zwischen **Leichte** und **Schwere,** wobei das Schwere in der aufrechten Körpergestaltung überwunden wird, ermöglicht dem Kinde, wohl unbewusst, seine geistig-körperliche Doppelnatur zum Ausdruck zu bringen.

Das Wissen um die Bedeutung von mäßigen, aber regelmäßig durchgeführten Bewegungsaktivitäten nicht nur beim Kind, sondern auch beim Erwachsenen war in alten Kulturen bekannt. So wurden in diesen Bewegungsarten entwickelt, in der meditativ bei der Bewegung deren gesundenden Aspekte geübt und erlebt wurden. Hierzu gehören Tai Chi, Qigong oder Yoga. Die Eurythmie, die Rudolf Steiner Anfang des 20. Jahrhunderts entwickelt hat, knüpft an diese meditativen Bewegungsübungen an. Schwere-Leichte-Übungen wie das Fühlen der Körperschwere, ihre Überwindung in der I-Stellung des Körpers, dann die Öffnung der Leichte durch eine A-Haltung der Arme und als Schluss die Abrundung des Ganzen in Form einer geschlossenen O-Haltung des Körpers mit den Armen ist ein Grundelement der Eurythmie. Diese sogenannte IAO-Übung ist wiederholt von Krebspatienten als sehr wohltuend empfunden worden.

Für Tai Chi, Qigong und Yoga gibt es mehrere klinische Studien, die zeigen, dass sich diese Bewegungsarten günstig auf die Beschwerden bei Krebspatienten ausgewirkt haben. [554, 555, 556, 557, 558] Zu beachten ist, dass es bei allen diesen physischen Tätigkeiten nicht primär um körperliche Fitness geht, sondern, dass v. a. das **Geistig-Seelische** voll in die **Bewegungsaktivität** einfließen kann. Es werden nicht Muskelpakete antrainiert, wie dies beim Body Building geschieht, sondern der Körper soll geschmeidig und vollständig durchseelt werden. Indem die geistig-seelische Aktivität mit den Bewegungen verschmilzt, halten sich Stoffaufbau und Abbau im Gleichgewicht und trotz intensiven Trainings bilden sich keine Muskelmassen. Auf die Bedeutung der Art der Energiegewinnung bei diesen körperlichen Aktivitäten und welche Rolle sie gerade für den Krebspatienten spielt, kommen wir in den folgenden Kapiteln zu sprechen.

6.2.3 Ausgewogene Energiegewinnung beim Gehtraining

Neben dem Einüben der inneren Wahrnehmung und des seelischen Erlebens von Leichte und Schwere z. B. beim Gehtraining besteht noch ein physiologischer Aspekt, der zur antitumoralen Wirksamkeit von körperlicher Aktivität entscheidend beiträgt. Es handelt sich um die **Kraftentwicklung,** die durch das Gehtraining in den Muskelzellen induziert wird und die in bestimmter Art erfolgen muss, um **antitumoral** wirken zu können.

Oft wird gegen die Ergebnisse, die bei Krebspatienten mit täglichen Wanderungen erreicht werden, der Einwand erhoben, dass hierdurch nur die Fitness der Patienten gesteigert wird und somit bessere Resultate erreicht werden würden. Auch das verminderte Risiko einer Krebserkrankung durch bestimmte körperliche Aktivitäten wird oft auf die gesteigerte Fitness zurückgeführt und damit die Gültigkeit der Aussagen zu ihrer antitumoralen Wirksamkeit in Zweifel gezogen. Doch diese Argumente lassen sich durch Studien, die zur Häufigkeit von Krebserkrankung bei Sportlern durchgeführt worden sind, entkräften.

Bei Sportlern, insbesondere bei Spitzensportlern, lies sich in den epidemiologischen Studien nur bei denen eine Lebensverlängerung gegenüber der allgemeinen Bevölkerung feststellen, die **Ausdauersport** oder in **Kombination Ausdauer**- und **Kraftsport** betrieben. Es zeigten sich keine Lebensverlängerung und keine Minderung des Krebsrisikos bei den Sportlern, die eine Sportart ausübten, die ausschließlich auf Krafttraining basiert. [559, 560]

Zudem zeigten mehrere Studien, dass sich Krafttraining im Gegensatz zum Ausdauertraining nicht auf die krebsbedingte Müdigkeit wirkt. [561] Es ist also nicht primär eine Frage der Fitness, ob das Risiko für eine Krebserkrankung reduziert wird, sondern dass in spezifischer Weise der Körper trainiert und entsprechend die Energiegewinnung angeregt wird.

Bei den körperlichen Aktivitäten handelt es sich also nicht um Sport im Sinne von Krafttraining oder hierauf basierendem Leistungssport. Diese Form von Aktivitäten erfordert eine schnelle Kraftentfaltung, besonders beim Gewichtsheben ist dies der Fall, und die damit einhergehende Energiegewinnung kann sich nachteilig auf den Stoffwechsel des Krebspatienten auswirken.

- Die für die **schnelle Kraftentfaltung** erforderliche Energie muss wegen ihrer sofortigen Verfügbarkeit für die Muskeln über die Glykolyse gewonnen werden. Mit der Glykolyse wiederum geht eine vermehrte Zuckerausscheidung ins Blut einher, was im Zusammenhang mit dem Krebsgeschehen als tumorfördernd beurteilt werden muss. Vielleicht lässt sich aus diesem Grund keine Reduktion des Krebsrisikos bei Spitzensportlern, die Krafttraining betreiben, feststellen.
- Im Gegensatz dazu regt das **Gehtraining,** wenn es für eine Stunde täglich ausgeführt wird, nicht die Glykolyse zur Energiegewinnung an, sondern die oxidative Phosphorylierung in der Atmungskette der Mitochondrien in den Muskelzellen. Dadurch kommt es auch zur vermehrten Verbrennung von Fettsäuren. Als Resultat vermindert sich die krebsbedingte Müdigkeit. [562]

Die Beta-Oxidation von Fettsäuren wird aktiviert. Die Anregung der Atmungsaktivität der

Mitochondrien in den Muskelzellen ist vermutlich ein entscheidender Faktor der antitumoralen Wirkung von Ausdauertraining. Warum? Bei Krebspatienten ist nicht nur in den Krebszellen, sondern auch in den Skelettmuskelzellen die Energiegewinnung in den Kraftwerken (Mitochondrien) gehemmt und die Beta-Oxidation der Fettsäuren gestört. Dies trägt vermutlich wesentlich zur krebsbedingten Müdigkeit der Patienten bei. Das Gehtraining wirkt diesen Dysfunktionen bei der Energiegewinnung in den Muskeln entgegen und dies hat therapeutische Konsequenzen für den Stoffwechsel des Krebspatienten. Hierzu mehr im nächsten Kapitel.

6.3 Funktionen der weißen und roten Skelettmuskulatur

Die unterschiedlichen Rollen der roten und weißen quergestreiften Skelettmuskeln für unsere Gesundheit und Leistungsfähigkeit sind außerhalb der Sportmedizin kaum bekannt. Dabei spielen die roten Muskeln ebenfalls für die Leistungsfähigkeit des Krebspatienten eine entscheidende Rolle. Insbesondere die Fatigue, die krebsbedingte Müdigkeit und Energielosigkeit des Krebspatienten, hängt eng mit einer gestörten Funktion der roten Muskulatur zusammen.

Was sind rote und weiße quergestreifte Muskeln? Unsere quergestreifte Skelettmuskulatur, also diejenige, mit der wir durch unseren Willen tätig werden, wie beispielsweise beim Gehen, besteht aus weißen und roten Muskelfasern.

6.3.1 Ausdauertätigkeit oder maximale Kraftentfaltung

Je nach Tätigkeit eines Muskels überwiegen die roten oder weißen Muskelfasern und verleihen ihm die entsprechende Farbe.

- Die **roten Muskeln** dienen v. a. unserer aufrechten Körperhaltung, sie stabilisieren unsere Wirbelsäule beim Stehen und überwinden die Schwerkraft, der wir ständig ausgesetzt sind. Dabei weisen sie die Besonderheit auf, dass sie im Gegensatz zu den weißen Muskeln nicht ermüden. Auch bei allen ausdauernden Muskeltätigkeiten, im Extremfall beim Marathonlauf, sind v. a. die roten Muskeln aktiv. In ihnen kann sich die Kraft ausdauernd entfalten, dafür aber nicht mit augenblicklicher Schnelligkeit und maximaler Kraftentfaltung. Hierfür werden die ermüdbaren weißen Muskeln gebraucht.
- Der Sprinter, der einen 100-Meter-Lauf leistet, betätigt v. a. seine **weißen Muskeln.** Sie ermöglichen eine schnelle maximale Kraftentfaltung, die ihm den Blitzstart und die Schnelligkeit des Laufens ermöglicht. Diese Muskeln ermüden schnell, eignen sich also nicht für ausdauernde Tätigkeiten.

6.3.2 Energiegewinnung durch Atmungskette oder Glykolyse

In den roten und weißen Muskelfasern wird die Energie unterschiedlich gewonnen. [563]

- In den **roten Muskelfasern** werden v. a. Fettsäuren abgebaut und unter Sauerstoffverbrauch sozusagen verbrannt. Diese Muskelfasern enthalten viele Mitochondrien, in denen Sauerstoff in der Atmungskette für die Energie verbraucht wird. Die Besonderheit dieser Muskelfasern ist, dass ihre Energiegewinnung auf die Atmungskette angewiesen ist. Sie können nicht durch Glykolyse, also durch Vergärung von Zucker, Energie gewinnen, wie es vorwiegend in den weißen Muskelfasern geschieht.
- Die **weißen Muskelfasern** weisen dagegen zwei Möglichkeiten der Energiegewinnung auf, nämlich durch fermentative Vergärung von Blutzucker oder durch Verbrennung von Blutzucker in der Atmungskette der Mitochondrien.

6

6.3.3 Weitere Funktionen

Die weißen Muskeln können sich der veränderten **Stoffwechsellage** bei einer Krebserkrankung besser anpassen als die roten Muskelfasern. Da bei Krebspatienten durch das Tumorgeschehen sowie durch chronische Entzündungsprozesse und vermutlich noch durch zentral gesteuerte Prozesse die Atmungstätigkeit in den Mitochondrien, den Zellkraftwerken, für die Energiegewinnung reduziert wird, wird die Funktion der roten Muskelfasern hiervon besonders beeinträchtigt. Sie verlieren ihre volle Funktionsfähigkeit. Anders ist es bei den weißen Muskelfasern, die die Energie auch außerhalb der Atmungskette gewinnen können und dadurch vom Krebsgeschehen nicht so stark in ihrer Funktion eingeschränkt werden. Sie müssen dann die Tätigkeit der roten Muskeln übernehmen. Sie ermüden aber schnell und so trägt dies entscheidend zur Krebsmüdigkeit bei. Zudem ist die Energiegewinnung außerhalb der Atmungskette der Mitochondrien bedeutend ineffizienter als in der Atmungskette, sodass nun noch zusätzlich ein Energiemangel entstehen kann.

Die roten Muskelfasern sind für zwei weitere Funktionen im Organismus verantwortlich, die im Zusammenhang mit einer Krebserkrankung von Bedeutung sind. Die roten Muskelfasern erhöhen die **Insulinempfindlichkeit** im Organismus. Blutzucker kann damit vermehrt in den Zellen zur Energiegewinnung verbrannt werden. Fallen die roten Muskelfasern in ihrer Funktion aus, dann steigt die Insulinresistenz im Organismus und es kommt zu Stoffwechselstörungen, bei denen sich der Stoffwechsel dem Krankheitsprozess eines Typ-2-Diabetes annähert. Die roten Muskelfasern bewirken zudem eine **Kälteresistenz** in unserem Organismus. [564] Ändert sich die Außentemperatur wie z. B. beim Schwimmen im kalten Wasser, kann der Organismus dank der roten Muskelfasern sofort reagieren, indem die roten Muskelfasern vermehrt Wärme produzieren. Da diese Muskelfasern beim Krebspatienten häufig nicht ganz funktionstüchtig sind, ist er auch oft weniger kälteresistent. Die empfundene eigene Körpertemperatur wird oft gerade von Patientinnen mit Mammakarzinom bei Änderungen in ihrer Umgebungstemperatur als nicht angepasst empfunden, d. h. sie fangen an zu schwitzen oder zu frieren. [565]

Darüber hinaus beeinflussen uns auch die weißen und roten Muskeln in unserem **Fühlen** und **Denken.** Durch Fasten wird die Aktivität der roten Muskeln angeregt, da nun vermehrt Fett abgebaut und verbrannt wird. Hierdurch wird der Mensch in seinen Gefühlen und Denken wieder vermehrt dem Kosmos gegenüber aufgeschlossen und kann vertieft meditieren. Daher werden in allen Religionen die Gläubigen zu einem regelmäßigen Fasten angehalten. Auch die spirituellen Bewegungsarten wie Eurythmie, Tai Chi und Qigong trainieren v. a. die roten Muskeln. Ganz anders verhält es sich, wenn v. a. die weißen Muskeln trainiert werden, wie dies beim Body Building geschieht. Hierbei wird eine Protein-reiche Ernährung eingesetzt und die Lebenshaltung richtet sich vermehrt auf die äusseren praktischen, materiellen und sozialen Belange des Lebens aus.

6.4 Krebsbedingte Müdigkeit – Cancer Fatigue

Häufig macht dem Krebspatienten noch lange nach der Operation eine übermäßige Müdigkeit und Schwäche schwer zu schaffen. Noch drei Jahre nach der Diagnose Mammakarzinom und der Operation leiden 30 % der Patientinnen an krebsassoziierter Fatigue (Cancer Fatigue) und folgenden **Symptomen:** Sie können nicht konzentriert arbeiten, sie haben keine Initiative mehr, ihr Interesse an der Umwelt schwindet, ihre sozialen Kontakte brechen nach und nach ab und sie fühlen sich vereinsamt. Obwohl sie genügend schlafen, fühlen sie sich unausgeschlafen und schlapp. Häufig treten Schmerzen aller Art auf. Die Krebspatienten, die unter Krebsmüdigkeit leiden, zeigen oft eine starke Erhöhung der Indikatoren für Entzündungen im gesamten Organismus. Die weißen Blutkörperchen wie auch die Fettzellen scheiden vermehrt entzündungsfördernde Botenstoffe ins Blut ab, die zu einem erhöhten Entzündungsniveau im gesamten Organismus führen.

Lange wurde die Bedeutung und Folgen der krebsassoziierten Fatigue von Ärzten nicht richtig wahrgenommen; inzwischen hat sich dies grundlegend geändert. Eine eigentliche physische Ursache der Fatigue wie dies bei Vorliegen einer Anämie der Fall wäre, ist meist klinisch nicht feststellbar. Dies macht ihre Therapie besonders schwierig. Auf der Ebene der zellulären Energiegewinnung sind Störungen vorhanden, die aber bisher klinisch nicht erfasst werden können.

GUT ZU WISSEN

Als therapeutische Maßnahme bei Krebsmüdigkeit wird von den Onkologen unter anderem die körperliche Aktivität, z. B. das tägliche Wandern, empfohlen. Claudia Witt vom Universitätsspital Zürich schreibt hierzu im Jahre 2014: „Dass Sport und regelmäßige körperliche Aktivität die Schwere der Fatigue-Symptome mindern können, gehört heute zum gesicherten Wissen in der Onkologie." Wer bisher an der Wirksamkeit von täglichen körperlichen Aktivitäten als antitumorale Maßnahme gezweifelt hat, kann durch die entsprechenden aktuellen Studien zur „Cancer Fatigue" vielleicht überzeugt werden und nun evtl. seine Meinung ändern.

Welche Bewegungsarten der Krebspatient durchführen und welche er eher meiden sollte, kann aufgrund der gemachten Ausführungen zu den roten und weißen Muskelfasern aufgezeigt werden. Die roten Muskelfasern müssen wieder in ihrer Aktivität angeregt werden, und dies geschieht am besten durch **tägliches Gehtraining, Joggen** oder **Fahrradfahren.** [566, 547] Es kommt darauf an, dass beim Sport Leichte und Schwere ständig vom Organismus wahrgenommen werden kann und die Energiegewinnung für die gewählte körperliche Aktivität nicht einseitig aus Blutzucker in den Zellen gewonnen wird, wie dies beim Krafttraining und bei kurzer, übermäßiger Muskelanstrengung der Fall ist. Beim Training soll sich eine ausgewogene Energiegewinnung aus Blutzucker und Fettsäuren einstellen, und dies kann nur erreicht werden, wenn die roten Muskelfasern aktiviert werden. Hierfür darf die Muskeltätigkeit nicht an eine maximale Kraftleistung herankommen, denn hierbei werden dann v. a. die weißen Muskelfasern aktiviert. Die Kraftleistung der Muskeln soll täglich für etwa eine Stunde auf 50–60 % der maximalen Leistung gehalten werden, damit die roten Muskelfasern angesprochen werden. Auch das Training, der Konstitutionstyp, die Tumorart und der Ernährungszustand sollten aufeinander abgestimmt werden. Erst das Zusammenwirken dieser Faktoren wird sich beim täglichen Training auf die Energiegewinnung in den Muskelzellen auswirken können. Gerade bei übergewichtigen Menschen kann das tägliche Training ohne entsprechende Ernährungsumstellung kein Umschwenken in der Energiegewinnung erzielen, wie Studien zeigen.

In diesem Zusammenhang seien nochmals die asiatischen meditativen Bewegungsarten erwähnt. Zu Yoga, Tai Chi und Qigong sind mehrere klinische Studien durchgeführt worden, die belegen, dass sie durchwegs die Symptome der Krebsmüdigkeit lindern können. Vermutlich lassen sich diese Resultate auch auf Eurythmie übertragen. Entsprechende Studien hierzu sind aber bisher noch im Planungsstadium.

6.5 Praktische Hinweise für das Ausdauertraining

Ausdauertraining sollte **angepasst** und **zielstrebig** verfolgt werden. In einigen Fällen kommt es jedoch selbst in der adjuvanten Situation nicht in Frage. Dies ist der Fall bei einer akuten Erkrankung, bei einem akuten Schub infolge einer chronischen Erkrankung, bei Fieber, Schmerzen und Bluthochdruck. Das Ausdauertraining muss individuell angepasst werden, besonders bei einer Anämie, Knochenmetastasen, Diabetes mellitus, Arthrose oder einer peripheren arteriellen Verschlusskrankheit sowie während einer Zytostatikabehandlung und Bestrahlung. Das Ausdauertraining sollte langsam aufgebaut werden unter Beachtung der Reaktion des Patienten, also grundsätzlich sind maximale Kraftleistungen zu vermeiden. Das Kraftmaximum sollte nur etwa um 50–60 % ausgeschöpft werden. Als Faustregel für die maximale Herzfrequenz gilt: 180 minus Alter = maximale Herzfrequenz.

Leichtes Krafttraining mag sich in einzelnen Fällen auch günstig auswirken, und zwar dann, wenn der Blutzuckerspiegel stabil bleibt und keine Zuckerspitzen im Blut auftreten, also eine ausgesprochene Glukosetoleranz besteht. Dies ist eher bei schlanken oder untergewichtigen Patienten der Fall. Bei übergewichtigen Patienten, wie z. B. bei Typ-2-Diabetikern wäre dagegen Krafttraining grundsätzlich kontraindiziert.

6.6 Adrenerge Hyperinnervation

Wenn das zentrale Nervensystem, das über die Energiegewinnung der Zellen wacht, die Glykolyse in bestimmten Bereichen des Organismus wie z. B. im Ösophagus oder der Haut nicht beherrschen kann, ist dies der Ausgangspunkt einer Krebserkrankung. Nun beginnen die Zellen sich den Gestaltungskräften des Organismus zu entziehen und sich ungehemmt in alle Richtungen zu vermehren. Die **erhöhte Glykolyse** und die **Vermehrung** der **Krebszellen** wirken wiederum auf das Nervensystem. Als Reaktion verbinden sich nun die Nervenzellen in stärkerer Weise mit den Tumorzellen. Naturwissenschaftlich wird diese enge Verknüpfung zwischen Krebszelle und Nervensystem als **Neoneurogenese** zum **Karzinom** hin bezeichnet. [567] Das verstärkte Hineinwirken des Nerven-Sinnes-Systems in das Tumorgeschehen kann sich z. B. darin äußern, dass die Krebszellen endokrine und neuronale Funktionen übernehmen. Besonders eine sympathische Hyperinnervation findet statt und Beta-adrenerge Rezeptoren werden nun im Tumor erhöht exprimiert und aktiviert. [568] Durch Untersuchungen zur Herzfrequenzvariabilität und durch pharmakologische Studien bei Krebspatienten wurde aufgezeigt, dass die sympathische Hyperaktivität im Tumorgebiet schließlich den ganzen Organismus des Krebspatienten ergreift und es zunehmend zu einem dramatischen Ungleichgewicht zwischen parasympathischen und sympathischen Aktivitäten kommt. Die **Vagusaktivität** wird mit der Erkrankung zunehmend schwächer und die adrenerge Aktivität zunehmend stärker. Je stärker die adrenerge Aktivität im Organismus ist, umso schlechter wird die Prognose für den Krebspatienten.

Soll die Prognose des Krebspatienten verbessert werden, muss gezielt die Vagusaktivität im Organismus angeregt werden. [200] Wie kann der Krebspatient die Vagusaktivität in seinem Organismus steigern?

GUT ZU WISSEN

Zahlreiche Studien belegen, dass Ausdauersport und sei es hierbei nur ein täglicher Spaziergang von einer halben bis ganzen Stunde z. B. in Form von Nordic Walking die Lebensqualität und die Überlebenszeit deutlich verbessern, worauf wir bereits hingewiesen haben. Mit dieser täglichen Bewegungsaktivität erhöht sich im Ruhezustand der Vagustonus. Hiermit korreliert wiederum eine erhöhte Sauerstoffkapazität des Blutes und was entscheidend ist auch die verbesserte Prognose des Krebspatienten. Neben dem Gehen kann es auch Fahrradfahren oder Joggen oder andere Ausdauersportarten sein. Durch diese körperlichen Aktivitäten wird der Vagustonus wieder reaktiviert, wie zahlreiche Studien belegen.

Aber auch **künstlerische Tätigkeiten** wie Singen und überhaupt Musizieren sowie meditative Bewegungsarten können die Vagusaktivität erhöhen und somit zur Verbesserung der Prognose beitragen. Die Studienlage zu diesen Aspekten ist sehr vielseitig und gut fundiert, sodass an der Wirkung der körperlichen und künstlerischen Aktivitäten auf den Vagustonus und damit auf die Prognose des Patienten nicht mehr gezweifelt werden kann. Es kommt also auch dieser Sicht darauf an, dass der Krebspatient, aber auch der Gesunde soweit als möglich ein Gleichgewicht zwischen dem Wirken das Sympathikus und des Parasympathikus (Vagus) wieder erlangt.

KAPITEL

7 Ernährung zwischen Naturwissenschaft, spiritueller Tradition und Geisteswissenschaft

7.1 Ernährung und Spiritualität

Von Heilungen bei einer bestehenden Krebserkrankung können wir allein durch diätetische Maßnahmen nicht sprechen. Die hier beschriebenen diätetischen Empfehlungen wirken vorbeugend, Lebensqualität verbessernd und können das Fortschreiten einer Krebserkrankung verlangsamen sowie die Rückfallhäufigkeit reduzieren. Sie können den Krankheitsprozess aber nicht umkehren im Sinne einer Heilung. Dies trifft jedoch in der Regel auch für die konventionellen Krebstherapien zu.

Dass eine Heilung jedoch selbst bei schwersten Krebserkrankungen grundsätzlich möglich sein kann, davon zeugen zahlreiche Krankengeschichten. In der Literatur sind mehr als Tausende von Krebspatienten aufgeführt, und es wird eine viel größere Dunkelziffer vermutet. In der medizinischen Fachterminologie wird solch ein Geschehen als Spontanremission, als Spontanheilung, bezeichnet. Dieser Begriff suggeriert, dass die Heilungen gleichsam zufällig, wie aus heiterem Himmel, erfolgen würden. Statistiken zeigen jedoch, dass dieser Zufall äußerst selten eintritt, insbesondere bei soliden Organtumoren. Entsprechende Heilungen werden daher auch von der Schulmedizin nicht besonders beachtet. Als Spontanremissionen werden sie als medizinisch irrelevant eingestuft.

7

EXKURS

In einer umfangreichen Bibliographie von Brendan O`Regan und Carlyle Hischberg von 1993 sind 1051 Fälle von Spontanremissionen bei Krebspatienten dokumentiert. Dort wird allerdings nicht darauf eingegangen, was zu den Spontanremissionen beigetragen haben könnte. Erst in einem persönlichen Gespräch fasst Carlyle Hirschberg nach über 150 Gesprächen mit spontan geheilten Patienten Folgendes zusammen: „Auf alle Fälle kann man sagen, dass jeder von ihnen mit etwas in Berührung gekommen ist, was für sie oder ihn ganz wesentlich war, sodass sie einen Zugang zum innersten Kern ihrer Persönlichkeit gefunden haben und dann Verhaltensweisen und Lebensweisen entwickelten, die möglichst übereinstimmend mit ihrem innersten Selbst sind."

Präziser werden die Aussagen der Studie von der Krebsforscherin Kelly A. Turner über die Veränderungen im Leben der Krebspatienten mit Radikalremissionen, wie sie die Spontanremissionen bezeichnet. Sie hat ihre Erkenntnisse in dem Buch „9 Wege in ein krebsfreies Leben" zusammengefasst, nachdem sie in elf verschiedenen Ländern mit zahlreichen Therapeuten und Krebspatienten gesprochen hatte. [569]

20 Krankenverläufe mit Radikalremissionen analysierte sie genauer, indem sie ausführliche intensive Befragungen durchführte. Bei diesen Patienten hat immer eine grundlegende geistig-seelische Verwandlung in Verbindung mit therapeutischen und diätetischen Maßnahmen stattgefunden. Es ist also nicht so, dass die Heilungen spontan eingetreten wären, sondern diese gingen einher mit zum Teil langwierigen, vom Patienten selbst initiierten Lebensveränderungen und seelisch-geistigen Umbrüchen. Erst dadurch konnten sie neue spirituelle Erfahrungen machen. Bedeutsam in unserem Zusammenhang ist, dass alle geheilten Patienten die Verantwortung für ihre Gesundheit selbst übernahmen, indem sie ihre Ernährung nach der Krebsdiagnose bewusst umstellten und zusätzlich auch bestimmte Heilkräuter und natürliche Heilmittel einnahmen.

Zudem wurde eine Vertiefung der eigenen Spiritualität z.B. durch Meditationen oder intensive Naturbeobachtungen systematisch von den Patienten angestrebt. Diese Ergebnisse zeigen deutlich, dass die Heilerfolge im Zusammenhang mit der Ernährungsumstellung nicht von einer Vertiefung der eigenen Spiritualität zu trennen sind.

Was wir im Folgenden als irdische und kosmische Ernährung darlegen werden, bestätigt sich in Turners Erkenntnissen, dass beide für die Krebsheilung oder zumindest für die prognostisch günstige Beeinflussung zusammenwirken müssen. Hiermit überschreiten wir die naturwissenschaftliche Methodik. Am Schluss dieser Ausführungen geben wir dann eine Krankengeschichte aus dem Buche von Kelly A. Turner wieder, die exemplarisch aufzeigt wie eine Ernährungsumstellung mit einer Vertiefung der eigenen Spiritualität zu einer Radikalremission führte.

„Hinter allem Materiellen ist Geistiges, auch hinter der Nahrung. Mit ihr nehmen wir nicht nur das auf, was materiell vor unseren Augen sich ausbreitet, sondern wir essen mit das, was als Geistiges dahinter ist."

Rudolf Steiner: Wo und wie findet man den Geist? (GA 57), Vortrag vom 17. Dezember 1908. Verborgene tiefe Ernährungsprozesse des Menschen

7.1.1 Zwei tiefe Ebenen der Ernährung

In der Schlussbetrachtung wagen wir einen Blick in tiefere Ernährungs- und Stoffwechselprozesse, als wir es bisher getan haben. Unsere bisherigen Ausführungen beruhten fast ausschließlich auf Erkenntnissen aus naturwissenschaftlichen Ernährungsstudien bei Menschen. Diese Vorgehensweise erlaubt zwar Empfehlungen für sehr viele praktische und erfolgreiche diätetische Maßnahmen zur Vermeidung von einer Krebserkrankung und zur Verbesserung der Prognose von Krebspatienten herauszuarbeiten, sie kann jedoch zum eigentlichen Verständnis des Zusammenhanges zwischen Ernährung und Krebserkrankung nur beschränkte Erkenntnisse erbringen. In der nun folgenden Schlussbetrachtung werden wir die naturwissenschaftliche Methodik überschreiten und tiefere verborgenen Ebenen der Ernährung aufzeigen, die Gestaltungs- und Formaspekte des Menschen beinhalten, denn diese sind es, die bei der Krebserkrankung gestört sind.

Neben der naturwissenschaftlichen Ebene gibt zwei weitere tiefere Ebenen der Ernährung: Die eine befasst sich mit der Rolle der Wesensglieder, also des Ätherleibes, des Astralleibes und des Ichs bei der Verdauung und bleibt damit auf den menschlichen Organismus begrenzt. Wenn wir zu einer noch tieferen Ebene der Ernährung vorstoßen, die Rudolf Steiner als kosmische Ernährung bezeichnet, überschreiten wir die Grenzen des menschlichen Körpers und Leibes.

GUT ZU WISSEN

An einigen Organen erfolgt der Stoffausaustausch innerhalb von Tagen, also die Zusammensetzung z. B. der Magenschleimhaut wird innerhalb weniger Tage von komplett neuen Zellen ersetzt, in anderen Organen kann es Jahre dauern, wie im Knochen. Trotz des intensiven Stoffwechsels und Austausch von Substanzen bleiben die Formen der Organe und die Gestalt des ganzen Organismus lebenslang weitgehend konstant.

Das Kraftsystem der Konstanz verstehen wir als den tieferen Stoffwechsel, der letztendlich auf dem Zusammenwirken von irdischer und kosmischer Ernährung beruht. Da die Formkonstanz von Organen und Geweben bei einer Krebserkrankung grundlegend verloren geht, interessiert uns der tiefe Stoffwechsel besonders. Wie die Verdauung und der Stoffwechsel der Nahrungsstoffe mit diesen beiden Kraftsystemen zusammenhängen, werden wir nach Darlegung der Rolle der Wesensglieder tagsüber bei der Verdauung und im Stoffwechsel der Nahrungssubstanzen näher erörtern.

7.1.2 Verwandlung der Nahrungsstoffe im Zusammenhang mit den Wesensgliedern

Vernichtung der Fremdheit der Nahrungsstoffe

Die Verwandlung der Nahrungsstoffe in individualisierte Substanzen ist die Fortsetzung der Verdauung und unterliegt den Kraftsystemen der vier Wesensebenen (➤ 2.2.1). Hierbei werden die Nahrungsstoffe nicht einfach ab- und umgebaut, sondern sie unterliegen einer Wesensveränderung, einer eigentlichen Transubstantiation. Was wir im Folgenden beschreiben, sind die Abläufe während des Wachbewusstsein, wenn alle vier Wesensglieder im Organismus wirken. Anders ist es nachts, wenn im Schlafe der Astralleib und die Ich-Organisation den Organismus weitgehend verlassen. Die hierdurch veränderte Stoffwechsellage haben wir bereits im Kapitel ➤ 1.7.1 geschildert.

Gehen wir auf die einzelnen Schritte der Substanzverwandlung der Nahrungsstoffe im Organismus näher ein. Wir beschreiben hier die Verwandlung der Eiweiße, die im Organismus vollumfänglich umgewandelt werden müssen. Für Fette, Kohlenhydrate und Salze bestehen gewisse Unterschiede, auf die wir hier nur am Rande eingehen können. Wie wir bereits ausgeführt haben, nimmt jede Wesensebene eine bestimmte Rolle bei der Verstoffwechselung der Nahrungsstoffe ein. Nahrungsstoffe wie z. B. tierisches Eiweiß sind an sich Fremdsubstanzen für den Organismus und müssen daher von ihm vollkommen überwunden werden.

Das Eiweiß muss also bei der Verdauung ganz in seiner Eigenheit vernichtet werden, sodass z. B. im Stoffwechsel aus Schweinefleisch das individuelle **menschliche Eiweiß** entsteht und keine noch so winzigen Bruchstücke vom Schweinefleisch im Organismus eingebaut werden. Nach Rudolf Steiner liegt in diesem Abwehren ein wesentlicher Lebensprozess der Ernährung. Zum größten Teil werden bei der Vernichtung der Fremdsubstanzen nur die frei werdenden Kräfte vom Organismus als Energie für seinen Unterhalt gebraucht, nur ein kleiner Teil der abgebauten und komplett in ihrer Eigenheit befreiten Nahrungsstoffe werden zum Aufbau des Organismus oder zum Austausch von Substanzen im Organismus verwendet. Dieses Abwehren der irdischen Seite der Nahrungsmittel verursacht, wie Rudolf Steiner es beschreibt, gleichsam kleine Explosionen im Stoffwechsel. [571] Hierbei wird Energie frei, die der Organismus im Nierensystem auffängt und hier speichert. Hierauf werden wir noch genauer zu sprechen kommen, wenn wir die zwei Formen der Nierenstrahlung schildern.

Der Stoffwechsel des Organismus muss also nicht nur das Substanzielle der Nahrungsstoffe überwinden, sondern auch das Wesenhafte der Nahrungsmittel. Das Wesenhafte der Nahrungsmittel wird sozusagen erlöst, indem der Organismus es in seinem eigenen Stoffwechsel integriert und seiner eigentlichen Bestimmung zuführt – Angelius Silesius spricht von „Gottes ewiges Wort, Leben und Geist – was uns im Brote speist". Das von Angelus Silesius bezeichnete ewige Wort, welches in den Nahrungsstoffen vorliegt, wird erst im menschlichen Organismus befreit und seiner Bestimmung zugeführt.

Die Nahrungsstoffe werden also als Erstes vom Organismus im Verdauungsprozess vernichtet. Dieser komplexe Prozess wird von über 60 Hormonen und Botenstoffen gesteuert.

Anthroposophie

Die einzelnen Nahrungsmittelgruppen haben verschiedene Vernichtungsorte, in denen sie ihre Fremdheit für den Organismus bzw. ihre irdische Seite ablegen müssen. Eiweiße werden bereits in der Darmschleimhaut vollkommen abgebaut und zerstört, Kohlenhydrate werden dagegen hier nur teilweise abgebaut, ihre Bruchstücke können bis zum Nerven-Sinnes-System gelangen und erfahren erst dort ihr vollkommene Vernichtung, Fette dagegen dringen, nachdem sie in kleine Bruchstücke zerlegt worden sind, ins Lymphsystem ein und werden danach erst verstoffwechselt oder tierische Fette werden z. B. als Fettpolster in hierfür disponierten Körperbereichen wie z. B. in der Bauchgegend abgelagert. Tierische Fette werden also nicht ganz vom Organismus abgebaut und können teilweise im Organismus ihre Fremdheit bewahren.

Transubstantiation der Nahrungsstoffe

Als nächste Schritte nach der Vernichtung der Nahrungsstoffe erfolgt ihre originäre **Wiederbelebung,** d.h. die Kräfte der Nahrungsstoffe erfahren ihre Transubstantiation und können dann im Menschen als individualisierte durchgeistigte Substanz ihre Einflusssphäre finden oder von dieser angezogen werden. [570] Diese Wesensverwandlung der Nahrungsstoffe erfolgt durch die Organe, die im Stoffwechselbereich das innere planetarische Weltensystem repräsentieren, nämlich Leber, Lunge, Herz, Niere und Milz. [572] Dass hierbei noch ein tiefer liegender Ernährungsstrom von Bedeutung ist, nämlich die kosmische Ernährung, wie Rudolf Steiner sie bezeichnet, darauf werden wir später eingehen.

- Die **Leber** nimmt beim Abbau der Nahrungsstoffe die Rolle sozusagen eines Sinnesorgans ein, das ganz vom Ätherleib in seiner Organisation geprägt ist. Der Astralleib wirkt hier schwächer als im übrigen Organismus, daher verlaufen viele Lebererkrankungen zunächst schmerzlos. Die Leber nimmt den Verdauungsprozess von der Einspeichelung im Munde zur kompletten Auflösung und Verflüssigung im Magen bis zum weiteren Abbau im Darm, wo die Fette und Eiweiße gänzlich verdaut werden, wahr und bereitet den Organismus auf die Nahrungsstoffe vor. In der Leber wird derjenige Nahrungsstoff unschädlich gemacht und der Ausscheidung zugeführt, der für den Organismus überhaupt nicht geeignet ist.
- Hiernach werden die für den Organismus brauchbaren Nahrungsstoffe im **Herz-Lungenbereich** ätherisiert, also wieder ganz verlebendigt.
- Danach werden sie in der **Niere** mit den individuellen seelischen Eigenschaften gleichsam imprägniert.
- Hiernach schließlich werden sie bei der erneuten Durchwanderung durch die **Leber und ihrer Gallentätigkeit** mit geistiger Ich-Wärme durchzogen.

Scheidung von brauchbaren und unbrauchbaren Substanzen

In den einzelnen Organen treffen die Nahrungsstoffe auf Widerstände bei ihrer Weiterverarbeitung und Verteilung. Hierbei werden brauchbare und unbrauchbare Substanzen der Nahrungsmittel voneinander geschieden. Ein Teil ihrer nicht-brauchbaren Bestandteile der Nahrungsstoffe wird auf verschiedenen Stoffwechselebenen **ab- und ausgeschieden.**

- In der **Leber** sind dies einerseits die Substanzen, die über die Galle in den Darm sezerniert werden und andererseits gesundheitsschädliche fettlösliche Substanzen, die erst in eine entgiftete Form überführt werden müssen, sodass sie dann über den Harn ausgeschieden werden können.
- Im **Lungen-Herzgebiet,** wo die Nahrungsstoffe ganz im Ätherischen verlebendigt werden, wird der Kohlenstoff der Nahrungsstoffe in Form von Kohlendioxid ausgeatmet und andererseits der Sauerstoff aus der Luft eingeatmet. Durch den Sauerstoff werden die im Organismus verlebendigten Nahrungsstoffe, die also ihre irdischen Qualitäten abgelegt haben, ganz ins Physische des Organismus heruntergeholt. Sie werden sozusagen an das Irdische im Menschen gekettet.
- Die **Niere** wiederum scheidet einen gewissen Teil der bereits stark verwandelten Nahrungsstoffe, nämlich die stickstoffhaltigen Substanzen, über den Harnstoff aus.
- Im **Leber-Gallensystem** ist es dann wiederum der Gallenfarbstoff, mit dem ein Teil der Nahrungsstoffe in den Darm ausgeschieden wird.

Anthroposophie

In all diesen Organen wird also den Nahrungsstoffen bei ihrer Aufnahme Widerstand geleistet, der diese verändert, indem ein Teil der Nahrungsstoffe abgebaut und ausgeschieden, der andere Teil dagegen auf eine höhere Wesensebene gehoben wird. Die höheren Ebenen bestehen in der Ätherisierung der Nahrungsstoffe, d. h. in ihrer innerlichen Verlebendigung im Herz-Lungen-System, dann ihrer Durchseelung im Nierenbereich und schließlich ihrer Individualisierung in der Ich-Organisation in der Leber-Galle-Tätigkeit. [572]

Nach Rudolf Steiner können wir uns nur deswegen in unseren Organismus als eine selbstständige individuelle Wesenheit empfinden, weil diese Stauungs- und Ausscheidungsprozesse in unserem Organismus auf diesen verschiedenen Stufen stattfinden.

Bei den Prozessen der Ausatmung und der Ausscheidung von Substanzen werden **geistige Qualitäten** der Nahrungsmittel im Organismus **frei** und diese können sowohl im Organismus gestaltend wirken wie auch bestimmte Bewusstseinsprozesse ermöglichen. Die von den ausgeschiedenen Substanzen freiwerdenden Lebens- und seelisch-geistigen Kräfte stehen also nun dem Organismus frei für seine gestalterisch-geistigen Aufgaben zur Verfügung. Rudolf Steiner bezeichnet dies als die eigentliche Rolle und Aufgabe der Ernährung, worauf wir im nächsten Kapitel näher eingehen werden.

Die **Milz** hat eine etwas andere besondere Funktion. Sie dient dazu, den Eigenrhythmus der Nahrungsstoffe in den Rhythmus des Organismus zu überführen. Weiterhin spielt sie eine wichtige Rolle bei der Formbewahrung des Organismus, was wir später beschreiben werden.

EXKURS

Die hier beschriebene Verwandlung der Nahrungsstoffe ins Geistige kann vollumfänglich nur im Menschen geschehen. Rudolf Steiner beschreibt sie als eine Wesensverwandlung, vergleichbar dem Sakrament der Verwandlung des Brotes und Weines in Leib und Blut Christi, wie es im entsprechenden Sakrament äußerlich nachvollzogen wird. Im Sakrament des Abendmahles, der Eucharistie, wird also äußerlich das vollbracht, was mit den Nahrungsstoffen im Organismus real vollzogen wird und daher können wir sie auch als Transubstantiation ansehen, worauf wir anfangs hingewiesen haben.

Fette und Kohlenhydrate werden zur Energiegewinnung und damit zur Wärmeerzeugung im Organismus benötigt und ermöglichen der vierten Wesensebene, dem Ich, im ganzen Organismus über die Wärme individualisierend gestaltend zu wirken. Fette werden zudem noch als Auspolsterung des Organismus im Gewebe abgelagert. Was bei diesen Umsetzungsprozessen nicht weiterverwendet werden kann und zu stark in die Verfestigung des Organismus führen würde, wird soweit abgebaut, dass es dann als Kohlendioxid ausgeatmet werden kann.

7.1.3 Ernährung und Biographie

Beim Kleinkind lösen sich z. B. beim Schlafen die oberen Wesensebenen nur im Kopfbereich, im übrigen Organismus bleiben sie auch im Schlaf voll wirksam. Deswegen kann das Kleinkind auch im Schlaf die Muttermilch und die für ihn geeigneten Nahrungsmittel gut verdauen. Dies ändert sich aber im Verlauf des Erwachsenenwerdens grundlegend, weil sich nun die oberen Wesensebenen nach und nach weitgehend während des Schlafes aus dem Organismus lösen und andererseits auch ihr Wirken während des Tages grundlegende Veränderungen durchläuft.

Beim Wirken der Wesensebenen auf die Verdauung und Verstoffwechselung der Nahrungsmittel gibt es im Lebenslauf besondere **Umbruchphasen.** Eine besondere Umbruchsphase tritt etwa im neunten bis zehnten Lebensjahr ein. Bis zu diesem Alter hat das Ich des Kindes vom Kopfe aus herunter bis in die innere Stoffwechseltätigkeit bei der Verdauung auf die Nahrungsmittel gewirkt und sie so in die individuelle Substanzbildung übergeführt. Dieser Strom beginnt sich nun etwas aus der Verdauung zurückzuziehen. Seine Kräfte gehen damit nicht verloren, sondern verwandeln sich nun in geistige Bewusstseinsfähigkeiten und neue Wahrnehmungsmöglichkeiten. Indem also in diesem Lebensabschnitt sich das Ich vom Wirken in einzelnen Organen löst und sich in seiner Richtung ändert, beginnt das Kind die Welt in selbstbewussterer Weise wahrzunehmen als dies vorher der Fall war. Das Kind erlebt nun sich selbst und die Welt voneinander deutlich getrennt. Dieses plötzliche Erkennen des Alleinstehens in der Welt kann auch Angst und Unsicherheit beim Kind auslösen. Gefühle der Einsamkeit tauchen auf. Frösteln der Hände und Füße können sich entwickeln und eine leichte Anämie kann sich einstellen. In dieser Phase der teilweisen Ich-Metamorphose kann das Kind dann leicht bei Belastungen an Verdauungsstörungen leiden, zudem kann es zu Kopfschmerzen kommen.

Als Ausgleich für die fehlende Wirkung des Ich-Stroms im Stoffwechselbereich von oben bildet sich nun eine neue Wirkungsrichtung des Ichs, der jetzt aber von unten nach oben strömt und im mittleren Menschen dem oberen Ich-Strom begegnet. Dieses **von unten nach oben gerichtete** Wirken des Ichs, wenn es sich voll ausgebildet hat, befeuert den Willen im **Stoffwechselbereich.** Dies mündet dann in die Phase, wo das Kind in die Pubertät eintritt. Nun verschwinden die erwähnten körperlichen Beschwerden, weil der astralische Leib das Ich im Stoffwechsel zu unterstützen beginnt.

Mit zunehmenden Alter lässt die Durchdringung der Nahrungsstoffe mit den Kräften des Ichs nach. Dies bedeutet, dass v. a. Kohlenhydrate nicht mehr richtig verstoffwechselt werden können und der Glukosespiegel vermehrt nicht mehr konstant gehalten werden kann. Da es insgesamt zu einer **Lockerung der Wesensebenen** kommt, können auch die Fette nicht mehr richtig verdaut werden. Hierbei sind die tierischen Fette besonders betroffen. Dieses Geschehen ist insbesondere für eine Krebserkrankung charakteristisch. Es basiert im Alter darauf, dass sich die Wesensglieder gelockert haben und nun die Verdauung und der Stoffwechsel nicht mehr voll unter der Kontrolle des Ichs verlaufen können.

7.2 Krebs als Verlust der Gestaltungskräfte im Organismus

7.2.1 Kosmische Ernährung

Anthroposophische Medizin, die paracelsische und die Traditionelle Chinesische Medizin berichten von einem tieferen, **verborgenen Stoffwechsel** der **Nahrungsstoffe** im Organismus, den die Naturwissenschaft überhaupt nicht kennt und auch nicht erfassen kann, da er außerhalb ihrer Methodik liegt und rein geistiger Natur ist. Gerade um die Rolle der Ernährung bei einer Krebserkrankung vollumfänglich zu verstehen, müssen wir auf diesen tieferen Stoffwechsel, als den bisher geschilderten, eingehen. Wir bezeichnen ihn hier als die kosmische Ernährung. Zum Verständnis dieser verborgenen Ernährungsweise greifen wir noch einmal einen grundlegenden Aspekt der Krebserkrankung auf.

Herauslösen aus der gestalterischen Ganzheit

Bei der Krebserkrankung passiert im Organismus etwas äußerst Ungewöhnliches, was den betroffenen Menschen zutiefst beunruhigt und erschüttert. Wir sprechen beim Krebs von einer bösartigen Erkrankung. Was unterscheidet die Krebserkrankung von anderen Krankheiten, dass wir nur sie als bösartig einstufen? Andere Krankheiten können auch zum Tode führen und auch sehr qualvoll verlaufen. Gleichwohl bezeichnen wir diese Krankheiten nicht als bösartig.

GUT ZU WISSEN

Bei der Krebserkrankung löst sich ein körperlicher Teil aus der Integrität unserer Gestaltung heraus und unterliegt Gesetzmäßigkeiten, die wir als vollkommen fremd für unseren Organismus ansehen.

Warum? Unser Selbstwertgefühl, ja unsere Identität ist an die unverwechselbare Gestaltung und aufrechte Haltung unseres Organismus gebunden. Alle Teile des Organismus ordnen sich dieser Form und Gestaltung des Organismus unter. Durch den Verlust dieser Kräfte in bestimmten Bereichen unseres Organismus fühlen wir uns im Innersten unserer Identität bedroht – neben den Ängsten vor den Beschwerden, die durch den Krankheitsprozess ausgelöst werden. Der Betroffene fühlt sein Ich existenziellen Angriffen ausgesetzt, weil ein Teil oder verschiedene Teile seines Organismus aus der **gestalterischen Ganzheit,** die in der aufrecht orientierten Gestaltung seines Körpers ihren Ausdruck findet, herausfallen.

Hierin liegt der entscheidende Unterschied zu anderen Erkrankungen. Auch wenn z. B. durch Entzündungen und Autoimmunprozesse wie bei Diabetes mellitus die normale Gestaltung in bestimmten Bereichen des Organismus gestört ist, verliert doch insgesamt der Organismus nicht seine Orientierung bei der Bewahrung der menschlichen Gestalt. Trotz Formveränderungen bleiben die Gestaltungskräfte weitgehend bewahrt. Der Organismus hat bildlich gesprochen immer noch in allen Bereichen festen Boden unter den Füssen und folgt bestimmten gestalterischen Gesetzmäßigkeiten. Dies ist beim Krebs nicht mehr der Fall. Daher erleben wir diese Erkrankung als sehr bedrohlich, wenn nicht gar heimtückisch.

Zentrifugales Wachstum der Krebszellen

GUT ZU WISSEN

Die Krebszellen nehmen mit ihrem **zentrifugalen Wachstum** keine Rücksicht auf die gestalterischen Kräfte, die den menschlichen Körper als Ganzheit zwischen Leichte und Schwere formen und ihren spezifischen Ausdruck in der aufrechten Haltung manifestieren.

Die Krebserkrankung leitet unweigerlich einen Wendepunkt in unserer Einstellung zu unserem Körper ein und weckt die Frage nach der Rolle des Ichs in unserem Körper. Wir fühlen uns nicht nur körperlich durch die Krankheit bedroht, auch unser geistiges Selbst, das sich wie selbstverständlich mit dem eigenen Körper identifiziert, wird herausgefordert.

7.2.2 Zur Doppelnatur des Menschen

Um die gestalterisch-individuellen Kräfte im Organismus zu verstehen und hierbei die Rolle der Ernährung einstufen zu können, müssen wir uns der Doppelnatur des Menschen zuwenden. Damit überschreiten wir die Methodik der Naturwissenschaft, können aber nur so die Aspekte des Gestaltverlustes bei der Krebserkrankung und ihr Entgegenwirken durch die Ernährung erkennen und beschreiben.

Jede Zelle wie auch der gesamte Organismus sind immer von der **Doppelnatur Geist – Körper** geprägt.

Anthroposophie

So wie der menschliche Organismus in der Aufrichte zwischen Lichtkosmos und Erdenschwere gestaltet ist und die menschliche Doppelnatur ganz offenbar macht, so ist auch diese bis in jede Zelle des Organismus hinein vertreten. Bei der Krebserkrankung fällt diese Doppelnatur auseinander. Die gesamte Vitalität der Krebszelle entzieht sich der Erdenschwere wie auch den gestalterischen Kräften der höheren Wesensglieder (Astralleib und Ich), wodurch die Vermehrungskraft der Zelle von den Form- und Gestaltungskräften befreit, sich verselbstständigen kann.

Betrachten wir den Lebenslauf eines Menschen von der Embryonalentwicklung bis zu seinem Tode, so sehen wir, dass diese Doppelnatur, die sich in der **aufrechten Gestaltung** des Körpers ausdrückt, nicht etwas Gegebenes ist, sondern erst in den ersten Lebensjahren errungen wird, um es dann im Alter wieder teilweise zu verlieren. Das Neugeborene verharrt wie kein anderes Lebewesen noch lange in der Erdenschwere, um sich dann erst um das zweite Lebensjahr voll aufzurichten und die Erdenschwere zu überwinden. Auch die Eigenwärme entwickelt sich erst kurz nach der Geburt. Hier wird seine **Verselbstständigung** gegenüber den **Erden-** und **Umweltkräften** offenbar und damit auch seine lichthafte Seite, die ihm die Aufrichte und eine innere konstante Wärme verleiht. Von nun an sind die Zellen der Körperperipherie und der Organgrenzen, aber auch besonders die Knochenzellen maßgeblich für die menschliche aufrechte Gestalt mitverantwortlich. Auch die rote Muskulatur ist hierbei entscheidend beteiligt, indem sie neben der Aufrichte u. a. zur inneren Wärmeregulation beiträgt.

Die Fähigkeit der **Überwindung** der **Schwerkraft** nimmt ganz offensichtlich im Alter ab, sichtbar an der beginnenden geneigten Körperhaltung. Verbunden hiermit ist ein Abbau des Knochens. Einige Zellen scheinen schon vorzeitig nicht mehr die Schwerkraft wahrnehmen zu wollen oder zu können. Sie verlieren ihre Ausrichtung zwischen oben und unten und entsprechend ihre polare Gestaltung. Das Lichthaft-Kosmische zieht sich aus ihnen zurück und das Vitale der Zelle wird nun ganz sich selber überlassen. Nun vermehren sich diese Zellen gestaltungslos und fangen an, ihre Differenzierung zu verlieren. Dies ist der Krebsprozess.

Anthroposophie

Wollen wir den Prozess hin zur Krebsentwicklung stoppen oder wenigstens verlangsamen, müssen wir den Organismus trainieren, dass er die Schwere und das Leichte in sich wieder voll wahrnimmt und sich damit seiner Doppelnatur wieder bewusst wird. Dies geschieht z. B. durch tägliches einstündiges Bewegungstraining, wobei insbesondere die roten Muskelfasern wieder aktiviert werden, die beim Krebspatienten häufig, wie bereits mehrfach ausgeführt, in ihrer Funktion gehemmt sind und degenerieren können. Dadurch sollen die beiden Energiegewinnungsarten aus Blutzucker und Fettsäuren wieder ins Gleichgewicht gebracht werden. Hierzu trägt auch eine entsprechende pflanzliche Ernährung bei, die möglichst genau den Energiebedarf abdecken soll. Auch sie spricht mit ihren Sonnenlichtkräften, um es unwissenschaftlich auszudrücken, zur Aufrichte und Aktivierung der roten Muskelfasern entscheidend bei. Die pflanzliche Ernährung, insbesondere die mit ihr aufgenommeenen Flavonoide regen den Stoffwechsel in den einzelnen Zellen an, v. a. über die Aktivierung der Atmungskette. Muskelzellen werden vermehrt insulinsensitiv und auch eine gesteigerte Fettsäureverbrennung findet statt.

Menschenkundlich gesprochen greift nun wieder vermehrt das **Geistig-Seelische** im **Stoffwechsel** ein. Indem dadurch die Rhythmen im Körper wieder verstärkt angeregt werden, beginnt alles zu fließen. Aufbau und Abbauprozesse halten sich im Gleichgewicht und ein bisheriger zu starker Aufbauprozess verbunden mit einem erhöhten Risiko für eine Tumorentwicklung wird durch verstärkte Abbauprozesse ausgeglichen. Die Karzinomtendenz wird somit verringert.

7.2.3 Körper und Leib

Die form- und gestaltbildenden Stoffwechselprozesse und ihre spirituellen Aspekte können nur verstanden werden, wenn wir weiterhin die Unterschiede von Körper und Leib herausarbeiten. Um zu verstehen, inwiefern Nahrungsmittel gestaltbildend im Organismus wirken können und damit antitumorale Eigenschaften aufweisen, werden wir im Folgenden die Begriffe Körper und Leib daher näher umschreiben.

- Einen **Leib** kennen nur Lebewesen. Er beinhaltet eine Lebendigkeit und damit Gesetzmäßigkeiten, die das rein physisch-chemische eines Körpers übersteigen.
- Der menschliche **Körper** selber ist etwas Gegebenes, welches nach Aufbau oder Zerfall strebt. Auf diesen Aspekt fokussiert die gesamte Naturwissenschaft und heutige Ernährungslehren beschränken ihr Wissen auf die Erhaltung bzw. Gesunderhaltung des Körpers.

Leib

Das Verständnis des Leibes beinhaltet immer die Vorstellung von Metamorphosen und ein inneres Streben nach Vollendung und Vergeistigung. Der Leib hat eine innere eigene geistige Dynamik, die weit über das aktuell Zeitliche hinausweist. Er ist ein qualitativer Aspekt, der in seiner Transzendenz auf seelisch-geistige Dimensionen des Menschseins übergreift und daher immer in den Religionen eine besondere Rolle spielte. Es wird vom Auferstehungsleib Christi gesprochen und nicht von seinem Auferstehungskörper. Nach dieser Anschauung, wie sie von verschiedenen Religionen vertreten wird, hat jeder Mensch mit seinem **Leib** in sich das **Potenzial,** seine **Körperlichkeit** zu **überwinden** und seinen Leib so zu verwandeln, dass er dessen Gesetzmäßigkeiten nach dem Tode bewahren kann. Dies ist der Sinn der Krankenölung, früher als letzte Ölung bezeichnet. Das hierbei verwendete gesegnete Olivenöl soll als Lichtsubstanz den Leib vor Gott aufrichten. Auch Könige und Priester wurden gesalbt, damit ihr Leib, nicht ihr Körper, zum Instrument göttlichen Wirkens werden konnte. Dies sind alles für den heutigen Menschen kaum nachvollziehbare Vorstellungen, doch in früheren Philosophien und Religionen ein selbstverständliches Gedankengut.

Für die Erhaltung der Gesetzmäßigkeiten der Leibesform und Gestaltung muss die Rolle der Ernährung tiefergehend und geistig verstanden werden. So wie der Leib in seinen Gesetzmäßigkeiten unvergänglich ist und diese weitervererbt werden, so ist es auch notwendig, dass die adäquate Nahrung für den Leib von unvergänglicher Natur sein muss. Dies bedeutet für die **Nahrungsstoffe,** dass das Unvergängliche von ihnen, also ihre geistigen Gesetzmäßigkeiten von den vergänglichen irdischen Substanzen vom Organismus befreit werden müssen, damit ihre Wirksamkeit im Organismus zur Formbewahrung wachgerufen werden kann. Erst dann können sie den **Leib ernähren** und zur Formbewahrung des Körpers bis zum Tode beitragen. Nach Paracelsus soll der Mensch als ein vom Ewigen her bestimmter auch aus dem gespeist werden, was ewig ist. Der Leib des Menschen ist nämlich ein ewiger Leib, Gott nachgebildet, ihm gleich und darum unsterblich.

Körper

Wenden wir dem Sprachgenius zu, um den Unterschied von Leib und Körper weiter zu verdeutlichen. Es gibt eine Körpersprache, einen Körperkult, Body Building, Körperzucht, dagegen eine Leibesfrucht, eine Leibspeise, Leib und Leben wagen, Leibeigene, Leibgarde, Leibwache, und Leibarzt. Körper und Leib können bei diesen Begriffen nicht einfach ausgetauscht werden, da sie etwas spezifisch Unterschiedliches ausdrücken.

GUT ZU WISSEN

Mit dem Begriff Körper wird etwas bezeichnet, was auf der Habenseite des Lebens steht, dagegen der Begriff Leib bringt mehr die Seite des Seins zum Ausdruck. Was man hat, gehört nicht zum innersten Kern des Selbst, das Sein dagegen durchaus. Der Körper ist damit etwas Vorübergehendes, was von der geistigen Wesenheit Mensch ergriffen und dann bei Tode wieder abgelegt wird. Der Leib dagegen ist mit der geistigen Wesenheit Mensch auf innigste verwoben und unterliegt nicht den Gesetzen der äußeren Natur. Der Begriff Leib ist aus dem Wortstamm Licht entstanden und bezeichnet somit einen Feinstoffkörper. Das Wort Leichnam für den toten Menschen bedeutet, die Hülle des Leibes.

Unter dem Begriff des Körpers bleibt unverständlich, wieso Nahrung, also Fette, Eiweiße, Kohlenhydrate und Salze sich in einen individuellen menschlichen Körper verwandeln und diesen aufbauen können. Unter dem Aspekt des Körperbegriffes dient die **Ernährung** allein dazu, **Energie** und **Baustoffe** für den menschlichen Organismus zu **liefern,** erklärt aber nicht die Verwandlung der Nahrungsmittel in menschliche individuelle Substanz, welche die menschliche Gestalt bedingt. Damit wird aber das große Mysterium ausgeblendet, wieso aus den Nährstoffen eine individuelle menschliche Gestalt gebildet und erhalten wird und diese mit den Gesetzen der Lebendigkeit, der Gefühle und des Geistes durchzogen ist. Warum ein Kalbssteakesser nicht zum Kalb wird, wird aus dieser Sicht in der naturwissenschaftlichen Ernährungslehre gar nicht erst als Frage gestellt. Sie redet deswegen immer nur vom menschlichen Körper, nie aber von seinem Leib im eigentlichen Sinne.

7.2.4 Leibkräfte und menschliche Substanzbildung

Es braucht es den Begriff des Leibes, um die menschliche Substanzbildung aus den Nahrungsmitteln begrifflich darstellen zu können. Wie ernähren wir unseren Leib? Die Verse von Johannes Scheffler (1624–1677), der als Angelus Silesius in seinem „cherubinischen Wandersmann“ unter dem Titel „Der Mensch lebt nicht vom Brot allein“ paracelsisch dichtete:

Das Brot ernährt dich nicht
Was dich im Brote speist
Ist Gottes ewges Wort, ist Leben und ist Geist.

Versuchen wir diese Verse rational zu verstehen. Wenn die Nahrungsbestandteile im Verdauungsprozess umgewandelt und in den Leib eingegliedert werden und somit durchseelte und durchgeistige individuelle Qualitäten annehmen, müssen sie diese Verwandlung schon in der Natur als Möglichkeit, als Potential, beinhalten. Sie weisen als Möglichkeit schon etwas auf, was dem Leib verwandt ist und von diesem ergriffen und nun durch die Kraft des Leibes in menschliche individuelle Substanz überführt oder metamorphosiert werden kann. Der menschliche Leib weist damit eine Verwandtschaft mit der Geistigkeit der Natur und insbesondere mit den Nahrungsmitteln aus der Natur auf. Paracelsus drückt dies in seiner einzigartigen bildhaften Sprache so aus: „Denn alle äußerlichen Dinge sind nichts anderes als der Leib des Menschen. Also soll sich niemand verwundern, wie Brot und Wein Leib und Blut Christi seien. Denn wie gesagt, jede Speise und jeder Trank sind unser Leib und Blut und der Mensch könnte von einer jeden Speise sagen und jedem Trank sagen: Das ist mein Leib und Blut, mein Mark usw.“

Es ist nicht der Körper, der diese Verwandlung der Nahrungsmittel in menschliche individuell gestaltete Substanz allein vollziehen kann, sondern erst sein Zusammenwirken mit den Leibkräften. Die **Leibkräfte** sind etwas **Zeitloses,** in der Sprache von Angelus Silesius sind sie Gottes Wort, Leben und Geist. In der Sprache von Paracelsus heißt es so: „Ich habe alle Wesen betrachtet: Steine, Pflanzen, Tiere und sie sind mir wie zerstreute Buchstaben erschienen, zu denen im Vergleich der Mensch das vollständige lebendige Wort bildet.“

7.2.5 Kosmischer und irdischer Ernährungsstrom nach Steiner

Um das Potential, welches als „lebendiges Wort“ in den Nahrungsmitteln verborgen liegt, zu erwecken, benötigt der Mensch noch einen zweiten tieferen verborgenen bisher in unseren Ausführungen nicht näher beschriebenen Nahrungsstrom, den Rudolf Steiner als den **„kosmischen Ernährungsstrom“** im Menschen bezeichnet. Dieser wirkt über das Sinnessystem und vermittelt Licht und andere feinstoffliche Energien in den Organismus, die dann nachts im Schlafe, wenn Astralleib und Ich den Organismus weitgehend verlassen haben, in Korrespondenz zu den Planeten- und Tierkreiskräften treten.

Wie die Pflanze mit ihren Blättern als Sinnesprozess Licht aufnimmt und auf der anderen Seite als Stoffwechselprozess Kohlendioxid einatmet und im Zusammenwirken von beiden Strömen, wozu noch Wasser und Salze aus der Erde hinzukommen, ihre Substanz aufbaut, so wirken auf die Sinnesprozesse des Menschen feinstoffliche Prozesse, die im Organismus die individuelle Bildung und Gestaltung des Organismus aus Nahrungssubstanzen mitermöglichen. Im Gegensatz zur Pflanze wirken die Sinneseindrücke, die tagsüber aufgenommen wurden, als kosmischer Ernährungsstrom im Menschen jedoch nicht tagsüber, sondern nachts im Schlafe, wenn Ich und Astralleib mit dem Kosmos in ein Zwiegespräch treten.

Anthroposophie

Voraussetzung für die tagsüber gestalterischen Kräfte im Stoffwechsels ist also ein komplexes Geschehen von Sinnesprozessen tagsüber und ihrer Verarbeitung im Tiefschlaf in Korrespondenz mit kosmischen Kräften nachts. Wenn Ich und Astralleib im Schlafe den Organismus weitgehend verlassen haben und die Gesetzmäßigkeiten der Planeten und des Tierkreises aufnehmen können, dann fließen diese Kräfte über die Milz und das Nervensystems des Gehirns, die mit den oberen Wesensgliedern nachts verbunden bleiben, in den Organismus ein. [573, 574] Diese treffen nun mit den entsprechenden geistigen Gesetzmäßigkeiten der Nahrungsstoffe zusammen und können die Formkräfte wieder erneuern und verstärken. [575] Es entsteht ein Kraftsystem im Gehirn, von wo aus dann zur Bewahrung des physischen Menschenleibes z. B. mittels der Hypothalamus-Hypophyse-Nebennieren-Drüsenachse immer wieder neu gewoben wird. Zusammen entwickelt sich also so aus kosmischer und irdischer Ernährung ein Kraftsystem, welches Gesetzmäßigkeiten in bestimmten Gehirnbereichen aktiviert, von denen über die endokrinen Drüsen die gestalterischen Kräfte im Organismus ausgehen. Zusammen mit der Nierenstrahlung, auf die wir noch eingehen werden, bewirken sie die Erhaltung der Körpergestaltung und die Formbewahrung des Organismus.

Die kosmische Ernährung beinhaltet also nicht primär die Energielieferung und den Substanzaufbau oder Austausch von Substanzen im Organismus, deren Aspekte wir bisher dargestellt haben, sondern bewirkt z. B. dass unsere Hände weiterhin als Hände gestaltet bleiben, oder unsere Haut den normalen Aufbau beibehält, der Magen und Darm ihre Gestalt bewahren, auch wenn innerhalb von 7–10 Jahren der gesamte Substanzaufbau im menschlichen Organismus erneuert worden ist.

Der anthroposophische Arzt Karl König beschreibt in seinen Vorträgen in Thornbury 1953, dass von den aktivierten Gehirnbereichen über das endokrine Dreigestirn **Hypophyse, Epiphyse** und **Schilddrüse** die individuelle Gestaltung im Stoffwechsel des Organismus bedingt wird. [576] Das Ätherische der Nahrungsmittel, welches bei der Verdauung freigelegt wird, kann nun mit Hilfe der Gesetzmäßigkeiten der kosmischen Ernährung in die körperliche Gestaltung überführt werden und dem Organismus Energie zur Verfügung stellen. Dass dieses endokrine Dreigestirn ganz entscheidend nicht nur den Stoffwechsel steuert, sondern auch die menschliche Gestalt prägt und hierbei zudem auch der Lichtstoffwechsel über die Epiphyse eine entscheidende Rolle spielt, ist heute naturwissenschaftlich bekannt.

Im Zusammenhang mit der **Krebserkrankung** können wir hierzu nur Fragen stellen. Spielt die **kosmische Ernährung** bei der Krebserkrankung eine Rolle? Wir können dies als wahrscheinlich annehmen, denn bei der der Krebserkrankung sind diese drei endokrinen Drüsen in ihren Funktionen im Zusammenhang mit dem Form- und Gestaltverlust im Organismus gestört. Bei der Behandlung einer Krebserkrankung mit den neuen bahnbrechenden Checkpoint-Inhibitoren, die das ganze Gleichgewicht im Immunsystem entfesseln, schwillt fast immer die Hypophyse an und auch die Schilddrüse wird häufig in ihren Funktionen verändert. Vermutlich ist auch die Epiphyse durch die Behandlung mit diesen entfesselnden Immunstimulatoren betroffen. Hierzu gibt es aber bisher keine Untersuchungen.

Dass für das Verständnis der kosmischen Nahrung die Idee des Leibes im Unterschied zum Körper die Voraussetzung ist, übersteigt methodisch naturwissenschaftliche Fragestellungen und wird daher von Forschern als unwissenschaftliche Spekulation abgetan. Sie wird wohl auch vielen Lesern dies Buches verwunderlich, wenn nicht gar abwegig erscheinen. Doch nur die Vorstellung von der kosmischen Ernährung erlaubt, die Rolle der form- und gestaltbewahrenden Kräfte im Organismus im Zusammenhang mit der Ernährung überhaupt nachvollziehen zu können.

7.2.6 Aspekte der Nierenenergie in der chinesischen und anthroposophischen Medizin

Die kosmische Ernährung ermöglicht die **plastizierenden Kräfte** des **Sinnes-Nervensystem** im Organismus, die im Organismus kontinuierlich die Form und Gestaltkonstanz bewahren. Damit diese Kräfte aber nicht zu einer Erstarrung im Organismus führen, werden sie ausgeglichen durch die sogenannte **Nierenstrahlung**. [577] Diese geht vom Kraftsystem des Nieren-Drüsensystems aus. Nach der traditionellen Chinesischen Medizin sind im *Nieren-Jing* die vorgeburtlichen Form- und Gestaltungskräfte, v. a. konstitutionelle Aspekte des Menschen mitveranlagt. Diese Kräfte würden sich aber im Laufe des Lebens schnell erschöpfen, wenn sie nicht ständig durch den Ernährungsstoffwechsel wieder aufgefrischt würden. [578]

- Bei Nahrungsmangel verkümmert die Nierenstrahlung und der Mensch beginnt seine Gestaltung zu verlieren, weil sich z. B. Ödeme, bilden können.
- Auf der anderen Seite, wenn das Nieren-Drüsen-System infolge einer Erkrankung die Nahrungsstoffe nicht mehr in richtiger Weise den seelisch-gestalterischen Gesetzmäßigkeiten unterwerfen kann und die Nierenstrahlung geschwächt wird, kommt es z. B. zunächst zu einem Abbau der Knochen und Knochenbrüche können auftreten.

Paracelsus charakterisiert die Rolle der Ernährung in diesem Zusammenhang durch einen prägnanten bildhaften Vergleich: „Der Mensch ist also nicht nur von seiner Mutter geboren, sondern ebenso auch von der Nahrung."

Funktion des Nieren-Jing und der Nierenstrahlung

Die Nahrung mit ihren Eiweißstoffen dient also dazu, diese Nierenstrahlung zu unterhalten und anzuregen. In der chinesischen Medizin heißt es: „Vor der Geburt erzeugt das Jing – ein Aspekt des Nierendrüsensystems – die Organe, die nach der Geburt aus den Eiweißen der Nahrung in ihrer Lebendigkeit und geistvollen Beständigkeit erhalten werden."

Bei der Nierenstrahlung müssen zwei Aspekte in der Funktion unterschieden werden:

- Die eine Funktion der Nierenstrahlung bewahrt die **lebenslange Konstanz** der Form und der Gestalt des Organismus.
- Der andere Aspekt beinhaltet die **Entwicklungsschritte,** die jeder Mensch als Metamorphosen im Lebenslauf durchmacht. Diese Funktion ermöglicht damit eine gewisse Durchbrechung der Formkonstanz und bedingt die körperlich individuelle Entwicklung. Diese Durchbrechung äußert sich besonders im Zahnwechsel, in der Geschlechtsreife, durch den Verlust der Zeugungsfähigkeit und beim Eintritt von Alterungsprozessen.

Für die Formkonstanz verläuft das Zusammenwirken von Nierenstrahlung und plastizierenden Kräften des Sinnesnervensystems in Rhythmen, die den Puls und Atemrhythmus entsprechen. Nach Rudolf Steiner weist die Nierenstrahlung einen viermal schnelleren Rhythmus auf als die plastische Gegenkraft vom Nerven-Sinnes-System, sowie dies auch im Verhältnis vom Puls und Atemrhythmus der Fall ist.

Für die Nierenstrahlung, die die tiefgreifenden Entwicklungsschritte und Metamorphosen auslösen, sind die Rhythmen viel langatmiger. Die Nierenstrahlung durchflutet als durchwärmende zentrifugale Kraftströmung den ganzen substanziellen Organismus und wird von einer Gegenbewegung ausgehend vom Nerven-Sinnes-System so plastiziert, dass die Organformen und Gestaltung des Organismus bewahrt werden.

Geistig-seelische Aspekte der Ernährung

- Trotz der knappen Darstellung wird durch diese Ausführungen deutlich, wie Ernährung und Stoffwechsel nicht von seelisch-geistigen Prozessen zu trennen sind, sondern dass sie sich insgesamt gegenseitig durchdringen und sich erst gegenseitig ermöglichen. Solange sie sich dabei im Gleichgewicht halten, ist der Mensch gesund. Wie jedes Gleichgewicht, so kann auch dieses **Gleichgewicht** von zwei Seiten **gestört** werden und zwar einerseits von der Ernährungsseite und andererseits durch bestimmte seelisch-geistige Prozesse. Ist z. B. das Gleichgewicht durch eine falsche Ernährung, durch seelische Belastungen an sich oder durch fehlenden

Tiefschlaf infolge körperlicher Erkrankungen oder seelischer Belastung gestört, dann kann sich auch eine Krebserkrankung entwickeln. Dieses Verständnis macht deutlich, welche außerordentlich bedeutsame Rolle diese Faktoren zur Vermeidung einer Krebserkrankung einnehmen.

Dass aber auch durch ein gleichzeitiges Einwirken von beiden Seiten eine schwere Krebserkrankung in einigen Fällen überwunden und ausgeheilt werden kann, führen wir an einem Beispiel im letzten Kapitel aus.

Was für unser heutiges Verständnis vollkommen ungewohnt ist, sind die Aspekte, die bei der Ernährung nachts im tiefen Stoffwechsel ablaufen, wenn die Körpergrenzen durch Verlassen des Astralleibes und des Ichs überschritten werden und so kosmische Gesetzmäßigkeiten aufgenommen und dann diese in den Organismus einfließen können.

7.3 Zusammenwirken von irdischer und kosmischer Ernährung

Die anfangs erwähnten Studienergebnisse der Krebsforscherin Kelly A. Turner lassen den Schluss zu, dass ehemaligen Krebspatienten mit Radikalremissionen nicht nur ihren Körper heilten, sondern auch ihren Leib, bei dem seelisch-geistige Aspekte nicht von körperlichen Aspekten zu trennen sind. [569]

GUT ZU WISSEN

Erst durch Maßnahmen, die nicht nur durch Ernährung auf der körperlichen Ebene wirken, sondern auch durch seelisch-geistige Maßnahmen, die auf das geistige Leibgeschehen Einfluss nehmen, konnte also eine Heilung von einer Krebserkrankung in der folgenden Krankengeschichte vollbracht werden.

EXKURS: FALLBEISPIEL – WEIT FORTGESCHRITTENES NIERENKARZINOM

Wir wollen hier einen dort beschriebenen Fall zur Verdeutlichung des bisher ausgeführten schildern, bei dem das Zusammenwirken von kosmischer Ernährung durch die Sinne und einer Ernährungsumstellung zur Heilung eines schweren, weit fortgeschrittenen Nierenkarzinoms mit Metastasen in Lunge und Rektum führten. Es handelt sich um den Japaner mit Namen Shin, der als austherapiert aus dem Spital nach Hause entlassen wurde und dem die Ärzte noch eine Lebenszeit von drei Monaten gaben. Daheim stellte er seine Ernährung im ersten Schritt auf Wasserfasten um, indem er speziell gereinigtes Wasser trank, da er normales Leitungswasser nicht mehr trinken konnte. Er stand täglich vor Sonnenaufgang auf und war dankbar für jeden neuen Tag, der ihm vergönnt war. Weil er die aufgehende Sonne erleben wollte, stieg er frühmorgens von seiner Wohnung im zweiten Stock in den achten Stock, wo es einen Zugang zum Dach gab. Er genoss es, die warme Sonnenenergie jeden Tag in sich aufzunehmen und frei atmen zu können. Er begann zu singen und beobachtete dabei, dass bestimmte Töne in bestimmten Bereiches seines Körpers eine stärke Resonanz auslösten und dem Organismus in eine plastizierende Beweglichkeit versetzten. Tiefere Töne beispielsweise riefen eher im Brustbereich Resonanz hervor, wohingegen sich höhere Töne sich mehr auf Kehlkopf-Rachenbereich auswirkten. Ihm wurde bewusst, dass er während seines ganzen Arbeitslebens nicht gut zu seinem Körper geschaut und ihn nicht achtsam behandelt hatte. Nun begann er bei seinem Singen liebevoll auf seinen Körper zu achten, insbesondere auf die Körperteile, in denen sich die Metastasen befanden. Seine Gesundheit verbesserte sich zusehends und bald begann er wieder normal zu essen, das heißt biologisch angebautes frisches Gemüse, Vollkornprodukte und frischen Fisch. Er konzentrierte sich darauf, langsam zu essen, gut zu kauen und dankbar für die Nahrung zu sein. Er begann auch sich nun wieder regelmäßig zu bewegen. Früher hatte Shin Cello gespielt. Vier Monate nach der Entlassung aus dem Spital begann er wieder täglich Cello zu spielen. Das Cello wurde zu seiner Medizin, ganz ohne Nebenwirkungen, wie er sagte. So vergingen drei Jahre und er wurde dann wieder zu einem CT-Scan in der Klinik aufgefordert. Sein Krebs war auf der Scan-Analyse nicht mehr sichtbar. Inzwischen sind weitere 25 Jahre vergangen, dass er aus dem Krankenhaus nach Hause geschickt worden war. Doch statt sich diesem Schicksal zu ergeben, nahm Shin seine Heilung in die eigene Hand, folgte seinen Intuitionen und konnte so Schritt für Schritt seine Gesundheit zurückgewinnen. Diese Kranken- und Heilungsgeschichte zeigt deutlich, dass Ernährungsfragen nicht von seelisch-geistigen Aspekten zu trennen sind und dass dies insbesondere für Krebspatienten gilt, die ihrer Krankheit aus Eigeninitiative entgegenwirken wollen.

Berücksichtigt man die physisch-geistige Doppelnatur des Menschen im Zusammenhang mit der Gestalt- und Formbewahrung des menschlichen Organismus, wie wir es in den vorigen Kapiteln beschrieben haben, wird verständlich, wieso in früheren Zeiten **Ernährungsregeln** noch fester Bestandteil des religiös oder **spirituell geprägten Lebens** waren. Dies soll hier kurz an der Teezeremonie der Japaner und an der Rolle des Fastens aufgezeigt werden.

Die japanische Teezeremonie ist aus der Philosophie und Weltanschauung des Zen-Buddhismus entstanden. Sie stellt eine rituelle Handlung dar, die also nach bestimmten Regeln zu erfolgen hat. Ein Gast oder mehrere Gäste erhalten vom Gastgeber einen speziell zubereiteten, fein gemahlenen Grüntee (Matcha Tee) und leichte Speisen. Dies erfolgt in einer meditativen Stimmung, in der die Beteiligten die Alltagsgedanken abstreifen und zu innerer Einkehr finden sollen. Die Zeremonie symbolisiert einen spirituellen Übungsweg, der zur Erleuchtung im Geiste beitragen soll.

Auch das Fasten ist ein Element des religiösen und spirituellen Lebens, das früher praktisch in allen Religionen praktiziert wurde und heute auch allein unter spirituellen oder allgemein gesundheitsfördernden Aspekten durchgeführt wird. In vielen Religionen fasteten die Priester und Mönche vor hohen Festen. Von Moses, Jesus Christus, Buddha, Mohammed ist überliefert, dass sie fasteten und ihren Anhängern regelmäßige Fastenperioden empfahlen. Fasten dient zur Reinigung der Seele, zur Einstimmung des Körpers auf rituelle Handlungen und der Seele für geistige Eingebungen. Fasten trägt wesentlich zur inneren Ruhe bei, wodurch Gebets- und Meditationszeiten leichter durchgeführt werden können. Die Gedanken- und Empfindungswelt des Fastenden wird spiritueller und tiefgründiger.

Besonders die Aspekte des Fastens machen deutlich, dass die Ernährung nicht nur rein naturwissenschaftlich verstanden werden kann, sondern dass sie eine Zwischenstellung zwischen Natur- und umfassender Geisteswissenschaft einnimmt. Aus diesem Grund wird die Ernährung heute vielleicht von der Naturwissenschaft und von der Medizin wie ein Stiefkind behandelt, was gerade im Zusammenhang mit der Krebserkrankung in der medizinischen Wissenschaft zu ihrer Vernachlässigung führt. Die universitäre Geisteswissenschaft – im Gegensatz zur spirituelle Geisteswissenschaft Rudolf Steiners — stuft Ernährungsfragen als eine rein persönliche Angelegenheit ein, die von ihr in keiner Beziehung zur seelisch-geistigen Entwicklung des Menschen gesehen wird und allein naturwissenschaftlichen Gesetzen unterliegen soll.

Die hier gemachten Ausführungen als Schlussbetrachtungen möchten dazu beitragen, dass naturwissenschaftliche wie auch anthroposophische Aspekte durchaus bei Ernährungsfragen und bei der Lebensführung berücksichtigt werden sollten, um insbesondere für Krebspatienten Wege aufzuzeigen, wie ein Zusammenwirken von irdischer Ernährung mit der kosmischen Ernährung ihre Prognose sowie ihre Lebensqualität entscheidend verbessern kann.

Anhang

Referenzen und Literatur

[1] Yutang l. Weisheit des lächelnden Lebens. Frankfurt/M: Insel, 2004.

[2] Anand P, Kunnumakkara AB, Sundaram C, Harikumar KB, Tharakan ST, Lai OS, et al. Cancer is a preventable disease that requires major lifestyle changes. Pharmaceutical research. 2008; 25 (9): 2097–116.

[3] Willett WC. Diet, nutrition, and avoidable cancer. Environmental health perspectives. 1995; 103 Suppl 8: 165–70.

[4] Romero-Otero J, Garcia-Gomez B, Duarte-Ojeda JM, Rodriguez-Antolin A, Vilaseca A, Carlsson SV, et al. Active surveillance for prostate cancer. International journal of urology: official journal of the Japanese Urological Association. 2016; 23 (3): 211–8.

[5] Ferrini K, Ghelfi F, Mannucci R, Titta L. Lifestyle, nutrition and breast cancer: facts and presumptions for consideration. Ecancermedicalscience. 2015; 9: 557.

[6] Kruk J, Czerniak U. Physical activity and its relation to cancer risk: updating the evidence. Asian Pacific journal of cancer prevention: APJCP. 2013; 14 (7): 3993–4003.

[7] DeBerardinis RJ, Chandel NS. Fundamentals of cancer metabolism. Science advances. 2016; 2 (5): e1600200.

[8] De Couck M, Gidron Y. Norms of vagal nerve activity, indexed by Heart Rate Variability, in cancer patients. Cancer epidemiology. 2013; 37 (5): 737–41.

[9] Trudel-Fitzgerald C, Zhou ES, Poole EM, Zhang X, Michels KB, Eliassen AH, et al. Sleep and survival among women with breast cancer: 30 years of follow-up within the Nurses' Health Study. British journal of cancer. 2017; 116 (9): 1239–46.

[10] Marinac CR, Nelson SH, Flatt SW, Natarajan L, Pierce JP, Patterson RE. Sleep duration and breast cancer prognosis: perspectives from the Women's Healthy Eating and Living Study. Breast cancer research and treatment. 2017; 162 (3): 581–9.

[11] Menendez JA, Lupu R. Fatty acid synthase and the lipogenic phenotype in cancer pathogenesis. Nature reviews Cancer. 2007; 7 (10): 763–77.

[12] LeRoith D, Roberts CT, Jr. The insulin-like growth factor system and cancer. Cancer letters. 2003; 195 (2): 127–37.

[13] Thorning TK, Raben A, Tholstrup T, Soedamah-Muthu SS, Givens I, Astrup A. Milk and dairy products: good or bad for human health? An assessment of the totality of scientific evidence. Food & nutrition research. 2016; 60: 32527.

[14] Laron Z. Lessons from 50 years of study of laron syndrome. Endocrine practice: official journal of the American College of Endocrinology and the American Association of Clinical Endocrinologists. 2015; 21 (12): 1395–402.

[15] Green J, Cairns BJ, Casabonne D, Wright FL, Reeves G, Beral V. Height and cancer incidence in the Million Women Study: prospective cohort, and meta-analysis of prospective studies of height and total cancer risk. The Lancet Oncology. 2011; 12 (8): 785–94.

[16] Sung J, Song YM, Lawlor DA, Smith GD, Ebrahim S. Height and site-specific cancer risk: A cohort study of a korean adult population. American journal of epidemiology. 2009; 170 (1): 53–64.

[17] Kayaba M, Park I, Iwayama K, Seya Y, Ogata H, Yajima K, et al. Energy metabolism differs between sleep stages and begins to increase prior to awakening. Metabolism: clinical and experimental. 2017; 69: 14–23.

[18] Katayose Y, Tasaki M, Ogata H, Nakata Y, Tokuyama K, Satoh M. Metabolic rate and fuel utilization during sleep assessed by whole-body indirect calorimetry. Metabolism: clinical and experimental. 2009; 58 (7): 920–6.

[19] Marinac CR, Nelson SH, Breen CI, Hartman SJ, Natarajan L, Pierce JP, et al. Prolonged Nightly Fasting and Breast Cancer Prognosis. JAMA oncology. 2016; 2 (8): 1049–55.

[20] Morgan L, Hampton S, Gibbs M, Arendt J. Circadian aspects of postprandial metabolism. Chronobiology international. 2003; 20 (5): 795–808.

[21] Chen L, Magliano DJ, Zimmet PZ. The worldwide epidemiology of type 2 diabetes mellitus- -present and future perspectives. Nature reviews Endocrinology. 2011; 8 (4): 228–36.

[22] Zimmet PZ. Diabetes and its drivers: the largest epidemic in human history? Clinical diabetes and endocrinology. 2017; 3: 1.

[23] Johnsen NF, Frederiksen K, Christensen J, Skeie G, Lund E, Landberg R, et al. Whole-grain products and whole-grain types are associated with lower all-cause and cause-specific mortality in the Scandinavian HELGA cohort. The British journal of nutrition. 2015; 114 (4): 608–23.

[24] Rynders CA, Bergouignan A, Kealey E, Bessesen DH. Ability to adjust nocturnal fat oxidation in response to overfeeding predicts 5-year weight gain in adults. Obesity (Silver Spring, Md). 2017; 25 (5): 873–80.

[25] Cassaglia PA, Shi Z, Brooks VL. Insulin increases sympathetic nerve activity in part by suppression of tonic inhibitory neuropeptide Y inputs into the paraventricular nucleus in female rats. American journal of physiology Regulatory, integrative and comparative physiology. 2016; 311 (1): R97–r103.

[26] Kim Y, Keogh JB, Clifton PM. Differential Effects of Red Meat/Refined Grain Diet and Dairy/Chicken/Nuts/Whole Grain Diet on Glucose, Insulin and Triglyceride in a Randomized Crossover Study. Nutrients. 2016; 8 (11).

[27] Toyomaki A, Koga M, Okada E, Nakai Y, Miyazaki A, Tamakoshi A, et al. The relationship between a low grain intake dietary pattern and impulsive behaviors in middle-aged Japanese people. PloS one. 2017; 12 (7): e0181057.

[28] Kinsey AW, Ormsbee MJ. The health impact of nighttime eating: old and new perspectives. Nutrients. 2015; 7 (4): 2648–62.

[29] Kogevinas M, Espinosa A, Castello A, Gomez-Acebo I, Guevara M, Martin V, et al. Effect of mistimed eating patterns on breast and prostate cancer risk (MCC-Spain Study). International journal of cancer. 2018.

[30] Li M, Tse LA, Chan WC, Kwok CH, Leung SL, Wu C, et al. Nighttime eating and breast cancer among Chinese women in Hong Kong. Breast cancer research: BCR. 2017; 19 (1): 31.

[31] Crispim CA, Zimberg IZ, dos Reis BG, Diniz RM, Tufik S, de Mello MT. Relationship between food intake and sleep pattern in healthy individuals. Journal of clinical sleep medicine: JCSM: official publication of the American Academy of Sleep Medicine. 2011; 7 (6): 659–64.

[32] St-Onge MP, Roberts A, Shechter A, Choudhury AR. Fiber and Saturated Fat Are Associated with Sleep Arousals and Slow Wave Sleep. Journal of clinical sleep medicine: JCSM: official publication of the American Academy of Sleep Medicine. 2016; 12 (1): 19–24.

[33] Doherty AH, Florant GL, Donahue SW. Endocrine regulation of bone and energy metabolism in hibernating mammals. Integrative and comparative biology. 2014; 54 (3): 463–83.

[34] Teff KL. Visceral nerves: vagal and sympathetic innervation. JPEN Journal of parenteral and enteral nutrition. 2008; 32 (5): 569–71.

[35] Horvathova L, Mravec B. Effect of the autonomic nervous system on cancer progression depends on the type of tumor: solid are more affected then ascitic tumors. Endocrine regulations. 2016; 50 (4): 215–24.

[36] Armaiz-Pena GN, Cole SW, Lutgendorf SK, Sood AK. Neuroendocrine influences on cancer progression. Brain, behavior, and immunity. 2013; 30 Suppl: S19–25.

[37] Lundstrom S, Furst CJ. Symptoms in advanced cancer: relationship to endogenous cortisol levels. Palliative medicine. 2003; 17 (6): 503–8.

[38] Chauhan A, Sequeria A, Manderson C, Maddocks M, Wasley D, Wilcock A. Exploring autonomic nervous system dysfunction in patients with cancer cachexia: a pilot study. Autonomic neuroscience: basic & clinical. 2012; 166 (1–2): 93–5.

[39] Schroder S, Fischer A, Vock C, Bohme M, Schmelzer C, Dopner M, et al. Nutrition concepts for elite distance runners based on macronutrient and energy expenditure. Journal of athletic training. 2008; 43 (5): 489–504.

[40] Snitker S, Tataranni PA, Ravussin E. Respiratory quotient is inversely associated with muscle sympathetic nerve activity. The Journal of clinical endocrinology and metabolism. 1998; 83 (11): 3977–9.

[41] Parr CL, Batty GD, Lam TH, Barzi F, Fang X, Ho SC, et al. Body-mass index and cancer mortality in the Asia-Pacific Cohort Studies Collaboration: pooled analyses of 424,519 participants. The Lancet Oncology. 2010; 11 (8): 741–52.

[42] Renehan AG, Tyson M, Egger M, Heller RF, Zwahlen M. Body-mass index and incidence of cancer: a systematic review and meta-analysis of prospective observational studies. Lancet (London, England). 2008; 371 (9612): 569–78.

[43] Calle EE, Rodriguez C, Walker-Thurmond K, Thun MJ. Overweight, obesity, and mortality from cancer in a prospectively studied cohort of U. S. adults. The New England journal of medicine. 2003; 348 (17): 1625–38.

[44] Mizoue T, Kasai H, Kubo T, Tokunaga S. Leanness, smoking, and enhanced oxidative DNA damage. Cancer epidemiology, biomarkers & prevention a publication of the American Association for Cancer Research, cosponsored by the American Society of Preventive Oncology. 2006; 15 (3): 582–5.

[45] Kabat GC, Miller AB, Rohan TE. Body mass index and lung cancer risk in women. Epidemiology (Cambridge, Mass). 2007; 18 (5): 607–12.

[46] Pothiawala S, Qureshi AA, Li Y, Han J. Obesity and the incidence of skin cancer in US Caucasians. Cancer causes & control: CCC. 2012; 23 (5): 717–26.

[47] Goemann IM, Romitti M, Meyer ELS, Wajner SM, Maia AL. Role of thyroid hormones in the neoplastic process: an overview. Endocrine-related cancer. 2017; 24 (11): R367–r85.

[48] Brümmer A. Gesundheit, Krankheitshäfigkeit und Todesursachen bei Retriever: Auswertung einer Besitzer-Befragung. 2008.

[49] Komazawa S, Sakai H, Itoh Y, Kawabe M, Murakami M, Mori T, et al. Canine tumor development and crude incidence of tumors by breed based on domestic dogs in Gifu prefecture. The Journal of veterinary medical science. 2016; 78 (8): 1269–75.

[50] Douyon L, Schteingart DE. Effect of obesity and starvation on thyroid hormone, growth hormone, and cortisol secretion. Endocrinology and metabolism clinics of North America. 2002; 31 (1): 173–89.

[51] Sayre NL, Lechleiter JD. Fatty acid metabolism and thyroid hormones. Current trends in endocrinology. 2012; 6: 65–76.

[52] Chatenoud L, La Vecchia C, Franceschi S, Tavani A, Jacobs DR, Jr., Parpinel MT, et al. Refined-cereal intake and risk of selected cancers in italy. The American journal of clinical nutrition. 1999; 70 (6): 1107–10.

[53] Randi G, Ferraroni M, Talamini R, Garavello W, Deandrea S, Decarli A, et al. Glycemic index, glycemic load and thyroid cancer risk. Annals of oncology: official journal of the European Society for Medical Oncology. 2008; 19 (2): 380–3.

[54] Cho YA, Lee J, Kim J. Association between nutrient intake and thyroid cancer risk in Korean women. Nutrition research and practice. 2016; 10 (3): 336–41.

[55] Franceschi S, Levi F, Negri E, Fassina A, La Vecchia C. Diet and thyroid cancer: a pooled analysis of four European case-control studies. International journal of cancer. 1991; 48 (3): 395–8.

[56] Arts RJ, Gresnigt MS, Joosten LA, Netea MG. Cellular metabolism of myeloid cells in sepsis. Journal of leukocyte biology. 2017; 101 (1): 151–64.
[57] Alves-Wagner AB, De Freitas HS, De Souza PB, Seraphim PM, Mori RC, Machado UF. Beta-adrenergic activity preserves GLUT4 protein in glycolytic fibers in fasting. Muscle & nerve. 2009; 40 (5): 847–54.
[58] Dienel GA, Cruz NF. Aerobic glycolysis during brain activation: adrenergic regulation and influence of norepinephrine on astrocytic metabolism. Journal of neurochemistry. 2016; 138 (1): 14–52.
[59] Spinelli KJ, Klimek JE, Wilmarth PA, Shin JB, Choi D, David LL, et al. Distinct energy metabolism of auditory and vestibular sensory epithelia revealed by quantitative mass spectrometry using MS2 intensity. Proceedings of the National Academy of Sciences of the United States of America. 2012; 109 (5): E268–77.
[60] Suchorolski MT, Paulson TG, Sanchez CA, Hockenbery D, Reid BJ. Warburg and Crabtree effects in premalignant Barrett's esophagus cell lines with active mitochondria. PloS one. 2013; 8 (2): e56884.
[61] Masur K, Vetter C, Hinz A, Tomas N, Henrich H, Niggemann B, et al. Diabetogenic glucose and insulin concentrations modulate transcriptome and protein levels involved in tumour cell migration, adhesion and proliferation. British journal of cancer. 2011; 104 (2): 345–52.
[62] Neale RE, Doecke JD, Pandeya N, Sadeghi S, Green AC, Webb PM, et al. Does type 2 diabetes influence the risk of oesophageal adenocarcinoma? British journal of cancer. 2009; 100 (5): 795–8.
[63] Cannata D, Fierz Y, Vijayakumar A, LeRoith D. Type 2 diabetes and cancer: what is the connection? The Mount Sinai journal of medicine, New York. 2010; 77 (2): 197–213.
[64] Plum L, Belgardt BF, Bruning JC. Central insulin action in energy and glucose homeostasis. The Journal of clinical investigation. 2006; 116 (7): 1761–6.
[65] Konner AC, Hess S, Tovar S, Mesaros A, Sanchez-Lasheras C, Evers N, et al. Role for insulin signaling in catecholaminergic neurons in control of energy homeostasis. Cell metabolism. 2011; 13 (6): 720–8.
[66] Mravec B, Gidron Y, Hulin I. Neurobiology of cancer: Interactions between nervous, endocrine and immune systems as a base for monitoring and modulating the tumorigenesis by the brain. Seminars in cancer biology. 2008; 18 (3): 150–63.
[67] Dashwood RH, Ho E. Dietary histone deacetylase inhibitors: from cells to mice to man. Seminars in cancer biology. 2007; 17 (5): 363–9.
[68] Chang LC, Yu YL. Dietary components as epigenetic-regulating agents against cancer. BioMedicine. 2016; 6 (1): 2.
[69] Saha K, Hornyak TJ, Eckert RL. Epigenetic cancer prevention mechanisms in skin cancer. The AAPS journal. 2013; 15 (4): 1064–71.
[70] Salzman R, Pacal L, Kankova K, Tomandl J, Horakova Z, Tothova E, et al. High perioperative level of oxidative stress as a prognostic tool for identifying patients with a high risk of recurrence of head and neck squamous cell carcinoma. International journal of clinical oncology. 2010; 15 (6): 565–70.
[71] Cobanoglu U, Demir H, Cebi A, Sayir F, Alp HH, Akan Z, et al. Lipid peroxidation, DNA damage and coenzyme Q10 in lung cancer patients- -markers for risk assessment? Asian Pacific journal of cancer prevention: APJCP. 2011; 12 (6): 1399–403.
[72] Jin YR, Lee MS, Lee JH, Hsu HK, Lu JY, Chao SS, et al. Intake of vitamin A-rich foods and lung cancer risk in Taiwan: with special reference to garland chrysanthemum and sweet potato leaf consumption. Asia Pacific journal of clinical nutrition. 2007; 16 (3): 477–88.
[73] Lam TK, Gallicchio L, Lindsley K, Shiels M, Hammond E, Tao XG, et al. Cruciferous vegetable consumption and lung cancer risk: a systematic review. Cancer epidemiology, biomarkers & prevention: a publication of the American Association for Cancer Research, cosponsored by the American Society of Preventive Oncology. 2009; 18 (1): 184–95.
[74] Garcia J, Atalah E, Urteaga C, Fodor M, Chernilo S. Dietary carotene intake and lung cancer among men from Santiago. Revista medica de Chile. 1995; 123 (1): 51–60.
[75] Birt DF, Hendrich S, Wang W. Dietary agents in cancer prevention: flavonoids and isoflavonoids. Pharmacology & therapeutics. 2001; 90 (2–3): 157–77.
[76] Skuladottir H, Tjoenneland A, Overvad K, Stripp C, Olsen JH. Does high intake of fruit and vegetables improve lung cancer survival? Lung cancer (Amsterdam, Netherlands). 2006; 51 (3): 267–73.
[77] Balder HF, Goldbohm RA, van den Brandt PA. Dietary patterns associated with male lung cancer risk in the Netherlands Cohort Study. Cancer epidemiology, biomarkers & prevention: a publication of the American Association for Cancer Research, cosponsored by the American Society of Preventive Oncology. 2005; 14 (2): 483–90.
[78] Hu J, Mao Y, Dryer D, White K. Risk factors for lung cancer among Canadian women who have never smoked. Cancer detection and prevention. 2002; 26 (2): 129–38.
[79] Vlassenko AG, McConathy J, Couture LE, Su Y, Massoumzadeh P, Leeds HS, et al. Aerobic Glycolysis as a Marker of Tumor Aggressiveness: Preliminary Data in High Grade Human Brain Tumors. Disease markers. 2015; 2015: 874904.
[80] Gatenby RA, Gillies RJ. Why do cancers have high aerobic glycolysis? Nature reviews Cancer. 2004; 4 (11): 891–9.
[81] Pike LS, Smift AL, Croteau NJ, Ferrick DA, Wu M. Inhibition of fatty acid oxidation by etomoxir impairs NADPH production and increases reactive oxygen species resulting in ATP depletion and cell death in human glioblastoma cells. Biochimica et biophysica acta. 2011; 1807 (6): 726–34.

[82] Carracedo A, Cantley LC, Pandolfi PP. Cancer metabolism: fatty acid oxidation in the limelight. Nature reviews Cancer. 2013; 13 (4): 227–32.
[83] Rysman E, Brusselmans K, Scheys K, Timmermans L, Derua R, Munck S, et al. De novo lipogenesis protects cancer cells from free radicals and chemotherapeutics by promoting membrane lipid saturation. Cancer research. 2010; 70 (20): 8117–26.
[84] Nomura DK, Long JZ, Niessen S, Hoover HS, Ng SW, Cravatt BF. Monoacylglycerol lipase regulates a fatty acid network that promotes cancer pathogenesis. Cell. 2010; 140 (1): 49–61.
[85] Li BH, Tian WX. Inhibitory effects of flavonoids on animal fatty acid synthase. Journal of biochemistry. 2004; 135 (1): 85–91.
[86] Tian WX. Inhibition of fatty acid synthase by polyphenols. Current medicinal chemistry. 2006; 13 (8): 967–77.
[87] Khanh DV, Choi YH, Moh SH, Kinyua AW, Kim KW. Leptin and insulin signaling in dopaminergic neurons: relationship between energy balance and reward system. Frontiers in psychology. 2014; 5: 846.
[88] Blum K, Thanos PK, Gold MS. Dopamine and glucose, obesity, and reward deficiency syndrome. Frontiers in psychology. 2014; 5: 919.
[89] Schwartz MW, Seeley RJ, Tschop MH, Woods SC, Morton GJ, Myers MG, et al. Cooperation between brain and islet in glucose homeostasis and diabetes. Nature. 2013; 503 (7474): 59–66.
[90] Doll R, Peto R. The causes of cancer: quantitative estimates of avoidable risks of cancer in the United States today. Journal of the National Cancer Institute. 1981; 66 (6): 1191–308.
[91] Holloway GP, Bonen A, Spriet LL. Regulation of skeletal muscle mitochondrial fatty acid metabolism in lean and obese individuals. The American journal of clinical nutrition. 2009; 89 (1): 455 s–62 s.
[92] Boyd NF, Martin LJ, Sun L, Guo H, Chiarelli A, Hislop G, et al. Body size, mammographic density, and breast cancer risk. Cancer epidemiology, biomarkers & prevention: a publication of the American Association for Cancer Research, cosponsored by the American Society of Preventive Oncology. 2006; 15 (11): 2086–92.
[93] Boyd NF, McGuire V. Evidence of lipid peroxidation in premenopausal women with mammographic dysplasia. Cancer letters. 1990; 50 (1): 31–7.
[94] Li F, Xie SH, Wang G, Su K, Feng XS, Lyu ZY, et al. Body mass index and the risk of lung cancer incidence in smokers: a prospective cohort study. Zhonghua yu fang yi xue za zhi Chinese journal of preventive medicine. 2016; 50 (5): 385–90.
[95] Middlekauff HR, Park J, Moheimani RS. Adverse effects of cigarette and noncigarette smoke exposure on the autonomic nervous system: mechanisms and implications for cardiovascular risk. Journal of the American College of Cardiology. 2014; 64 (16): 1740–50.
[96] Vrieling A, Buck K, Kaaks R, Chang-Claude J. Adult weight gain in relation to breast cancer risk by estrogen and progesterone receptor status: a meta-analysis. Breast cancer research and treatment. 2010; 123 (3): 641–9.
[97] Anusuya C, Manoharan S. Antitumor initiating potential of rosmarinic acid in 7,12-dimethylbenz (a) anthracene-induced hamster buccal pouch carcinogenesis. Journal of environmental pathology, toxicology and oncology: official organ of the International Society for Environmental Toxicology and Cancer. 2011; 30 (3): 199–211.
[98] Hui C, Yujie F, Lijia Y, Long Y, Hongxia X, Yong Z, et al. MicroRNA-34a and microRNA-21 play roles in the chemopreventive effects of 3,6-dihydroxyflavone on 1-methyl-1-nitrosourea-induced breast carcinogenesis. Breast cancer research: BCR. 2012; 14 (3): R80.
[99] Hashemzaei M, Delarami Far A, Yari A, Heravi RE, Tabrizian K, Taghdisi SM, et al. Anticancer and apoptosisinducing effects of quercetin in vitro and in vivo. Oncology reports. 2017; 38 (2): 819–28.
[100] Ferry DR, Smith A, Malkhandi J, Fyfe DW, deTakats PG, Anderson D, et al. Phase I clinical trial of the flavonoid quercetin: pharmacokinetics and evidence for in vivo tyrosine kinase inhibition. Clinical cancer research: an official journal of the American Association for Cancer Research. 1996; 2 (4): 659–68.
[101] Winkelmann I, Diehl D, Oesterle D, Daniel H, Wenzel U. Flavone induces changes in intermediary metabolism that prevent microadenoma formation in colonic tissue of carcinogen-treated mice. Molecular nutrition & food research. 2010; 54 Suppl 2: S184–95.
[102] Lam TK, Shao S, Zhao Y, Marincola F, Pesatori A, Bertazzi PA, et al. Influence of quercetin-rich food intake on microRNA expression in lung cancer tissues. Cancer epidemiology, biomarkers & prevention: a publication of the American Association for Cancer Research, cosponsored by the American Society of Preventive Oncology. 2012; 21 (12): 2176–84.
[103] Iwasaki M, Inoue M, Otani T, Sasazuki S, Kurahashi N, Miura T, et al. Plasma isoflavone level and subsequent risk of breast cancer among Japanese women: a nested case-control study from the Japan Public Health Center-based prospective study group. Journal of clinical oncology: official journal of the American Society of Clinical Oncology. 2008; 26 (10): 1677–83.
[104] Yu SS, Spicer DV, Hawes D, Tseng CC, Yang CS, Pike MC, et al. Biological effects of green tea capsule supplementation in pre-surgery postmenopausal breast cancer patients. Frontiers in oncology. 2013; 3: 298.
[105] Beliveau R, Gingras D. Role of nutrition in preventing cancer. Canadian family physician Medecin de famille canadien. 2007; 53 (11): 1905–11.
[106] Singh N, Chakraborty R, Bhullar RP, Chelikani P. Differential expression of bitter taste receptors in non-cancerous breast epithelial and breast cancer cells. Biochemical and biophysical research communications. 2014; 446 (2): 499–503.

[107] Stern L, Giese N, Hackert T, Strobel O, Schirmacher P, Felix K, et al. Overcoming chemoresistance in pancreatic cancer cells: role of the bitter taste receptor T2R10. Journal of Cancer. 2018; 9 (4): 711–25.
[108] Waluga M, Jonderko K, Domoslawska E, Matwiejszyn A, Dzielicki M, Krusiec-Swidergol B, et al. Effects of taste stimulation on gastric myoelectrical activity and autonomic balance. Saudi journal of gastroenterology: official journal of the Saudi Gastroenterology Association. 2018; 24 (2): 100–8.
[109] Grote VA, Becker S, Kaaks R. Diabetes mellitus type 2 - an independent risk factor for cancer? Experimental and clinical endocrinology & diabetes: official journal, German Society of Endocrinology [and] German Diabetes Association. 2010; 118 (1): 4–8.
[110] Gallagher EJ, LeRoith D. The proliferating role of insulin and insulin-like growth factors in cancer. Trends in endocrinology and metabolism: TEM. 2010; 21 (10): 610–8.
[111] Ni TT. Diabetes mellitus might be a protective factor of glioma. Journal of cancer research and therapeutics. 2018; 14 (Supplement): S644–s7.
[112] Disney-Hogg L, Sud A, Law PJ, Cornish AJ, Kinnersley B, Ostrom QT, et al. Influence of obesity-related risk factors in the aetiology of glioma. British journal of cancer. 2018; 118 (7): 1020–7.
[113] Tseng HW, Shiue YL, Tsai KW, Huang WC, Tang PL, Lam HC. Risk of skin cancer in patients with diabetes mellitus: A nationwide retrospective cohort study in Taiwan. Medicine. 2016; 95 (26): e4070.
[114] Chen ST, Li T, Han J, Qureshi AA, Cho E. Type 2 diabetes mellitus and risk of cutaneous squamous cell carcinoma. Journal of the American Academy of Dermatology. 2016; 75 (4): 831–4.
[115] Foreman A, Lee DJ, McMullen C, de Almeida J, Muhanna N, Gama RR, et al. Impact of Type 2 Diabetes Mellitus on Survival in Head and Neck Squamous Cell Carcinoma. Otolaryngology- -head and neck surgery: official journal of American Academy of Otolaryngology-Head and Neck Surgery. 2017; 157 (4): 657–63.
[116] Haggstrom C, Van Hemelrijck M, Zethelius B, Robinson D, Grundmark B, Holmberg L, et al. Prospective study of Type 2 diabetes mellitus, anti-diabetic drugs and risk of prostate cancer. International journal of cancer. 2017; 140 (3): 611–7.
[117] Bonuccelli G, Tsirigos A, Whitaker-Menezes D, Pavlides S, Pestell RG, Chiavarina B, et al. Ketones and lactate „fuel" tumor growth and metastasis: Evidence that epithelial cancer cells use oxidative mitochondrial metabolism. Cell cycle (Georgetown, Tex). 2010; 9 (17): 3506–14.
[118] Richtsmeier WJ, Dauchy R, Sauer LA. In vivo nutrient uptake by head and neck cancers. Cancer research. 1987; 47 (19): 5230–3.
[119] Martinez-Outschoorn UE, Lin Z, Whitaker-Menezes D, Howell A, Sotgia F, Lisanti MP. Ketone body utilization drives tumor growth and metastasis. Cell cycle (Georgetown, Tex). 2012; 11 (21): 3964–71.
[120] Zaugg K, Yao Y, Reilly PT, Kannan K, Kiarash R, Mason J, et al. Carnitine palmitoyltransferase 1C promotes cell survival and tumor growth under conditions of metabolic stress. Genes & development. 2011; 25 (10): 1041–51.
[121] Martinez-Outschoorn UE, Lisanti MP, Sotgia F. Catabolic cancer-associated fibroblasts transfer energy and biomass to anabolic cancer cells, fueling tumor growth. Seminars in cancer biology. 2014; 25: 47–60.
[122] Pavlides S, Tsirigos A, Vera I, Flomenberg N, Frank PG, Casimiro MC, et al. Transcriptional evidence for the „Reverse Warburg Effect" in human breast cancer tumor stroma and metastasis: similarities with oxidative stress, inflammation, Alzheimer's disease, and „Neuron-Glia Metabolic Coupling". Aging. 2010; 2 (4): 185–99.
[123] Maurer GD, Brucker DP, Bahr O, Harter PN, Hattingen E, Walenta S, et al. Differential utilization of ketone bodies by neurons and glioma cell lines: a rationale for ketogenic diet as experimental glioma therapy. BMC cancer. 2011; 11: 315.
[124] Seyfried TN, Flores R, Poff AM, D'Agostino DP, Mukherjee P. Metabolic therapy: a new paradigm for managing malignant brain cancer. Cancer letters. 2015; 356 (2 Pt A): 289–300.
[125] Seyfried TN, Sanderson TM, El-Abbadi MM, McGowan R, Mukherjee P. Role of glucose and ketone bodies in the metabolic control of experimental brain cancer. British journal of cancer. 2003; 89 (7): 1375–82.
[126] Wakamiya T, Suzuki SO, Hamasaki H, Honda H, Mizoguchi M, Yoshimoto K, et al. Elevated expression of fatty acid synthase and nuclear localization of carnitine palmitoyltransferase 1C are common among human gliomas. Neuropathology: official journal of the Japanese Society of Neuropathology. 2014; 34 (5): 465–74.
[127] Fraser DD, Whiting S, Andrew RD, Macdonald EA, Musa-Veloso K, Cunnane SC. Elevated polyunsaturated fatty acids in blood serum obtained from children on the ketogenic diet. Neurology. 2003; 60 (6): 1026–9.
[128] Fraser DA, Thoen J, Bondhus S, Haugen M, Reseland JE, Djoseland O, et al. Reduction in serum leptin and IGF-1 but preserved T-lymphocyte numbers and activation after a ketogenic diet in rheumatoid arthritis patients. Clinical and experimental rheumatology. 2000; 18 (2): 209–14.
[129] Nagata C, Matsubara T, Fujita H, Nagao Y, Shibuya C, Kashiki Y, et al. Associations of mammographic density with dietary factors in Japanese women. Cancer epidemiology, biomarkers & preventio : a publication of the American Association for Cancer Research, cosponsored by the American Society of Preventive Oncology. 2005; 14 (12): 2877–80.
[130] Lahmann PH, Ibiebele TI, Webb PM, Nagle CM, Whiteman DC. A case-control study of glycemic index, glycemic load and dietary fiber intake and risk of adenocarcinomas and squamous cell carcinomas of the

esophagus: the Australian Cancer Study. BMC cancer. 2014; 14: 877.
[131] Landberg R, Andersson SO, Zhang JX, Johansson JE, Stenman UH, Adlercreutz H, et al. Rye whole grain and bran intake compared with refined wheat decreases urinary C-peptide, plasma insulin, and prostate specific antigen in men with prostate cancer. The Journal of nutrition. 2010; 140 (12): 2180–6.
[132] Forsythe CE, Phinney SD, Fernandez ML, Quann EE, Wood RJ, Bibus DM, et al. Comparison of low fat and low carbohydrate diets on circulating fatty acid composition and markers of inflammation. Lipids. 2008; 43 (1): 65–77.
[133] Levine ME, Suarez JA, Brandhorst S, Balasubramanian P, Cheng CW, Madia F, et al. Low protein intake is associated with a major reduction in IGF-1, cancer, and overall mortality in the 65 and younger but not older population. Cell metabolism. 2014; 19 (3): 407–17.
[134] Sremanakova J, Sowerbutts AM, Burden S. A systematic review of the use of ketogenic diets in adult patients with cancer. Journal of human nutrition and dietetics: the official journal of the British Dietetic Association. 2018.
[135] von Geijer L, Ekelund M. Ketoacidosis associated with low-carbohydrate diet in a non-diabetic lactating woman: a case report. Journal of medical case reports. 2015; 9: 224.
[136] Shenoy NR, Choughuley AS. Inhibitory effect of diet related sulphydryl compounds on the formation of carcinogenic nitrosamines. Cancer letters. 1992; 65 (3): 227–32.
[137] Juan ME, Planas JM, Ruiz-Gutierrez V, Daniel H, Wenzel U. Antiproliferative and apoptosis-inducing effects of maslinic and oleanolic acids, two pentacyclic triterpenes from olives, on HT-29 colon cancer cells. The British journal of nutrition. 2008; 100 (1): 36–43.
[138] Balder HF, Vogel J, Jansen MC, Weijenberg MP, van den Brandt PA, Westenbrink S, et al. Heme and chlorophyll intake and risk of colorectal cancer in the Netherlands cohort study. Cancer epidemiology, biomarkers & prevention a publication of the American Association for Cancer Research, cosponsored by the American Society of Preventive Oncology. 2006; 15 (4): 717–25.
[139] Ma Y, Ren Y, Dai ZJ, Wu CJ, Ji YH, Xu J. IL-6, IL-8 and TNF-alpha levels correlate with disease stage in breast cancer patients. Advances in clinical and experimental medicine: official organ Wroclaw Medical University. 2017; 26 (3): 421–6.
[140] Fowler ME, Akinyemiju TF. Meta-analysis of the association between dietary inflammatory index (DII) and cancer outcomes. International journal of cancer. 2017; 141 (11): 2215–27.
[141] Jayedi A, Emadi A, Shab-Bidar S. Dietary Inflammatory Index and Site-Specific Cancer Risk: A Systematic Review and Dose-Response Meta-Analysis. Advances in nutrition (Bethesda, Md). 2018; 9 (4): 388–403.
[142] Jiang Y, Wu SH, Shu XO, Xiang YB, Ji BT, Milne GL, et al. Cruciferous vegetable intake is inversely correlated with circulating levels of proinflammatory markers in women. Journal of the Academy of Nutrition and Dietetics. 2014; 114 (5): 700–8. e2.
[143] Welch A, MacGregor A, Jennings A, Fairweather-Tait S, Spector T, Cassidy A. Habitual flavonoid intakes are positively associated with bone mineral density in women. Journal of bone and mineral research: the official journal of the American Society for Bone and Mineral Research. 2012; 27 (9): 1872–8.
[144] George SM, Irwin ML, Smith AW, Neuhouser ML, Reedy J, McTiernan A, et al. Postdiagnosis diet quality, the combination of diet quality and recreational physical activity, and prognosis after early-stage breast cancer. Cancer causes & control: CCC. 2011; 22 (4): 589–98.
[145] Irwin ML, Mayne ST. Impact of nutrition and exercise on cancer survival. Cancer journal (Sudbury, Mass). 2008; 14 (6): 435–41.
[146] Tantamango-Bartley Y, Knutsen SF, Knutsen R, Jacobsen BK, Fan J, Beeson WL, et al. Are strict vegetarians protected against prostate cancer? The American journal of clinical nutrition. 2016; 103 (1): 153–60.
[147] Orlich MJ, Singh PN, Sabate J, Fan J, Sveen L, Bennett H, et al. Vegetarian dietary patterns and the risk of colorectal cancers. JAMA internal medicine. 2015; 175 (5): 767–76.
[148] Penniecook-Sawyers JA, Jaceldo-Siegl K, Fan J, Beeson L, Knutsen S, Herring P, et al. Vegetarian dietary patterns and the risk of breast cancer in a low-risk population. The British journal of nutrition. 2016; 115 (10): 1790–7.
[149] Christensen KY, Naidu A, Parent ME, Pintos J, Abrahamowicz M, Siemiatycki J, et al. The risk of lung cancer related to dietary intake of flavonoids. Nutrition and cancer. 2012; 64 (7): 964–74.
[150] Buchner FL, Bueno-de-Mesquita HB, Linseisen J, Boshuizen HC, Kiemeney LA, Ros MM, et al. Fruits and vegetables consumption and the risk of histological subtypes of lung cancer in the European Prospective Investigation into Cancer and Nutrition (EPIC). Cancer causes & control CCC. 2010; 21 (3): 357–71.
[151] Bosetti C, La Vecchia C, Talamini R, Simonato L, Zambon P, Negri E, et al. Food groups and risk of squamous cell esophageal cancer in northern Italy. International journal of cancer. 2000; 87 (2): 289–94.
[152] Bobe G, Sansbury LB, Albert PS, Cross AJ, Kahle L, Ashby J, et al. Dietary flavonoids and colorectal adenoma recurrence in the Polyp Prevention Trial. Cancer epidemiology, biomarkers & prevention: a publication of the American Association for Cancer Research, cosponsored by the American Society of Preventive Oncology. 2008; 17 (6): 1344–53.
[153] Cirmi S, Ferlazzo N, Lombardo GE, Maugeri A, Calapai G, Gangemi S, et al. Chemopreventive Agents and

Inhibitors of Cancer Hallmarks: May Citrus Offer New Perspectives? Nutrients. 2016; 8 (11).
[154] Rai A, Mohapatra SC, Shukla HS. Correlates between vegetable consumption and gallbladder cancer. European journal of cancer prevention: the official journal of the European Cancer Prevention Organisation (ECP). 2006; 15 (2): 134–7.
[155] Adlercreutz H. Phytoestrogens: epidemiology and a possible role in cancer protection. Environmental health perspectives. 1995; 103 Suppl 7: 103–12.
[156] Koh E, Charoenprasert S, Mitchell AE. Effect of organic and conventional cropping systems on ascorbic acid, vitamin C, flavonoids, nitrate, and oxalate in 27 varieties of spinach (Spinacia oleracea L.). Journal of agricultural and food chemistry. 2012; 60 (12): 3144–50.
[157] Vicini J, Etherton T, Kris-Etherton P, Ballam J, Denham S, Staub R, et al. Survey of retail milk composition as affected by label claims regarding farm-management practices. Journal of the American Dietetic Association. 2008; 108 (7): 1198–203.
[158] Katta R, Desai SP. Diet and dermatology: the role of dietary intervention in skin disease. The Journal of clinical and aesthetic dermatology. 2014; 7 (7): 46–51.
[159] Freudenheim JL, Marshall JR, Vena JE, Laughlin R, Brasure JR, Swanson MK, et al. Premenopausal breast cancer risk and intake of vegetables, fruits, and related nutrients. Journal of the National Cancer Institute. 1996; 88 (6): 340–8.
[160] Harvie M, Howell A, Evans DG. Can diet and lifestyle prevent breast cancer: what is the evidence? American Society of Clinical Oncology educational book American Society of Clinical Oncology Meeting. 2015: e66–73.
[161] Assi M, Derbre F, Lefeuvre-Orfila L, Rebillard A. Antioxidant supplementation accelerates cachexia development by promoting tumor growth in C26 tumor-bearing mice. Free radical biology & medicine. 2016; 91: 204–14.
[162] Hauff W. Sämtliche Märchen. München: DTV Klassik; 1986.
[163] Kunnumakkara AB, Harsha C, Banik K, Vikkurthi R, Sailo BL, Bordoloi D, et al. Is curcumin bioavailability a problem in humans: lessons from clinical trials. Expert opinion on drug metabolism & toxicology. 2019; 15 (9): 705–33.
[164] Prasad S, Tyagi AK. Ginger and its constituents: role in prevention and treatment of gastrointestinal cancer. Gastroenterology research and practice. 2015; 2015: 142979.
[165] Majeed F, Malik FZ, Ahmed Z, Afreen A, Afzal MN, Khalid N. Ginseng phytochemicals as therapeutics in oncology: Recent perspectives. Biomedicine & pharmacotherapy = Biomedecine & pharmacotherapie. 2018; 100: 52–63.
[166] Pourmohamadi K, Ahmadzadeh A, Latifi M. Investigating the Effects of Oral Ginseng on the Cancer-Related Fatigue and Quality of Life in Patients with Non-Metastatic Cancer. International journal of hematology-oncology and stem cell research. 2018; 12 (4): 313–7.
[167] Li F, Yang XW, Krausz KW, Nichols RG, Xu W, Patterson AD, et al. Modulation of colon cancer by nutmeg. Journal of proteome research. 2015; 14 (4): 1937–46.
[168] Khorasanchi Z, Shafiee M, Kermanshahi F, Khazaei M, Ryzhikov M, Parizadeh MR, et al. Crocus sativus a natural food coloring and flavoring has potent anti-tumor properties. Phytomedicine: international journal of phytotherapy and phytopharmacology. 2018; 43: 21–7.
[169] Moravej Aleali A, Amani R, Shahbazian H, Namjooyan F, Latifi SM, Cheraghian B. The effect of hydroalcoholic Saffron (Crocus sativus L.) extract on fasting plasma glucose, HbA1c, lipid profile, liver, and renal function tests in patients with type 2 diabetes mellitus: A randomized double-blind clinical trial. Phytotherapy research: PTR. 2019; 33 (6): 1648–57.
[170] Mirzaei H, Suarez JA, Longo VD. Protein and amino acid restriction, aging and disease: from yeast to humans. Trends in endocrinology and metabolism: TEM. 2014; 25 (11): 558–66.
[171] Mirzaei H, Raynes R, Longo VD. The conserved role of protein restriction in aging and disease. Current opinion in clinical nutrition and metabolic care. 2016; 19 (1): 74–9.
[172] Kojima R, Okada E, Ukawa S, Mori M, Wakai K, Date C, et al. Dietary patterns and breast cancer risk in a prospective Japanese study. Breast cancer (Tokyo, Japan). 2017; 24 (1): 152–60.
[173] Bravi F, Bosetti C, Filomeno M, Levi F, Garavello W, Galimberti S, et al. Foods, nutrients and the risk of oral and pharyngeal cancer. British journal of cancer. 2013; 109 (11): 2904–10.
[174] Catsburg C, Kim RS, Kirsh VA, Soskolne CL, Kreiger N, Rohan TE. Dietary patterns and breast cancer risk: a study in 2 cohorts. The American journal of clinical nutrition. 2015; 101 (4): 817–23.
[175] Asli LA, Olsen A, Braaten T, Lund E, Skeie G. Potato Consumption and Risk of Colorectal Cancer in the Norwegian Women and Cancer Cohort. Nutrition and cancer. 2017; 69 (4): 564–72.
[176] Flood A, Rastogi T, Wirfalt E, Mitrou PN, Reedy J, Subar AF, et al. Dietary patterns as identified by factor analysis and colorectal cancer among middle-aged Americans. The American journal of clinical nutrition. 2008; 88 (1): 176–84.
[177] Beliveau RG, D. Eating well, living well. Montreal Canada: Editions Trecarre; 2009.
[178] Gunter MJ, Hoover DR, Yu H, Wassertheil-Smoller S, Rohan TE, Manson JE, et al. Insulin, insulin-like growth factor-I, and risk of breast cancer in postmenopausal women. Journal of the National Cancer Institute. 2009; 101 (1): 48–60.
[179] Emond JA, Pierce JP, Natarajan L, Gapuz LR, Nguyen J, Parker BA, et al. Risk of breast cancer recurrence

associated with carbohydrate intake and tissue expression of IGFI receptor. Cancer epidemiology, biomarkers & prevention: a publication of the American Association for Cancer Research, cosponsored by the American Society of Preventive Oncology. 2014; 23 (7): 1273–9.

[180] Dreher ML. Pistachio nuts: composition and potential health benefits. Nutrition reviews. 2012; 70 (4): 234–40.

[181] Nakamura MT, Yudell BE, Loor JJ. Regulation of energy metabolism by long-chain fatty acids. Progress in lipid research. 2014; 53: 124–44.

[182] van Dam RM, Huang Z, Giovannucci E, Rimm EB, Hunter DJ, Colditz GA, et al. Diet and basal cell carcinoma of the skin in a prospective cohort of men. The American journal of clinical nutrition. 2000; 71 (1): 135–41.

[183] Vuarin P, Henry PY, Perret M, Pifferi F. Dietary Supplementation with n-3 Polyunsaturated Fatty Acids Reduces Torpor Use in a Tropical Daily Heterotherm. Physiological and biochemical zoology: PBZ. 2016; 89 (6): 536–45.

[184] Chao C, Slezak JM, Caan BJ, Quinn VP. Alcoholic beverage intake and risk of lung cancer: the California Men's Health Study. Cancer epidemiology, biomarkers & prevention: a publication of the American Association for Cancer Research, cosponsored by the American Society of Preventive Oncology. 2008; 17 (10): 2692–9.

[185] Wozniak MB, Brennan P, Brenner DR, Overvad K, Olsen A, Tjonneland A, et al. Alcohol consumption and the risk of renal cancers in the European prospective investigation into cancer and nutrition (EPIC). International journal of cancer. 2015; 137 (8): 1953–66.

[186] Allen NE, Balkwill A, Beral V, Green J, Reeves G. Fluid intake and incidence of renal cell carcinoma in UK women. British journal of cancer. 2011; 104 (9): 1487–92.

[187] Willett W. Lessons from dietary studies in Adventists and questions for the future. The American journal of clinical nutrition. 2003; 78 (3 Suppl): 539 s–43 s.

[188] Shinjo T, Sakuraba K, Nakaniida A, Ishibashi T, Kobayashi M, Aono Y, et al. Oral lactoferrin influences psychological stress in humans: A single-dose administration crossover study. Biomedical reports. 2018; 8 (5): 426–32.

[189] Wang A, Duncan SE, Lesser GJ, Ray WK, Dietrich AM. Effect of lactoferrin on taste and smell abnormalities induced by chemotherapy: a proteome analysis. Food & function. 2018; 9 (9): 4948–58.

[190] Dulloo AG, Duret C, Rohrer D, Girardier L, Mensi N, Fathi M, et al. Efficacy of a green tea extract rich in catechin polyphenols and caffeine in increasing 24-h energy expenditure and fat oxidation in humans. The American journal of clinical nutrition. 1999; 70 (6): 1040–5.

[191] Imatoh T, Kamimura S, Miyazaki M. Coffee but not green tea consumption is associated with prevalence and severity of hepatic steatosis: the impact on leptin level. European journal of clinical nutrition. 2015; 69 (9): 1023–7.

[192] Wakai K, Hirose K, Takezaki T, Hamajima N, Ogura Y, Nakamura S, et al. Foods and beverages in relation to urothelial cancer: case-control study in Japan. International journal of urology: official journal of the Japanese Urological Association. 2004; 11 (1): 11–9.

[193] Rees JR, Stukel TA, Perry AE, Zens MS, Spencer SK, Karagas MR. Tea consumption and basal cell and squamous cell skin cancer: results of a case-control study. Journal of the American Academy of Dermatology. 2007; 56 (5): 781–5.

[194] Riboli E, Norat T. Epidemiologic evidence of the protective effect of fruit and vegetables on cancer risk. The American journal of clinical nutrition. 2003; 78 (3 Suppl): 559 s–69 s.

[195] Cancer Council A. Position statement: Fruit, vegetables and cancer prevention2009.

[196] Cutler GJ, Nettleton JA, Ross JA, Harnack LJ, Jacobs DR, Jr., Scrafford CG, et al. Dietary flavonoid intake and risk of cancer in postmenopausal women: the Iowa Women's Health Study. International journal of cancer. 2008; 123 (3): 664–71.

[197] Knekt P, Jarvinen R, Seppanen R, Hellovaara M, Teppo L, Pukkala E, et al. Dietary flavonoids and the risk of lung cancer and other malignant neoplasms. American journal of epidemiology. 1997; 146 (3): 223–30.

[198] Gonzalez CA, Pera G, Agudo A, Bueno-de-Mesquita HB, Ceroti M, Boeing H, et al. Fruit and vegetable intake and the risk of stomach and oesophagus adenocarcinoma in the European Prospective Investigation into Cancer and Nutrition (EPIC-EURGAST). International journal of cancer. 2006; 118 (10): 2559–66.

[199] Kune GA, Bannerman S, Field B, Watson LF, Cleland H, Merenstein D, et al. Diet, alcohol, smoking, serum beta-carotene, and vitamin A in male nonmelanocytic skin cancer patients and controls. Nutrition and cancer. 1992; 18 (3): 237–44.

[200] Gidron Y, De Couck M, De Greve J. If you have an active vagus nerve, cancer stage may no longer be important. Journal of biological regulators and homeostatic agents. 2014; 28 (2): 195–201.

[201] Pigoli G, Dorizzi RM, Ferrari F. Variations of the urinary pH values in a population of 13. 000 patients addressing to the National Health System. Minerva ginecologica. 2010; 62 (2): 85–90.

[202] Norat T, Dossus L, Rinaldi S, Overvad K, Gronbaek H, Tjonneland A, et al. Diet, serum insulin-like growth factor-I and IGF-binding protein-3 in European women. European journal of clinical nutrition. 2007; 61 (1): 91–8.

[203] Knasmüller S. Krebs und Ernährung: Thieme Verlag Stuttgart, New York; 2014.

[204] Ibiebele TI, van der Pols JC, Hughes MC, Marks GC, Williams GM, Green AC. Dietary pattern in association with squamous cell carcinoma of the skin: a prospective study. The American journal of clinical nutrition. 2007; 85 (5): 1401–8.
[205] Park MK, Li WQ, Qureshi AA, Cho E. Fat Intake and Risk of Skin Cancer in U. S. Adults. Cancer epidemiology, biomarkers & prevention: a publication of the American Association for Cancer Research, cosponsored by the American Society of Preventive Oncology. 2018; 27 (7): 776–82.
[206] Zhu Y, Cheng Y, Luo RC, Li AM. Aspirin for the primary prevention of skin cancer: A meta-analysis. Oncology letters. 2015; 9 (3): 1073–80.
[207] Marinac CR, Sears DD, Natarajan L, Gallo LC, Breen CI, Patterson RE. Frequency and Circadian Timing of Eating May Influence Biomarkers of Inflammation and Insulin Resistance Associated with Breast Cancer Risk. PloS one. 2015; 10 (8): e0136240.
[208] Holmes MD, Stampfer MJ, Colditz GA, Rosner B, Hunter DJ, Willett WC. Dietary factors and the survival of women with breast carcinoma. Cancer. 1999; 86 (5): 826–35.
[209] Pierce JP, Stefanick ML, Flatt SW, Natarajan L, Sternfeld B, Madlensky L, et al. Greater survival after breast cancer in physically active women with high vegetable-fruit intake regardless of obesity. Journal of clinical oncology: official journal of the American Society of Clinical Oncology. 2007; 25 (17): 2345–51.
[210] Gould Rothberg BE, Bulloch KJ, Fine JA, Barnhill RL, Berwick M. Red meat and fruit intake is prognostic among patients with localized cutaneous melanomas more than 1 mm thick. Cancer epidemiology. 2014; 38 (5): 599–607.
[211] Frattaroli J, Weidner G, Dnistrian AM, Kemp C, Daubenmier JJ, Marlin RO, et al. Clinical events in prostate cancer lifestyle trial: results from two years of follow-up. Urology. 2008; 72 (6): 1319–23.
[212] Jochems SHJ, van Osch FHM, Reulen RC, van Hensbergen M, Nekeman D, Pirrie SJ, et al. Total Fluid Intake and the Risk of Recurrence in Patients With Non-Muscle Invasive Bladder Cancer: A Prospective Cohort Study. Bladder cancer (Amsterdam, Netherlands). 2018; 4 (3): 303–10.
[213] Fankhauser CD, Mostafid H. Prevention of bladder cancer incidence and recurrence: nutrition and lifestyle. Current opinion in urology. 2018; 28 (1): 88–92.
[214] Hong X, Xu Q, Lan K, Huang H, Zhang Y, Chen S, et al. The Effect of Daily Fluid Management and Beverages Consumption on the Risk of Bladder Cancer: A Meta-analysis of Observational Study. Nutrition and cancer. 2018; 70 (8): 1217–27.
[215] Liu Q, Liao B, Tian Y, Chen Y, Luo D, Lin Y, et al. Total fluid consumption and risk of bladder cancer: a meta-analysis with updated data. Oncotarget. 2017; 8 (33): 55467–77.
[216] Jones RR, Weyer PJ, DellaValle CT, Inoue-Choi M, Anderson KE, Cantor KP, et al. Nitrate from Drinking Water and Diet and Bladder Cancer Among Postmenopausal Women in Iowa. Environmental health perspectives. 2016; 124 (11): 1751–8.
[217] Mink PJ, Alexander DD, Barraj LM, Kelsh MA, Tsuji JS. Low-level arsenic exposure in drinking water and bladder cancer: a review and meta-analysis. Regulatory toxicology and pharmacology : RTP. 2008; 52 (3): 299–310.
[218] Shivappa N, Hebert JR, Rosato V, Rossi M, Libra M, Montella M, et al. Dietary Inflammatory Index and Risk of Bladder Cancer in a Large Italian Case-control Study. Urology. 2017; 100: 84–9.
[219] Qiao Y, Yang T, Gan Y, Li W, Wang C, Gong Y, et al. Associations between aspirin use and the risk of cancers: a meta-analysis of observational studies. BMC cancer. 2018; 18 (1): 288.
[220] Lyon TD, Frank I, Shah PH, Tarrell R, Cheville JC, Karnes RJ, et al. The Association of Aspirin Use with Survival Following Radical Cystectomy. The Journal of urology. 2018; 200 (5): 1014–21.
[221] Radosavljevic V, Jankovic S, Marinkovic J, Dokic M. Diet and bladder cancer: a case-control study. International urology and nephrology. 2005; 37 (2): 283–9.
[222] Vainio H, Weiderpass E. Fruit and vegetables in cancer prevention. Nutrition and cancer. 2006; 54 (1): 111–42.
[223] Tang L, Zirpoli GR, Guru K, Moysich KB, Zhang Y, Ambrosone CB, et al. Intake of cruciferous vegetables modifies bladder cancer survival. Cancer epidemiology, biomarkers & prevention : a publication of the American Association for Cancer Research, cosponsored by the American Society of Preventive Oncology. 2010; 19 (7): 1806–11.
[224] Abbaoui B, Riedl KM, Ralston RA, Thomas-Ahner JM, Schwartz SJ, Clinton SK, et al. Inhibition of bladder cancer by broccoli isothiocyanates sulforaphane and erucin: characterization, metabolism, and interconversion. Molecular nutrition & food research. 2012; 56 (11): 1675–87.
[225] Sun CL, Yuan JM, Arakawa K, Low SH, Lee HP, Yu MC. Dietary soy and increased risk of bladder cancer: the Singapore Chinese Health Study. Cancer epidemiology, biomarkers & prevention : a publication of the American Association for Cancer Research, cosponsored by the American Society of Preventive Oncology. 2002; 11 (12): 1674–7.
[226] Sun CL, Yuan JM, Wang XL, Gao YT, Ross RK, Yu MC. Dietary soy and increased risk of bladder cancer: a prospective cohort study of men in Shanghai, China. International journal of cancer. 2004; 112 (2): 319–23.
[227] Le LT, Sabate J. Beyond meatless, the health effects of vegan diets: findings from the Adventist cohorts. Nutrients. 2014; 6 (6): 2131–47.

[228] Allen NE, Appleby PN, Key TJ, Bueno-de-Mesquita HB, Ros MM, Kiemeney LA, et al. Macronutrient intake and risk of urothelial cell carcinoma in the European prospective investigation into cancer and nutrition. International journal of cancer. 2013; 132 (3): 635–44.
[229] Key TJ, Appleby PN, Spencer EA, Travis RC, Allen NE, Thorogood M, et al. Cancer incidence in British vegetarians. British journal of cancer. 2009; 101 (1): 192–7.
[230] Ronco AL, Mendilaharsu M, Boffetta P, Deneo-Pellegrini H, De Stefani E. Meat consumption, animal products, and the risk of bladder cancer: a case-control study in Uruguayan men. Asian Pacific journal of cancer prevention : APJCP. 2014; 15 (14): 5805–9.
[231] García-Esquinas E, Guinó E, Castaño-Vinyals G, Pérez-Gómez B, Llorca J, Altzibar JM, et al. Association of diabetes and diabetes treatment with incidence of breast cancer. Acta diabetologica. 2016; 53 (1): 99–107.
[232] Chen L, Cook LS, Tang MT, Porter PL, Hill DA, Wiggins CL, et al. Body mass index and risk of luminal, HER2-overexpressing, and triple negative breast cancer. Breast cancer research and treatment. 2016; 157 (3): 545–54.
[233] Ramon YCT, Chirivella I, Miranda J, Teule A, Izquierdo A, Balmana J, et al. Mammographic density and breast cancer in women from high risk families. Breast cancer research : BCR. 2015; 17: 93.
[234] Bertrand KA, Tamimi RM, Scott CG, Jensen MR, Pankratz V, Visscher D, et al. Mammographic density and risk of breast cancer by age and tumor characteristics. Breast cancer research : BCR. 2013; 15 (6): R104.
[235] John EM, Sangaramoorthy M, Hines LM, Stern MC, Baumgartner KB, Giuliano AR, et al. Overall and abdominal adiposity and premenopausal breast cancer risk among hispanic women: the breast cancer health disparities study. Cancer epidemiology, biomarkers & prevention : a publication of the American Association for Cancer Research, cosponsored by the American Society of Preventive Oncology. 2015; 24 (1): 138–47.
[236] Martin LJ, Boyd NF. Mammographic density. Potential mechanisms of breast cancer risk associated with mammographic density: hypotheses based on epidemiological evidence. Breast cancer research : BCR. 2008; 10 (1): 201.
[237] Boyd NF, McGuire V, Fishell E, Kuriov V, Lockwood G, Tritchler D. Plasma lipids in premenopausal women with mammographic dysplasia. British journal of cancer. 1989; 59 (5): 766–71.
[238] Furberg AS, Veierod MB, Wilsgaard T, Bernstein L, Thune I. Serum high-density lipoprotein cholesterol, metabolic profile, and breast cancer risk. Journal of the National Cancer Institute. 2004; 96 (15): 1152–60.
[239] Hoyer AP, Engholm G. Serum lipids and breast cancer risk: a cohort study of 5,207 Danish women. Cancer causes & control : CCC. 1992; 3 (5): 403–8.
[240] Garcia-Arenzana N, Navarrete-Munoz EM, Lope V, Moreo P, Vidal C, Laso-Pablos S, et al. Calorie intake, olive oil consumption and mammographic density among Spanish women. International journal of cancer. 2014; 134 (8): 1916–25.
[241] Boyd NF, Greenberg C, Lockwood G, Little L, Martin L, Byng J, et al. Effects at two years of a low-fat, high-carbohydrate diet on radiologic features of the breast: results from a randomized trial. Canadian Diet and Breast Cancer Prevention Study Group. Journal of the National Cancer Institute. 1997; 89 (7): 488–96.
[242] Kroenke CH, Kwan ML, Sweeney C, Castillo A, Caan BJ. High- and low-fat dairy intake, recurrence, and mortality after breast cancer diagnosis. Journal of the National Cancer Institute. 2013; 105 (9): 616–23.
[243] Adlercreutz H, Fotsis T, Heikkinen R, Dwyer JT, Woods M, Goldin BR, et al. Excretion of the lignans enterolactone and enterodiol and of equol in omnivorous and vegetarian postmenopausal women and in women with breast cancer. Lancet (London, England). 1982; 2 (8311): 1295–9.
[244] McCann SE, Thompson LU, Nie J, Dorn J, Trevisan M, Shields PG, et al. Dietary lignan intakes in relation to survival among women with breast cancer: the Western New York Exposures and Breast Cancer (WEB) Study. Breast cancer research and treatment. 2010; 122 (1): 229–35.
[245] Xie J, Tworoger SS, Franke AA, Terry KL, Rice MS, Rosner BA, et al. Plasma enterolactone and breast cancer risk in the Nurses' Health Study II. Breast cancer research and treatment. 2013; 139 (3): 801–9.
[246] Zaineddin AK, Vrieling A, Buck K, Becker S, Linseisen J, Flesch-Janys D, et al. Serum enterolactone and postmenopausal breast cancer risk by estrogen, progesterone and herceptin 2 receptor status. International journal of cancer. 2012; 130 (6): 1401–10.
[247] Van Laere SJ, Van der Auwera I, Van den Eynden GG, van Dam P, Van Marck EA, Vermeulen PB, et al. NF-kappaB activation in inflammatory breast cancer is associated with oestrogen receptor downregulation, secondary to EGFR and/or ErbB2 overexpression and MAPK hyperactivation. British journal of cancer. 2007; 97 (5): 659–69.
[248] Nakshatri H, Bhat-Nakshatri P, Martin DA, Goulet RJ, Jr., Sledge GW, Jr. Constitutive activation of NF-kappaB during progression of breast cancer to hormone-independent growth. Molecular and cellular biology. 1997; 17 (7): 3629–39.
[249] Lobanova YS, Scherbakov AM, Shatskaya VA, Krasil'nikov MA. Mechanism of estrogen-induced apoptosis in breast cancer cells: role of the NF-kappaB signaling pathway. Biochemistry Biokhimiia. 2007; 72 (3): 320–7.
[250] Mohammad AM, Abdel HA, Abdel W, Ahmed AM, Wael T, Eiman G. Expression of cyclooxygenase-2 and 12-lipoxygenase in human breast cancer and their relationship with HER-2/neu and hormonal receptors: impact on prognosis and therapy. Indian journal of cancer. 2006; 43 (4): 163–8.

[251] Bhardwaj P, Du B, Zhou XK, Sue E, Giri D, Harbus MD, et al. Estrogen Protects against Obesity-Induced Mammary Gland Inflammation in Mice. Cancer prevention research (Philadelphia, Pa). 2015; 8 (8): 751–9.

[252] Huang WQ, Mo XF, Ye YB, Shivappa N, Lin FY, Huang J, et al. A higher Dietary Inflammatory Index score is associated with a higher risk of breast cancer among Chinese women: a case-control study. The British journal of nutrition. 2017; 117 (10): 1358–67.

[253] Shim V, Gauthier ML, Sudilovsky D, Mantei K, Chew KL, Moore DH, et al. Cyclooxygenase-2 expression is related to nuclear grade in ductal carcinoma in situ and is increased in its normal adjacent epithelium. Cancer research. 2003; 63 (10): 2347–50.

[254] Suzuki S, Morimoto S, Fujishiro M, Kawasaki M, Hayakawa K, Miyashita T, et al. Inhibition of the insulin-like growth factor system is a potential therapy for rheumatoid arthritis. Autoimmunity. 2015; 48 (4): 251–8.

[255] Dierssen-Sotos T, Gomez-Acebo I, de Pedro M, Perez-Gomez B, Servitja S, Moreno V, et al. Use of non-steroidal anti-inflammatory drugs and risk of breast cancer: The Spanish Multi-Case-control (MCC) study. BMC cancer. 2016; 16 (1): 660.

[256] Fortner RT, Oh H, Daugherty SE, Xu X, Hankinson SE, Ziegler RG, et al. Analgesic use and patterns of estrogen metabolism in premenopausal women. Hormones & cancer. 2014; 5 (2): 104–12.

[257] Grosch S, Maier TJ, Schiffmann S, Geisslinger G. Cyclooxygenase-2 (COX-2)-independent anticarcinogenic effects of selective COX-2 inhibitors. Journal of the National Cancer Institute. 2006; 98 (11): 736–47.

[258] Couto E, Sandin S, Löf M, Ursin G, Adami HO, Weiderpass E. Mediterranean dietary pattern and risk of breast cancer. PloS one. 2013; 8 (2): e55374.

[259] Suzuki R, Iwasaki M, Hara A, Inoue M, Sasazuki S, Sawada N, et al. Fruit and vegetable intake and breast cancer risk defined by estrogen and progesterone receptor status: the Japan Public Health Center-based Prospective Study. Cancer causes & control : CCC. 2013; 24 (12): 2117–28.

[260] Malin AS, Qi D, Shu XO, Gao YT, Friedmann JM, Jin F, et al. Intake of fruits, vegetables and selected micronutrients in relation to the risk of breast cancer. International journal of cancer. 2003; 105 (3): 413–8.

[261] Link LB, Canchola AJ, Bernstein L, Clarke CA, Stram DO, Ursin G, et al. Dietary patterns and breast cancer risk in the California Teachers Study cohort. The American journal of clinical nutrition. 2013; 98 (6): 1524–32.

[262] Farvid MS, Cho E, Chen WY, Eliassen AH, Willett WC. Dietary protein sources in early adulthood and breast cancer incidence: prospective cohort study. BMJ (Clinical research ed). 2014; 348: g3437.

[263] Cho E, Chen WY, Hunter DJ, Stampfer MJ, Colditz GA, Hankinson SE, et al. Red meat intake and risk of breast cancer among premenopausal women. Archives of internal medicine. 2006; 166 (20): 2253–9.

[264] Linos E, Willett WC, Cho E, Colditz G, Frazier LA. Red meat consumption during adolescence among premenopausal women and risk of breast cancer. Cancer epidemiology, biomarkers & prevention : a publication of the American Association for Cancer Research, cosponsored by the American Society of Preventive Oncology. 2008; 17 (8): 2146–51.

[265] Harmon BE, Morimoto Y, Beckford F, Franke AA, Stanczyk FZ, Maskarinec G. Oestrogen levels in serum and urine of premenopausal women eating low and high amounts of meat. Public health nutrition. 2014; 17 (9): 2087–93.

[266] Andersen ZJ, Jorgensen JT, Gron R, Brauner EV, Lynge E. Active smoking and risk of breast cancer in a Danish nurse cohort study. BMC cancer. 2017; 17 (1): 556.

[267] Sanchez-Zamorano LM, Flores-Luna L, Angeles-Llerenas A, Ortega-Olvera C, Lazcano-Ponce E, Romieu I, et al. The Western dietary pattern is associated with increased serum concentrations of free estradiol in postmenopausal women: implications for breast cancer prevention. Nutrition research (New York, NY). 2016; 36 (8): 845–54.

[268] Park YM, Steck SE, Fung TT, Merchant AT, Hodgson ME, Keller JA, et al. Higher diet-dependent acid load is associated with risk of breast cancer: Findings from the Sister Study. International journal of cancer. 2018.

[269] Farvid MS, Cho E, Chen WY, Eliassen AH, Willett WC. Premenopausal dietary fat in relation to pre- and post-menopausal breast cancer. Breast cancer research and treatment. 2014; 145 (1): 255–65.

[270] Kim D, Kim J. Dairy consumption is associated with a lower incidence of the metabolic syndrome in middle-aged and older Korean adults: the Korean Genome and Epidemiology Study (KoGES). The British journal of nutrition. 2017; 117 (1): 148–60.

[271] Cho E, Spiegelman D, Hunter DJ, Chen WY, Stampfer MJ, Colditz GA, et al. Premenopausal fat intake and risk of breast cancer. Journal of the National Cancer Institute. 2003; 95 (14): 1079–85.

[272] Toledo E, Salas-Salvado J, Donat-Vargas C, Buil-Cosiales P, Estruch R, Ros E, et al. Mediterranean Diet and Invasive Breast Cancer Risk Among Women at High Cardiovascular Risk in the PREDIMED Trial: A Randomized Clinical Trial. JAMA internal medicine. 2015; 175 (11): 1752–60.

[273] Xia H, Ma S, Wang S, Sun G. Meta-Analysis of Saturated Fatty Acid Intake and Breast Cancer Risk. Medicine. 2015; 94 (52): e2391.

[274] Bagga D, Ashley JM, Geffrey SP, Wang HJ, Barnard RJ, Korenman S, et al. Effects of a very low fat, high fiber diet on serum hormones and menstrual function. Implications for breast cancer prevention. Cancer. 1995; 76 (12): 2491–6.

[275] Lindgren J, Dorgan J, Savage-Williams J, Coffman D, Hartman T. Diet across the Lifespan and the

Association with Breast Density in Adulthood. International journal of breast cancer. 2013; 2013: 808317.
[276] Tajaddini A, Pourzand A, Sanaat Z, Pirouzpanah S. Dietary resistant starch contained foods and breast cancer risk: a case-control study in northwest of Iran. Asian Pacific journal of cancer prevention : APJCP. 2015; 16 (10): 4185–92.
[277] Masala G, Assedi M, Bendinelli B, Ermini I, Occhini D, Sieri S, et al. Glycemic index, glycemic load and mammographic breast density: the EPIC Florence longitudinal study. PloS one. 2013; 8 (8): e70943.
[278] Cho E, Spiegelman D, Hunter DJ, Chen WY, Colditz GA, Willett WC. Premenopausal dietary carbohydrate, glycemic index, glycemic load, and fiber in relation to risk of breast cancer. Cancer epidemiology, biomarkers & prevention : a publication of the American Association for Cancer Research, cosponsored by the American Society of Preventive Oncology. 2003; 12 (11 Pt 1): 1153–8.
[279] Muti P, Quattrin T, Grant BJ, Krogh V, Micheli A, Schunemann HJ, et al. Fasting glucose is a risk factor for breast cancer: a prospective study. Cancer epidemiology, biomarkers & prevention : a publication of the American Association for Cancer Research, cosponsored by the American Society of Preventive Oncology. 2002; 11 (11): 1361–8.
[280] Bradshaw PT, Khankari NK, Teitelbaum SL, Xu X, Fink BN, Steck SE, et al. Nutrient pathways and breast cancer risk: the Long Island Breast Cancer Study Project. Nutrition and cancer. 2013; 65 (3): 345–54.
[281] Samavat H, Ursin G, Emory TH, Lee E, Wang R, Torkelson CJ, et al. A Randomized Controlled Trial of Green Tea Extract Supplementation and Mammographic Density in Postmenopausal Women at Increased Risk of Breast Cancer. Cancer prevention research (Philadelphia, Pa). 2017; 10 (12): 710–8.
[282] Li M, Tse LA, Chan WC, Kwok CH, Leung SL, Wu C, et al. Evaluation of breast cancer risk associated with tea consumption by menopausal and estrogen receptor status among Chinese women in Hong Kong. Cancer epidemiology. 2016; 40: 73–8.
[283] Dai Q, Shu XO, Li H, Yang G, Shrubsole MJ, Cai H, et al. Is green tea drinking associated with a later onset of breast cancer? Annals of epidemiology. 2010; 20 (1): 74–81.
[284] Arthur R, Kirsh VA, Rohan TE. Associations of coffee, tea and caffeine intake with risk of breast, endometrial and ovarian cancer among Canadian women. Cancer epidemiology. 2018; 56: 75–82.
[285] Vatten LJ. Can breast cancer be prevented?. Tidsskrift for den Norske laegeforening : tidsskrift for praktisk medicin, ny raekke. 1991; 111 (14): 1745–8.
[286] Vachon CM, Kushi LH, Cerhan JR, Kuni CC, Sellers TA. Association of diet and mammographic breast density in the Minnesota breast cancer family cohort. Cancer epidemiology, biomarkers & prevention : a publication of the American Association for Cancer Research, cosponsored by the American Society of Preventive Oncology. 2000; 9 (2): 151–60.
[287] Larsson SC, Hakansson N, Giovannucci E, Wolk A. Folate intake and pancreatic cancer incidence: a prospective study of Swedish women and men. Journal of the National Cancer Institute. 2006; 98 (6): 407–13.
[288] Fink BN, Gaudet MM, Britton JA, Abrahamson PE, Teitelbaum SL, Jacobson J, et al. Fruits, vegetables, and micronutrient intake in relation to breast cancer survival. Breast cancer research and treatment. 2006; 98 (2): 199–208.
[289] Gaudet MM, Britton JA, Kabat GC, Steck-Scott S, Eng SM, Teitelbaum SL, et al. Fruits, vegetables, and micronutrients in relation to breast cancer modified by menopause and hormone receptor status. Cancer epidemiology, biomarkers & prevention : a publication of the American Association for Cancer Research, cosponsored by the American Society of Preventive Oncology. 2004; 13 (9): 1485–94.
[290] Kotsopoulos J, Eliassen AH, Missmer SA, Hankinson SE, Tworoger SS. Relationship between caffeine intake and plasma sex hormone concentrations in premenopausal and postmenopausal women. Cancer. 2009; 115 (12): 2765–74.
[291] Morikawa K, Nonaka M, Mochizuki H, Handa K, Hanada H, Hirota K. Naringenin and hesperetin induce growth arrest, apoptosis, and cytoplasmic fat deposit in human preadipocytes. Journal of agricultural and food chemistry. 2008; 56 (22): 11030–7.
[292] Woo HD, Park KS, Ro J, Kim J. Differential influence of dietary soy intake on the risk of breast cancer recurrence related to HER2 status. Nutrition and cancer. 2012; 64 (2): 198–205.
[293] Colomer R, Lupu R, Papadimitropoulou A, Vellón L, Vázquez-Martín A, Brunet J, et al. Giacomo Castelvetro's salads. Anti-HER2 oncogene nutraceuticals since the 17th century? Clinical & translational oncology : official publication of the Federation of Spanish Oncology Societies and of the National Cancer Institute of Mexico. 2008; 10 (1): 30–4.
[294] Sant M, Allemani C, Sieri S, Krogh V, Menard S, Tagliabue E, et al. Salad vegetables dietary pattern protects against HER-2-positive breast cancer: a prospective Italian study. International journal of cancer. 2007; 121 (4): 911–4.
[295] Kim S, Lee Y, Koo JS. Differential expression of lipid metabolism-related proteins in different breast cancer subtypes. PloS one. 2015; 10 (3): e0119473.
[296] Go Y, Chung M, Park Y. Dietary Patterns for Women With Triple-negative Breast Cancer and Dense Breasts. Nutrition and cancer. 2016; 68 (8): 1281–8.
[297] Hamilton N, Austin D, Marquez-Garban D, Sanchez R, Chau B, Foos K, et al. Receptors for Insulin-Like Growth Factor-2 and Androgens as Therapeutic Targets in Triple-Negative Breast Cancer. International journal of molecular sciences. 2017; 18 (11).

[298] Basudhar D, Glynn SA, Greer M, Somasundaram V, No JH, Scheiblin DA, et al. Coexpression of NOS2 and COX2 accelerates tumor growth and reduces survival in estrogen receptor-negative breast cancer. Proceedings of the National Academy of Sciences of the United States of America. 2017; 114 (49): 13030–5.
[299] Tommie JL, Pinney SM, Nommsen-Rivers LA. Serum Vitamin D Status and Breast Cancer Risk by Receptor Status: A Systematic Review. Nutrition and cancer. 2018; 70 (5): 804–20.
[300] Welch AA, Mulligan A, Bingham SA, Khaw KT. Urine pH is an indicator of dietary acid-base load, fruit and vegetables and meat intakes: results from the European Prospective Investigation into Cancer and Nutrition (EPIC)-Norfolk population study. The British journal of nutrition. 2008; 99 (6): 1335–43.
[301] Colica C, Merra G, Gasbarrini A, De Lorenzo A, Cioccoloni G, Gualtieri P, et al. Efficacy and safety of very-low-calorie ketogenic diet: a double blind randomized crossover study. European review for medical and pharmacological sciences. 2017; 21 (9): 2274–89.
[302] Elsakka AMA, Bary MA, Abdelzaher E, Elnaggar M, Kalamian M, Mukherjee P, et al. Management of Glioblastoma Multiforme in a Patient Treated With Ketogenic Metabolic Therapy and Modified Standard of Care: A 24-Month Follow-Up. Frontiers in nutrition. 2018; 5: 20.
[303] Gerber M. Re: „Body size and breast cancer risk among women under age 45 years". American journal of epidemiology. 1997; 145 (7): 669–70.
[304] Chen Y, Wu F, Saito E, Lin Y, Song M, Luu HN, et al. Association between type 2 diabetes and risk of cancer mortality: a pooled analysis of over 771,000 individuals in the Asia Cohort Consortium. Diabetologia. 2017; 60 (6): 1022–32.
[305] Dolecek TA, McCarthy BJ, Joslin CE, Peterson CE, Kim S, Freels SA, et al. Prediagnosis food patterns are associated with length of survival from epithelial ovarian cancer. Journal of the American Dietetic Association. 2010; 110 (3): 369–82.
[306] Thomson CA, T EC, Wertheim BC, Neuhouser ML, Li W, Snetselaar LG, et al. Diet quality and survival after ovarian cancer: results from the Women's Health Initiative. Journal of the National Cancer Institute. 2014; 106 (11).
[307] Ursin G, Bjelke E, Heuch I, Vollset SE. Milk consumption and cancer incidence: a Norwegian prospective study. British journal of cancer. 1990; 61 (3): 454–9.
[308] Ganmaa D, Sato A. The possible role of female sex hormones in milk from pregnant cows in the development of breast, ovarian and corpus uteri cancers. Medical hypotheses. 2005; 65 (6): 1028–37.
[309] Ji J, Sundquist J, Sundquist K. Lactose intolerance and risk of lung, breast and ovarian cancers: aetiological clues from a population-based study in Sweden. British journal of cancer. 2015; 112 (1): 149–52.
[310] Zhang M, Lee AH, Binns CW, Xie X. Green tea consumption enhances survival of epithelial ovarian cancer. International journal of cancer. 2004; 112 (3): 465–9.
[311] Crane TE, Khulpateea BR, Alberts DS, Basen-Engquist K, Thomson CA. Dietary intake and ovarian cancer risk: a systematic review. Cancer epidemiology, biomarkers & prevention : a publication of the American Association for Cancer Research, cosponsored by the American Society of Preventive Oncology. 2014; 23 (2): 255–73.
[312] Larsson SC, Holmberg L, Wolk A. Fruit and vegetable consumption in relation to ovarian cancer incidence: the Swedish Mammography Cohort. British journal of cancer. 2004; 90 (11): 2167–70.
[313] Chang ET, Lee VS, Canchola AJ, Dalvi TB, Clarke CA, Reynolds P, et al. Dietary patterns and risk of ovarian cancer in the California Teachers Study cohort. Nutrition and cancer. 2008; 60 (3): 285–91.
[314] Bosetti C, Negri E, Franceschi S, Pelucchi C, Talamini R, Montella M, et al. Diet and ovarian cancer risk: a case-control study in Italy. International journal of cancer. 2001; 93 (6): 911–5.
[315] Mommers M, Schouten LJ, Goldbohm RA, van den Brandt PA. Consumption of vegetables and fruits and risk of ovarian carcinoma. Cancer. 2005; 104 (7): 1512–9.
[316] Rossi M, Negri E, Lagiou P, Talamini R, Dal Maso L, Montella M, et al. Flavonoids and ovarian cancer risk: A case-control study in Italy. International journal of cancer. 2008; 123 (4): 895–8.
[317] Setiawan VW, Yang HP, Pike MC, McCann SE, Yu H, Xiang YB, et al. Type I and II endometrial cancers: have they different risk factors? Journal of clinical oncology : official journal of the American Society of Clinical Oncology. 2013; 31 (20): 2607–18.
[318] Berrington de Gonzalez A, Sweetland S, Green J. Comparison of risk factors for squamous cell and adenocarcinomas of the cervix: a meta-analysis. British journal of cancer. 2004; 90 (9): 1787–91.
[319] Benisi-Kohansal S, Shayanfar M, Mohammad-Shirazi M, Tabibi H, Sharifi G, Saneei P, et al. Adherence to the Dietary Approaches to Stop Hypertension-style diet in relation to glioma: a case-control study. The British journal of nutrition. 2016; 115 (6): 1108–16.
[320] Gittleman H, Ostrom QT, Stetson LC, Waite K, Hodges TR, Wright CH, et al. Sex is an important prognostic factor for glioblastoma but not for nonglioblastoma. Neuro-oncology practice. 2019; 6 (6): 451–62.
[321] Ippolito JE, Yim AK, Luo J, Chinnaiyan P, Rubin JB. Sexual dimorphism in glioma glycolysis underlies sex differences in survival. JCI insight. 2017; 2 (15).
[322] Barnholtz-Sloan JS, Ostrom QT, Cote D. Epidemiology of Brain Tumors. Neurologic clinics. 2018; 36 (3): 395–419.
[323] Wiemels JL, Wiencke JK, Sison JD, Miike R, McMillan A, Wrensch M. History of allergies among adults with

glioma and controls. International journal of cancer. 2002; 98 (4): 609–15.
[324] Amirian ES, Marquez-Do D, Bondy ML, Scheurer ME. Antihistamine use and immunoglobulin E levels in glioma risk and prognosis. Cancer epidemiology. 2013; 37 (6): 908–12.
[325] Zhou W, Mukherjee P, Kiebish MA, Markis WT, Mantis JG, Seyfried TN. The calorically restricted ketogenic diet, an effective alternative therapy for malignant brain cancer. Nutrition & metabolism. 2007; 4: 5.
[326] Hu J, La Vecchia C, Negri E, Chatenoud L, Bosetti C, Jia X, et al. Diet and brain cancer in adults: a case-control study in northeast China. International journal of cancer. 1999; 81 (1): 20–3.
[327] Tedeschi-Blok N, Schwartzbaum J, Lee M, Miike R, Wrensch M. Dietary calcium consumption and astrocytic glioma: the San Francisco Bay Area Adult Glioma Study, 1991–1995. Nutrition and cancer. 2001; 39 (2): 196–203.
[328] Qi ZY, Shao C, Yang C, Wang Z, Hui GZ. Alcohol consumption and risk of glioma: a meta-analysis of 19 observational studies. Nutrients. 2014; 6 (2): 504–16.
[329] Giles GG, McNeil JJ, Donnan G, Webley C, Staples MP, Ireland PD, et al. Dietary factors and the risk of glioma in adults: results of a case-control study in Melbourne, Australia. International journal of cancer. 1994; 59 (3): 357–62.
[330] Holick CN, Giovannucci EL, Rosner B, Stampfer MJ, Michaud DS. Prospective study of intake of fruit, vegetables, and carotenoids and the risk of adult glioma. The American journal of clinical nutrition. 2007; 85 (3): 877–86.
[331] Terry MB, Howe G, Pogoda JM, Zhang FF, Ahlbom A, Choi W, et al. An international case-control study of adult diet and brain tumor risk: a histology-specific analysis by food group. Annals of epidemiology. 2009; 19 (3): 161–71.
[332] Huang J, Weinstein SJ, Kitahara CM, Karoly ED, Sampson JN, Albanes D. A prospective study of serum metabolites and glioma risk. Oncotarget. 2017; 8 (41): 70366–77.
[333] Barton V, Armeson K, Hampras S, Ferris LK, Visvanathan K, Rollison D, et al. Nonmelanoma skin cancer and risk of all-cause and cancer-related mortality: a systematic review. Archives of dermatological research. 2017; 309 (4): 243–51.
[334] Park SM, Li T, Wu S, Li WQ, Qureshi AA, Cho E. Vitamin D Intake and Risk of Skin Cancer in US Women and Men. PloS one. 2016; 11 (8): e0160308.
[335] Eide MJ, Johnson DA, Jacobsen GR, Krajenta RJ, Rao DS, Lim HW, et al. Vitamin D and nonmelanoma skin cancer in a health maintenance organization cohort. Archives of dermatology. 2011; 147 (12): 1379–84.
[336] Cerman AA, Karabay EA, Altunay IK, Cesur SK. Vitamin D levels in actinic keratosis: a preliminary study. Anais brasileiros de dermatologia. 2018; 93 (4): 535–8.
[337] Soares AM, Szejnfeld VL, Enokihara MY, Michalany N, Castro CH. High serum 25-hydroxyvitamin D concentration in patients with a recent diagnosis of non-melanoma skin cancer: a case-control study. European journal of dermatology : EJD. 2018; 28 (5): 649–53.
[338] Srikanth V, Fryer J, Venn A, Blizzard L, Newman L, Cooley H, et al. The association between non-melanoma skin cancer and osteoporotic fractures- -a population-based record linkage study. Osteoporosis international : a journal established as result of cooperation between the European Foundation for Osteoporosis and the National Osteoporosis Foundation of the USA. 2007; 18 (5): 687–92.
[339] Lamberg AL, Olesen AB, Jensen AO. Hip fracture history and risk of nonmelanoma skin cancer: a Danish population-based study. Clinical epidemiology. 2011; 3: 285–93.
[340] Bijlsma MF, Roelink H. Skin-Derived Vitamin D3 Protects against Basal Cell Carcinoma. The Journal of investigative dermatology. 2017; 137 (12): 2469–71.
[341] Ince B, Yildirim MEC, Dadaci M. Assessing the Effect of Vitamin D Replacement on Basal Cell Carcinoma Occurrence and Recurrence Rates in Patients with Vitamin D Deficiency. Hormones & cancer. 2019.
[342] Hughes MC, van der Pols JC, Marks GC, Green AC. Food intake and risk of squamous cell carcinoma of the skin in a community: the Nambour skin cancer cohort study. International journal of cancer. 2006; 119 (8): 1953–60.
[343] Zhou D, Wu J, Luo G. Body mass index and risk of non-melanoma skin cancer: cumulative evidence from prospective studies. Scientific reports. 2016; 6: 37691.
[344] Milan T, Verkasalo PK, Kaprio J, Koskenvuo M. Lifestyle differences in twin pairs discordant for basal cell carcinoma of the skin. The British journal of dermatology. 2003; 149 (1): 115–23.
[345] Cheng J, Zens MS, Duell E, Perry AE, Chapman MS, Karagas MR. History of allergy and atopic dermatitis in relation to squamous cell and Basal cell carcinoma of the skin. Cancer epidemiology, biomarkers & prevention : a publication of the American Association for Cancer Research, cosponsored by the American Society of Preventive Oncology. 2015; 24 (4): 749–54.
[346] Passarelli MN, Barry EL, Zhang D, Gangar P, Rees JR, Bresalier RS, et al. Risk of basal cell carcinoma in a randomized clinical trial of aspirin and folic acid for the prevention of colorectal adenomas. The British journal of dermatology. 2018; 179 (2): 337–44.
[347] Verkouteren JAC, Smedinga H, Steyerberg EW, Hofman A, Nijsten T. Predicting the Risk of a Second Basal Cell Carcinoma. The Journal of investigative dermatology. 2015; 135 (11): 2649–56.
[348] Leonardi-Bee J, Ellison T, Bath-Hextall F. Smoking and the risk of nonmelanoma skin cancer: systematic review and meta-analysis. Archives of dermatology. 2012; 148 (8): 939–46.

[349] Hughes MC, Olsen CM, Williams GM, Green AC. A prospective study of cigarette smoking and basal cell carcinoma. Archives of dermatological research. 2014; 306 (9): 851–6.

[350] Lukic D, Karabeg R, Jahic V, Stanojevic A, Pavlovska B, Krickovic Z, et al. Analysis of the Skin Basocellular Carcinoma (BCC) Among the Smokers in Bosnia and Herzegovina. Materia socio-medica. 2018; 30 (4): 251–4.

[351] Karagas MR, Stukel TA, Greenberg ER, Baron JA, Mott LA, Stern RS. Risk of subsequent basal cell carcinoma and squamous cell carcinoma of the skin among patients with prior skin cancer. Skin Cancer Prevention Study Group. Jama. 1992; 267 (24): 3305–10.

[352] Hakim IA, Harris RB. Joint effects of citrus peel use and black tea intake on the risk of squamous cell carcinoma of the skin. BMC dermatology. 2001; 1: 3.

[353] Lu YP, Nolan B, Lou YR, Peng QY, Wagner GC, Conney AH. Voluntary exercise together with oral caffeine markedly stimulates UVB light-induced apoptosis and decreases tissue fat in SKH-1 mice. Proceedings of the National Academy of Sciences of the United States of America. 2007; 104 (31): 12936–41.

[354] Conney AH, Lou YR, Nghiem P, Bernard JJ, Wagner GC, Lu YP. Inhibition of UVB-induced nonmelanoma skin cancer: a path from tea to caffeine to exercise to decreased tissue fat. Topics in current chemistry. 2013; 329: 61–72.

[355] Jensen A, Birch-Johansen F, Olesen AB, Christensen J, Tjonneland A, Kjaer SK. Intake of alcohol may modify the risk for non-melanoma skin cancer: results of a large Danish prospective cohort study. The Journal of investigative dermatology. 2012; 132 (12): 2718–26.

[356] Gossai A, Zens MS, Punshon T, Jackson BP, Perry AE, Karagas MR. Rice Consumption and Squamous Cell Carcinoma of the Skin in a United States Population. Environmental health perspectives. 2017; 125 (9): 097005.

[357] Kuttan R, Sudheeran PC, Josph CD. Turmeric and curcumin as topical agents in cancer therapy. Tumori. 1987; 73 (1): 29–31.

[358] Rahrouvani FD, M; Mohammady, H; Zarei, M; Hosseinzadeh, P; Javanbakht, M.H. Consumption of dairy products and basal cell carcinoma: Is there a relationship? J Nutr Sci & Diet. 2016; 2 (1): 31–5.

[359] Lucas C, Barnich N, Nguyen HTT. Microbiota, Inflammation and Colorectal Cancer. International journal of molecular sciences. 2017; 18 (6).

[360] Hjartaker A, Aagnes B, Robsahm TE, Langseth H, Bray F, Larsen IK. Subsite-specific dietary risk factors for colorectal cancer: a review of cohort studies. Journal of oncology. 2013; 2013: 703854.

[361] Meyerhardt JA, Niedzwiecki D, Hollis D, Saltz LB, Hu FB, Mayer RJ, et al. Association of dietary patterns with cancer recurrence and survival in patients with stage III colon cancer. Jama. 2007; 298 (7): 754–64.

[362] Vulcan A, Manjer J, Ohlsson B. High blood glucose levels are associated with higher risk of colon cancer in men: a cohort study. BMC cancer. 2017; 17 (1): 842.

[363] Ghadirian P, Lacroix A, Maisonneuve P, Perret C, Potvin C, Gravel D, et al. Nutritional factors and colon carcinoma: a case-control study involving French Canadians in Montreal, Quebec, Canada. Cancer. 1997; 80 (5): 858–64.

[364] Haslam A, Wagner Robb S, Hebert JR, Huang H, Wirth MD, Shivappa N, et al. The association between Dietary Inflammatory Index scores and the prevalence of colorectal adenoma. Public health nutrition. 2017; 20 (9): 1609–16.

[365] Smolinska K, Paluszkiewicz P. Risk of colorectal cancer in relation to frequency and total amount of red meat consumption. Systematic review and meta-analysis. Archives of medical science : AMS. 2010; 6 (4): 605–10.

[366] Mulligan AA, Kuhnle GG, Lentjes MA, van Scheltinga V, Powell NA, McTaggart A, et al. Intakes and sources of isoflavones, lignans, enterolignans, coumestrol and soya-containing foods in the Norfolk arm of the European Prospective Investigation into Cancer and Nutrition (EPIC-Norfolk), from 7 d food diaries, using a newly updated database. Public health nutrition. 2013; 16 (8): 1454–62.

[367] Kuijsten A, Hollman PC, Boshuizen HC, Buijsman MN, van 't Veer P, Kok FJ, et al. Plasma enterolignan concentrations and colorectal cancer risk in a nested case-control study. American journal of epidemiology. 2008; 167 (6): 734–42.

[368] Ralston RA, Truby H, Palermo CE, Walker KZ. Colorectal cancer and nonfermented milk, solid cheese, and fermented milk consumption: a systematic review and meta-analysis of prospective studies. Critical reviews in food science and nutrition. 2014; 54 (9): 1167–79.

[369] Moastafa TM, El-Sissy Ael D, El-Saeed GK, Koura MS. Study on the Therapeutic Benefit on Lactoferrin in Patients with Colorectal Cancer Receiving Chemotherapy. International scholarly research notices. 2014; 2014: 184278.

[370] Iigo M, Alexander DB, Xu J, Futakuchi M, Suzui M, Kozu T, et al. Inhibition of intestinal polyp growth by oral ingestion of bovine lactoferrin and immune cells in the large intestine. Biometals : an international journal on the role of metal ions in biology, biochemistry, and medicine. 2014; 27 (5): 1017–29.

[371] Gillis C, Loiselle SE, Fiore JF, Jr., Awasthi R, Wykes L, Liberman AS, et al. Prehabilitation with Whey Protein Supplementation on Perioperative Functional Exercise Capacity in Patients Undergoing Colorectal Resection for Cancer: A Pilot Double-Blinded Randomized Placebo-Controlled Trial. Journal of the Academy of Nutrition and Dietetics. 2016; 116 (5): 802–12.

[372] Gillis C, Li C, Lee L, Awasthi R, Augustin B, Gamsa A, et al. Prehabilitation versus rehabilitation: a randomized control trial in patients undergoing colorectal

resection for cancer. Anesthesiology. 2014; 121 (5): 937–47.
[373] Maccio A, Madeddu C, Gramignano G, Mulas C, Sanna E, Mantovani G. Efficacy and safety of oral lactoferrin supplementation in combination with rHuEPO-beta for the treatment of anemia in advanced cancer patients undergoing chemotherapy: open-label, randomized controlled study. The oncologist. 2010; 15 (8): 894–902.
[374] Ijaz MU, Ahmed MI, Zou X, Hussain M, Zhang M, Zhao F, et al. Beef, Casein, and Soy Proteins Differentially Affect Lipid Metabolism, Triglycerides Accumulation and Gut Microbiota of High-Fat Diet-Fed C57BL/6J Mice. Frontiers in microbiology. 2018; 9: 2200.
[375] Willett WC, Stampfer MJ, Colditz GA, Rosner BA, Speizer FE. Relation of meat, fat, and fiber intake to the risk of colon cancer in a prospective study among women. The New England journal of medicine. 1990; 323 (24): 1664–72.
[376] Makarem N, Lin Y, Bandera EV, Jacques PF, Parekh N. Concordance with World Cancer Research Fund/American Institute for Cancer Research (WCRF/AICR) guidelines for cancer prevention and obesity-related cancer risk in the Framingham Offspring cohort (1991–2008). Cancer causes & control : CCC. 2015; 26 (2): 277–86.
[377] Simons CC, Hughes LA, Arts IC, Goldbohm RA, van den Brandt PA, Weijenberg MP. Dietary flavonol, flavone and catechin intake and risk of colorectal cancer in the Netherlands Cohort Study. International journal of cancer. 2009; 125 (12): 2945–52.
[378] Turati F, Bravi F, Di Maso M, Bosetti C, Polesel J, Serraino D, et al. Adherence to the World Cancer Research Fund/American Institute for Cancer Research recommendations and colorectal cancer risk. European journal of cancer (Oxford, England : 1990). 2017; 85: 86–94.
[379] Manju V, Nalini N. Effect of ginger on bacterial enzymes in 1,2-dimethylhydrazine induced experimental colon carcinogenesis. European journal of cancer prevention : the official journal of the European Cancer Prevention Organisation (ECP). 2006; 15 (5): 377–83.
[380] Buchner FL, Bueno-de-Mesquita HB, Ros MM, Overvad K, Dahm CC, Hansen L, et al. Variety in fruit and vegetable consumption and the risk of lung cancer in the European prospective investigation into cancer and nutrition. Cancer epidemiology, biomarkers & prevention : a publication of the American Association for Cancer Research, cosponsored by the American Society of Preventive Oncology. 2010; 19 (9): 2278–86.
[381] Voorrips LE, Goldbohm RA, Verhoeven DT, van Poppel GA, Sturmans F, Hermus RJ, et al. Vegetable and fruit consumption and lung cancer risk in the Netherlands Cohort Study on diet and cancer. Cancer causes & control : CCC. 2000; 11 (2): 101–15.
[382] Hosseini M, Naghan PA, Jafari AM, Yousefifard M, Taslimi S, Khodadad K, et al. Nutrition and lung cancer: a case control study in Iran. BMC cancer. 2014; 14: 860.
[383] Rylander R, Axelsson G. Lung cancer risks in relation to vegetable and fruit consumption and smoking. International journal of cancer. 2006; 118 (3): 739–43.
[384] Fabiani R, Minelli L, Rosignoli P. Apple intake and cancer risk: a systematic review and meta-analysis of observational studies. Public health nutrition. 2016; 19 (14): 2603–17.
[385] Alavanja MC, Brown CC, Swanson C, Brownson RC. Saturated fat intake and lung cancer risk among non-smoking women in Missouri. Journal of the National Cancer Institute. 1993; 85 (23): 1906–16.
[386] Miller AB, Altenburg HP, Bueno-de-Mesquita B, Boshuizen HC, Agudo A, Berrino F, et al. Fruits and vegetables and lung cancer: Findings from the European Prospective Investigation into Cancer and Nutrition. International journal of cancer. 2004; 108 (2): 269–76.
[387] Baker JA, McCann SE, Reid ME, Nowell S, Beehler GP, Moysich KB. Associations between black tea and coffee consumption and risk of lung cancer among current and former smokers. Nutrition and cancer. 2005; 52 (1): 15–21.
[388] Xie Y, Qin J, Nan G, Huang S, Wang Z, Su Y. Coffee consumption and the risk of lung cancer: an updated meta-analysis of epidemiological studies. European journal of clinical nutrition. 2016; 70 (2): 199–206.
[389] Wang L, Zhang X, Liu J, Shen L, Li Z. Tea consumption and lung cancer risk: a meta-analysis of case-control and cohort studies. Nutrition (Burbank, Los Angeles County, Calif). 2014; 30 (10): 1122–7.
[390] Steiner R. Die Schöpfung des Welt und des Menschen GA 354. Dornach1924.
[391] Tarrazo-Antelo AM, Ruano-Ravina A, Abal Arca J, Barros-Dios JM. Fruit and vegetable consumption and lung cancer risk: a case-control study in Galicia, Spain. Nutrition and cancer. 2014; 66 (6): 1030–7.
[392] Takezaki T, Hirose K, Inoue M, Hamajima N, Yatabe Y, Mitsudomi T, et al. Dietary factors and lung cancer risk in Japanese: with special reference to fish consumption and adenocarcinomas. British journal of cancer. 2001; 84 (9): 1199–206.
[393] Tung YT, Chen HL, Yen CC, Lee PY, Tsai HC, Lin MF, et al. Bovine lactoferrin inhibits lung cancer growth through suppression of both inflammation and expression of vascular endothelial growth factor. Journal of dairy science. 2013; 96 (4): 2095–106.
[394] Kruk PJ. Beneficial effect of additional treatment with widely available anticancer agents in advanced small lung cell carcinoma: A case report. Molecular and clinical oncology. 2018; 9 (6): 647–50.
[395] Palli D, Bianchi S, Decarli A, Cipriani F, Avellini C, Cocco P, et al. A case-control study of cancers of the

gastric cardia in Italy. British journal of cancer. 1992; 65 (2): 263–6.
[396] Frise S, Kreiger N, Gallinger S, Tomlinson G, Cotterchio M. Menstrual and reproductive risk factors and risk for gastric adenocarcinoma in women: findings from the canadian national enhanced cancer surveillance system. Annals of epidemiology. 2006; 16 (12): 908–16.
[397] Chandanos E, Lagergren J. Oestrogen and the enigmatic male predominance of gastric cancer. European journal of cancer (Oxford, England : 1990). 2008; 44 (16): 2397–403.
[398] Hirabayashi M, Inoue M, Sawada N, Saito E, Abe SK, Hidaka A, et al. Effect of body-mass index on the risk of gastric cancer: A population-based cohort study in A Japanese population. Cancer epidemiology. 2019; 63: 101622.
[399] Gastric cancer and Helicobacter pylori: a combined analysis of 12 case control studies nested within prospective cohorts. Gut. 2001; 49 (3): 347–53.
[400] Tang HR, Fan YJ, Liu S. Helicobacter pylori infection and associated risk factors in Chengdu. Sichuan da xue xue bao Yi xue ban = Journal of Sichuan University Medical science edition. 2014; 45 (5): 823–6.
[401] Buckland G, Travier N, Huerta JM, Bueno-de-Mesquita HB, Siersema PD, Skeie G, et al. Healthy lifestyle index and risk of gastric adenocarcinoma in the EPIC cohort study. International journal of cancer. 2015; 137 (3): 598–606.
[402] Vingeliene S, Chan DS, Aune D, Vieira AR, Polemiti E, Stevens C, et al. An update of the WCRF/AICR systematic literature review on esophageal and gastric cancers and citrus fruits intake. Cancer causes & control : CCC. 2016; 27 (7): 837–51.
[403] Muñoz N, Franceschi S. Epidemiology of gastric cancer and perspectives for prevention. Salud publica de Mexico. 1997; 39 (4): 318–30.
[404] Takezaki T, Gao CM, Ding JH, Liu TK, Li MS, Tajima K. Comparative study of lifestyles of residents in high and low risk areas for gastric cancer in Jiangsu Province, China; with special reference to allium vegetables. Journal of epidemiology. 1999; 9 (5): 297–305.
[405] Jakszyn P, Bingham S, Pera G, Agudo A, Luben R, Welch A, et al. Endogenous versus exogenous exposure to N-nitroso compounds and gastric cancer risk in the European Prospective Investigation into Cancer and Nutrition (EPIC-EURGAST) study. Carcinogenesis. 2006; 27 (7): 1497–501.
[406] Gonzalez CA, Jakszyn P, Pera G, Agudo A, Bingham S, Palli D, et al. Meat intake and risk of stomach and esophageal adenocarcinoma within the European Prospective Investigation Into Cancer and Nutrition (EPIC). Journal of the National Cancer Institute. 2006; 98 (5): 345–54.
[407] Zhao DL, Chen WQ, Yu TT, He YT, Chen ZF, Wen DG, et al. A population-based matched case-control study on the risk factors of gastric cardia cancer. Zhonghua zhong liu za zhi [Chinese journal of oncology]. 2011; 33 (10): 775–8.
[408] Fortes C, Mastroeni S, Melchi F, Pilla MA, Antonelli G, Camaioni D, et al. A protective effect of the Mediterranean diet for cutaneous melanoma. International journal of epidemiology. 2008; 37 (5): 1018–29.
[409] Rastrelli M, Tropea S, Rossi CR, Alaibac M. Melanoma: epidemiology, risk factors, pathogenesis, diagnosis and classification. In vivo (Athens, Greece). 2014; 28 (6): 1005–11.
[410] Gudmundsdottir EM, Hrafnkelsson J, Rafnsson V. Incidence of cancer among licenced commercial pilots flying North Atlantic routes. Environmental health : a global access science source. 2017; 16 (1): 86.
[411] Tang JY, Henderson MT, Hernandez-Boussard T, Kubo J, Desai M, Sims ST, et al. Lower skin cancer risk in women with higher body mass index: the women's health initiative observational study. Cancer epidemiology, biomarkers & prevention : a publication of the American Association for Cancer Research, cosponsored by the American Society of Preventive Oncology. 2013; 22 (12): 2412–5.
[412] Malavolti M, Malagoli C, Crespi CM, Brighenti F, Agnoli C, Sieri S, et al. Glycaemic index, glycaemic load and risk of cutaneous melanoma in a population-based, case-control study. The British journal of nutrition. 2017; 117 (3): 432–8.
[413] Cross AJ, Leitzmann MF, Gail MH, Hollenbeck AR, Schatzkin A, Sinha R. A prospective study of red and processed meat intake in relation to cancer risk. PLoS medicine. 2007; 4 (12): e325.
[414] Yen H, Li WQ, Dhana A, Li T, Qureshi A, Cho E. Red meat and processed meat intake and risk for cutaneous melanoma in white women and men: Two prospective cohort studies. Journal of the American Academy of Dermatology. 2018; 79 (2): 252–7. e6.
[415] Besson H, Banks R, Boffetta P. Cancer mortality among butchers: a 24-state death certificate study. Journal of occupational and environmental medicine. 2006; 48 (3): 289–93.
[416] Hercberg S, Ezzedine K, Guinot C, Preziosi P, Galan P, Bertrais S, et al. Antioxidant supplementation increases the risk of skin cancers in women but not in men. The Journal of nutrition. 2007; 137 (9): 2098–105.
[417] Vinceti M, Crespi CM, Malagoli C, Bottecchi I, Ferrari A, Sieri S, et al. A case-control study of the risk of cutaneous melanoma associated with three selenium exposure indicators. Tumori. 2012; 98 (3): 287–95.
[418] DeLancey JO, Hannan LM, Gapstur SM, Thun MJ. Cigarette smoking and the risk of incident and fatal melanoma in a large prospective cohort study. Cancer causes & control : CCC. 2011; 22 (6): 937–42.
[419] Kaliki S, Shields CL, Shields JA. Uveal melanoma: estimating prognosis. Indian journal of ophthalmology. 2015; 63 (2): 93–102.

[420] Grasgruber P, Hrazdira E, Sebera M, Kalina T. Cancer Incidence in Europe: An Ecological Analysis of Nutritional and Other Environmental Factors. Frontiers in oncology. 2018; 8: 151.

[421] Riboli E, Kaaks R, Esteve J. Nutrition and laryngeal cancer. Cancer causes & control : CCC. 1996; 7 (1): 147–56.

[422] Day GL, Shore RE, Blot WJ, McLaughlin JK, Austin DF, Greenberg RS, et al. Dietary factors and second primary cancers: a follow-up of oral and pharyngeal cancer patients. Nutrition and cancer. 1994; 21 (3): 223–32.

[423] Maasland DH, van den Brandt PA, Kremer B, Schouten LJ. Body mass index and risk of subtypes of head-neck cancer: the Netherlands Cohort Study. Scientific reports. 2015; 5: 17744.

[424] Arthur AE, Peterson KE, Rozek LS, Taylor JM, Light E, Chepeha DB, et al. Pretreatment dietary patterns, weight status, and head and neck squamous cell carcinoma prognosis. The American journal of clinical nutrition. 2013; 97 (2): 360–8.

[425] Shivappa N, Hebert JR, Rosato V, Garavello W, Serraino D, La Vecchia C. Inflammatory potential of diet and risk of oral and pharyngeal cancer in a large case-control study from Italy. International journal of cancer. 2017; 141 (3): 471–9.

[426] Lumley CJ, Kaffenberger TM, Desale S, Tefera E, Han CJ, Rafei H, et al. Post-diagnosis aspirin use and survival in veterans with head and neck cancer. Head & neck. 2019; 41 (5): 1220–6.

[427] Conway DI. Each portion of fruit or vegetable consumed halves the risk of oral cancer. Evidence-based dentistry. 2007; 8 (1): 19–20.

[428] Foschi R, Pelucchi C, Dal Maso L, Rossi M, Levi F, Talamini R, et al. Citrus fruit and cancer risk in a network of case-control studies. Cancer causes & control : CCC. 2010; 21 (2): 237–42.

[429] Pavia M, Pileggi C, Nobile CG, Angelillo IF. Association between fruit and vegetable consumption and oral cancer: a meta-analysis of observational studies. The American journal of clinical nutrition. 2006; 83 (5): 1126–34.

[430] Bock JM, Howell AB, Johnston N, Kresty LA, Lew D. Upper esophageal and pharyngeal cancers. Annals of the New York Academy of Sciences. 2014; 1325: 49–56.

[431] Bosetti C, La Vecchia C, Talamini R, Negri E, Levi F, Dal Maso L, et al. Food groups and laryngeal cancer risk: a case-control study from Italy and Switzerland. International journal of cancer. 2002; 100 (3): 355–60.

[432] Franceschi S, Favero A, Conti E, Talamini R, Volpe R, Negri E, et al. Food groups, oils and butter, and cancer of the oral cavity and pharynx. British journal of cancer. 1999; 80 (3–4): 614–20.

[433] Boeing H, Dietrich T, Hoffmann K, Pischon T, Ferrari P, Lahmann PH, et al. Intake of fruits and vegetables and risk of cancer of the upper aero-digestive tract: the prospective EPIC-study. Cancer causes & control : CCC. 2006; 17 (7): 957–69.

[434] Kapil U, Singh P, Bahadur S, Dwivedi SN, Singh R, Shukla N. Assessment of risk factors in laryngeal cancer in India: a case-control study. Asian Pacific journal of cancer prevention : APJCP. 2005; 6 (2): 202–7.

[435] Lucenteforte E, Garavello W, Bosetti C, La Vecchia C. Dietary factors and oral and pharyngeal cancer risk. Oral oncology. 2009; 45 (6): 461–7.

[436] Oreggia F, De Stefani E, Boffetta P, Brennan P, Deneo-Pellegrini H, Ronco AL. Meat, fat and risk of laryngeal cancer: a case-control study in Uruguay. Oral oncology. 2001; 37 (2): 141–5.

[437] Aminianfar A, Fallah-Moshkani R, Salari-Moghaddam A, Saneei P, Larijani B, Esmaillzadeh A. Egg Consumption and Risk of Upper Aero-Digestive Tract Cancers: A Systematic Review and Meta-Analysis of Observational Studies. Advances in nutrition (Bethesda, Md). 2019; 10 (4): 660–72.

[438] Turati F, Galeone C, La Vecchia C, Garavello W, Tavani A. Coffee and cancers of the upper digestive and respiratory tracts: meta-analyses of observational studies. Annals of oncology : official journal of the European Society for Medical Oncology. 2011; 22 (3): 536–44.

[439] Chen J, Long S. Tea and coffee consumption and risk of laryngeal cancer: a systematic review meta-analysis. PloS one. 2014; 9 (12): e112006.

[440] Barasch A, Litaker M. Nutrition and the risk of oral and pharyngeal cancer: the evidence for any association remains weak and clinical significance remains limited. The journal of evidence-based dental practice. 2012; 12 (3 Suppl): 263–4.

[441] Chen F, Yan L, Lin L, Liu F, Qiu Y, Liu F, et al. Independent and joint effects of tea and milk consumption on oral cancer among non-smokers and non-drinkers: a case-control study in China. Oncotarget. 2017; 8 (30): 50091–7.

[442] Deckers IA, van den Brandt PA, van Engeland M, Soetekouw PM, Baldewijns MM, Goldbohm RA, et al. Long-term dietary sodium, potassium and fluid intake; exploring potential novel risk factors for renal cell cancer in the Netherlands Cohort Study on diet and cancer. British journal of cancer. 2014; 110 (3): 797–801.

[443] Lindblad P, Wolk A, Bergstrom R, Adami HO. Diet and risk of renal cell cancer: a population-based case-control study. Cancer epidemiology, biomarkers & prevention : a publication of the American Association for Cancer Research, cosponsored by the American Society of Preventive Oncology. 1997; 6 (4): 215–23.

[444] Lee JE, Giovannucci E, Smith-Warner SA, Spiegelman D, Willett WC, Curhan GC. Intakes of fruits, vegetables, vitamins A, C, and E, and carotenoids and risk of renal cell cancer. Cancer epidemiology, biomarkers & prevention : a publication of the American Association for Cancer Research, cosponsored by the American Society of Preventive Oncology. 2006; 15 (12): 2445–52.

[445] Grieb SM, Theis RP, Burr D, Benardot D, Siddiqui T, Asal NR. Food groups and renal cell carcinoma: results from a case-control study. Journal of the American Dietetic Association. 2009; 109 (4): 656–67.
[446] Ho WJ, Simon MS, Yildiz VO, Shikany JM, Kato I, Beebe-Dimmer JL, et al. Antioxidant micronutrients and the risk of renal cell carcinoma in the Women's Health Initiative cohort. Cancer. 2015; 121 (4): 580–8.
[447] Bosetti C, Filomeno M, Riso P, Polesel J, Levi F, Talamini R, et al. Cruciferous vegetables and cancer risk in a network of case-control studies. Annals of oncology : official journal of the European Society for Medical Oncology. 2012; 23 (8): 2198–203.
[448] Prineas RJ, Folsom AR, Zhang ZM, Sellers TA, Potter J. Nutrition and other risk factors for renal cell carcinoma in postmenopausal women. Epidemiology (Cambridge, Mass). 1997; 8 (1): 31–6.
[449] van Dijk BA, Schouten LJ, Kiemeney LA, Goldbohm RA, van den Brandt PA. Vegetable and fruit consumption and risk of renal cell carcinoma: results from the Netherlands cohort study. International journal of cancer. 2005; 117 (4): 648–54.
[450] Mellemgaard A, McLaughlin JK, Overvad K, Olsen JH. Dietary risk factors for renal cell carcinoma in Denmark. European journal of cancer (Oxford, England : 1990). 1996; 32a (4): 673–82.
[451] Antwi SO, Eckel-Passow JE, Diehl ND, Serie DJ, Custer KM, Arnold ML, et al. Coffee consumption and risk of renal cell carcinoma. Cancer causes & control : CCC. 2017; 28 (8): 857–66.
[452] Goodman MT, Morgenstern H, Wynder EL. A case-control study of factors affecting the development of renal cell cancer. American journal of epidemiology. 1986; 124 (6): 926–41.
[453] Hu J, Mao Y, DesMeules M, Csizmadi I, Friedenreich C, Mery L. Total fluid and specific beverage intake and risk of renal cell carcinoma in Canada. Cancer epidemiology. 2009; 33 (5): 355–62.
[454] Mirmiran P, Bahadoran Z, Golzarand M, Asghari G, Azizi F. Consumption of nitrate containing vegetables and the risk of chronic kidney disease: Tehran Lipid and Glucose Study. Renal failure. 2016; 38 (6): 937–44.
[455] Moller H, Landt J, Pedersen E, Jensen P, Autrup H, Jensen OM. Endogenous nitrosation in relation to nitrate exposure from drinking water and diet in a Danish rural population. Cancer research. 1989; 49 (11): 3117–21.
[456] Risch HA, Lu L, Streicher SA, Wang J, Zhang W, Ni Q, et al. Aspirin Use and Reduced Risk of Pancreatic Cancer. Cancer epidemiology, biomarkers & prevention : a publication of the American Association for Cancer Research, cosponsored by the American Society of Preventive Oncology. 2017; 26 (1): 68–74.
[457] Park JS, Kim HM, Jeung HC, Kang SA. Association between early nutritional risk and overall survival in patients with advanced pancreatic cancer: A single-center retrospective study. Clinical nutrition ESPEN. 2019; 30: 94–9.
[458] Gomez-Rubio P, Zock JP, Rava M, Marquez M, Sharp L, Hidalgo M, et al. Reduced risk of pancreatic cancer associated with asthma and nasal allergies. Gut. 2017; 66 (2): 314–22.
[459] Cotterchio M, Lowcock E, Hudson TJ, Greenwood C, Gallinger S. Association between allergies and risk of pancreatic cancer. Cancer epidemiology, biomarkers & prevention : a publication of the American Association for Cancer Research, cosponsored by the American Society of Preventive Oncology. 2014; 23 (3): 469–80.
[460] Tozer RG, Tai P, Falconer W, Ducruet T, Karabadjian A, Bounous G, et al. Cysteine-rich protein reverses weight loss in lung cancer patients receiving chemotherapy or radiotherapy. Antioxidants & redox signaling. 2008; 10 (2): 395–402.
[461] Girish BN, Rajesh G, Vaidyanathan K, Balakrishnan V. Zinc status in chronic pancreatitis and its relationship with exocrine and endocrine insufficiency. JOP : Journal of the pancreas. 2009; 10 (6): 651–6.
[462] Li L, Gai X. The association between dietary zinc intake and risk of pancreatic cancer: a meta-analysis. Bioscience reports. 2017; 37 (3).
[463] Nkondjock A, Krewski D, Johnson KC, Ghadirian P. Dietary patterns and risk of pancreatic cancer. International journal of cancer. 2005; 114 (5): 817–23.
[464] Rossi M, Lugo A, Lagiou P, Zucchetto A, Polesel J, Serraino D, et al. Proanthocyanidins and other flavonoids in relation to pancreatic cancer: a case-control study in Italy. Annals of oncology : official journal of the European Society for Medical Oncology. 2012; 23 (6): 1488–93.
[465] Li WQ, Kuriyama S, Li Q, Nagai M, Hozawa A, Nishino Y, et al. Citrus consumption and cancer incidence: the Ohsaki cohort study. International journal of cancer. 2010; 127 (8): 1913–22.
[466] Mao QQ, Lin YW, Chen H, Qin J, Zheng XY, Xu X, et al. Dietary fiber intake is inversely associated with risk of pancreatic cancer: a meta-analysis. Asia Pacific journal of clinical nutrition. 2017; 26 (1): 89–96.
[467] Koushik A, Spiegelman D, Albanes D, Anderson KE, Bernstein L, van den Brandt PA, et al. Intake of fruits and vegetables and risk of pancreatic cancer in a pooled analysis of 14 cohort studies. American journal of epidemiology. 2012; 176 (5): 373–86.
[468] Michaud DS, Skinner HG, Wu K, Hu F, Giovannucci E, Willett WC, et al. Dietary patterns and pancreatic cancer risk in men and women. Journal of the National Cancer Institute. 2005; 97 (7): 518–24.
[469] Bao Y, Michaud DS, Spiegelman D, Albanes D, Anderson KE, Bernstein L, et al. Folate intake and risk of pancreatic cancer: pooled analysis of prospective cohort studies. Journal of the National Cancer Institute. 2011; 103 (24): 1840–50.
[470] Mouhid L, Gomez de Cedron M, Vargas T, Garcia-Carrascosa E, Herranz N, Garcia-Risco M, et al. Identification of antitumoral agents against human pancreatic cancer cells from Asteraceae and Lamiaceae

plant extracts. BMC complementary and alternative medicine. 2018; 18 (1): 254.
[471] Thiebaut AC, Jiao L, Silverman DT, Cross AJ, Thompson FE, Subar AF, et al. Dietary fatty acids and pancreatic cancer in the NIH-AARP diet and health study. Journal of the National Cancer Institute. 2009; 101 (14): 1001–11.
[472] Matsumoto M, Ishikawa S, Nakamura Y, Kayaba K, Kajii E. Consumption of dairy products and cancer risks. Journal of epidemiology. 2007; 17 (2): 38–44.
[473] Genkinger JM, Wang M, Li R, Albanes D, Anderson KE, Bernstein L, et al. Dairy products and pancreatic cancer risk: a pooled analysis of 14 cohort studies. Annals of oncology : official journal of the European Society for Medical Oncology. 2014; 25 (6): 1106–15.
[474] Chan JM, Gong Z, Holly EA, Bracci PM. Dietary patterns and risk of pancreatic cancer in a large population-based case-control study in the San Francisco Bay Area. Nutrition and cancer. 2013; 65 (1): 157–64.
[475] Larsson SC, Hakanson N, Permert J, Wolk A. Meat, fish, poultry and egg consumption in relation to risk of pancreatic cancer: a prospective study. International journal of cancer. 2006; 118 (11): 2866–70.
[476] Dhillon N, Aggarwal BB, Newman RA, Wolff RA, Kunnumakkara AB, Abbruzzese JL, et al. Phase II trial of curcumin in patients with advanced pancreatic cancer. Clinical cancer research : an official journal of the American Association for Cancer Research. 2008; 14 (14): 4491–9.
[477] Akimoto M, Iizuka M, Kanematsu R, Yoshida M, Takenaga K. Anticancer Effect of Ginger Extract against Pancreatic Cancer Cells Mainly through Reactive Oxygen Species-Mediated Autotic Cell Death. PloS one. 2015; 10 (5): e0126605.
[478] Hackshaw-McGeagh LE, Perry RE, Leach VA, Qandil S, Jeffreys M, Martin RM, et al. A systematic review of dietary, nutritional, and physical activity interventions for the prevention of prostate cancer progression and mortality. Cancer causes & control : CCC. 2015; 26 (11): 1521–50.
[479] Bosetti C, Tzonou A, Lagiou P, Negri E, Trichopoulos D, Hsieh CC. Fraction of prostate cancer incidence attributed to diet in Athens, Greece. European journal of cancer prevention : the official journal of the European Cancer Prevention Organisation (ECP). 2000; 9 (2): 119–23.
[480] Lagiou A, Samoli E, Georgila C, Minaki P, Barbouni A, Tzonou A, et al. Occupational physical activity in relation with prostate cancer and benign prostatic hyperplasia. European journal of cancer prevention : the official journal of the European Cancer Prevention Organisation (ECP). 2008; 17 (4): 336–9.
[481] Yang M, Kenfield SA, Van Blarigan EL, Batista JL, Sesso HD, Ma J, et al. Dietary patterns after prostate cancer diagnosis in relation to disease-specific and total mortality. Cancer prevention research (Philadelphia, Pa). 2015; 8 (6): 545–51.
[482] Saxe GA, Major JM, Nguyen JY, Freeman KM, Downs TM, Salem CE. Potential attenuation of disease progression in recurrent prostate cancer with plant-based diet and stress reduction. Integrative cancer therapies. 2006; 5 (3): 206–13.
[483] Thomas R, Williams M, Sharma H, Chaudry A, Bellamy P. A double-blind, placebo-controlled randomised trial evaluating the effect of a polyphenol-rich whole food supplement on PSA progression in men with prostate cancer – the U. K. NCRN Pomi-T study. Prostate cancer and prostatic diseases. 2014; 17 (2): 180–6.
[484] van Die MD, Bone KM, Emery J, Williams SG, Pirotta MV, Paller CJ. Phytotherapeutic interventions in the management of biochemically recurrent prostate cancer: a systematic review of randomised trials. BJU international. 2016; 117 Suppl 4: 17–34.
[485] Ornish D, Weidner G, Fair WR, Marlin R, Pettengill EB, Raisin CJ, et al. Intensive lifestyle changes may affect the progression of prostate cancer. The Journal of urology. 2005; 174 (3): 1065–9; discussion 9–70.
[486] Pantuck AJ, Leppert JT, Zomorodian N, Aronson W, Hong J, Barnard RJ, et al. Phase II study of pomegranate juice for men with rising prostate-specific antigen following surgery or radiation for prostate cancer. Clinical cancer research : an official journal of the American Association for Cancer Research. 2006; 12 (13): 4018–26.
[487] Liu Y, Zuckier LS, Ghesani NV. Dominant uptake of fatty acid over glucose by prostate cells: a potential new diagnostic and therapeutic approach. Anticancer research. 2010; 30 (2): 369–74.
[488] Visioli F, Strata A. Milk, dairy products, and their functional effects in humans: a narrative review of recent evidence. Advances in nutrition (Bethesda, Md). 2014; 5 (2): 131–43.
[489] Raimondi S, Mabrouk JB, Shatenstein B, Maisonneuve P, Ghadirian P. Diet and prostate cancer risk with specific focus on dairy products and dietary calcium: a case-control study. The Prostate. 2010; 70 (10): 1054–65.
[490] Michaud DS, Augustsson K, Rimm EB, Stampfer MJ, Willet WC, Giovannucci E. A prospective study on intake of animal products and risk of prostate cancer. Cancer causes & control : CCC. 2001; 12 (6): 557–67.
[491] Liu Y. Fatty acid oxidation is a dominant bioenergetic pathway in prostate cancer. Prostate cancer and prostatic diseases. 2006; 9 (3): 230–4.
[492] Chen CB, Eurich DT, Majumdar SR, Johnson JA. Risk of prostate cancer across different racial/ethnic groups in men with diabetes: a retrospective cohort study. Diabetic medicine : a journal of the British Diabetic Association. 2018; 35 (1): 107–11.
[493] Albanes DW, St J.; Wright M.; et al. Serum Insulin, Glukose, Indices of insulin resistence, and risk of prostate cancer. J Nat Cancer Inst. 2009; 101 (18): 1272–9.

[494] Lutz SZ, Todenhofer T, Wagner R, Hennenlotter J, Ferchl JM, Scharpf MO, et al. Higher prevalence of lymph node metastasis in prostate cancer in patients with diabetes. Endocrine-related cancer. 2018; 25 (3): L19–l22.
[495] Freedland SJ, Aronson WJ. Dietary intervention strategies to modulate prostate cancer risk and prognosis. Current opinion in urology. 2009; 19 (3): 263–7.
[496] Boffetta P, Thies F, Kris-Etherton P. Epidemiological studies of oats consumption and risk of cancer and overall mortality. The British journal of nutrition. 2014; 112 Suppl 2: S14–8.
[497] Jackson MD, Walker SP, Simpson-Smith CM, Lindsay CM, Smith G, McFarlane-Anderson N, et al. Associations of whole-blood fatty acids and dietary intakes with prostate cancer in Jamaica. Cancer causes & control : CCC. 2012; 23 (1): 23–33.
[498] Lu QY, Arteaga JR, Zhang Q, Huerta S, Go VL, Heber D. Inhibition of prostate cancer cell growth by an avocado extract: role of lipid-soluble bioactive substances. The Journal of nutritional biochemistry. 2005; 16 (1): 23–30.
[499] Bettuzzi S, Brausi M, Rizzi F, Castagnetti G, Peracchia G, Corti A. Chemoprevention of human prostate cancer by oral administration of green tea catechins in volunteers with high-grade prostate intraepithelial neoplasia: a preliminary report from a one-year proof-of-principle study. Cancer research. 2006; 66 (2): 1234–40.
[500] Sanchez-Gonzalez C, Ciudad CJ, Noe V, Izquierdo-Pulido M. Walnut polyphenol metabolites, urolithins A and B, inhibit the expression of the prostate-specific antigen and the androgen receptor in prostate cancer cells. Food & function. 2014; 5 (11): 2922–30.
[501] Davis PA, Vasu VT, Gohil K, Kim H, Khan IH, Cross CE, et al. A high-fat diet containing whole walnuts (Juglans regia) reduces tumour size and growth along with plasma insulin-like growth factor 1 in the transgenic adenocarcinoma of the mouse prostate model. The British journal of nutrition. 2012; 108 (10): 1764–72.
[502] Gontero P, Marra G, Soria F, Oderda M, Zitella A, Baratta F, et al. A randomized double-blind placebo controlled phase I-II study on clinical and molecular effects of dietary supplements in men with precancerous prostatic lesions. Chemoprevention or „chemo-promotion“? The Prostate. 2015; 75 (11): 1177–86.
[503] Demark-Wahnefried W, Polascik TJ, George SL, Switzer BR, Madden JF, Ruffin MTt, et al. Flaxseed supplementation (not dietary fat restriction) reduces prostate cancer proliferation rates in men presurgery. Cancer epidemiology, biomarkers & prevention : a publication of the American Association for Cancer Research, cosponsored by the American Society of Preventive Oncology. 2008; 17 (12): 3577–87.
[504] Gao X, LaValley MP, Tucker KL. Prospective studies of dairy product and calcium intakes and prostate cancer risk: a meta-analysis. Journal of the National Cancer Institute. 2005; 97 (23): 1768–77.
[505] Lampe JW. Dairy products and cancer. Journal of the American College of Nutrition. 2011; 30 (5 Suppl 1): 464 s–70 s.
[506] Aune D, Navarro Rosenblatt DA, Chan DS, Vieira AR, Vieira R, Greenwood DC, et al. Dairy products, calcium, and prostate cancer risk: a systematic review and meta-analysis of cohort studies. The American journal of clinical nutrition. 2015; 101 (1): 87–117.
[507] Azrad M, Vollmer RT, Madden J, Dewhirst M, Polascik TJ, Snyder DC, et al. Flaxseed-derived enterolactone is inversely associated with tumor cell proliferation in men with localized prostate cancer. Journal of medicinal food. 2013; 16 (4): 357–60.
[508] Choan E, Segal R, Jonker D, Malone S, Reaume N, Eapen L, et al. A prospective clinical trial of green tea for hormone refractory prostate cancer: an evaluation of the complementary/alternative therapy approach. Urologic oncology. 2005; 23 (2): 108–13.
[509] Gathirua-Mwangi WG, Zhang J. Dietary factors and risk for advanced prostate cancer. European journal of cancer prevention : the official journal of the European Cancer Prevention Organisation (ECP). 2014; 23 (2): 96–109.
[510] Arab L, Su J, Steck SE, Ang A, Fontham ET, Bensen JT, et al. Adherence to World Cancer Research Fund/American Institute for Cancer Research lifestyle recommendations reduces prostate cancer aggressiveness among African and Caucasian Americans. Nutrition and cancer. 2013; 65 (5): 633–43.
[511] Kirsh VA, Peters U, Mayne ST, Subar AF, Chatterjee N, Johnson CC, et al. Prospective study of fruit and vegetable intake and risk of prostate cancer. Journal of the National Cancer Institute. 2007; 99 (15): 1200–9.
[512] Xu X, Cheng Y, Li S, Zhu Y, Xu X, Zheng X, et al. Dietary carrot consumption and the risk of prostate cancer. European journal of nutrition. 2014; 53 (8): 1615–23.
[513] Diallo A, Deschasaux M, Galan P, Hercberg S, Zelek L, Latino-Martel P, et al. Associations between fruit, vegetable and legume intakes and prostate cancer risk: results from the prospective Supplementation en Vitamines et Mineraux Antioxydants (SU.VI.MAX) cohort. The British journal of nutrition. 2016; 115 (9): 1579–85.
[514] Tzonou A, Signorello LB, Lagiou P, Wuu J, Trichopoulos D, Trichopoulou A. Diet and cancer of the prostate: a case-control study in Greece. International journal of cancer. 1999; 80 (5): 704–8.
[515] Etminan M, Takkouche B, Caamano-Isorna F. The role of tomato products and lycopene in the prevention of prostate cancer: a meta-analysis of observational studies. Cancer epidemiology, biomarkers & prevention : a publication of the American Association for Cancer Research, cosponsored by the American Society of Preventive Oncology. 2004; 13 (3): 340–5.
[516] Hardin J, Cheng I, Witte JS. Impact of consumption of vegetable, fruit, grain, and high glycemic index

foods on aggressive prostate cancer risk. Nutrition and cancer. 2011; 63 (6): 860–72.
[517] Chan JM, Holick CN, Leitzmann MF, Rimm EB, Willett WC, Stampfer MJ, et al. Diet after diagnosis and the risk of prostate cancer progression, recurrence, and death (United States). Cancer causes & control : CCC. 2006; 17 (2): 199–208.
[518] Canene-Adams K, Lindshield BL, Wang S, Jeffery EH, Clinton SK, Erdman JW, Jr. Combinations of tomato and broccoli enhance antitumor activity in dunning r3327-h prostate adenocarcinomas. Cancer research. 2007; 67 (2): 836–43.
[519] Shahar SS, S.; Shaari, N.S.S.A.; Rajikan, R. et al. Roles of diet, lifetime physical activity and oxidative DNA damage in the occurence of prostate cancer among men in Klang Valley, Malaysia. Asian Pacific journal of cancer prevention : APJCP. 2011; 12 (3): 605–11.
[520] Askari FP, MK.; Jessri, M.; Rashidkhani, B. Fruit and vegetable intake in relation to prostate cancer in Iranian men: a case-control study. Asian Pacific journal of cancer prevention : APJCP. 2014; 15 (13): 5223–7.
[521] Tabung F, Steck SE, Su LJ, Mohler JL, Fontham ET, Bensen JT, et al. Intake of grains and dietary fiber and prostate cancer aggressiveness by race. Prostate cancer. 2012; 2012: 323296.
[522] Wilson KM, Mucci LA, Drake BF, Preston MA, Stampfer MJ, Giovannucci E, et al. Meat, Fish, Poultry, and Egg Intake at Diagnosis and Risk of Prostate Cancer Progression. Cancer prevention research (Philadelphia, Pa). 2016; 9 (12): 933–41.
[523] Outzen M, Tjonneland A, Christensen J, Olsen A. Fish consumption and prostate cancer risk and mortality in a Danish cohort study. European journal of cancer prevention : the official journal of the European Cancer Prevention Organisation (ECP). 2016.
[524] Torfadottir JE, Valdimarsdottir UA, Mucci LA, Kasperzyk JL, Fall K, Tryggvadottir L, et al. Consumption of fish products across the lifespan and prostate cancer risk. PloS one. 2013; 8 (4): e59799.
[525] Joshi AD, John EM, Koo J, Ingles SA, Stern MC. Fish intake, cooking practices, and risk of prostate cancer: results from a multi-ethnic case-control study. Cancer causes & control : CCC. 2012; 23 (3): 405–20.
[526] Hedelin M, Chang ET, Wiklund F, Bellocco R, Klint A, Adolfsson J, et al. Association of frequent consumption of fatty fish with prostate cancer risk is modified by COX-2 polymorphism. International journal of cancer. 2007; 120 (2): 398–405.
[527] Richman EL, Kenfield SA, Stampfer MJ, Giovannucci EL, Chan JM. Egg, red meat, and poultry intake and risk of lethal prostate cancer in the prostate-specific antigen-era: incidence and survival. Cancer prevention research (Philadelphia, Pa). 2011; 4 (12): 2110–21.
[528] Fioretti F, Tavani A, Gallus S, Franceschi S, Negri E, La Vecchia C. Case-control study of thyroid cancer in Northern Italy: attributable risk. International journal of epidemiology. 1999; 28 (4): 626–30.
[529] Ahn D, Heo SJ, Park JH, Kim JH, Sohn JH, Park JY, et al. Clinical relationship between Hashimoto's thyroiditis and papillary thyroid cancer. Acta oncologica (Stockholm, Sweden). 2011; 50 (8): 1228–34.
[530] Chatenoud L, Tavani A, La Vecchia C, Jacobs DR, Jr., Negri E, Levi F, et al. Whole grain food intake and cancer risk. International journal of cancer. 1998; 77 (1): 24–8.
[531] Jung SK, Kim K, Tae K, Kong G, Kim MK. The effect of raw vegetable and fruit intake on thyroid cancer risk among women: a case-control study in South Korea. The British journal of nutrition. 2013; 109 (1): 118–28.
[532] Peterson E, De P, Nuttall R. BMI, diet and female reproductive factors as risks for thyroid cancer: a systematic review. PloS one. 2012; 7 (1): e29177.
[533] Markaki I, Linos D, Linos A. The influence of dietary patterns on the development of thyroid cancer. European journal of cancer (Oxford, England : 1990). 2003; 39 (13): 1912–9.
[534] Wakamatsu J, Takabayashi N, Ezoe M, Hasegawa T, Fujimura T, Takahata Y, et al. Postprandial thermic effect of chicken involves thyroid hormones and hepatic energy metabolism in rats. Journal of nutritional science and vitaminology. 2013; 59 (6): 516–25.
[535] Memon A, Varghese A, Suresh A. Benign thyroid disease and dietary factors in thyroid cancer: a case-control study in Kuwait. British journal of cancer. 2002; 86 (11): 1745–50.
[536] Sadeghi H, Rafei M, Bahrami M, Haghdoost A, Shabani Y. Attributable risk fraction of four lifestyle risk factors of thyroid cancer: a meta-analysis. Journal of public health (Oxford, England). 2017: 1–8.
[537] Tonstad S, Nathan E, Oda K, Fraser G. Vegan diets and hypothyroidism. Nutrients. 2013; 5 (11): 4642–52.
[538] Tonstad S, Nathan E, Oda K, Fraser GE. Prevalence of hyperthyroidism according to type of vegetarian diet. Public health nutrition. 2015; 18 (8): 1482–7.
[539] Tong TYN, Appleby PN, Bradbury KE, Key TJ. Cross-sectional analyses of participation in cancer screening and use of hormone replacement therapy and medications in meat eaters and vegetarians: the EPIC-Oxford study. BMJ open. 2017; 7 (12): e018245.
[540] Lin Y, Wolk A, Hakansson N, Lagergren J, Lu Y. Dietary intake of lignans and risk of esophageal and gastric adenocarcinoma: a cohort study in Sweden. Cancer epidemiology, biomarkers & prevention : a publication of the American Association for Cancer Research, cosponsored by the American Society of Preventive Oncology. 2013; 22 (2): 308–12.
[541] Zhao W, Liu L, Xu S. Intakes of citrus fruit and risk of esophageal cancer: A meta-analysis. Medicine. 2018; 97 (13): e0018.
[542] Hajizadeh B, Jessri M, Moasheri SM, Rad AH, Rashidkhani B. Fruits and vegetables consumption and esophageal squamous cell carcinoma: a case-control study. Nutrition and cancer. 2011; 63 (5): 707–13.

[543] Haetzel K. Wege auf Wasser und Feuer: Vom Krebspatienten zum Ultraman: Verlag Katzer Kollektiv; 2014. 144 p.
[544] Wainwright M. Jane Tomlinson: Courageous fundraiser who inspired millions with her defiant stand against cancer. The Guardian. 2007 (Obituary/global).
[545] Atwood C, Bowen, RL. Metabolic clues regarding the enhanced performance of elite endurance athletes from orchiectomy-induced hormonal changes. Medical hypotheses. 2006; 68 (4): 735–49.
[546] Servan-Schreiber D. Das Antikrebsbuch. München: Goldmann; 2011.
[547] Mishra SI, Scherer RW, Geigle PM, Berlanstein DR, Topaloglu O, Gotay CC, et al. Exercise interventions on health-related quality of life for cancer survivors. The Cochrane database of systematic reviews. 2012; 2012 (8): Cd007566.
[548] Tantiwiboonchai N, Kritpet T, Yuktanandana P. A comparison between the effects of the walking exercise with and without weighted vests on bone resorption and health-related physical fitness in the working women. Journal of the Medical Association of Thailand = Chotmaihet thangphaet. 2011; 94 Suppl 5: S24–30.
[549] Schramm H. Should EMT of Cancer Cells Be Understood as Epithelial-Myeloid Transition? J Cancer. 2014; 5 (2) (Jan 15): 125–32.
[550] Schramm H. The Epithelial-Myeloid-Transition (EMyeT) of cancer cells as a wrongly perceived primary inflammatory process eventually progressing to a bone remodeling malignancy: the alternative pathway for Epithelial- Mesenchymal-Transition hypothesis (EMT)? J Cancer. 2019; 10 (16): (Jun 9;): 3798–809.
[551] Pekmezi DW, Demark-Wahnefried W. Updated evidence in support of diet and exercise interventions in cancer survivors. Acta oncologica (Stockholm, Sweden). 2011; 50 (2): 167–78.
[552] George SM, Irwin ML, Matthews CE, Mayne ST, Gail MH, Moore SC, et al. Beyond recreational physical activity: examining occupational and household activity, transportation activity, and sedentary behavior in relation to postmenopausal breast cancer risk. American journal of public health. 2010; 100 (11): 2288–95.

Glossar

Adematöse Polyposis: Eine Darmerkrankung, bei der sich zahlreiche Polypen in der Darmwand bilden und die mit der Zeit maligne entarten können.

Adenokarzinom: Karzinom des Drüsenepithelgewebes.

Adjuvante Therapie: Ziel einer ergänzenden («adjuvanten») Krebstherapie ist es, das Rückfallrisiko zu senken. Krebszellen, die möglicherweise noch im Körper sind, sollen vernichtet werden. Kommt nach der Krebsoperation zur Anwendung, wobei aber klinisch kein Krebsbefall mehr nachweisbar ist.

Atmungskette: In den Kraftzentren der Zelle, den Mitochondrien, werden in der Atmungskette Substanzen unter Sauerstoffverbrauch «verbrannt» und so Energie in Form von ATP gewonnen.

ATP: Abkürzung für Adenosintriphosphat; Energielieferant im Organismus. Energiereiche Verbindung, deren Energie überall im Organismus eingesetzt wird.

Basalzell-Karzinom: Karzinome, die sich in der untersten Schicht der Haut, in der Basalschicht bilden und selten metastasieren, weswegen sie auch als halbmaligne eingestuft werden.

Beta-Caroten: Pflanzeninhaltsstoff, der v. a. in den Karotten vorkommt und die gelblich-rote Farbe mitbedingt.

Botenstoffe: Signalstoffe, die bestimmte Reaktionen im Organismus auslösen, meist auf zellulärer Ebene.

Cancer Fatigue: Ausgesprochene Müdigkeit und Körperschwäche, die im Zusammenhang mit einer Krebserkrankung auftritt und die nicht durch Erholungsphasen wie Schlaf gelindert werden kann.

Checkpoint-Inhibitoren: Eine neue Klasse von Chemotherapeutika, die die Blockade von Immunzellen, körpereigene Zellen und auch Krebszellen anzugreifen lösen.

Chemische Kastration: Hormonbehandlung, die die Wirkung von Geschlechtshormonen neutralisieren oder deren Bildung blockieren.

Chlorophyll: Grüner Pflanzenfarbsoff, der Sonnenlicht in substanzielle Energie verwandelt.

Diabetes mellitus: Zuckerkrankheit.

Drüsenepithelkarzinom: Karzinom, welches im Drüsenepithel entsteht. Drüsenepithel kleidet den Magendarmtrakt aus wie auch viele andere innere Hohlorgane. Es scheidet bestimmte Stoffe in den Hohlraum aus.

Dysfunktion: Die normale Funktion ist gestört.

Eiweißverdünnung: Das Sättigungsgefühl bei der Aufnahme von Lebensmitteln wird durch ihren Eiweißgehalt wesentlich beeinflusst. Wird der Eiweißgehalt in industriell hergestellten Lebensmitteln erniedrigt, indem mehr Kohlenhydrate zugesetzt werden, isst der Konsument große Mengen davon, bevor er sich satt fühlt.

Epidemiologische Studien: Studien, die das Auftreten oder/und den Verlauf einer Krankheit oder Krankheiten von Bevölkerungsgruppen z. B. im Vergleich zu einer gesunden Bevölkerungsgruppe untersuchen.

Fatty acid synthase: Ein Enzym, welches die Fettsäurebildung aus einfachen Bestandteilen anregt.

Fibroblasten: Bindegewebszellen, Vorläufer der spindelförmigen Fibrozyten.

Flavonoide: Pflanzliche Inhaltsstoffe, sogenannte sekundäre Pflanzenstoffe, verleihen den Pflanzen meist gelblich-orange Farbe; kommen reichlich in vielen pflanzlichen Lebensmitteln vor.

Genistein: Ein Flavonoid und Phytoestrogen, das in Soja und in Bohnen vorkommt und östrogene wie auch antiöstrogene Eigenschaften hat.

Glukosetoleranz: Wird in einem Glukosetoleranztest bestimmt. Blutzuckerwerte werden dabei nüchtern und nach Belastung mit Glukose bestimmt. Der Test gibt Auskunft darüber, wie stabil die Glukosewerte im Blut selbst nach Belastung gehalten werden können und ermöglicht die Aufdeckung eines latenten Diabetes.

Glykämie: Erhöhter Zuckerspiegel im Blut.

Glykämischer Index: Der glykämische Index (GI) ist ein Maß zur Bestimmung der Wirkung eines kohlenhydrathaltigen Lebensmittels auf den Blutzuckerspiegel. Der glykämische Index gibt in Zahlen die blutzuckersteigernde Wirkung der Kohlenhydrate bzw. der Lebensmittel an. Die blutzuckersteigernde Wirkung von Traubenzucker dient als Referenzwert (100).

Glykämische Last: Die glykämische Last (Abkürzung GL, englisch glycemic load), stellt eine Erweiterung des Glykämischen Indexes dar. Sie setzt die aufgenommene Kohlenhydratmenge mit der Kohlenhydratdichte des Lebensmittel in Beziehung.

Glykolyse: Energiegewinnung ohne Sauerstoffverbrauch. Es findet eine Art Vergärung des Zuckers in den Zellen statt, ein Prozess der in Krebszellen auch aerobe Glykolyse bezeichnet wird.

Histologie: Gewebelehre.

Humoralpathologie: Antike griechisches Modellvorstellung zum Verständnis von Krankheiten. Danach wurde der Organismus von vier Säften durchströmt und wenn sie aus dem Gleichgewicht gerieten, dann äußerte sich dies als Krankheit.

Inflammatorischer Index: Der inflammatorische Index von Lebensmitteln gibt den Einfluss auf den Entzündungsstatus im Menschen wieder. Je höher er ist, umso stärker wirkt das Lebensmittel entzündungsfördernd.

Karbohydrate/Kohlenhydrate: Kohlenhydrate bestehen aus Zuckermoleküle und sind wichtige Energielieferanten für den Organismus.

Karzinom: Bösartiger solider Geschwulst ausgehend von Epithelgewebe.

Ketonkörper: Sammelbezeichnung für Acetessigsäure, Buttersäure und Azeton.

Kolon, Rektum: Dick- und Mastdarm.

Kontraindikation: Gegenanzeige; hierbei darf das betroffene Präparat nicht eingesetzt werden.

Laktat: Salz der Milchsäure

Lycopin: Pflanzeninhaltsstoff, der v. a. in den Tomaten vorkommt und ihre rote Farbe mitbedingt.

Mammakarzinom: Krebserkrankung der Brustdrüse.

Makrophagen: Sind mit den Monozyten verwandt. Sie entstehen im Knochenmark.

Melanom: an Haut und Schleimhaut vorkommender Tumor; geht von den Pigmentzellen der Haut und anderen Geweben aus.

Metaboliten: Stoffwechselprodukte.

Mitochondrien: Kraftzentren der Zelle, in denen Energie in Form von ATP gebildet wird.

Monozyten: Gehören zu den myeloische Zellen, d. h. sie bilden sich im Knochenmark und gehören zu den weißen Blutzellen.

Myeloische Zellen: Der Begriff myeloisch ist ein Sammelbegriff für Zellen des blutbildenden Systems, die nicht dem lymphatischen System zugeordnet werden können und im Knochenmark gebildet werden.

Naringenin: Flavonoid, welches vor allem in Zitrusfrüchten vorkommt.

Onkologie: Lehre von Tumoren und tumorbedingten Krankheiten.

Ösophagus: Speiseröhre.

Osteoblasten: knochensubstanzbildende Zellen.

Osteoklasten: Knochenzellen, die aus den Monozyten und Makrophagen sich durch Zusammenschluss von mehreren Zellen bilden und den Knochen für den Umbau abbauen.

Oxidative Phosphorylierung: Die oxidative Phosphorylierung ist ein biologischer Prozess, der in allen aeroben Lebewesen stattfindet. Sie ist Teil des Energiestoffwechsels und dient der Energiegewinnung in Form von ATP. Die zur Herstellung von ATP benötigte Energie wird dabei mittels der Atmungskette gewonnen.

Pankreas: Bauchspeicheldrüse.

Peaks: Spitzenwerte.

Phytoöstrogene: Pflanzliche Inhaltsstoffe mit anti- und pro-östrogenen Eigenschaften.

Plattenepithelkarzinom: Das Plattenepithel ist das Epithel der äußeren Haut wie auch der Schleimhäute im Mund und der Vagina. Es tritt ebenfalls im oberen Teil der Bronchien auf. Karzinome, die hier entstehen, sind Plattenepithelkarzinome.

Polyphenole: Polyphenole sind Ringverbindungen, die zwei oder mehr direkt gebundene Hydroxylgruppen enthalten und zu den sekundären Pflanzenstoffen gerechnet werden. Natürliche Polyphenole kommen in Pflanzen als bioaktive Substanzen wie Farbstoffe, Geschmacksstoffe und Tannine vor. Die Flavonoide gehören zu den Polyphenolen.

Primärkarzinom: Das zuerst entstandene Karzinom im Epithelgewebe, hiervon leiten sich dann die Metastasen ab.

Prostata: Vorsteherdrüse.

Quercetin: Flavonoid, das v. a. in grünem Gemüse und in Früchten vorkommt.

Qigong: Alte chinesische meditative Bewegungskunst.

Schwarze Galle: Ein Saft der vier Säfte der Humoralpathologie in der antiken griechischen Medizin.

Squamous Cell Carcinoma: Plattenepithelkarzinom.

Tai Chi: Alte chinesische meditative Bewegungskunst.

Wartburg Effekt: Die Krebszelle gewinnt hauptsächlich durch Glykolyse mit anschließender Ausscheidung von Laktat ihre Energie, trotz ausreichender Sauerstoffversorgung der Zelle.

Zytoprotektiv: Schützt Zellen vor funktionellen oder toxischen Störungen.

Zytostatika: Chemotherapeutika, die das Zellwachstum von Krebszellen und anderen sich schnell vermehrenden Zellen hemmen.

Weiterführende Literatur

Allgemeine und überblickende Aspekte

World Cancer Research Fund/American Institute for Cancer Research. Food, Nutrition and the Prevention of Cancer. A global Perspective. Washington DC: American Institute for Cancer Research (AICR), 1997.

World Cancer Research Fund/American Institute for Cancer Research: Zusammenfassung Ernährung, körperliche Aktivität und Krebsprävention: Eine globale Perspektive. Washington DC: American Institute for Cancer Research (AICR), 2007.

Beliveaus R, Gingras D. Krebszellen mögen keine Himbeeren – Nahrungsmittel gegen den Krebs. 5. A. München: Goldmann 2017.

Spindler H. Das Kochbuch – Die Rezepte aus der Lukas Klinik. 3. A. Arlesheim: Verein für Krebsforschung, 2015.

Englischsprachige Studien nach Tumorlokalisation

Die hier aufgelisteten Publikationen sind im Internet zu finden. Hierzu wird folgendermaßen vorgegangen. Über Google die Website von Pubmed Home aufrufen. Auf dieser Website dann die Pubmed (PM)-Nummer der gesuchten Publikation eingeben und auf Search drücken. Nun sind die Zusammenfassung der Publikation und weitere Angaben einsehbar.

Blase

PM 20551305 (Intake of cruciferous vegetables modifies bladder cancer survival); PM 23739308 (Fruit and vegetables intakes are associated with lower risk of bladder cancer among women in the multiethnic cohort study); PM 20551305 (Intake of cruciferous vegetables modifies bladder cancer survival)

Brustdrüse

PM 23532538 (Intake of specific fruits and vegetables in relation to risk of estrogen receptor-negative breast cancer among postmenopausal women); PM 25001403 (Better postdiagnosis diet quality is associated with less cancer-related fatigue in breast cancer survivors); PM 18006917 (Dietary flavonoid intake and breast cancer survival among women on Long Island); PM 22215387 (Fruit and vegetables consumption and breast cancer risk: the EPIC Italy study).

Eierstock

PM 18491402 (Flavonoid and ovarian cancer risk: A case-control study in Italy); PM 17471564 (A prospective study of dietary flavonoid intake and incidence of epithelial ovarian cancer).

Gallenblase

PM 16523010 (Correlates between vegetable consumption and gallbladder cancer); PM 12195163 (Diet and gallbladder cancer: a case-control study); PM 8610083 (Consumption of foods and micronutrients and the risk of cancer of the biliary tract); PM 15659866 (A review of association of dietary factors in gallbladder cancer).

Gehirn

PM 20844074 (Coffee and tea intake and risk of brain tumours in the European prospective investigation in Cancer and nutrition EPIC cohort study); PM 10077146 (Diet and brain cancer in adults: a case-control study in northeast China)

Gebärmutter

PM 19353280 (Phytoestrogen consumption and endometrial cancer risk: a population-based case control study in New Jersey); PM 20358464 (Epidemiological evidence on coffee and cancer); PM 22158125 (Legume, soy, tofu and isoflavone intake and endometrial cancer risk in postmenopausal women in the multiethnic cohort study).

Gebärmuttermund

PM 21092390 (Association of dietary dark-green and deep-yellow vegetables and fruits with cervical intraepithelial neoplasia: modification by smoking).

Haut

PM 18621803 (A protective effect of the Mediterranean diet for cutaneous melanoma); PM 25604135 (Coffee drinking and cutaneous melanoma risk in the NIH-AARP diet and health study); PM 17490979 (Dietary pattern in association with squamous cell carcinoma of the skin: a prospective study).

Kolorektum

PM 16772456 (High dry bean intake and reduced risk of advanced colorectal adenoma recurrence among participants in the polyp prevention trial); PM 18407592 (Prospective cohort comparison of flavonoid treatment in patients with resected colorectal cancer to prevent recurrence); PM 18559549 (Dietary flavonoids and colorectal adenoma recurrence in the polyp prevention trial).

Leber

PM 25127680 (Increased intake of vegetables, but not fruit, reduces risk for hepatocellular carcinoma: a meta-analysis); PM 20358464 (Epidemiologic evidence on coffee and cancer); PM 24668519 (Coffee and cancer risk, epidemiological evidence and molecular mechanisms).

Lunge

PM 25416035 (Nutrition and lung cancer: a case control study in Iran); PM 14639614 (Fruits and vegetables and lung cancer: Findings from the European prospective investigation into cancer and Nutrition); PM 23061904 (The risk of lung cancer related to dietary intake of flavonoids).

Magen

PM 19856118 (Citrus fruit and cancer risk in a network of case-control studies); PM 18373174 (Citrus fruit intake and stomach cancer risk: a quantitative systematic review); PM 23352874 (The role of tomato products and lycopene in the prevention of gastric cancer: a meta-analysis of epidemiologic studies); PM 24613128 (Consumption of fruit, but not vegetables, may reduce risk of gastric cancer: results from meta-analysis of cohort studies); PM 21473867 (Consumption of large amounts of Allium vegetables reduces risk for gastric cancer in a meta-analysis).

Mundhöhle, Rachen, Kehlkopf

PM 18622637 (Diet diversity and the risk of oral and pharyngeal cancer); PM 17684136 (Flavonoids and the risk of oral and pharyngeal cancer: a case-control study in Italy); PM 17380179 (Each portion of fruit or vegetable consumed halves the risk of oral cancer); PM 12936950 (Fruit, vegetables and cancer risk); PM 16685056 (Association between fruit and vegetables consumption and oral cancer: a meta-analysis of observational studies).

Niere

PM 17220336 (Flavonoids and the risk of renal cancer); PM 9107425 (Diet and risk of renal cell cancer: a population-based case-control study); PM 19328261 (Food groups and renal cell carcinoma: results from a case-control study).

Ösophagus

PM 10861489 (Food groups and risk of squamous cell esophageal cancer in northern Italy); PM 17691111 (Fruit and vegetable intake and esophageal cancer in a large prospective cohort study); PM 17192901 (Flavonoids and risk of squamous cell esophageal cancer).

Pankreas

PM 2287554 (Intake of fruits and vegetables and risk of pancreatic cancer in a pooled analysis of 14 cohort studies); PM 18349272 (Flavonoid intake and risk of pancreatic cancer in male smokers (Finland).

Prostata

PM 16880426 (Adoption of a plant-based diet by patients with recurrent prostate cancer); PM 23758186 (A walnut-enriched diet reduces the growth of LNCaP human prostate cancer xenografts in nude mice); PM 22018935 (A diet, physical activity and stress reduction intervention in men with rising prostate-specific antigen (PSA) after treatment for prostate cancer); PM 24677003 (Coffee consumption and urologic cancer risk: a meta-analysis of cohort studies).

Register